JN271439

触診機能解剖
カラーアトラス
上

総論・身体の面と軸・骨／関節・靱帯

監修 岸　清　元 東邦大学医学部解剖学第一講座教授・東邦大学名誉教授
著 竹井　仁　首都大学東京健康福祉学部理学療法学科教授
協力 後藤保正　首都大学東京健康福祉学部名誉教授
図作成 竹井　仁　首都大学東京健康福祉学部理学療法学科教授
　　　　岩崎健次　東京都立大塚病院

文光堂

序

　触診は，「目で見て」，「手で診て」，「感じて」，触知した部位や位置などの確認をし，触知した組織や構造にどのような変化が生じていたかを「評価」することに始まる．次に，その組織の病的な変化や病理学的な状態などを，問診で得られた結果やその他の理学的所見と「統合」して「解釈」し，最終的にはクリニカルリーズニングを通して「治療部位を特定」したのちに，「適した治療手技を選択」できなければならない．

　触診技術には，解剖学・運動学的な知識が必須条件だが，机上の平面的な知識だけでは実際の触診には不十分である．筋の起始・停止・走行は知っていても，起始・停止部の骨指標や実際の走行に沿った筋・腱に触れられなければ意味がない．筋は何層にも重なり，一つの筋も三次元的な走行をなし，その作用も肢位によって異なる．二次元的な知識を，三次元的な動きを理解した知識へと変える必要がある．しかも，筋の上には筋膜や脂肪層，皮膚が存在し，それらを介して筋や腱を触れなければならず，神経や血管との識別もできなければならないのである．そのためには，絶え間ない触診技術向上のための努力が必要となる．触診が臨床場面で重要な技術であることはもちろんのこと，学生時代から触診に慣れ親しむことが大切である．正常な状態を知ってこそ，異常な状態が分かるのである．

　本書では，体表から触診可能な「骨」・「靱帯」・「筋」・「腱」・「血管」・「神経」について，それぞれの構造学的な説明に続き，各触診部位について写真・図を駆使しながら実際の触診の方法を述べてある．各章の総論での解剖図は竹井が作成し，各章の総論での透過図と各章の触診透過図および第5章の筋図に関しては岩崎健次氏が作成した．なお，写真や図の作成に関しては，実際の解剖写真を元に作成している．さらに，「クリニカルビューポイント」として各触診部位が臨床的に持つ意味も記載してあるので，臨床で活用していただければ幸いである．本書が臨床場面や教育場面における触診技術の向上と治療につながることを祈念したい．

　本書の作成にあたり，岸清 元東邦大学医学部解剖学第一講座教授，東邦大学名誉教授の御協力に心から深謝いたします．さらに，首都大学東京で解剖学を担当されている後藤保正教授には，解剖学的視点からのご指導に深謝いたします．

　また，本書の素案となる，本学におけるオープンユニバーシティで実施している触診セミナーの資料作成時にご協力いただいた池田由美，古川順光，中俣修，細田昌孝，後藤美和氏にも感謝いたします．最後に，今回の写真のモデルになって下さった楠本泰士氏と伊藤由美子氏，触診方法の写真で無理な注文を聞いて下さったプロカメラマンの山吹泰男氏に謝意を表します．

2008年5月　　　　　　　　　　　　　　　　　　首都大学東京　健康福祉学部理学療法学科教授
　　　　　　　　　　　　　　　　　　　　　　　　　　　医学博士（解剖学）・理学療法士　**竹井　仁**

触診機能解剖カラーアトラス 上
CONTENTS

第1章 総論

触診 palpation とは — 2
- 触診の目的 — 2
- 触診でわかること — 3
  - 1 静的触診 static palpation — 3
  - 2 動的触診 dynamic palpation — 3
  - 3 ART — 4
- 触診における留意点 — 4
  - ❶ 触診に先立つ留意点 — 4
  - ❷ 一般的な触診時の留意点 — 4
  - ❸ 筋の触診に関する留意点 — 5

第2章 身体の面と軸

- 基本的立位肢位と解剖学的立位肢位 — 8
- 身体運動の面と軸 — 9
  - 1 矢状面 sagittal plane と前額軸 frontal axis — 10
  - 2 前額面 frontal plane と矢状軸 sagittal axis — 12
  - 3 水平面 horizontal plane と垂直軸 vertical axis — 14
- 方向を示す専門用語 — 16

第3章 骨・関節の触診

[1] 基本事項 — 20
- 人体構造 — 20
- 骨 — 20
  - 1 骨の数と種類 — 21
  - 2 骨の基本構造 — 22
    - ❶ 骨の形態 — 22
    - ❷ 骨の血管と神経 — 23
  - 3 骨へのストレス — 23
  - 4 骨表面の特徴を表す用語 — 25
- 関節 — 26
  - 1 不動結合 — 26
  - 2 可動結合 — 27
    - ❶ 関節面 — 27
    - ❷ 関節包 — 29
    - ❸ 関節腔 — 29
    - ❹ 関節の特殊装置 — 29
  - 3 連結部の血管と神経 — 30
  - 4 関節運動学 — 31
    - ❶ ゆるみの肢位としまりの肢位（閉肢位） — 31
    - ❷ 副運動 — 32
    - ❸ 凹凸の法則 — 34
    - ❹ 最終域感 end feel — 36
    - ❺ 連結運動 coupled movement — 38
    - ❻ 関節包パターン capsular pattern — 40
  - 5 視覚的な体表の指標点 — 42

[2] 触診の実際　50

体幹　50

1 頭蓋と下顎周囲（肢位：座位・背臥位）　50
- 外後頭隆起　54
- 最上項線　54
- 上項線　55
- 下項線　55
- 乳様突起　56
- 茎状突起　56
- 頬骨弓　57
- 関節突起　57
- 下顎頭　58
- 筋突起　58
- 下顎角　59
- オトガイ隆起　59
- 顎関節　60

2 頸部前面（肢位：座位・背臥位）　62
- 舌骨　64
- 甲状軟骨　65
- 輪状軟骨　65

3 頸椎（肢位：座位・腹臥位）　66
- 環椎（C1）後結節　68
- 軸椎（C2）棘突起　68
- 隆椎（C7）棘突起　69
- 第3頸椎（C3）-第6頸椎（C6）棘突起　71
- 環椎（C1）横突起　71
- 軸椎（C2）横突起　72
- 隆椎（C7）横突起　73
- 第3頸椎（C3）-第6頸椎（C6）横突起　74
- 関節突起　74
- 環椎後頭関節　76
- 環軸関節　79
- 頸椎椎間関節　80

4 胸椎・腰椎（肢位：座位・腹臥位・側臥位）　82
- 胸椎棘突起　86
- 腰椎棘突起　88
- 胸椎横突起　89
- 腰椎肋骨突起　92
- 胸椎椎間関節　94
- 腰椎椎間関節　96

5 仙骨・尾骨（肢位：腹臥位）　98
- 正中仙骨稜　100
- 仙骨裂孔　101
- 仙骨角　101
- 下外側角　102
- 尾骨　103

6 骨盤後面（肢位：腹臥位）　104
- 腸骨稜　106
- 上後腸骨棘　106
- 下後腸骨棘　107
- 大坐骨孔　108
- 坐骨結節　108
- 坐骨棘　109
- 小坐骨孔　109
- 仙腸関節　110

7 骨盤前面（肢位：背臥位）　112
- 上前腸骨棘　114
- 下前腸骨棘　114
- 腸骨結節　115
- 恥骨結節　115
- 恥骨結合　116
- 恥骨下枝　117

8 胸郭（肢位：座位・背臥位・腹臥位）　118
- 胸骨頸切痕　124
- 胸骨柄　124
- 胸骨角　125
- 胸骨体　125
- 剣状突起　126
- 肋軟骨　127
- 第1肋骨体　130
- 第2肋骨体　131
- 第3-10肋骨体　132
- 第11肋骨　134
- 第12肋骨　135
- 胸骨下角　136
- 胸肋関節　137
- 肋椎関節　138

上肢　140

9 肩甲骨・鎖骨（肢位：座位・腹臥位）　140
- 肩甲骨下角　143
- 肩甲骨内側縁　144
- 肩甲骨上角　145
- 肩甲骨上縁　146
- 肩甲骨外側縁　147
- 肩甲棘　148

- ■ 肩峰 …… 149
- ■ 鎖骨 …… 150
- ■ 烏口突起 …… 151
- ■ 胸鎖関節 …… 152
- ■ 肩鎖関節 …… 154

10 肩関節周囲（肢位：座位・背臥位） …… 156
- ■ 大結節 …… 158
- ■ 結節間溝 …… 159
- ■ 小結節 …… 160
- ■ 肩関節 …… 162

11 肘関節周囲〜前腕（肢位：座位） …… 166
- ■ 上腕骨外側上顆 …… 168
- ■ 上腕骨内側上顆 …… 169
- ■ 肘頭 …… 170
- ■ 肘頭窩 …… 170
- ■ 上腕骨滑車 …… 171
- ■ 尺骨神経溝 …… 171
- ■ 橈骨頭 …… 172
- ■ 上腕骨小頭 …… 173
- ■ 尺骨鈎状突起 …… 174
- ■ 橈骨茎状突起 …… 175
- ■ 尺骨茎状突起 …… 176
- ■ 尺骨頭 …… 177
- ■ 背側結節 …… 178
- ■ 腕尺関節 …… 179
- ■ 腕橈関節 …… 180
- ■ 上橈尺関節（近位橈尺関節） …… 182
- ■ 下橈尺関節（遠位橈尺関節） …… 184

12 手関節周囲（肢位：座位） …… 186
- ■ 舟状骨 …… 189
- ■ 月状骨 …… 190
- ■ 三角骨 …… 190
- ■ 豆状骨 …… 191
- ■ 大菱形骨 …… 192
- ■ 小菱形骨 …… 193
- ■ 有頭骨 …… 193
- ■ 有鈎骨 …… 194
- ■ 橈骨手根関節 …… 195
- ■ 第1手根中手関節 …… 198
- ■ 中手指節関節 …… 202
- ■ 指節間関節 …… 204

下肢 …… 206

13 股関節周囲（肢位：背臥位・側臥位） …… 206
- ■ 大転子 …… 208
- ■ 小転子 …… 210
- ■ 股関節 …… 211

14 膝関節周囲（肢位：背臥位・座位） …… 214
- ■ 膝蓋骨 …… 216
- ■ 大腿骨内側顆 …… 217
- ■ 大腿骨内側上顆 …… 217
- ■ 内転筋結節 …… 218
- ■ 大腿骨外側顆 …… 218
- ■ 大腿骨外側上顆 …… 219
- ■ 腓骨頭 …… 219
- ■ 脛骨粗面 …… 220
- ■ 脛骨内側顆 …… 220
- ■ 脛骨外側顆 …… 221
- ■ 脛骨外側結節 …… 221
- ■ 内側半月 …… 222
- ■ 外側半月 …… 222
- ■ 膝関節 …… 223
- ■ 近位脛腓関節 …… 226

15 足関節周囲（肢位：背臥位・座位・腹臥位） …… 228
- ■ 外果 …… 230
- ■ 内果 …… 231
- ■ 踵骨 …… 232
- ■ 距骨 …… 234
- ■ 舟状骨 …… 236
- ■ 中足骨 …… 237
- ■ 種子骨 …… 238
- ■ 内側楔状骨 …… 239
- ■ 中間楔状骨 …… 241
- ■ 外側楔状骨 …… 244
- ■ 立方骨 …… 247
- ■ 距腿関節 …… 249
- ■ 距骨下関節 …… 250
- ■ 横足根関節 …… 254
- ■ 足根中足関節 …… 258
- ■ 中足趾節関節 …… 262
- ■ 趾節間関節 …… 264

第4章 靱帯の触診

[1] 基本事項 — 268

支持組織 — 268
1. 疎性結合組織 — 269
2. 密性結合組織 — 270
   1. 交織密性結合組織 — 270
   2. 平行密性結合組織 — 270

[2] 触診の実際 — 272

上肢 — 272

1. 肩周囲の靱帯（肢位：座位）— 272
   - 鎖骨間靱帯 — 273
   - 前胸鎖靱帯 — 273
   - 肋鎖靱帯 — 274
   - 烏口鎖骨靱帯 — 274
   - 烏口肩峰靱帯 — 275
   - 肩鎖靱帯 — 275
2. 肘周囲の靱帯（肢位：座位）— 276
   - 橈骨輪状靱帯 — 277
   - 外側側副靱帯 — 278
   - 内側側副靱帯 — 279
3. 手関節周囲の靱帯（肢位：座位）— 280
   - 背側橈骨手根靱帯 — 282
   - 内側手根側副靱帯 — 282
   - 外側手根側副靱帯 — 283

下肢 — 284

4. 股関節周囲の靱帯（肢位：背臥位・腹臥位）— 284
   - 鼡径靱帯 — 286
   - 仙結節靱帯 — 287
   - 仙棘靱帯 — 287
   - 後仙腸靱帯 — 288
     - ①上部線維（短後仙腸靱帯）— 288
     - ②下部線維（長後仙腸靱帯）— 288
   - 腸腰靱帯 — 289
5. 膝関節周囲の靱帯（肢位：背臥位）— 290
   - 腸脛靱帯 — 292
   - 内側側副靱帯 — 293
   - 外側側副靱帯 — 293
   - 膝蓋靱帯 — 294
   - 膝蓋支帯 — 295
6. 足関節周囲の靱帯（肢位：背臥位・座位）— 296
   - 外側側副靱帯 — 298
     - 前距腓靱帯 — 298
     - 踵腓靱帯 — 298
     - 後距腓靱帯 — 299
   - 内側靱帯（三角靱帯）— 299
     - 脛舟部 — 299
     - 脛踵部 — 300
     - 後脛距部 — 300
     - 前脛距部 — 301
   - 二分靱帯（踵舟靱帯，踵立方靱帯）— 301

参考文献 — 303

（上・下巻共通）索引 — a〜j

触診機能解剖カラーアトラス 下

CONTENTS

第5章 筋の触診

[1] 基本事項 — 304

骨格筋の機能と形状 — 304

骨格筋の微細構造 — 308
1. 筋束 — 308
2. 筋線維（筋細胞）— 308
3. 筋原線維 — 308
   a. ミオシンフィラメントの構造 — 309
   b. アクチンフィラメントの構造 — 309
   c. 他の蛋白質 — 309
4. 細胞外マトリックス — 310

筋腱移行部 — 312

骨格筋の筋収縮機序 — 313
1. 興奮収縮連関 — 313
   a. 筋形質膜の電気的な興奮による脱分極 — 313
   b. 横行小管の脱分極と筋小胞体からのCa^{2+}の放出 — 313
   c. トロポニンCとCa^{2+}との結合 — 313
   d. フィラメント滑走 — 313
   e. 筋形質膜の再分極 — 313
   f. Ca^{2+}の排出 — 315
2. ミオシンとアクチンの相互作用とアセチルコリンの影響 — 315
3. 収縮に伴う横紋の変化 — 315

骨格筋の神経と血管 — 317
1. 運動線維 — 317
2. 感覚線維 — 318
3. 骨格筋の血管 — 318

筋線維の種類 — 319
1. 筋線維の3分類 — 319
   a. typeⅠ線維 — 319
   b. typeⅡa線維 — 319
   c. typeⅡb線維 — 319
2. サイズの原理 — 320
3. 筋線維組成 — 320
4. トレーニングによる影響 — 321
5. 加齢による影響 — 321

筋収縮様式 — 322
1. 静止性，求心性，遠心性 — 322
   a. 静止性収縮 static contraction — 322
   b. 求心性収縮 concentric contraction — 322
   c. 遠心性収縮 eccentric contraction — 322
2. 等尺性，等張性 — 322
   a. 等尺性収縮 isometric contraction — 322
   b. 等張性収縮 isotonic contraction — 322
3. 緊張性（持続性），相動性 — 323
   a. 緊張性収縮 tonic contraction — 323
   b. 相動性収縮 phasic contraction — 323

筋の働き — 324
1. 動筋 agonist — 324
2. 拮抗筋 antagonist — 324
3. 固定筋 fixator（安定筋 stabilizer）— 324
4. 共同筋 synergist — 324
   a. 中和筋 neutralizer — 325
   b. 偶力 force-couples — 325
5. 弛緩 relaxation — 326
6. 逆作用 reversed action — 326
7. 習慣的機能の逆転 reverse of customary function — 326
8. 腱作用 tenodesis action — 326

[2] 触診の実際 — 328

体幹 — 328
1. 頭部・顔面周囲の筋（肢位：座位・背臥位）— 328
   - 前頭筋 — 328
   - 側頭筋 — 329
   - 咬筋 — 330
   - 内側翼突筋 — 331
   - 外側翼突筋 — 332
2. 頸部の筋（肢位：座位・背臥位・腹臥位）— 333
   - 広頸筋 — 333
   - 胸鎖乳突筋 — 334
   - 僧帽筋上部線維 — 335
   - 肩甲挙筋 — 336
   - 前斜角筋 — 339
   - 中斜角筋 — 340
   - 後斜角筋 — 341
3. 舌骨上部と下部の筋（肢位：座位・背臥位）— 342
   - 舌骨上筋群 — 342
     - 顎二腹筋 — 342
     - 顎舌骨筋 — 344
   - 舌骨下筋群 — 345

胸骨舌骨筋──345
　　　肩甲舌骨筋──346
　4 背部の深部の筋（肢位：座位・腹臥位）────348
　　■頭板状筋┄┄┄┄┄┄┄┄┄┄┄┄┄┄┄┄┄┄┄┄348
　　■脊柱起立筋┄┄┄┄┄┄┄┄┄┄┄┄┄┄┄┄┄┄349
　　　外側筋柱┄┄┄┄┄┄┄┄┄┄┄┄┄┄┄┄┄┄┄349
　　　腰腸肋筋──349
　　　胸腸肋筋──350
　　　頸腸肋筋──351
　　　中間筋柱┄┄┄┄┄┄┄┄┄┄┄┄┄┄┄┄┄┄┄352
　　　胸最長筋──352
　　　頸最長筋──353
　　　頭最長筋──353
　　　内側筋柱┄┄┄┄┄┄┄┄┄┄┄┄┄┄┄┄┄┄┄354
　　　胸棘筋──354
　　　頸棘筋──355
　　■横突棘筋┄┄┄┄┄┄┄┄┄┄┄┄┄┄┄┄┄┄┄356
　　　頭半棘筋──356
　5 後頭下筋（肢位：座位・腹臥位・背臥位）────358
　　■小後頭直筋┄┄┄┄┄┄┄┄┄┄┄┄┄┄┄┄┄┄358
　　■大後頭直筋┄┄┄┄┄┄┄┄┄┄┄┄┄┄┄┄┄┄359
　　■上頭斜筋┄┄┄┄┄┄┄┄┄┄┄┄┄┄┄┄┄┄┄360
　　■下頭斜筋┄┄┄┄┄┄┄┄┄┄┄┄┄┄┄┄┄┄┄361
　6 腹部の筋（肢位：背臥位）────362
　　■前側腹筋群┄┄┄┄┄┄┄┄┄┄┄┄┄┄┄┄┄┄362
　　　腹直筋──362
　　　錐体筋──364
　　　外腹斜筋──365
　　　内腹斜筋──368
　　　腹横筋──369
　　■後腹筋群┄┄┄┄┄┄┄┄┄┄┄┄┄┄┄┄┄┄┄370
　　　腰方形筋──370

上肢────372

　7 脊柱と上肢をつなぐ筋（肢位：腹臥位・座位）────372
　　■僧帽筋┄┄┄┄┄┄┄┄┄┄┄┄┄┄┄┄┄┄┄┄372
　　■広背筋┄┄┄┄┄┄┄┄┄┄┄┄┄┄┄┄┄┄┄┄375
　　■大菱形筋┄┄┄┄┄┄┄┄┄┄┄┄┄┄┄┄┄┄┄376
　　■小菱形筋┄┄┄┄┄┄┄┄┄┄┄┄┄┄┄┄┄┄┄378
　8 胸の前壁および後壁と上肢を連結する筋（肢位：背臥位）
　　　┄┄┄┄┄┄┄┄┄┄┄┄┄┄┄┄┄┄┄┄┄┄┄380
　　■大胸筋┄┄┄┄┄┄┄┄┄┄┄┄┄┄┄┄┄┄┄┄380
　　■小胸筋┄┄┄┄┄┄┄┄┄┄┄┄┄┄┄┄┄┄┄┄382
　　■前鋸筋┄┄┄┄┄┄┄┄┄┄┄┄┄┄┄┄┄┄┄┄384
　　■鎖骨下筋┄┄┄┄┄┄┄┄┄┄┄┄┄┄┄┄┄┄┄386
　9 肩の筋（肢位：座位・腹臥位・背臥位）────388
　　■三角筋┄┄┄┄┄┄┄┄┄┄┄┄┄┄┄┄┄┄┄┄388
　　■肩甲下筋┄┄┄┄┄┄┄┄┄┄┄┄┄┄┄┄┄┄┄392
　　■棘上筋┄┄┄┄┄┄┄┄┄┄┄┄┄┄┄┄┄┄┄┄394
　　■棘下筋┄┄┄┄┄┄┄┄┄┄┄┄┄┄┄┄┄┄┄┄396
　　■小円筋┄┄┄┄┄┄┄┄┄┄┄┄┄┄┄┄┄┄┄┄398
　　■大円筋┄┄┄┄┄┄┄┄┄┄┄┄┄┄┄┄┄┄┄┄400
　10 上腕の筋（肢位：座位・背臥位）────402
　　■烏口腕筋┄┄┄┄┄┄┄┄┄┄┄┄┄┄┄┄┄┄┄402
　　■上腕二頭筋┄┄┄┄┄┄┄┄┄┄┄┄┄┄┄┄┄┄403
　　■上腕筋┄┄┄┄┄┄┄┄┄┄┄┄┄┄┄┄┄┄┄┄406
　　■上腕三頭筋┄┄┄┄┄┄┄┄┄┄┄┄┄┄┄┄┄┄408
　　■肘筋┄┄┄┄┄┄┄┄┄┄┄┄┄┄┄┄┄┄┄┄┄411
　11 前腕背側浅層の筋（肢位：座位）────412
　　■腕橈骨筋┄┄┄┄┄┄┄┄┄┄┄┄┄┄┄┄┄┄┄412
　　■長橈側手根伸筋┄┄┄┄┄┄┄┄┄┄┄┄┄┄┄┄414
　　■短橈側手根伸筋┄┄┄┄┄┄┄┄┄┄┄┄┄┄┄┄416
　　■（総）指伸筋┄┄┄┄┄┄┄┄┄┄┄┄┄┄┄┄┄418
　　■小指伸筋┄┄┄┄┄┄┄┄┄┄┄┄┄┄┄┄┄┄┄420
　　■尺側手根伸筋┄┄┄┄┄┄┄┄┄┄┄┄┄┄┄┄┄422
　12 前腕背側深層の筋（肢位：座位）────424
　　■回外筋┄┄┄┄┄┄┄┄┄┄┄┄┄┄┄┄┄┄┄┄424
　　■長母指外転筋┄┄┄┄┄┄┄┄┄┄┄┄┄┄┄┄┄425
　　■短母指伸筋┄┄┄┄┄┄┄┄┄┄┄┄┄┄┄┄┄┄427
　　■長母指伸筋┄┄┄┄┄┄┄┄┄┄┄┄┄┄┄┄┄┄428
　　■示指伸筋┄┄┄┄┄┄┄┄┄┄┄┄┄┄┄┄┄┄┄430
　13 前腕腹側浅層の筋（肢位：座位）────432
　　■円回内筋┄┄┄┄┄┄┄┄┄┄┄┄┄┄┄┄┄┄┄432
　　■橈側手根屈筋┄┄┄┄┄┄┄┄┄┄┄┄┄┄┄┄┄434
　　■長掌筋┄┄┄┄┄┄┄┄┄┄┄┄┄┄┄┄┄┄┄┄436
　　■尺側手根屈筋┄┄┄┄┄┄┄┄┄┄┄┄┄┄┄┄┄438
　　■浅指屈筋┄┄┄┄┄┄┄┄┄┄┄┄┄┄┄┄┄┄┄440
　14 前腕腹側深層の筋（肢位：座位）────444
　　■深指屈筋┄┄┄┄┄┄┄┄┄┄┄┄┄┄┄┄┄┄┄444
　　■長母指屈筋┄┄┄┄┄┄┄┄┄┄┄┄┄┄┄┄┄┄446
　　■方形回内筋┄┄┄┄┄┄┄┄┄┄┄┄┄┄┄┄┄┄448
　15 母指球筋（肢位：座位）────450
　　■短母指外転筋┄┄┄┄┄┄┄┄┄┄┄┄┄┄┄┄┄450
　　■母指対立筋┄┄┄┄┄┄┄┄┄┄┄┄┄┄┄┄┄┄451
　　■短母指屈筋┄┄┄┄┄┄┄┄┄┄┄┄┄┄┄┄┄┄452
　　■母指内転筋┄┄┄┄┄┄┄┄┄┄┄┄┄┄┄┄┄┄453
　16 小指球筋（肢位：座位）────454
　　■短掌筋┄┄┄┄┄┄┄┄┄┄┄┄┄┄┄┄┄┄┄┄454
　　■小指外転筋┄┄┄┄┄┄┄┄┄┄┄┄┄┄┄┄┄┄455
　　■短小指屈筋┄┄┄┄┄┄┄┄┄┄┄┄┄┄┄┄┄┄456
　　■小指対立筋┄┄┄┄┄┄┄┄┄┄┄┄┄┄┄┄┄┄457
　17 中手筋（肢位：座位）────458
　　■虫様筋┄┄┄┄┄┄┄┄┄┄┄┄┄┄┄┄┄┄┄┄458
　　■背側骨間筋┄┄┄┄┄┄┄┄┄┄┄┄┄┄┄┄┄┄459
　　■掌側骨間筋┄┄┄┄┄┄┄┄┄┄┄┄┄┄┄┄┄┄460

下肢────462

　18 腸骨部と大腿前部の筋（肢位：背臥位）────462
　　■大腰筋┄┄┄┄┄┄┄┄┄┄┄┄┄┄┄┄┄┄┄┄462
　　■腸骨筋┄┄┄┄┄┄┄┄┄┄┄┄┄┄┄┄┄┄┄┄464
　　■縫工筋┄┄┄┄┄┄┄┄┄┄┄┄┄┄┄┄┄┄┄┄466
　　■大腿四頭筋┄┄┄┄┄┄┄┄┄┄┄┄┄┄┄┄┄┄468

大腿直筋── 468
　　外側広筋── 470
　　内側広筋── 472
19 大腿内側部の筋（肢位：背臥位）── 474
　■薄筋── 474
　■恥骨筋── 476
　■長内転筋── 477
　■短内転筋── 479
　■大内転筋── 480
20 殿部の筋（肢位：腹臥位・側臥位・背臥位）── 482
　■大殿筋── 482
　■中殿筋── 484
　■小殿筋── 486
　■大腿筋膜張筋── 487
　■梨状筋── 489
　■内閉鎖筋── 492
　■上双子筋── 493
　■下双子筋── 494
　■大腿方形筋── 495
　■外閉鎖筋── 496
21 大腿後部の筋（肢位：腹臥位）── 498
　■ハムストリングス── 498
　　大腿二頭筋長頭── 498
　　半腱様筋── 500
　　半膜様筋── 502
22 下腿前部の筋（肢位：背臥位）── 504
　■前脛骨筋── 504
　■長母趾伸筋── 506
　■長趾伸筋── 507
　■第三腓骨筋── 509
23 下腿後部浅層の筋（肢位：腹臥位）── 510

　■下腿三頭筋（腓腹筋とヒラメ筋）── 510
　　腓腹筋── 510
　　ヒラメ筋── 512
　　足底筋── 514
24 下腿後部深層の筋（肢位：腹臥位）── 516
　■膝窩筋── 516
　■後脛骨筋── 518
　■長趾屈筋── 520
　■長母趾屈筋── 522
25 下腿外側の筋（肢位：背臥位・側臥位）── 526
　■長腓骨筋── 526
　■短腓骨筋── 528
26 足背の筋（肢位：背臥位）── 530
　■短趾伸筋── 530
　■短母趾伸筋── 532
27 足底の筋（肢位：背臥位）── 534
　■内側部（手の母指球に相当）── 534
　　母趾外転筋── 534
　　短母趾屈筋── 535
　　母趾内転筋── 536
　■外側部（手の小指球に相当）── 537
　　小趾外転筋── 537
　　短小趾屈筋── 538
　　小趾対立筋── 539
　■中央部（中足部）── 540
　　短趾屈筋── 540
　　足底方形筋── 542
　　虫様筋── 543
　　背側骨間筋── 544
　　底側骨間筋── 545

第6章　血管の触診

[1] 基本事項　548

循環　548

1 体循環── 549
2 肺循環── 550
3 運動と酸素輸送── 551
4 運動による心臓循環系の変化── 551

[2] 触診の実際　552

上肢　552

■鎖骨下動脈── 556
■腋窩動脈── 556
■上腕動脈── 557
■橈骨動脈── 558
■尺骨動脈── 559

下肢　560

■大腿動脈── 564
■膝窩動脈── 564
■前脛骨動脈── 565
■足背動脈── 565
■後脛骨動脈── 566

第7章 神経の触診

[1] 基本事項 — 568

神経 — 568
1. 中枢神経系 — 569
2. 末梢神経系 — 569
3. 体性神経系 — 569
4. 自律神経系（臓性神経系） — 572

脊髄反射機構 — 572
1. 筋紡錘と腱紡錘（ゴルジ腱器官） — 572
    1. 筋紡錘 — 573
    2. 腱紡錘 — 573
2. 反射回路（受容器から効果器官までのニューロン連鎖） — 574
    1. 伸張反射 — 574
    2. Ia抑制 — 574
    3. Ib抑制（自己抑制） — 574
3. α-γ連関 — 574

[2] 触診の実際 — 576

上肢 — 576
- 腋窩神経 — 582
- 正中神経 — 582
- 尺骨神経 — 584
- 橈骨神経 — 585

下肢 — 586
- 大腿神経 — 589
- 坐骨神経 — 589
- 脛骨神経 — 590
- 総腓骨神経 — 591
- 腓腹神経 — 593

第1章

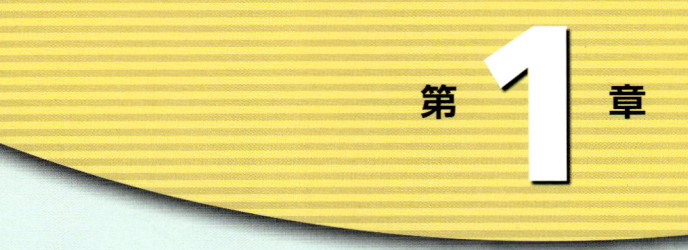

総 論

触診palpationとは

　触診とは，読んで字のごとく，患者に触れて，体温・浮腫・圧痛・脈拍などを診断する方法である．理学療法における定義は"手または指を用いて，体の表面に様々な圧力を与え，皮下に存在する器官の異常を明らかにするために，皮下にある組織の形・大きさ・硬さ・位置・固有の運動性などを識別すること"である．

触診の目的

　評価は，「問診」→「理学的検査：観察（視診）・検査測定」→「記録」→「統合と解釈」からなる．触診は，問診で得られた情報に基づき，実際に患者の状態を診断するために行う理学的検査として重要な技術の一つである．

　触診の目的："体性機能異常somatic dysfunction（骨，関節，筋膜，靱帯などの筋骨格系およびそれに関連した血管，リンパ，神経系の相互依存的な構成要素の機能異常または機能的変化）の部分を確定し明確にし，異常部位を特定すること"

　触診は，まず「目で見て」，「手で診て」，「感じて」，触知した部位や位置などの確認をし，触知した組織や構造にどのような変化が生じていたかを「評価」することに始まる．
　次に，その組織の病的な変化や病理学的な状態などを，問診で得られた結果や，患者の感受性（触覚，圧覚，痛覚など）を主体として得られた情報（自覚的触診subjective palpation），セラピストの皮膚の受容器が主体として得られた情報（他覚触診objective palpation），その他の理学的所見と「統合」して「解釈」し，最終的には臨床的推論過程（クリニカルリーズニングclinical reasoning）を通して「治療部位を特定」したのちに，「適した治療手技を選択」することになる．
　基本的な触診は，運動器官の評価に対してわれわれが利用できる「最も信頼できて，最もためになる」手段である．しかしながら，患者の個体差・触診技術の正確性・セラピストの技術力によって，結果が信頼できないことがある．信頼性を高めるためには，セラピストが一人一人の患者に合わせて用手接触を工夫しなければならないし，触診技術の正確性を高めるためには，三次元的解剖学的理解に加え，生理・病理・運動学などの基礎知識の理解が必要となる．技術力を向上させるためには，セラピスト自身の手や指の感受性を高める必要がある．触診には弛まぬ努力が必要である．まずは正常な人で練習してから，正常でない人もできる限り多く何度も触診することが大切である．利き手だけでなく，両手を同じくらいに使えるようにすることも大切である．これらを通して，セラピストの触診が「本当に信頼でき，最もためになる」手段になるのである．

触診でわかること

触診には静的触診 static palpation と動的触診 dynamic palpation とがある．
対象となる組織は，①表皮，②真皮，③皮下の脂肪層（浅筋膜），④血管：動脈，静脈，⑤深部の筋膜，⑥筋，⑦筋腱移行部，⑧腱，⑨靱帯，⑩骨，⑪関節空間である．

1 静的触診 static palpation

患者をリラックスできる肢位にて，皮膚，筋膜，筋腱，骨などを表層から深層へと触診し，皮膚の湿潤，体温，緊張，弾性，組織間の可動性など質的なものを評価する（表1-1）．最初は，皮膚に触れずに，手背と指の背側で体温を感じとり，それから皮膚に触れて体温を感じる．次に，示指・中指・環指の指尖を使い，指を開いて平坦にして，わずかな圧を加えて，湿り気を感じる．次に，皮膚の上を少し圧迫して，皮膚と皮下組織の厚み，緊張状態，可動性を感じる．徐々に圧を増して，表層から深層へと目的とする組織に対して徐々に深く触っていき，筋肉の緊張や弾性，組織の正常な配置，圧迫に対する抵抗感などを感じる．

表1-1 静的触診で評価できる質的なもの

1. 手背を組織から少し離して感じる対流（輻射）を介しての温度
2. 直接接触しての温度
3. 血管運動の活動性の指標としての皮膚の湿り具合（交感神経の関与）
4. 表層の組織や筋の緊張状態
5. 組織の弾力性
6. 各組織間の可動性と個々の組織の可動性
7. 腱・靱帯とその付着部
8. 神経・血管の性状
9. 組織の正常な構図
10. 組織圧迫時の抵抗感

2 動的触診 dynamic palpation

患者を動かすことで，量（関節可動域）・質（関節運動の軌跡）・最終域感 end feel（運動の最初の停止から最終の停止までの他動的なわずかな可動域に感じられる抵抗感）・症状（動かしたときの痛みの増加・軽減・局在性などの症状変化）を評価する．その際に，関節の場合は，構成体・軸・面を考慮し，できる限りわずかな力でゆっくり動かすようにする．触診している指はできるだけ少ない圧で，しかし接触が維持できる十分な圧で行うが，軟部組織の運動に惑わされないようにする．患者は，安心して緊張せずに楽に構え，セラピストは最初から集中することが大切である．

3 ART

触診を通して，A：Asymmetry（筋骨格系の構造的および機能的な非対称性），R：Range of Motion（関節の可動範囲），T：Tissue Texture Abnormality（組織の質感を通しての軟部組織の異常）を評価する．つまり触診にはARTが重要となる．

触診における留意点

触診における注意点は以下の通りである．

❶ 触診に先立つ留意点

1) セラピストは，指輪，時計など不必要なものを外す．
2) 可能な限り直接触る（服の上からは触れない）準備をする
3) 昇降ベッド，枕，バスタオルなどを準備する．
4) 患者がリラックスできる姿勢に努める．
5) 患者の体にできるだけ近づき，安定した姿勢を保つ．
6) 患者やセラピストの体の大きさによって触診方法を工夫する．
7) 患者に不安を抱かせたり，疲労させない．
　①冷たい手で触れない．
　②落ち着きのない自信のない触れ方をしない．
　③気持ちを集中し，喋りながら行わない．
　④長時間の触診はセラピストも疲労し，感受性が低下する．
8) 普段から手や手指のケアに心がける．

❷ 一般的な触診時の留意点

1) 触診している指の下に何があるのか，触れる部分の組織の解剖学的構造をよく理解してから触れる．
2) 適当な圧で触れる．
　①触診の際に，あらかじめ感触を予想してはいけない．
　②可能な限り軽く触れながら，不必要な力を入れない．
　③少しずつ，的確に触れる．
　④できるだけセラピストの関節を過屈曲・過伸展しないように触れる．
　⑤深部や痛みを伴う場合は，手の接触面を大きくする．
　⑥疼痛の閾値の低い箇所には注意する．
3) まず表在性の組織から触診し，徐々に深部に移行する．

❸ 筋の触診に関する留意点

1）静的触診
　①筋の起始・停止・走行を把握する．
　②筋が付着する指標点（ランドマーク）を正確に触診する．
　③神経・血管を圧迫しない．
　④付着部では腱の走行に沿って筋束を触診し，筋腹ではその線維の方向に横断して触診するが，ときには筋をつまみ上げたり，押し上げることもある．
　⑤筋は弛緩させ，やや伸張位で触診する．
　⑥起始部・停止部だけでなく，筋をその走行に沿って追えるようにする．
　⑦隣接する筋との境界も触診する．
　⑧筋に痛みを起こしたり不快感を与えない．
　⑨診断の要素が強い場合は，患者の痛がる部位から開始し，痛みの変化や病的変化を調べる．

2）動的触診
　①関節軸を覆うような大きな筋肉は同一筋であっても機能上分割して触診する．
　②筋を，弛緩時と収縮時とで触診する．
　③軽く収縮させることで触診対象とする筋を特定．過度な抵抗は隣接する筋群の同時収縮を招くことになる．
　④収縮は原則として，起始部と停止部が最短距離で近づく運動を利用する．
　⑤一つの運動を行うにあたり複数の骨格筋が関与する場合にも，運動の選択，関節の肢位によって触診対象とする筋を特定する．
　⑥筋腹の触診では，収縮後必ず弛緩させ，硬い状態と柔らかい状態を比較する．
　⑦腱の触診は，筋収縮に伴う滑走を触診する．
　⑧重力の作用方向と関節運動について注意し触診する．

第2章

身体の面と軸

基本的立位肢位と解剖学的立位肢位

　基本肢位には，基本的立位肢位 fundamental standing position と解剖学的立位肢位 anatomical standing position がある（図2-1）．立位姿勢で，顔面は正面を向いて，両上肢は体幹に沿って下垂し，前腕の橈骨縁は前方を向き，下肢は平行して足指が前方を向いた直立位を基本的立位肢位という．一方，基本的立位肢位で，前腕を回外位にして手掌を前面へ向けた直立位を解剖学的立位肢位という．基本的な相違は，手掌を体側に向けるか，手掌を前面に向けるかである．

　基本的立位肢位で四肢が同一前額面に位置している肢位を中間位 neutral position といい，関節可動域表示の開始肢位として用いられている．身体運動を記載する場合の開始肢位として，用語に共通性を持たせるために，解剖学的立位肢位を用いることも多い．

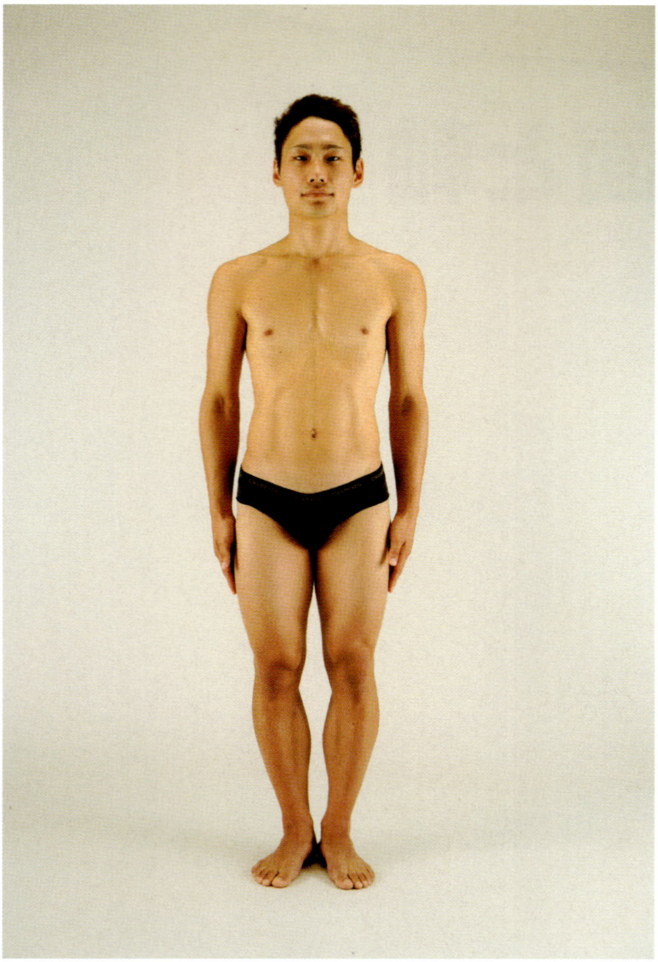

基本的立位肢位 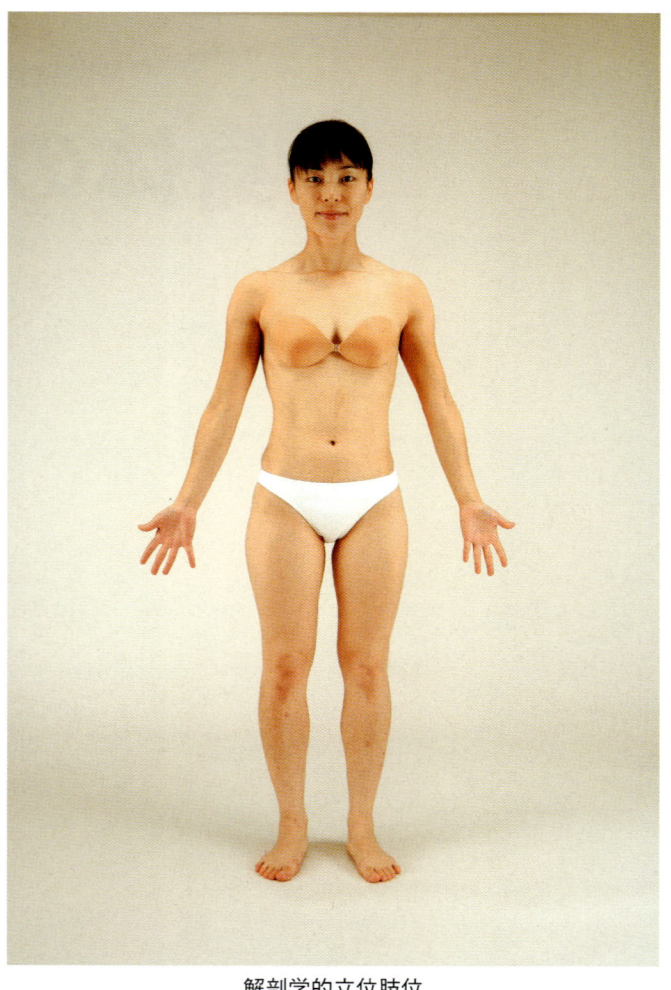　　　　　　　　　　　　解剖学的立位肢位

図2-1　基本的立位肢位と解剖学的立位肢位

身体運動の面と軸

運動の面には，身体内部に想定される重心を通る相互に直交する3つの面があり，それぞれの面と直角に運動軸がある．身体運動の大部分は関節を運動軸とした体節の回転運動であり，運動軸とは，回転運動がそれを支点としてあるいは中心として回る軸である．関節運動は，基本的には屈曲 flexion・伸展 extension，外転 abduction・内転 adduction，外旋 external rotation・内旋 internal rotation の3方向の動きがあるが，関節部位によって表現が異なる場合もある．各関節の正常参考可動域を表2-1に示す．

表2-1 各関節の正常参考可動域（日本整形外科学会，日本リハビリテーション医学会，1995）

関節	可動域
肩甲帯	屈曲20°，伸展20°，挙上20°，引き下げ10°
肩関節	屈曲180°，伸展50°，外転180°，内転0°，外旋60°，内旋80°，水平屈曲135°，水平伸展30°
肘関節	屈曲145°，伸展5°
前腕	回内90°，回外90°
手関節	掌屈（屈曲）90°，背屈（伸展）70°，橈屈25°，尺屈55°
母指CM関節	橈側外転60°，尺側内転0°，掌側外転90°，掌側内転0°
母指MP関節	屈曲60°，伸展10°
母指IP関節	屈曲80°，伸展10°
指MP関節	屈曲90°，伸展45°
指PIP関節	屈曲100°，伸展0°
指DIP関節	屈曲80°，伸展0°
股関節	屈曲125°，伸展15°，外転45°，内転20°，外旋45°，内旋45°
膝関節	屈曲130°，伸展0°
足関節	底屈（屈曲）45°，背屈（伸展）20°
足部	外がえし20°，内がえし30°，外転10°，内転20°
母趾MP関節	屈曲35°，伸展60°
母趾IP関節	屈曲60°，伸展0°
足趾MP関節	屈曲35°，伸展40°
足趾PIP関節	屈曲35°，伸展0°
足趾DIP関節	屈曲50°，伸展0°
頸椎	前屈（屈曲）60°，後屈（伸展）50°，回旋60°，側屈50°
胸腰椎	前屈（屈曲）45°，後屈（伸展）30°，回旋40°，側屈50°
顎関節	上下第1切歯列対向縁線間の距離5cm，左右偏位は1cm

1 矢状面 sagittal plane と前額軸 frontal axis

　矢状面は身体を左右に二分にする平面で，運動軸は左右方向の前額軸である．関節運動の種類としては屈曲・伸展のほかに，背屈 dorsal flexion，掌屈 palmar flexion，底屈 plantar flexion などがある（図2-2）．

頸部屈曲：

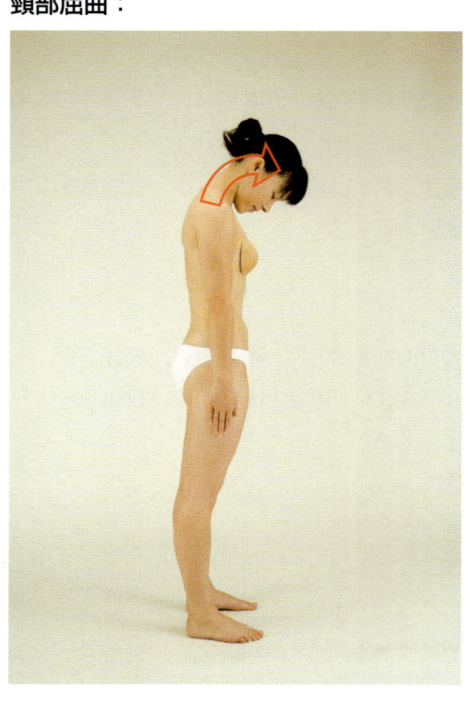

頸部伸展：

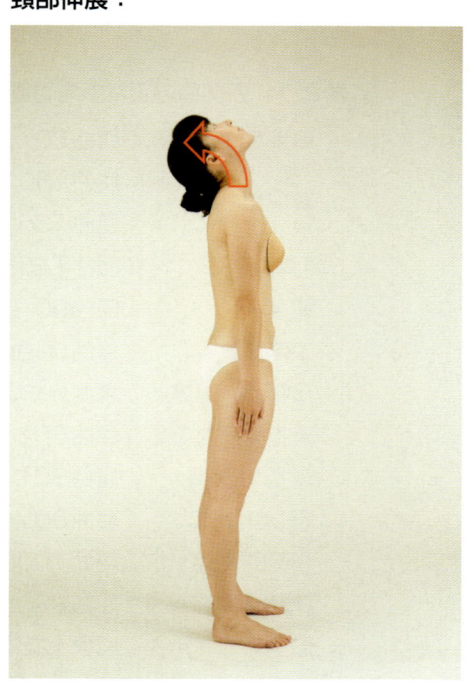

両肩関節屈曲：

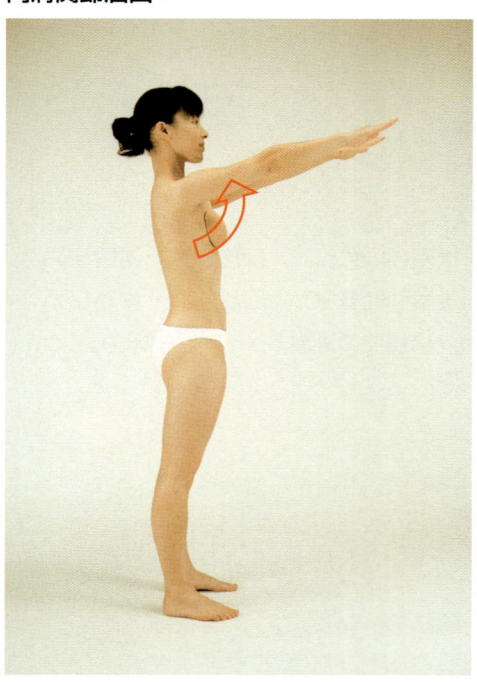

両肩関節伸展：

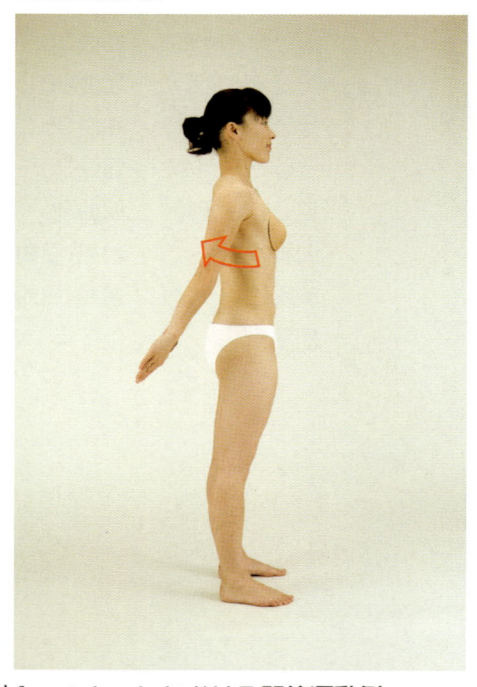

図2-2　矢状面 sagittal plane と前額軸 frontal axis における関節運動例

右肩関節外転90°（second position）での右肩関節外旋：　　　右肩関節外転90°（second position）での右肩関節内旋：

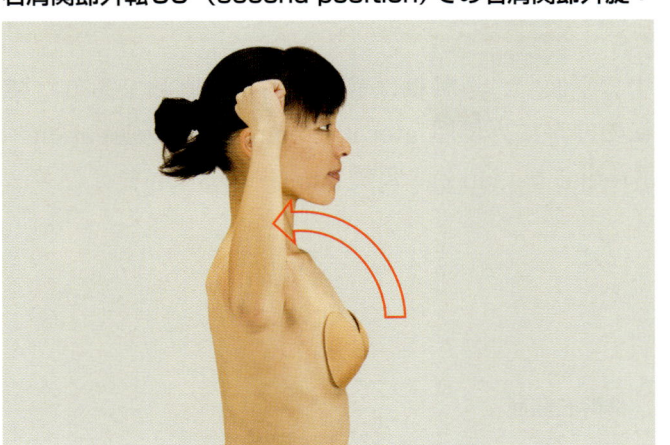

右手関節掌屈：　　　　　　　　　　　　　　　　　　　　　右手関節背屈：

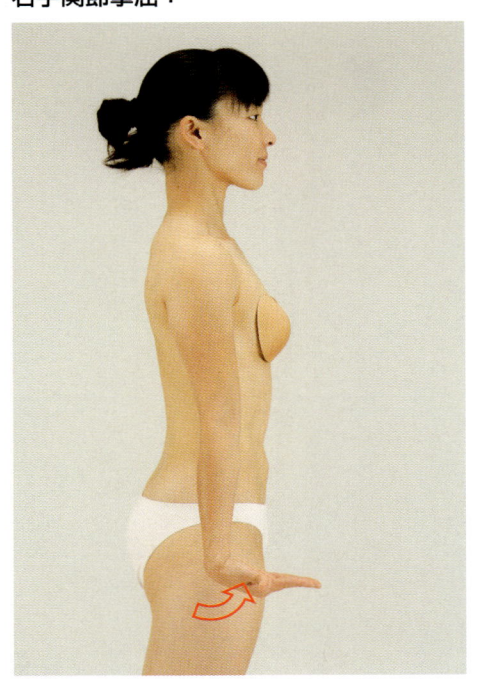

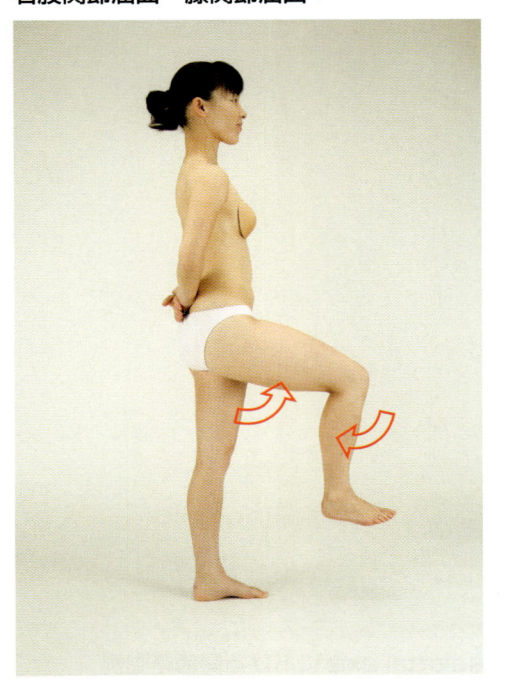

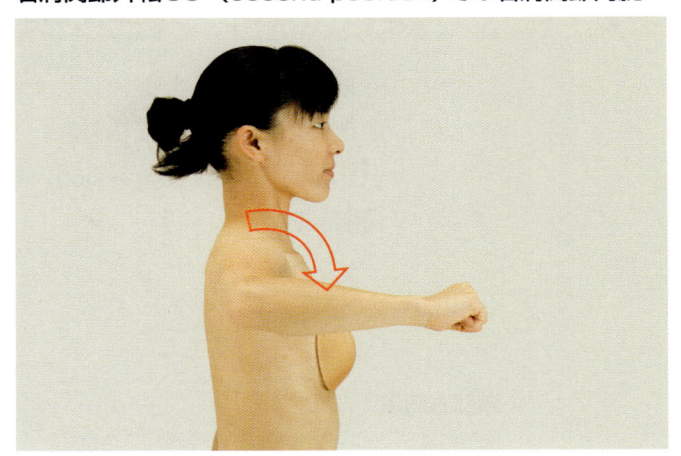

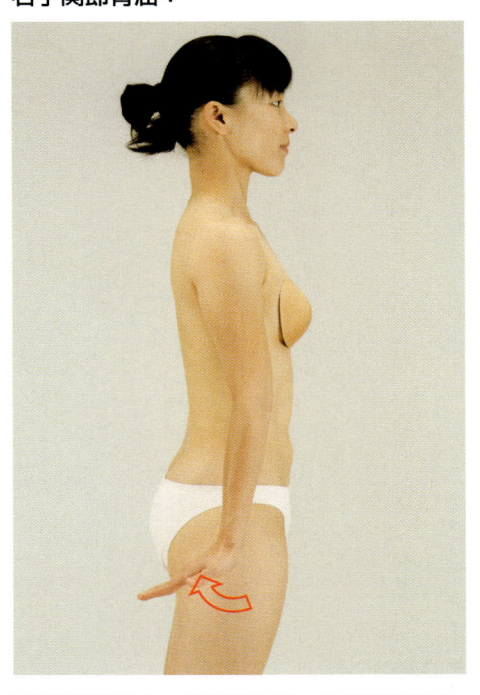

右股関節屈曲・膝関節屈曲：　　　　　　　　　　　　　　　両股関節屈曲・膝関節屈曲・足関節背屈：

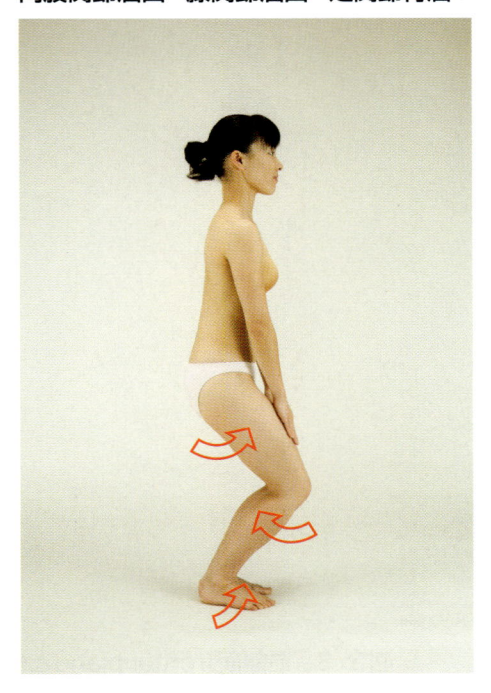

2　前額面 frontal plane と矢状軸 sagittal axis

　　前額面は身体を前後に二分にする平面で，運動軸は前後方向の垂直軸である．関節運動の種類としては外転・内転のほかに，側屈 lateral bending，挙上 elevation，引き下げ（下制）depression，橈屈 radial deviation，尺屈 ulnar deviation などがある（図2-3）．

頸部右側屈：

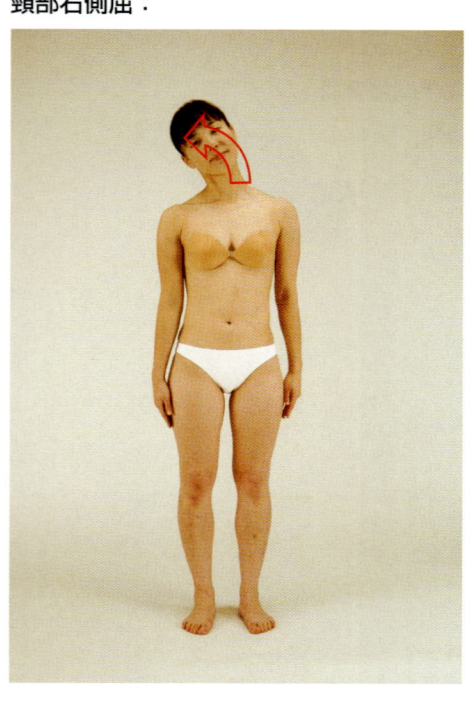

体幹右側屈：

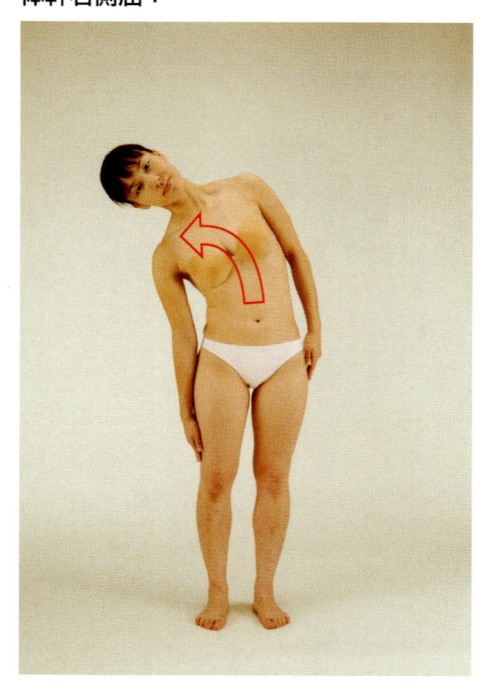

左肩関節外転：

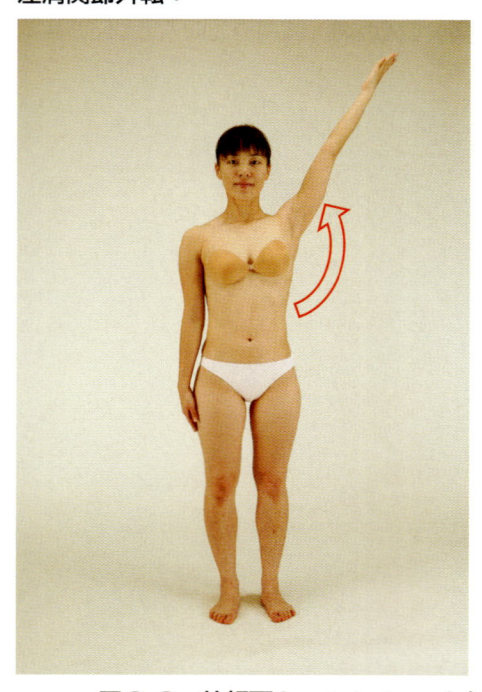

図2-3　前額面 frontal plane と矢状軸 sagittal axis における関節運動例

右肩関節屈曲90°(third position)での右肩関節外旋：

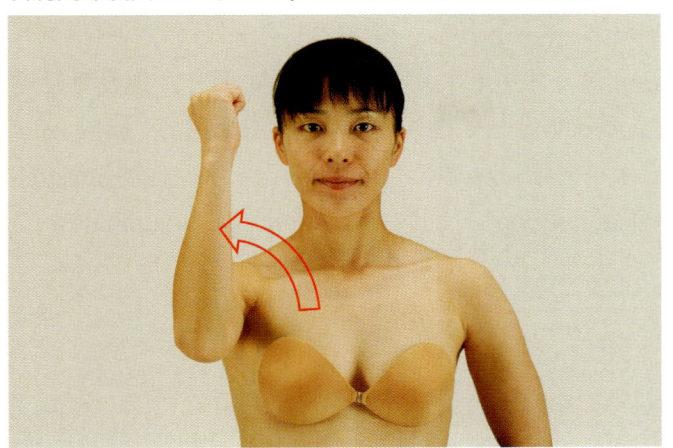

右肩関節屈曲90°(third position)での右肩関節内旋：

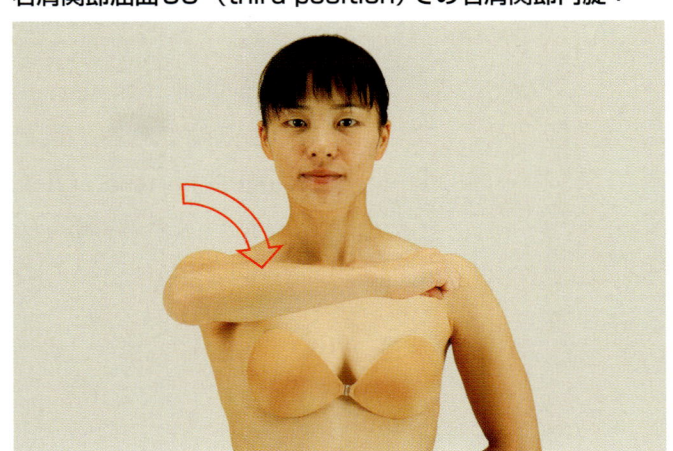

右手関節橈屈：

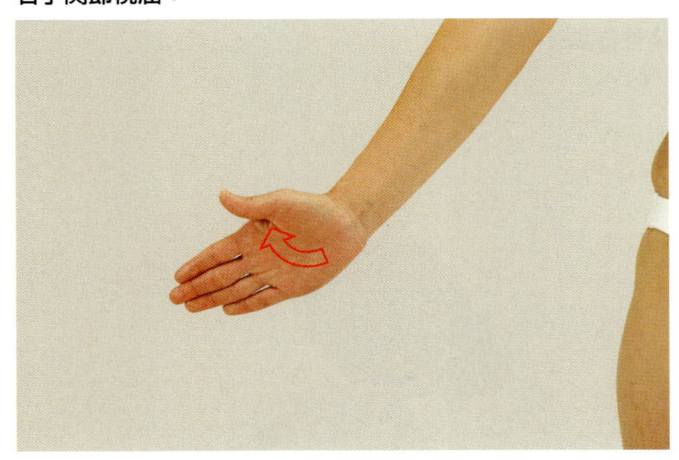

右手関節尺屈：

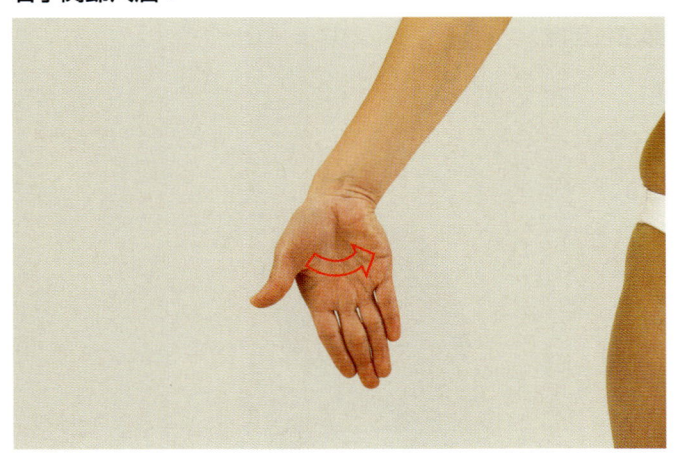

右股関節外転：

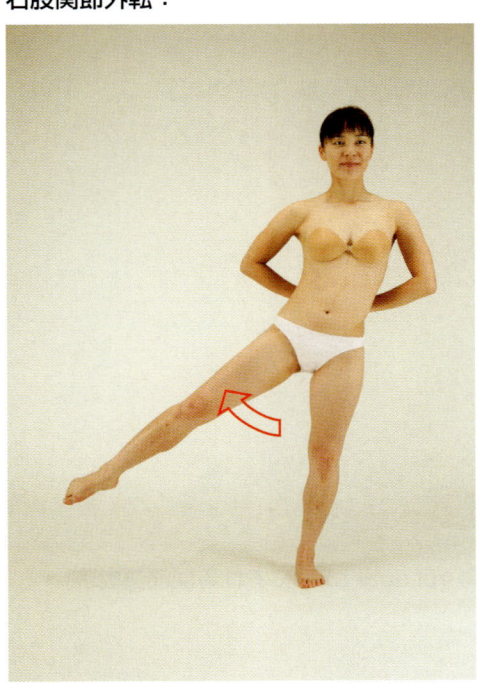

右股関節内転：

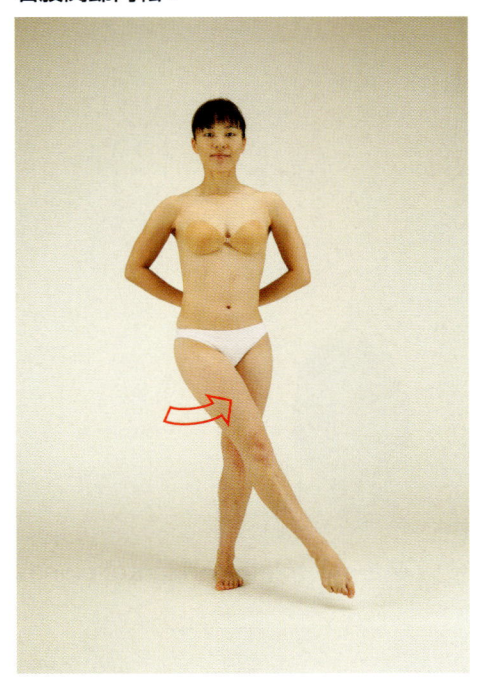

3 水平面 horizontal plane と垂直軸 vertical axis

　水平面（横断面 transverse plane）は身体を上下に二分にする平面で，運動軸は垂直方向の垂直軸である．関節運動の種類としては外旋，内旋のほかに，回旋 rotation，水平屈曲 horizontal flexion（水平内転 horizontal adduction），水平伸展 horizontal extension（水平外転 horizontal abduction），回内 pronation，回外 supination などがある（**図2-4**）．

頸部右回旋：

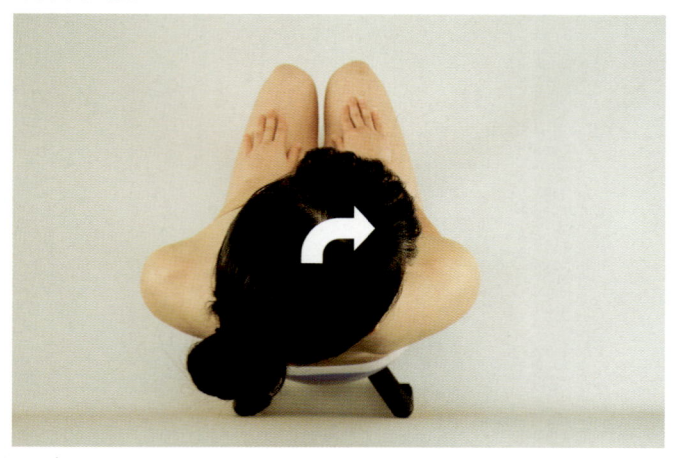

体幹右回旋：

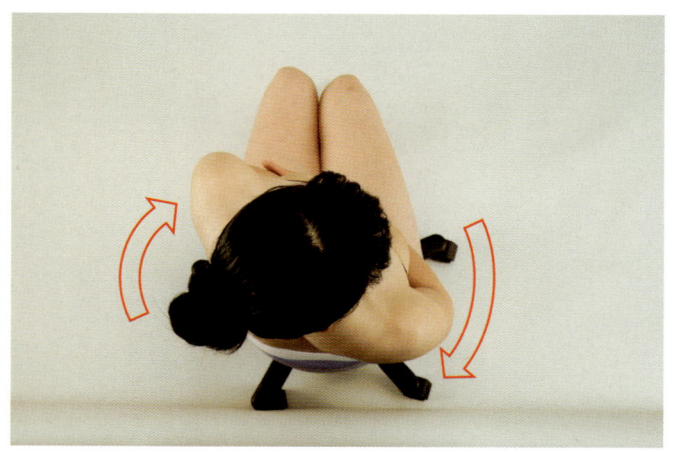

右肩関節水平屈曲（水平内転）：

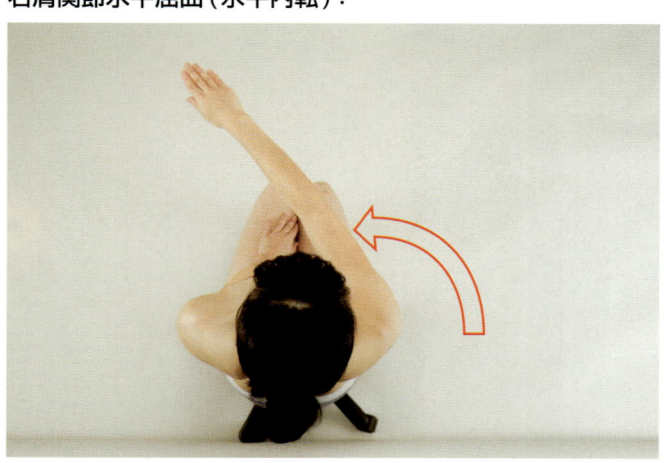

右肩関節水平伸展（水平外転）：

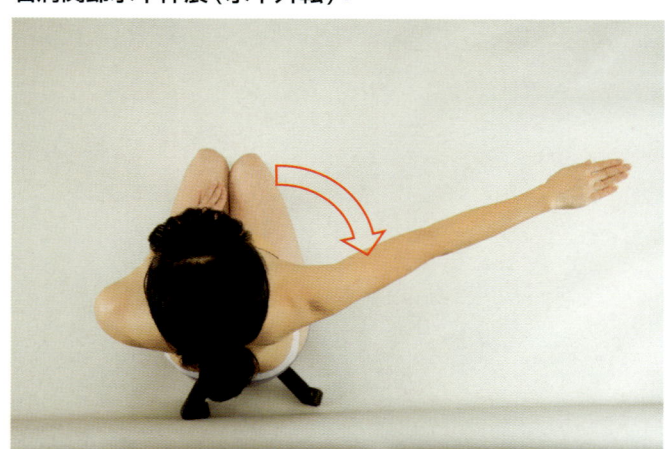

図2-4　水平面 horizontal plane と垂直軸 vertical axis における関節運動例

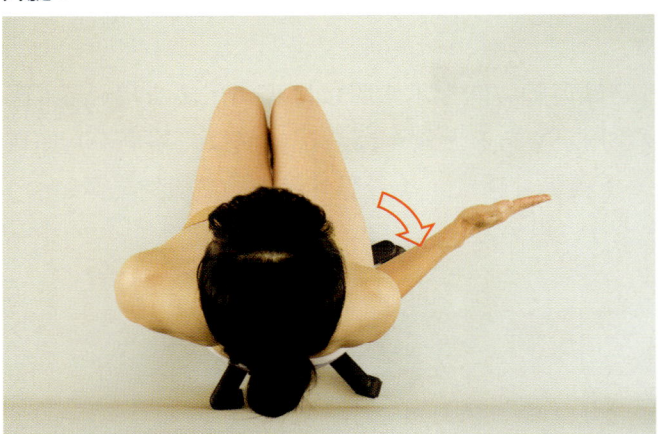

右上腕を体側に付けた肢位（first position）での右肩関節外旋：

右上腕を体側に付けた肢位（first position）での右肩関節内旋：

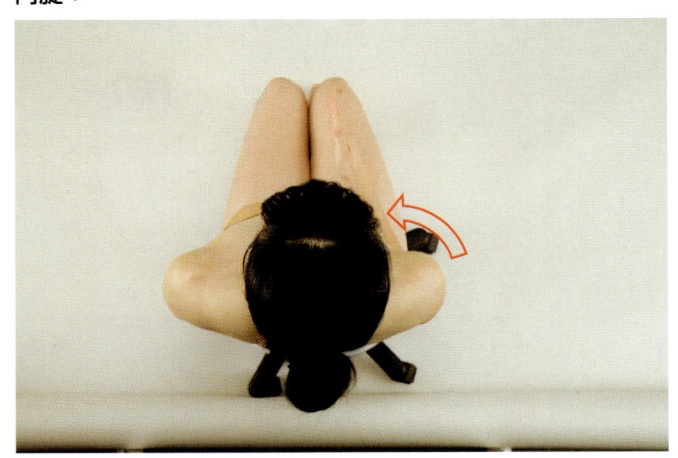

右股関節外旋：

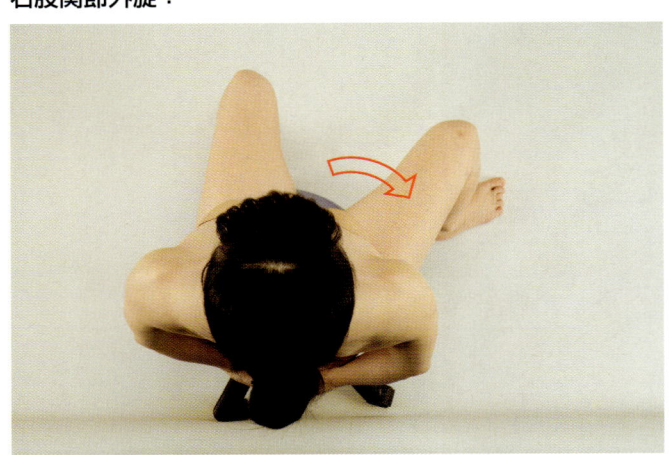

右下腿外旋：

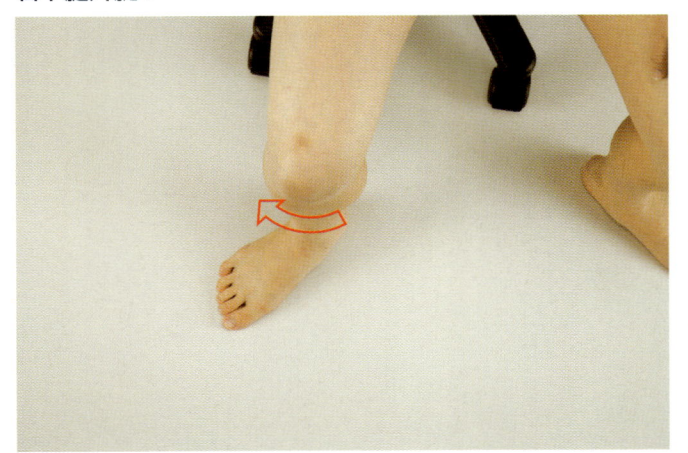

右下腿内旋：

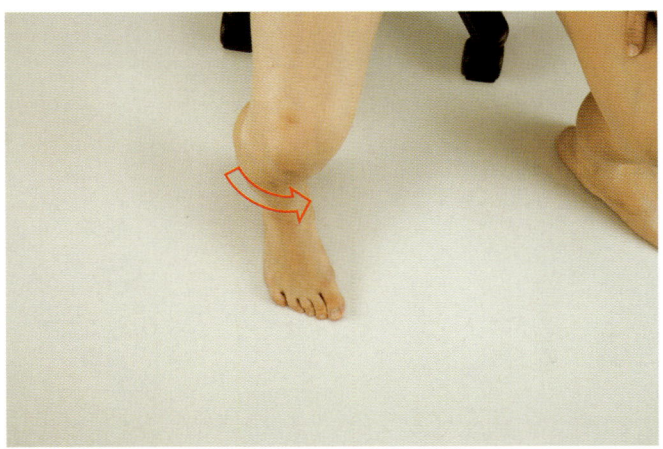

方向を示す専門用語

身体の関節の位置関係，あるいは運動方向を示す際には専門用語を用いる（図2-5）．これらは触診時にも必要な用語である．例えば，「○○筋は，尾側から頭側に引くように触る」，あるいは，「下前腸骨棘は，上後腸骨棘の約2横指尾側かつ1横指外側にて触診できる」というように用いる．

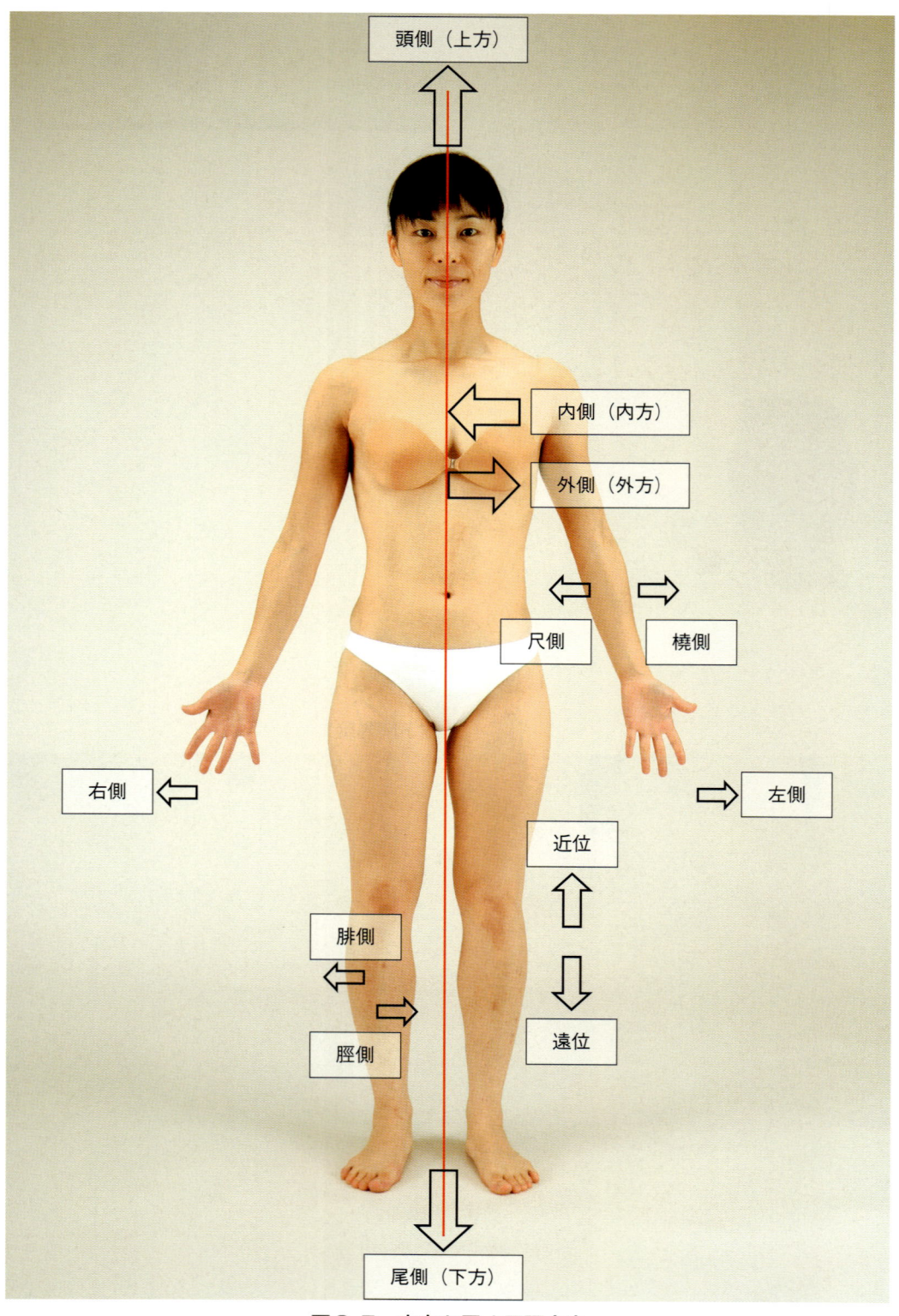

図2-5　方向を示す用語（1）

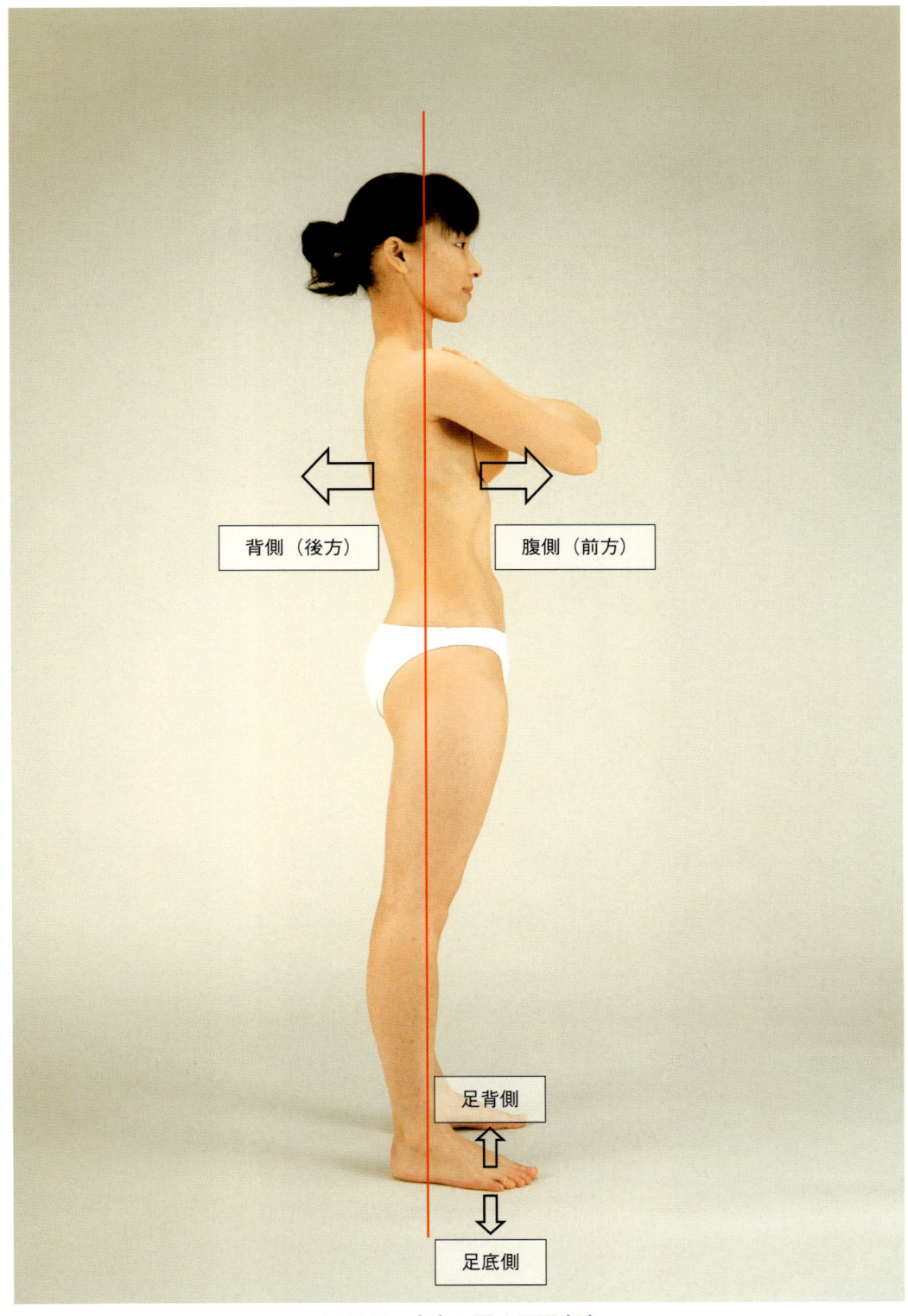

図2-5　方向を示す用語（2）

第3章

骨・関節の触診

[1] 基本事項

人体構造

身体全体は多数の系統からなる(**表3-1**)．運動器とは通常は，骨・軟骨・関節・靱帯・腱・筋膜・筋などの運動に直接関与するものを指すが，実際には他の器官も協力して，運動は全身の器官系が直接，間接に関与することで行われる．

表3-1　構造分類

1. 細胞		身体の生物学的最小構成単位
2. 組織		分化(分業的特殊化)した細胞とその産生物質でできた構造物
	①上皮組織	皮膚，粘膜，漿膜などの生体の内外面を覆う膜様組織
	②支持組織	結合組織，軟骨組織，骨組織，血液およびリンパ
	③筋組織	骨格筋，心筋，平滑筋
	④神経組織	神経細胞体，軸索，ニューロン，神経膠
3. 器官		一種あるいは数種の組織からなり，かつ一定の形態と機能を備えた体部
4. 器官系		多数の器官が集まって一定の連結をなし，生活機能の一部分を営むもの
	①外皮系	皮膚，付属構造(毛髪や爪)
	②骨格系	骨，軟骨
	③関節系	関節，付随する靱帯
	④筋　系	筋肉
	⑤脈管系	循環(血管)系，リンパ系
	⑥神経系	中枢神経系，末梢神経系，感覚器
	⑦内臓系	消化器系，呼吸器系，泌尿器系，生殖器系，内分泌器系

骨

骨 bones は集まって骨格 skeleton を作り，関節とともに受動運動器を構成する．これは能動運動器である筋によって動かされる．骨の機能には，この受動運動機能を含めて5つある(**表3-2**)．

表3-2　骨の機能

1. 受動運動機能	能動運動器である筋によって動かされる
2. 支柱機能	身体の内部の支柱として形を保持
3. 保護機能	内臓器を納める胸郭や骨盤，脳を納める頭蓋骨
4. 無機塩類の貯蔵機能	カルシウム，リン，マグネシウムなど
5. 造血機能	赤色骨髄は，赤血球，一部のリンパ球，顆粒球，血小板を生じる

1　骨の数と種類

　人体の骨格は頭を含む体幹にある中軸性骨格（頭蓋23個，椎骨26個，胸郭25個）と，四肢にある付属性骨格（肩甲骨2個と鎖骨2個を含む上肢64個，寛骨2個を含む下肢62個）および耳小骨6個の206個あまりの骨からなるが，この数は年齢や個人の骨の癒合状態により異なる．骨はその形状によって，長骨，短骨，扁平骨，不規則骨，種子骨，含気骨に分類される（図3-1）．

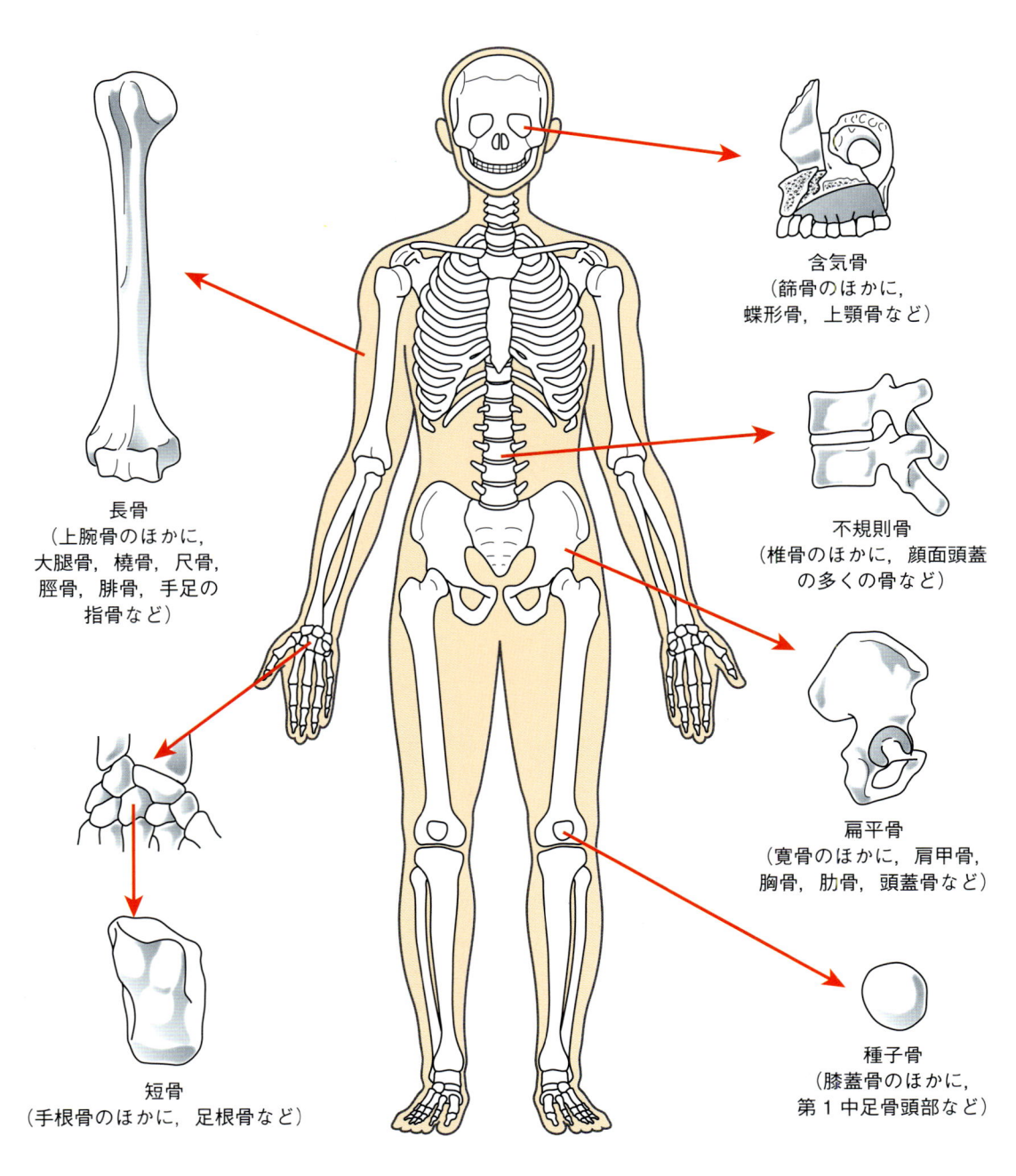

含気骨
（篩骨のほかに，蝶形骨，上顎骨など）

長骨
（上腕骨のほかに，大腿骨，橈骨，尺骨，脛骨，腓骨，手足の指骨など）

不規則骨
（椎骨のほかに，顔面頭蓋の多くの骨など）

扁平骨
（寛骨のほかに，肩甲骨，胸骨，肋骨，頭蓋骨など）

短骨
（手根骨のほかに，足根骨など）

種子骨
（膝蓋骨のほかに，第1中足骨頭部など）

図3-1　骨の種類（竹井仁：運動学，中外医学社）

2 骨の基本構造

❶ 骨の形態

　骨膜，骨質，骨髄，関節軟骨の4つの組織からなり，これに血管，神経，リンパ管が加わる．骨は外層から骨膜，緻密質，海綿質からなり，骨幹部では中央に骨髄腔がある．

　長骨は表面からみると緻密質でできているようにみえるが，骨端の内部は海綿質になっていて骨髄を有する．短骨と不規則骨の緻密質は長骨よりも薄く，明瞭な境界なしに海綿質に移行する．扁平骨は2層の硬い緻密質に挟まれて，薄い海綿質が存在する．緻密質はきわめて硬く，多数の同心円状の層板構造からなる．その中心にハバース管が骨の長軸方向に縦走し，これらを連絡するフォルクマン管が横走する．管中には血管，神経，リンパ管が走行する．ハバース管を中心とする層板構造を緻密質の1つの単位として骨単位という（図3-2）．

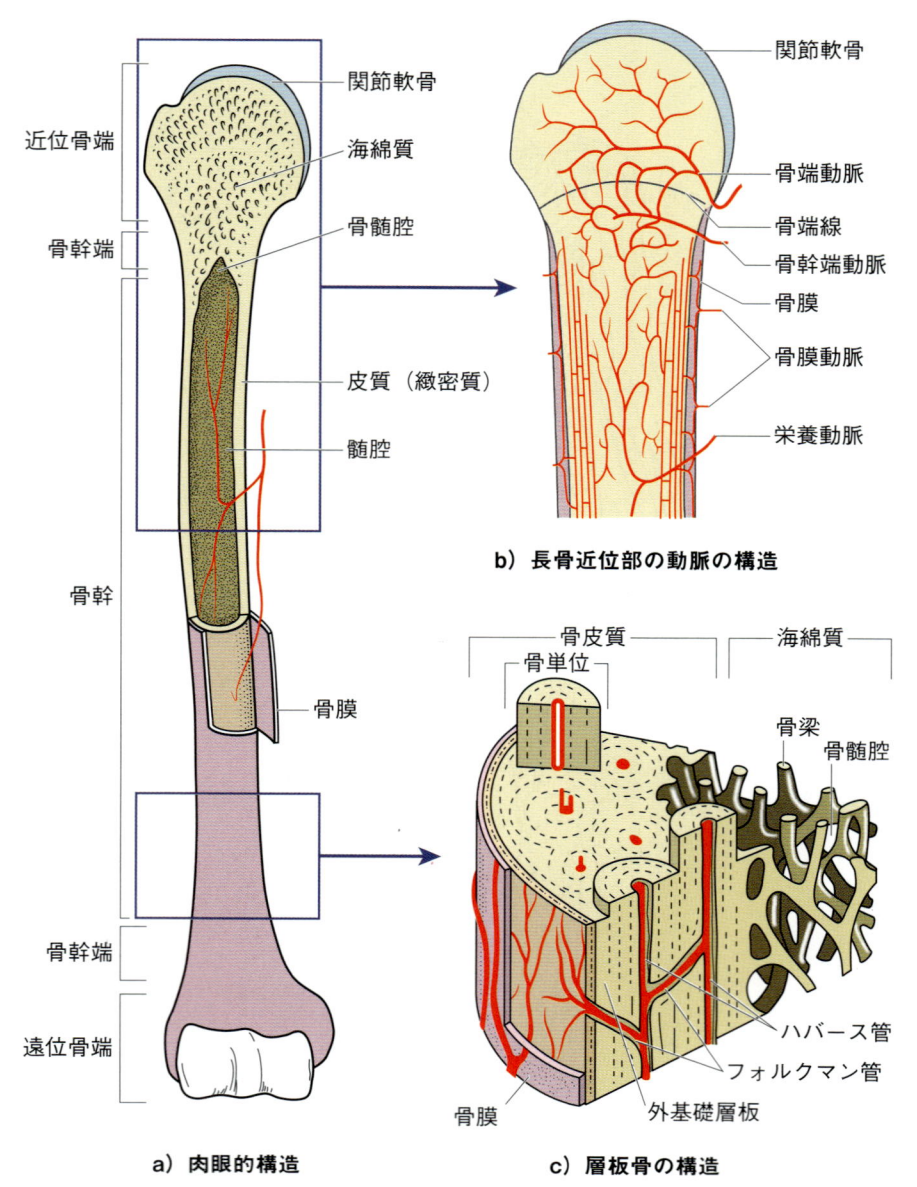

a）肉眼的構造　　　c）層板骨の構造

図3-2　長骨の構造（竹井仁：運動学，中外医学社）

❷ 骨の血管と神経

動脈は骨膜から骨に入る．骨膜動脈は緻密質に多数の点で進入し，血液を送り骨に栄養を供給する．骨の中心では，1本の栄養動脈が緻密質を斜めに貫いて，海綿質と骨髄に血液を送る．緻密質ではハバース管の中を血管が縦に走り，フォルクマン管は骨膜動脈と栄養動脈の血液供給路を互いにつないでいる．骨幹端動脈と骨端動脈は，骨の両端に血液を送る（**図3-2**）．静脈は動脈に伴って走るが，栄養動脈にはしばしば2本の静脈が伴行する．静脈は関節端近くの孔を通って出て行く．赤色骨髄を含む骨には，多数の太い静脈がある．

神経は血管に伴って骨に分布する．骨膜には感覚神経が豊富で，その一部は痛みを伝達する．これらの神経は，とりわけ外傷や張力に敏感で，骨に打撃を受けると痛みが生じる．骨の内部では，血管運動神経が血管の収縮と拡張を行う．

3 骨へのストレス

骨へは，外的な負荷や筋自体による内的な負荷など，様々な方向からストレスがかかる（**図3-3**）．長骨の海綿質の骨梁は，骨端に加わる負荷や張力に対応するような走行配列をとり，力学的に優れた適応構築を示す（**図3-4**）．しかしながら，図3-3のc，d，eのようなストレスに対する抵抗力は少ない．短骨と不規則骨も，軽量ではあるが，長骨と同様に骨梁は力学的に強固な配列を示す．扁平骨の海綿質は，骨の軽量化とともに力学的に緩衝作用を持つ．

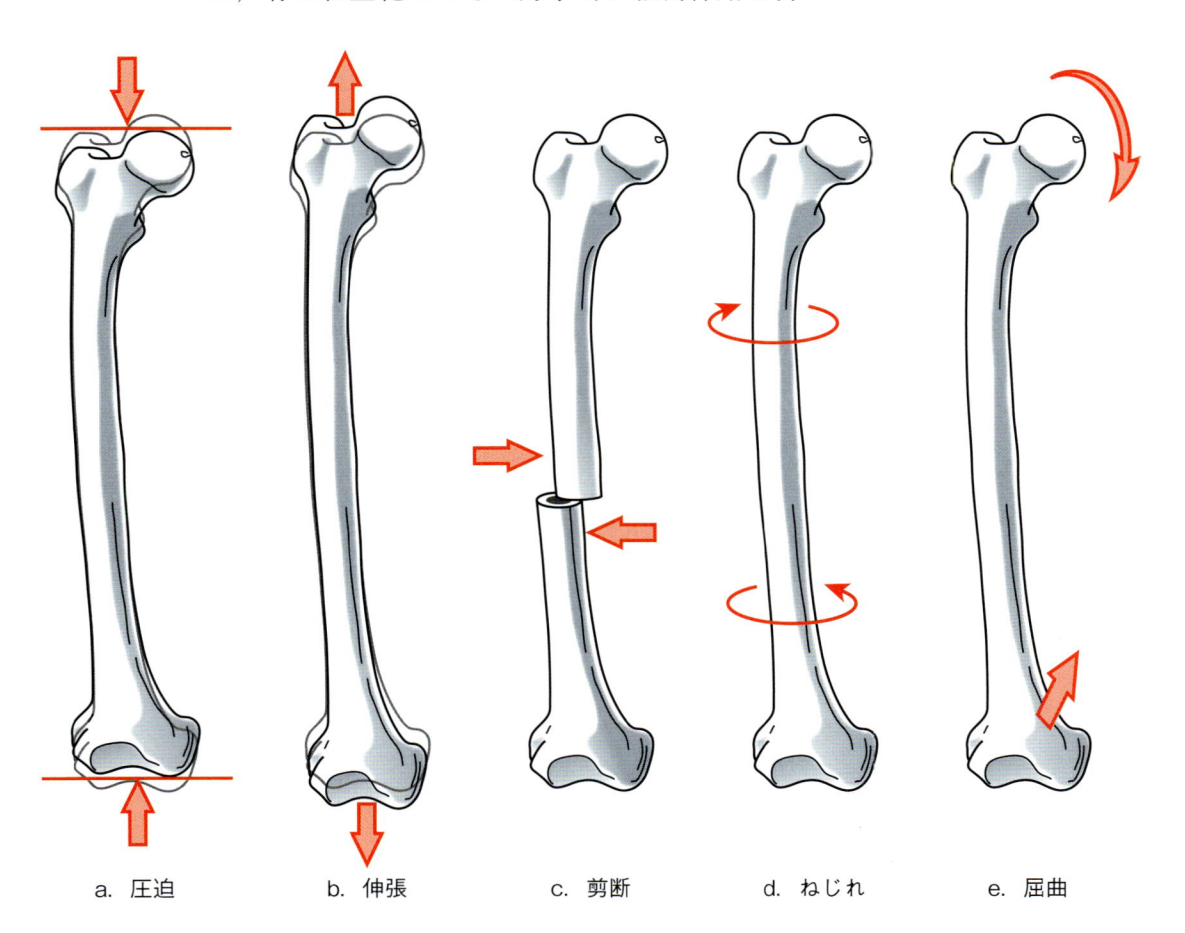

a. 圧迫　　b. 伸張　　c. 剪断　　d. ねじれ　　e. 屈曲

図3-3　骨へのストレス（Hamill J. 2003を一部改変）

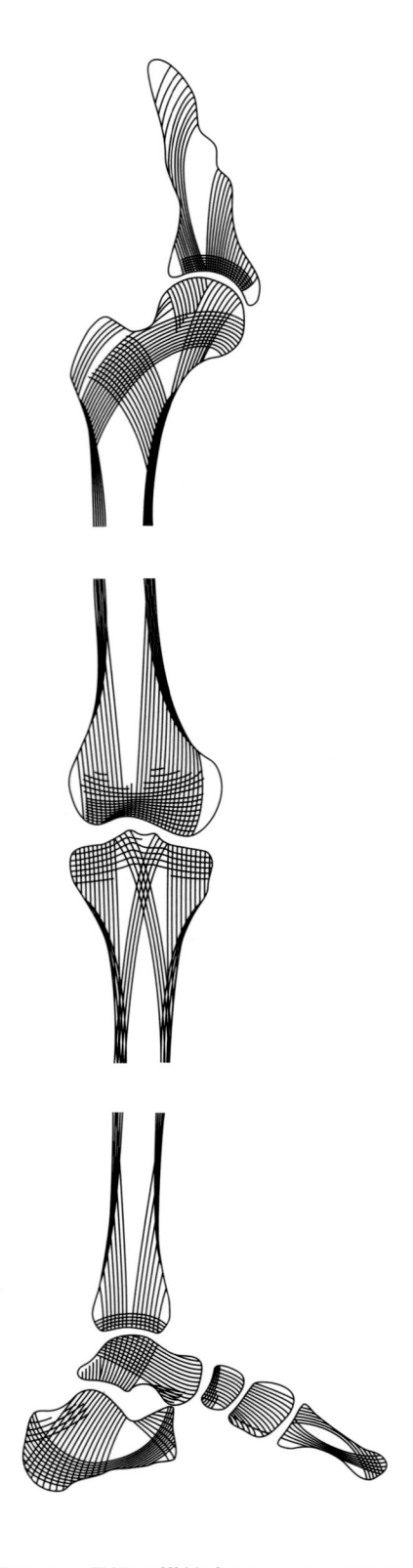

図3-4　骨梁の構築（Juhan D. 1987）

4　骨表面の特徴を表す用語

骨に凹凸部があるときには，必ず腱，靱帯，筋膜などが付着している．それらの骨の様々な目印や特徴には名前が付いており，それぞれ機能的意義を持つ．骨の突出部は主として筋(腱)，靱帯の付着部となり，陥凹部は主として神経や血管の通路となる(**表3-3**)．

表3-3　骨表面の特徴を表す用語

名　称	特　徴	例
1．突出部		
①隆起　protuberance	やや丸みを持った突出部	外後頭隆起
②棘　spine	先のとがった突出部	肩甲棘
③突起　process	著しい突出	烏口突起，棘突起
④頭　caput	骨端にある大きな丸み	上腕骨頭
⑤小頭　capitulum	骨端にある小さな丸み	上腕骨小頭，腓骨小頭
⑥転子　trochanter	大きな太い盛り上がり	大腿骨大転子
⑦結節　tubercle	骨の盛り上がり	大結節，坐骨結節
⑧顆　condyle	丸い関節面	大腿骨外側顆
⑨上顆　epicondyle	顆の上方のでっぱり	上腕骨外側上顆
⑩果　malleolus	丸い突起	腓骨外果，脛骨内果
⑪粗面　tuberositas	やや隆起し表面がザラザラしている部	肋骨粗面，三角筋粗面
⑫線　line	幅が狭く，低い隆起線	ヒラメ筋線
⑬稜　crest	ある程度の厚みや幅を持った稜線状部	腸骨稜
⑭櫛　pecten	線状の隆起で線よりも強い	恥骨櫛
⑮角　angle	骨の角度が変わるところ	肩甲骨上角，肋骨角
2．陥凹部		
①孔　foramen	血管，神経，靱帯などが通る開口部	大後頭孔，閉鎖孔
②窩　fossa	中空のあるいはくぼんだ領域	大転子窩，棘下窩
③切痕　incisura	骨のへりの切れ込み	大坐骨切痕
④道　meatus	骨内部にある長い通路	外耳道
⑤裂　fissure	骨と骨の間にできる裂け目	下眼窩裂
⑥溝　sulcus	狭く長いくぼみ	橈骨神経溝
3．その他		

面 facies(例：下腿の下面)，板 lamina(例：椎弓板)，翼 ala(例：腸骨翼)
枝 ramus(例：坐骨枝)，縁 margo(例：肩甲骨内側縁)

関節

骨は連結されて骨格をつくる．骨の連結（広義の関節）は，骨または軟骨の間の結合である．身体の運動は骨と骨の間にある関節で行われる．関節は，連続的な骨の連結による不動結合と，非連続的な骨の連結（滑膜性の連結）による可動結合（狭義の関節）とに大別される．

1 不動結合

不動結合は，可動性のほとんどみられない不動性の関節である．関節包は持たず，関節腔は軟骨や結合組織などで埋まっている．両骨を結合する組織によって，線維性連結・軟骨性連結・骨性連結の3種類に分けられる（図3-5）．

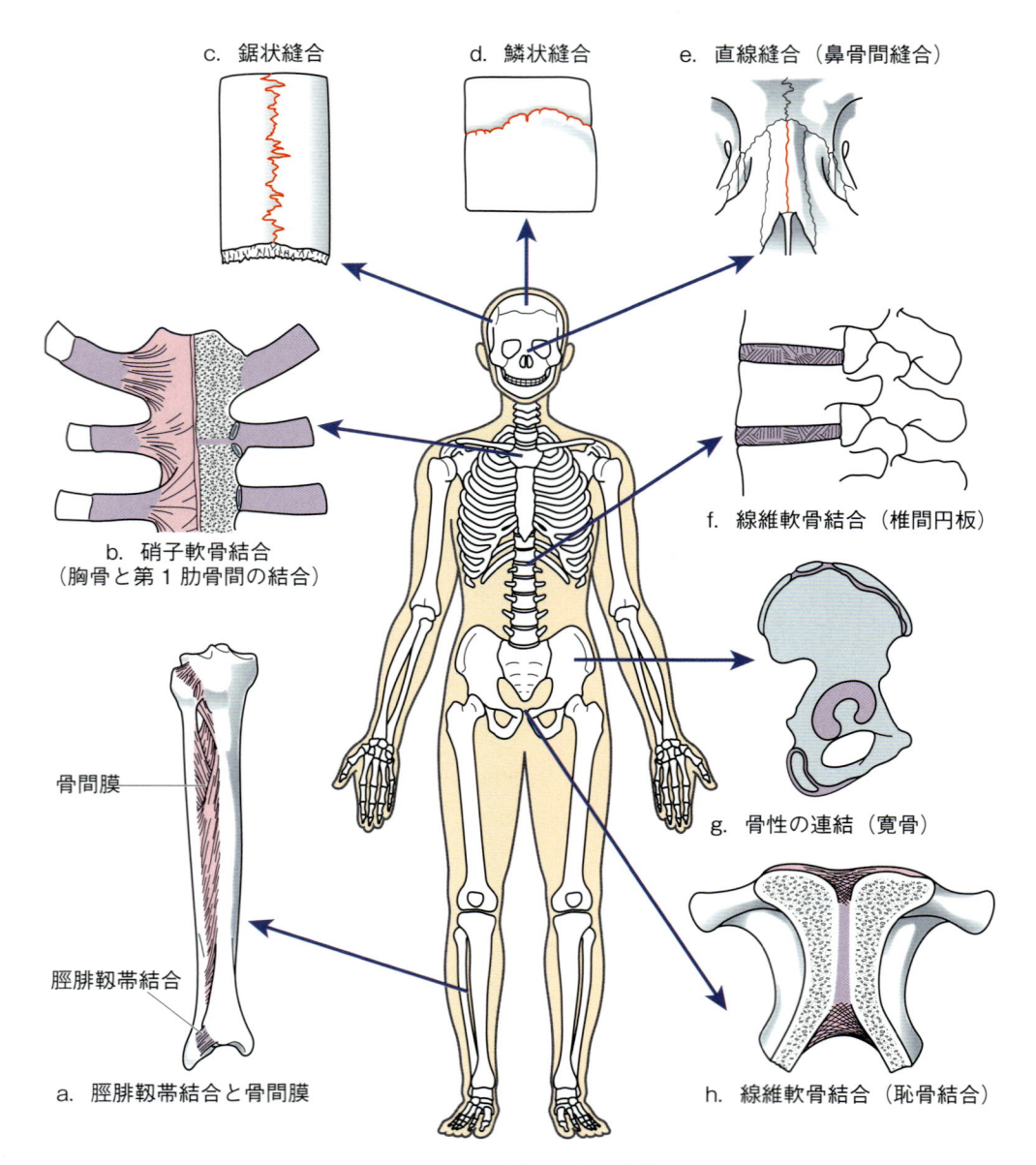

c. 鋸状縫合　　d. 鱗状縫合　　e. 直線縫合（鼻骨間縫合）

b. 硝子軟骨結合（胸骨と第1肋骨間の結合）

f. 線維軟骨結合（椎間円板）

骨間膜

脛腓靱帯結合

a. 脛腓靱帯結合と骨間膜

g. 骨性の連結（寛骨）

h. 線維軟骨結合（恥骨結合）

図3-5　不動結合の分類

2 可動結合

可動結合は，全身のほとんどの骨の連結様式で，滑膜関節である．関節は関節体・関節面，関節包，関節腔，さらに必要に応じて特殊装置（関節円板，半月，関節唇，滑液包，補強靱帯）からなる．関節には，①動き（可動性），②固定：静的な安定機構（靱帯など）と動的な安定機構（筋・筋膜など），③動きのセンサー（関節包や靱帯には感覚受容器が豊富）としての機能がある．

❶ 関節面

関節とは，結合する2つまたはそれ以上の骨の骨端間に一定の間隙が存在して，完全に分離し，両者が可動的に結合したものである．骨端の表面は，1～5mm程度の平滑な硝子軟骨性の関節軟骨で覆われる．関節軟骨はその中央部ほど厚い．極端に厚いのは膝蓋骨の関節面で6mmである．

対向する関節面は一方が凸面の関節頭となり，他方はそれに対応した凹面の関節窩となるのが一般的な関節面である（図3-6）．ほかにも，関節の種類は，軸，自由度，関節面の形状などいろいろな観点から分類できる（図3-7）．

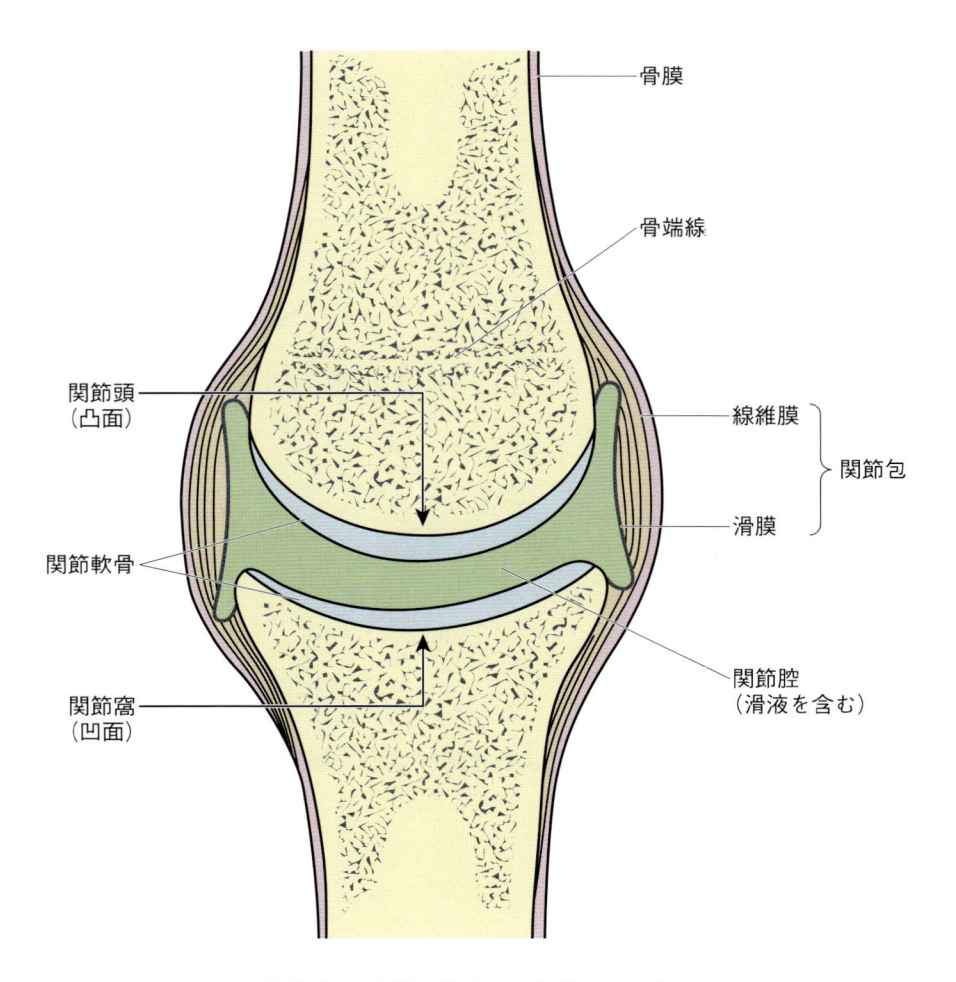

図3-6 滑膜関節の構造（竹井仁：運動学，中外医学社）

a. 車軸関節：車輪状の関節

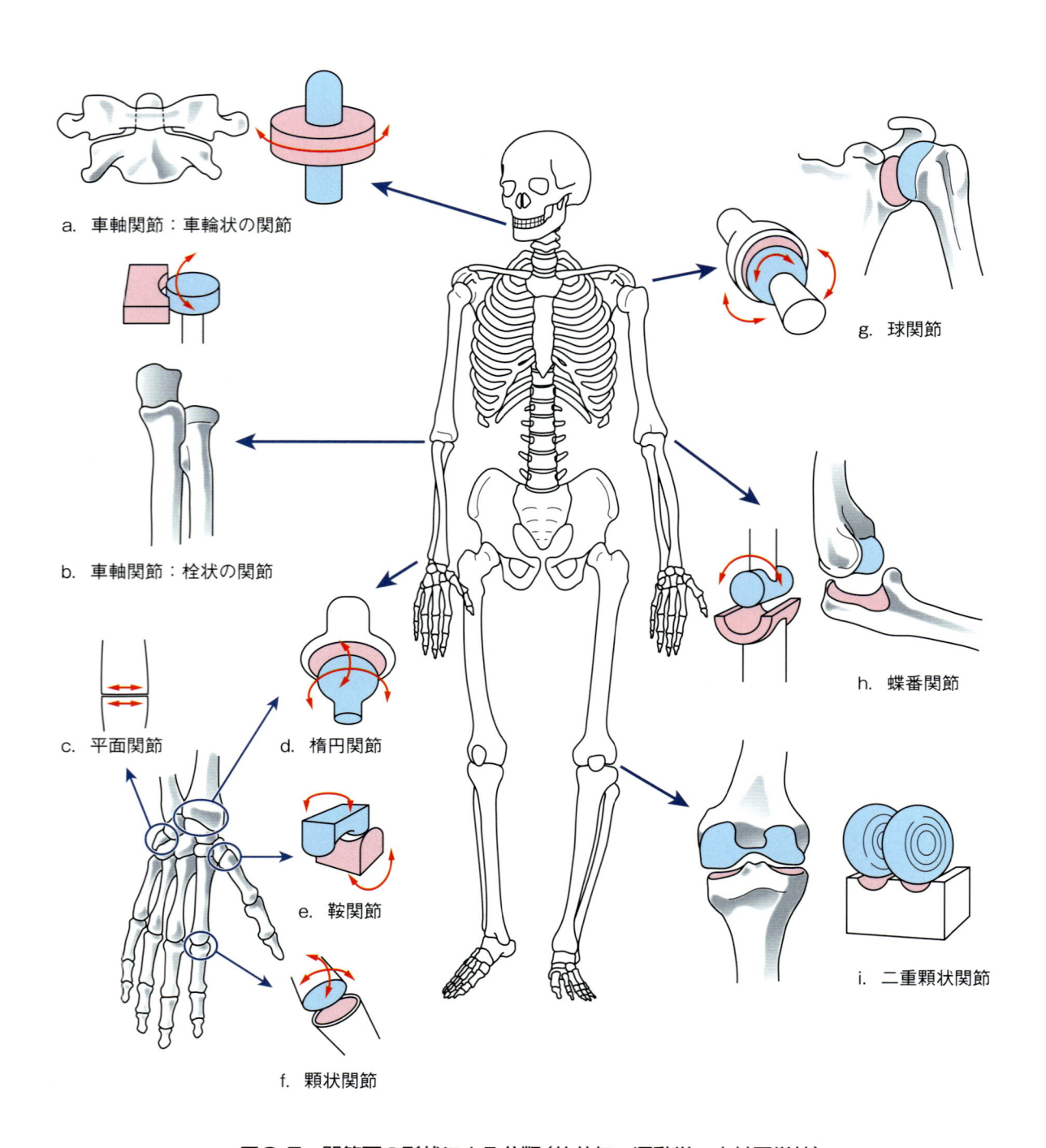

b. 車軸関節：栓状の関節

c. 平面関節

d. 楕円関節

e. 鞍関節

f. 顆状関節

g. 球関節

h. 蝶番関節

i. 二重顆状関節

図3-7　関節面の形状による分類（竹井仁：運動学，中外医学社）

❷ 関節包

関節をつくる骨の骨膜は互いに連続して関節包となる．関節包は関節腔を包む強靱な袋で，外側の線維膜と内側の滑膜からなる．関節包は緊張または弛緩することができ，軟骨に覆われた面の近くに固着している．線維膜は膠原線維からなり，強固な支持力によって脱臼を防止している．

滑膜は関節包の最内層にあり，表層の滑膜細胞と，弾性線維，血管，神経が含まれる固有層からなる．この血管に富む結合組織は，滑液を産生する．滑膜には，しばしば関節腔内に滑膜ヒダと滑膜絨毛がみられる．

❸ 関節腔

関節腔は骨間の閉鎖された領域で，中は滑液で満たされている．滑液は，関節の運動を円滑にするほか，関節軟骨に栄養を与える．滑液の粘度はヒアルロン酸の含量によるもので，温度依存性がある．すなわち，温度が低いほど滑液は粘稠となり動きが悪くなる．滑液内の代謝産物としての老廃物は毛細血管やリンパ管を通って排泄される．

❹ 関節の特殊装置

a. 関節円板・関節半月

関節頭と関節窩が互いによく適合しない場合には関節円板や関節半月を有する．これらは膠原線維の多い線維軟骨性の結合組織からなる．関節円板（例えば顎関節，胸鎖関節，尺骨下端）は関節腔を完全に，関節半月（例えば膝関節の半月）はそれを不完全に分ける．関節円板および関節半月は，関節面の接触を良くし，関節面どうしの動きを誘導する機能を持つ．

b. 関節唇

関節唇は軟骨細胞の散在する膠原線維からなっており，関節窩の深さを補う．関節唇は，肩関節や股関節にみられ，これらは関節の動きにつれて移動したり，変形する．

c. 滑液包

滑液包は滑膜に似た，内面が滑膜性の膜で閉じた薄い大小の袋である．この膜は時には，壁の孔で滑膜と続いている物もある．滑液包は，骨や靱帯の隆起部を越える筋や腱の滑走を助け，その位置によって皮下，筋下，腱下滑液包と呼ばれる．

d. 靱帯

靱帯は関節包を補強する紐状の膠原線維束で，一般に関節包に癒着する．靱帯は，腱と似た構造であるが，その構成成分は腱ほど整然とは並ばない．腱と同様に弾性線維に乏しいが，靱帯の一部（項靱帯や黄色靱帯）には大量の弾性線維を含む．

3 連結部の血管と神経

　関節では，関節軟骨・関節円板などは血管を欠くが，関節包は周囲の動脈から豊富な血管支配を受ける．動脈はしばしば吻合(交通)して網工をつくる．交通静脈と呼ばれる静脈が動脈に伴行し，動脈と同様に関節包とくに滑膜に分布する．

　神経は関節包・靱帯に分布し，神経終末は関節包の中にある．主として痛覚線維と深部痛覚の知覚線維であるが，その他に自律神経線維(血管運動神経)もある．関節に作用する筋を支配する神経は，その付着を覆う皮膚と関節にも分布する(ヒルトンの法則)．

　関節からの主な感覚は，固有覚である．関節の内部や周辺には神経受容器が分布しており，関節の位置や運動，関節包への機械的ストレスを感知している．滑膜は比較的に無感覚であるが，痛覚の神経線維は，線維性の関節包と付属する靱帯の中に多数存在する．関節周辺には少なくても4種類の受容器があり，それぞれ異なった太さの神経線維の支配を受けている(表3-4)．

表3-4　関節の受容器

形式	形態	神経線維	分布と機能
TypeⅠ	ルフィニ小体様	有髄(Ⅱ) 6〜9μm	静的および動的な機械的受容器で，表層の線維性の関節包に存在し，閾値が低く順応が遅い 関節の位置と運動を感知，運動の速度と方向に反応する
TypeⅡ	層状でパチニ小体様	有髄(Ⅱ, Ⅲ) 9〜12μm	動的な機械的受容器で，深層の線維性の関節包と関節の脂肪に存在し，閾値が低く順応が早い 運動と圧力の変化に敏感，関節の速い運動と振動，関節包の横方向のストレスに反応する
TypeⅢ	ゴルジ腱器官様	有髄(Ⅰb) 13〜17μm	機械的受容器で，靱帯や腱に存在し，閾値が高く順応が非常に遅い 周囲の筋活動を反射的に抑制して関節に過剰なストレスが加わるのを防ぎ，運動にブレーキをかける
TypeⅣ	自由神経終末，神経叢	有髄(Ⅲ) 2〜5μm 無髄(Ⅳ) <2μm	侵害受容器で，線維性関節包の全域，関節の血管壁，関節の脂肪に存在し，痛みで興奮するが閾値は高い．脊髄後角にある機械的受容器は，正常な場合わずかな刺激で反応する 過剰な関節の運動を感知，変形時の機械的刺激や化学的刺激により関節痛の信号を出す

4 関節運動学

　運動学kinematicsは，関節可動域測定（ROMT）のように基本軸と移動軸の変位を示す骨運動学osteokinematicsと，滑膜関節の面と面との動きを表す関節運動学arthrokinematicsに大別できる．関節が正常な可動域を運動するためには関節包がゆるみ，関節内や周囲組織が正常に機能することが必要である．骨運動学の視点では生理学的な運動が，関節運動学の視点では関節包内運動すなわち副運動が重要で，副運動は構成運動と関節の遊びjoint playに大別できる．

① ゆるみの肢位としまりの肢位（閂肢位）

　ゆるみの肢位（loose-packed position：LPP）は，関節の接触面が小さく周囲組織が最もゆるんでいる状態で，最大ゆるみの肢位を安静肢位resting positionといい，例えば膝関節では25°屈曲位にて関節面の接触が最も少ない．一方，しまりの肢位（close-packed position：CPP）は，関節面が広く接して靱帯や関節包が緊張している状態で，膝関節では完全伸展・脛骨外旋位にて関節面の接触が最大となる（**図3-8**）．関節の安静肢位としまりの肢位は，各関節で異なる（**表3-5**）．安静肢位では関節の遊びが最大でなくてはならず，一方，しまりの肢位で関節がゆるい場合には，関節包や靱帯の過伸張や断裂が考えられる．

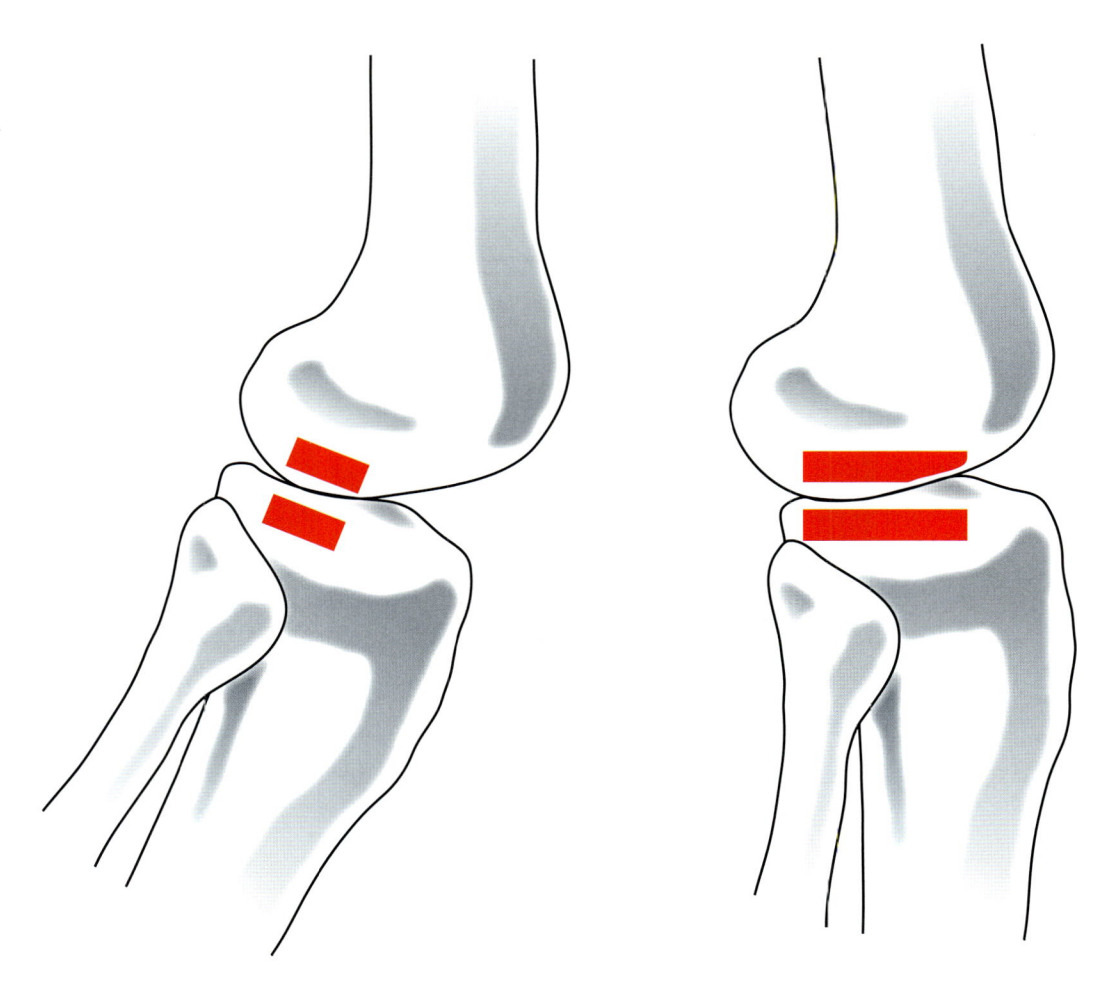

図3-8　ゆるみの肢位（安静肢位）としまりの肢位

表3-5 安静肢位としまりの肢位

関　節	安静肢位	しまりの肢位
椎間関節	屈曲伸展中間位	伸展位
顎関節	わずかな開口位 下顎の歯が上顎に触れない程度	歯をかみしめた位置
肩甲上腕関節	55°外転，30°水平内転位	水平外転，外旋位
肩鎖関節	正常な生理学的な肢位にて腕を体側に休ませた肢位	肩関節の挙上または水平内転にて肩甲骨と鎖骨の角度が最も狭い肢位，あるいは90°外転位
胸鎖関節	正常な生理学的な肢位にて腕を体側に休ませた肢位	肩を最大挙上し，鎖骨を完全回旋させた肢位
腕尺関節	70°屈曲，10°回外位	完全伸展位
腕橈関節	完全伸展，完全回外位	90°屈曲，軽度回内位（あるいは回外5°）
上橈尺関節	70°屈曲，35°回外位	5°回外位
下橈尺関節	10°回外位	5°回外位
橈骨手根関節	中間位に近い掌屈，やや尺屈位	背屈，橈屈位
第1手根中手関節	外内転と屈曲伸展の中間位	完全対立位
第1中手指節関節	軽度屈曲位	完全対立位（あるいは完全伸展位）
第2-5中手指節関節	軽度屈曲位，尺屈位	完全屈曲位
指節間関節	軽度屈曲位	完全伸展位
股関節	30°屈曲，30°外転，軽度外旋位	外転と伸展を伴う内旋位
膝関節	25°屈曲位	脛骨外旋を伴う完全伸展位
距腿関節	10°底屈，内外反中間位	完全背屈位
距骨下関節	底背屈中間位での内外反中間位	内反位
横足根関節	回内外中間位	縦アーチ長を減少させる回外位
足根中足関節	回内外中間位	回外位
中足趾節関節	中足趾節関節10°伸展位	完全伸展位
趾節間関節	軽度屈曲位	完全伸展位

❷ 副運動

　副運動（あるいは関節包内運動）は，関節の遊びjoint playと構成運動component motionに大別できる．関節の遊びは，筋が完全に弛緩した状態での関節のゆるみの肢位で他動的に生じる骨運動を伴わない関節面の動きをいい，離開（牽引），圧迫，滑り，転がり，軸回旋がある（図3-9）．構成運動は，自動運動に伴って起こる関節包内運動をいい，滑り，転がり，軸回旋の組み合わせで生じる生理的な運動をいう．例として，肩関節内旋の動きを構成する上腕骨頭の後方滑りや，膝関節伸展の動きを構成する最終域での脛骨外旋・大腿骨に対する脛骨の前方滑り・膝蓋骨の上方滑り，腓骨の上方滑りがある（図3-10）．

a. 離開（牽引）　　　　b. 圧迫　　　　c. 滑り

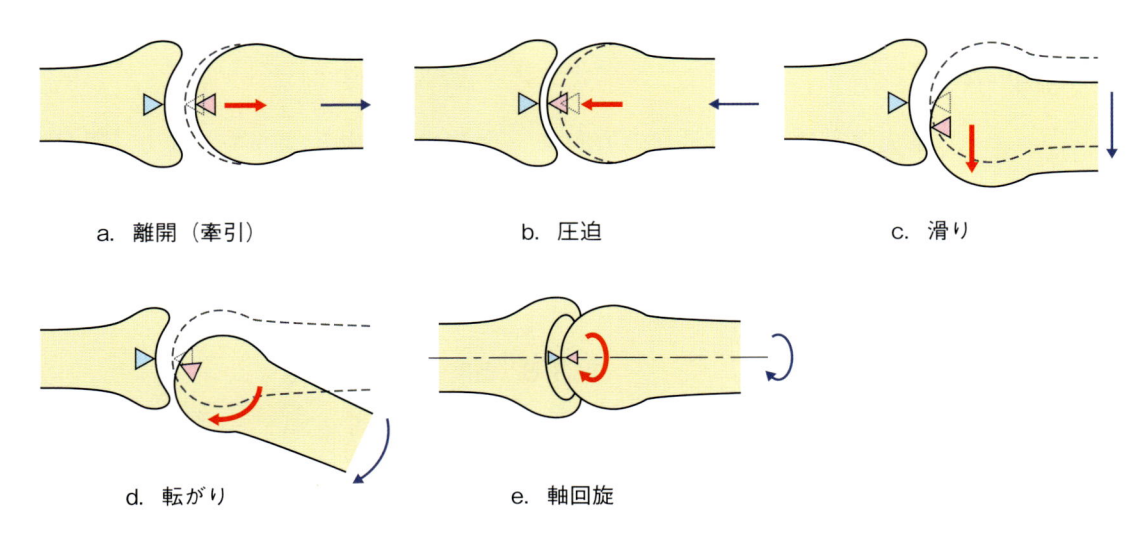

d. 転がり　　　e. 軸回旋

図3-9　副運動 accessory movement
左側の骨を固定し，右側の骨を動かす．
▷：固定点　◁：開始点　◁：移動点　↓：骨運動　⬇：関節包内運動

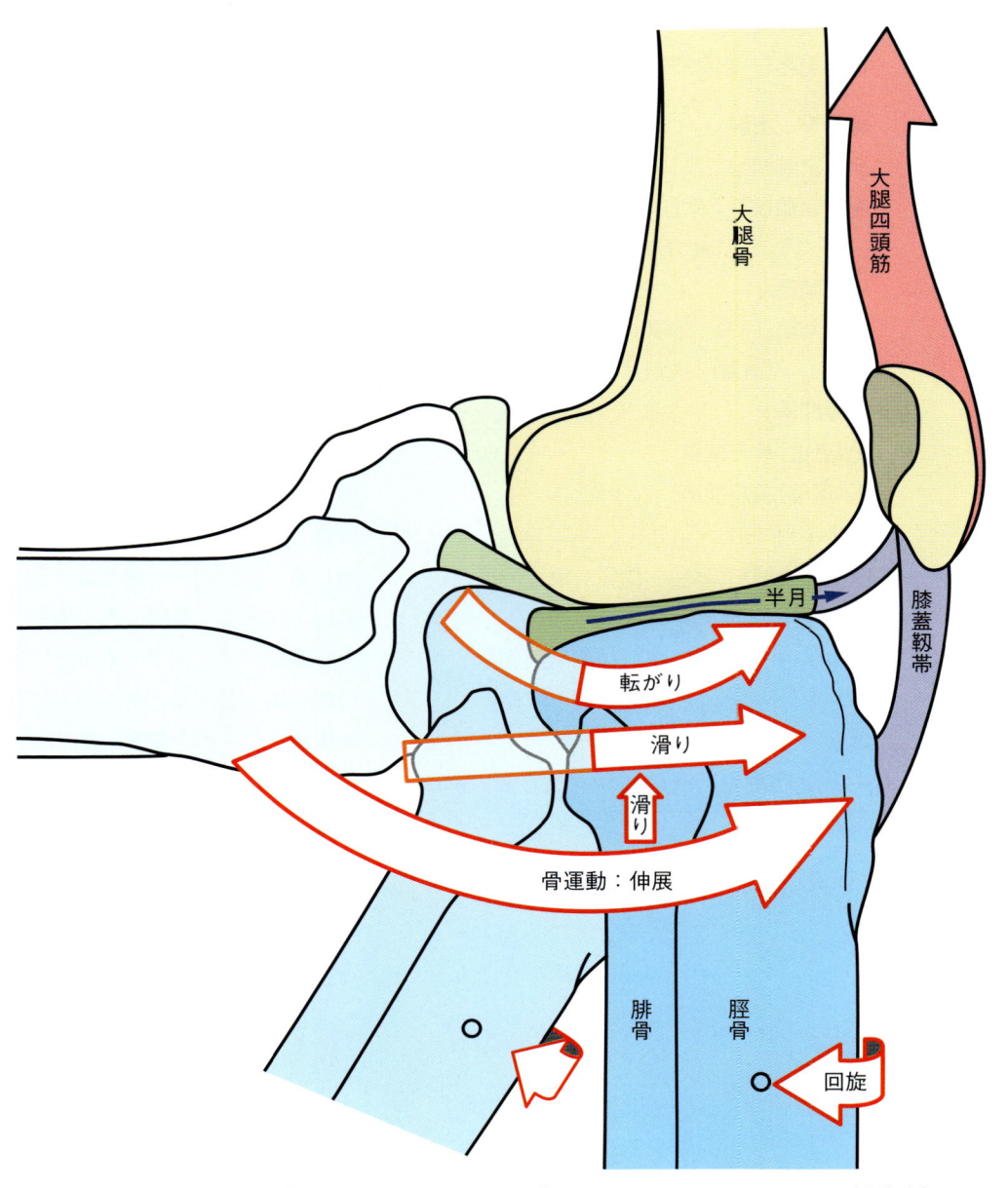

図3-10　構成運動 component motion（Neumann DA. 2002を一部改変）

③ 凹凸の法則

構成運動における滑りの方向は，関節面の形状によって決まり（**表3-6**），この法則を凹凸の法則 concave-convex rule と呼ぶ．運動する関節面が凸の場合，滑りは骨の角運動と反対の方向に生じる．一方，運動する関節面が凹の場合，滑りは骨の角運動と同じ方向に生じる（**図3-11**）．

表3-6. 各関節の凹凸の形状

関　節	形　状
脊柱・骨盤帯	
環椎後頭関節（O/C 1）	後頭顆：凸，環椎上関節窩：凹
環軸関節（C 1/2）外側	環椎下関節窩：凸/凹，軸椎上関節面：凸
正中	環椎歯突起窩：凹，軸椎前関節面：凸
下部頸椎椎間関節（C3-T2）*1	上関節面：凸，下関節面：凹
胸椎椎間関節	上関節面：凸，下関節面：凹
腰椎椎間関節	上関節面：凹，下関節面：凸
仙腸関節（一部靱帯結合）	仙骨耳状面：凹，腸骨耳状面：凸　一部逆
肩甲帯・上肢	
肩甲上腕関節	肩甲骨関節窩：凹，上腕骨頭：凸
胸鎖関節（鞍）［挙上・下制］	胸骨：凹，鎖骨：凸
［前方突出・後退］	胸骨：凸，鎖骨：凹
肩鎖関節	肩峰：凹，鎖骨：凸
腕尺関節［屈曲・伸展］	上腕骨滑車：凸，滑車切痕：凹
［外転・内転］*2	上腕骨滑車：凹，滑車切痕：凸
腕橈関節	上腕骨小頭：凸，橈骨頭：凹
上（近位）橈尺関節	橈骨頭関節環状面：凸，尺骨橈骨切痕：凹
下（遠位）橈尺関節	橈骨尺骨切痕：凹，尺骨頭関節環状面：凸
橈骨手根関節	橈骨：凹，近位手根列：凸
手根中央関節［掌屈・背屈・橈屈・尺屈］	舟状骨：凸，大・小菱形骨：凹
	舟状・月状・三角骨：凹，有頭・有鈎骨：凸
第1手根中手関節（鞍）［橈側・尺側］	大菱形骨：凸，第1中手骨底：凹
［背側・掌側］	大菱形骨：凹，第1中手骨底：凸
第2-5手根中手関節	手根骨：凸，中平骨底：凹
中手指節関節	中手骨頭：凸，基節骨底：凹
指節間関節	近位の指節骨頭：凸，遠位の指節骨底：凹

下肢	
股関節	寛骨臼：凹，大腿骨頭：凸
脛骨大腿関節	大腿骨：凸，脛骨：凹
膝蓋大腿関節	膝蓋骨：凸，大腿骨：凹
近位脛腓関節	脛骨の腓骨関節面：凸，腓骨頭関節面：凹
遠位脛腓靱帯結合	脛骨の腓骨切痕：凹，腓骨下端：凸
距腿関節［背屈・底屈］	脛骨・腓骨：凹，距骨：凸
［内転・外転］*2	脛骨・腓骨：凸，距骨：凹
距骨下関節	距骨：後関節面-凹，前・中関節面-凸
	踵骨：後関節面-凸，前・中関節面-凹
距舟関節	距骨：凸，舟状骨：凹
踵立方関節（鞍）［背屈・底屈］	踵骨：凹，立方骨：凸
［回内・回外］	踵骨：凸，立方骨：凹
楔舟関節（平面関節に近い）	舟状骨　凸，内側・中間・外側楔状骨：凹
足根中足関節	足根骨　凸，中足骨底：凹
中足趾節関節	中足骨頭：凸，基節骨底：凹
趾節間関節	近位趾節骨頭：凸，遠位趾節骨底：凹

*1：上部胸椎（T1・2）は下部頸椎と形状が類似していて頸椎の運動（屈曲・伸展，側屈／回旋）に関与するので，関節運動学上 T2 までを下部頸椎と同様に扱うことがある．
*2：随意運動ではなく，屈曲・伸展に伴う構成運動として生じる．

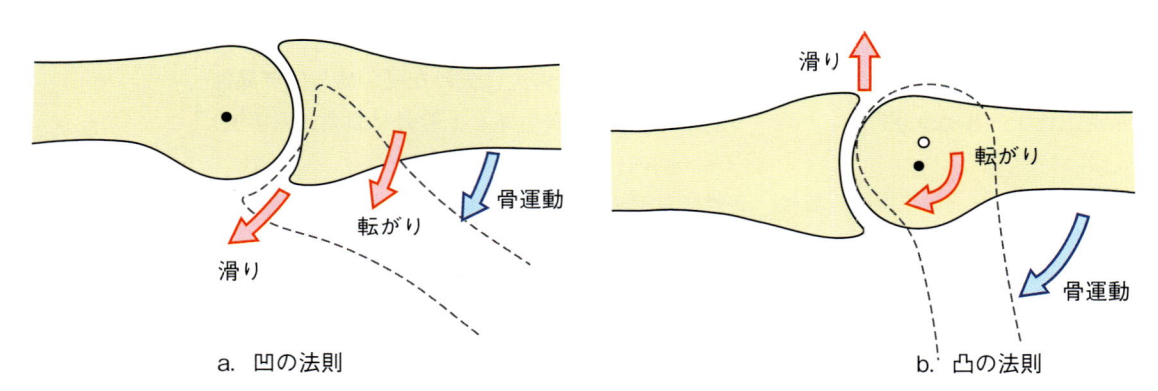

a. 凹の法則　　　　b. 凸の法則

図3-11　凹の法則と凸の法則（竹井仁：運動学，中外医学社）

④ 最終域感 end feel

運動の最初の停止から最終の停止までの他動的なわずかな可動域に感じられる抵抗感が最終域感 end feel である．正常と異常の最終域感を**表 3-7** に示す．

表 3-7　最終域感

最終域感	状態	特　徴
Soft：軟部組織の接近 soft tissue approximation	正常	しなやかな圧迫感． →膝関節屈曲（大腿と下腿後面組織間の接触）．
	異常	過剰な筋肥大による関節可動域制限．
Soft：筋の伸張感 muscular end feel	正常	ゴムのような弾力感のある停止感． →SLR（ハムストリングスの他動的な弾性のある緊張）．
	異常	筋緊張の亢進や短縮筋による弾性の増大（more elastic）．
Firm：関節包の伸張 capsular end feel	正常	関節包や靱帯による革のような硬い停止感． 関節包の伸張． →手指MP関節伸展（関節包前部における緊張）． 靱帯の伸張． →前腕回外（下橈尺関節掌側橈尺靱帯等の緊張）．
	異常	短縮した関節包や靱帯による正常な停止の前に起こる感覚（未成熟：premature）． 非関節包パターン：関節包の癒着や関節内障，関節外傷害によってある運動面に制限をきたす．
Hard：骨性 bony end feel（bone-to-bone）	正常	骨と骨との接触で弾力に欠けた硬い感じで無痛性． →肘関節伸展（尺骨肘頭と上腕骨肘頭窩との接触）． →前腕回内（橈骨と尺骨との接触）．
	異常	骨性の軋轢または骨性の制動：変形性関節症や骨折治癒後の骨肥大や関節内遊離体の影響．
弾性の減少 less elastic	異常	瘢痕組織や短縮した結合組織による弾性の減少．
筋スパズム muscle-spasm end feel	異常	運動によって突然惹起される硬い痙攣終末感：筋群が即時に運動停止するように反射的に硬くなる感じで疼痛を伴う．関節包の制限もある場合は，ある程度の滑膜の炎症も示唆される．急性期の損傷では早期に停止感があり，不安定性や痛みが原因の場合は遅れて停止感を感じる．
沼地様 boggy end feel	異常	とても柔らかく弱々しい停止感：関節内腫脹による制限で，通常の可動域あるいはそれ以前に生じ，関節包パターン（関節症で生じるような関節包の炎症に比例した運動制限）の制限を伴うことが多い．
弾力性遮断 springy block（internal derangement end feel）	異常	半月板損傷などで生じる跳ね返り：予想外の部位で起こり組織伸張と似た感じで，半月板のある関節で起こりやすい．

無抵抗感・空虚感虚性 empty end feel	異常	関節外の原因による疼痛によって物理的な停止を得る前に無抵抗に運動が妨げられる状態：真の end feel ではない．急性関節炎の他に心理的要因も影響することがある．また，急性期の靱帯完全断裂時に明らかに解剖学的制限を超える場合もある．
延長 extended	異常	動揺性によって正常な停止の後に起こる延長．

❺ 連結運動 coupled movement

脊柱の骨学的特徴を**表3-8**に示す．脊柱において，運動の可動域が大きく最終域感が柔らかい複合運動を連結運動 coupled movement という．連結運動は最も容易に起こり，動作においては自動的である．脊柱が屈曲しているか伸展しているかによって，側屈と回旋の複合運動が変化する（**表3-9**）．また，これらの逆の動きは非連結運動 noncoupled movement といい，可動性が制限されて最終域感がより固くなる．

表3-8　脊柱の骨学的特徴（Neumann DA, 2002を一部改変）

	椎体	上関節面	下関節面	棘突起	横突起	椎孔
C1（環椎）	なし	凹面で上に向く	わずかに凹面で下に向く	後結節に取って替わる	頸椎で最大	三角形．頸部で最大
C2（軸椎）	垂直に突出した歯突起	わずかに凸で上に向く	平面で前下方に向く	頸部で最大．二峰性	前・後結節から起こる	大きい三角形
C3-6	前後より横に広い鉤状突起を持つ	平面で上および下に向く	同上	二峰性	尖端が前・後結節	大きい三角形
C7（隆椎）	前後より横に広い	同上	典型的胸椎への移行	突出	太く明瞭	三角形
T2-9	前後と横が等しい．第2-9肋骨頭が付着	平面でほとんど後方に向く	平面でほとんど前方に向く	尖端が長く尖り，下方に傾斜	水平かつわずかに後方突出．肋骨結節に接する横突肋骨窩を持つ	円形．頸椎より小さい
T1, T10-12	前後と横が等しい．T1は第1肋骨の肋椎関節と第2肋骨の部分的肋椎関節，T10-12は前面の肋椎関節	同上	同上	同上	T10-12で肋椎関節を欠く場合あり	同上
L1-5	前後より横に広い．L5は後方より前方が高い楔型	わずかに凹で後内側に向く	L1-4はわずかに凸で外側～前外側に向き，L5は平面で前外側に向く	直角に太い	細く，側方に突出	三角形．馬尾を含む
仙椎	癒合	平面で後方かつ内側に向く	なし	棘結節に取って替わる	耳状面を形成	同上
尾椎	4個の未発達な椎骨が癒合	未発達	未発達	未発達	第1尾椎で終わる	未発達

表3-9 脊柱の連結運動 coupled movement

1. 後頭骨/C1・2（上部頸椎）
   屈曲位でも伸展位でも側屈は反対方向の回旋を伴う（これは翼状靱帯の牽引による）
2. 中部・下部頸椎
   屈曲位でも伸展位でも側屈と回旋はいつも同方向に起こる
3. 胸椎
   中間位（生理的彎曲位）と屈曲位では側屈と回旋は同方向に起こる
   伸展位では側屈と回旋は反対方向に起こる
4. 腰椎
   中間位（生理的彎曲位）と伸展位では側屈と回旋は反対方向に起こる
   屈曲位では側屈と回旋は同方向に起こる

❻ 関節包パターン capsular pattern

　関節包パターンとは，関節炎や滑膜・関節包・靱帯などの炎症や損傷が原因で，関節可動域制限をきたした場合の各関節特有の制限の生じ方である(表3-10)．関節浸食や滑膜炎を生じると，関節包は過剰な関節包内液によって膨張し，関節は過剰な関節包内液を最大限包含できるような肢位に固定されることになる．関節包の伸張によって痛みが誘発され，それ以上の侵襲から関節包を守るために筋スパズムが起こり，動きを抑制し，関節包パターンの制限を呈する．また，慢性の軽度な関節包炎や関節の固定，急性の関節包炎の寛解期には相対的な関節包の線維症を生じさせ，このような状態は関節包内のムコ多糖類に比べてコラーゲンの量を相対的に増加させるか，コラーゲン構造を変化させることになる．この場合も関節包の全体的な伸展性の減少が関節包パターンの制限を生じさせることになる．

　例えば，肘関節の関節包パターンは伸展よりも屈曲制限の方が大きい．通常，肘関節の他動 ROM は正常では伸展5～屈曲145°である．関節包障害が中等度の場合，患者は屈曲最終域の15°と伸展最終位の5°の可動域が少なくなり，肘関節の他動 ROM は伸展0～屈曲130°になる．関節包の障害がもっと重度ならば，屈曲最終位の30°と伸展最終位の10°の可動域が少なくなり，肘関節の他動 ROM は伸展－5～屈曲115°程度になる．

　関節包パターンに沿わない他動運動の制限は非関節包パターン non-capsular patternと呼ばれる．一般に，非関節包パターンは関節包以外の構造の病的状態によって起こる．非関節包パターンを起こす病的状態の典型的な例としては，関節包の一部の癒着や，関節内の障害(例：関節内障，関節遊離体)，関節外障害(例：靱帯の短縮・癒着，筋のストレイン，筋の短縮，滑液包炎，腱炎，腱の損傷)がある．非関節包パターンは関節運動の1ないし2方向を制限するにすぎないが，関節包パターンは関節運動のすべてもしくはほとんどの方向の動きを制限する．

表3-10 一般的な関節包パターン

関　節	運動制限（制限を生じやすい順から示す）
顎関節	両側制限による：外側移動＞開口と突出 一側制限による：対側移動
環椎後頭関節	伸展と側屈が等しく制限
頸椎C2-7	両側制限による：伸展＞側屈 一側制限による：対側側屈と同側回旋
肩甲上腕関節	外旋＞外転，内旋と屈曲は軽度
肩鎖関節	過剰な可動域あるいは水平内転のようにしまりの肢位（CPP）での疼痛
胸鎖関節	過剰な可動域で疼痛
腕尺関節	屈曲＞伸展
腕橈関節	屈曲と伸展＞回外と回内
上橈尺関節	回外＞回内
下橈尺関節	制限は少ないが，過剰な回内外で疼痛
橈骨手根関節	掌屈と背屈
大菱形骨と中手骨の関節	外転と伸展
中手指節関節	屈曲＞伸展
指節間関節	伸展＞屈曲
胸椎	側屈と回旋＞伸展
腰椎	側屈と回旋＞屈曲と伸展
仙腸関節・恥骨結合・仙尾連結	関節にストレスがかかると疼痛
股関節	内旋と外転＞屈曲＞伸展 （あるいは屈曲と外転と内旋＞伸展）
膝関節	屈曲＞伸展
脛腓関節	関節にストレスがかかると疼痛
距腿関節	底屈≧背屈
距骨下関節	内反＞外反
横足根関節	回内（あるいは背屈と底屈と内転と内旋）
第1中足趾節関節	伸展＞屈曲
第2-5中足趾節関節	変動．最終的には趾節間関節屈曲位で中足趾節関節伸展で固定される傾向あり
趾節間関節	屈曲＞伸展

5 視覚的な体表の指標点

代表的な骨の指標点（ランドマーク）を表3-11に示す．これらは，筋や靱帯の触診時に必要となる．これらのランドマークの中でも，視覚的な体表の指標点（ランドマーク）を図3-12，13，14に示す．また，人体の目印となる基準線を表3-12と図3-15，16，17に示す．

表3-11　代表的な骨の指標点（ランドマーク）

骨	ランドマーク
頭蓋	乳様突起，外後頭隆起，最上項線，上項線，下項線，茎状突起，頰骨弓
下顎骨	関節突起，筋突起，下顎角，オトガイ隆起
椎骨	棘突起，横突起，肋骨突起
胸骨	胸骨柄，胸骨角，胸骨体，剣状突起
肋骨	肋骨角
鎖骨	胸骨端，鎖骨体，肩峰端
肩甲骨	肩峰，肩峰角，肩甲棘，上角，下角，内側縁，外側縁，外側角，関節下結節，烏口突起
上腕骨	大結節，小結節，結節間溝，内側上顆，外側上顆
橈骨	橈骨頭，茎状突起，リスター結節
尺骨	肘頭，鉤状突起，尺骨頭，茎状突起
手根骨	各手根骨，大菱形骨結節，舟状骨結節，有鈎骨鈎
寛骨	上前腸骨棘，上後腸骨棘，下前腸骨棘，下後腸骨棘，腸骨稜，坐骨結節，恥骨結合，坐骨棘
大腿骨	大転子，小転子，内側上顆，外側上顆，内転筋結節
脛骨	内側顆，外側顆，脛骨粗面，前縁，内果
腓骨	腓骨頭尖，腓骨頭，腓骨体，外果
足根骨	各足根骨，舟状骨粗面，載距突起

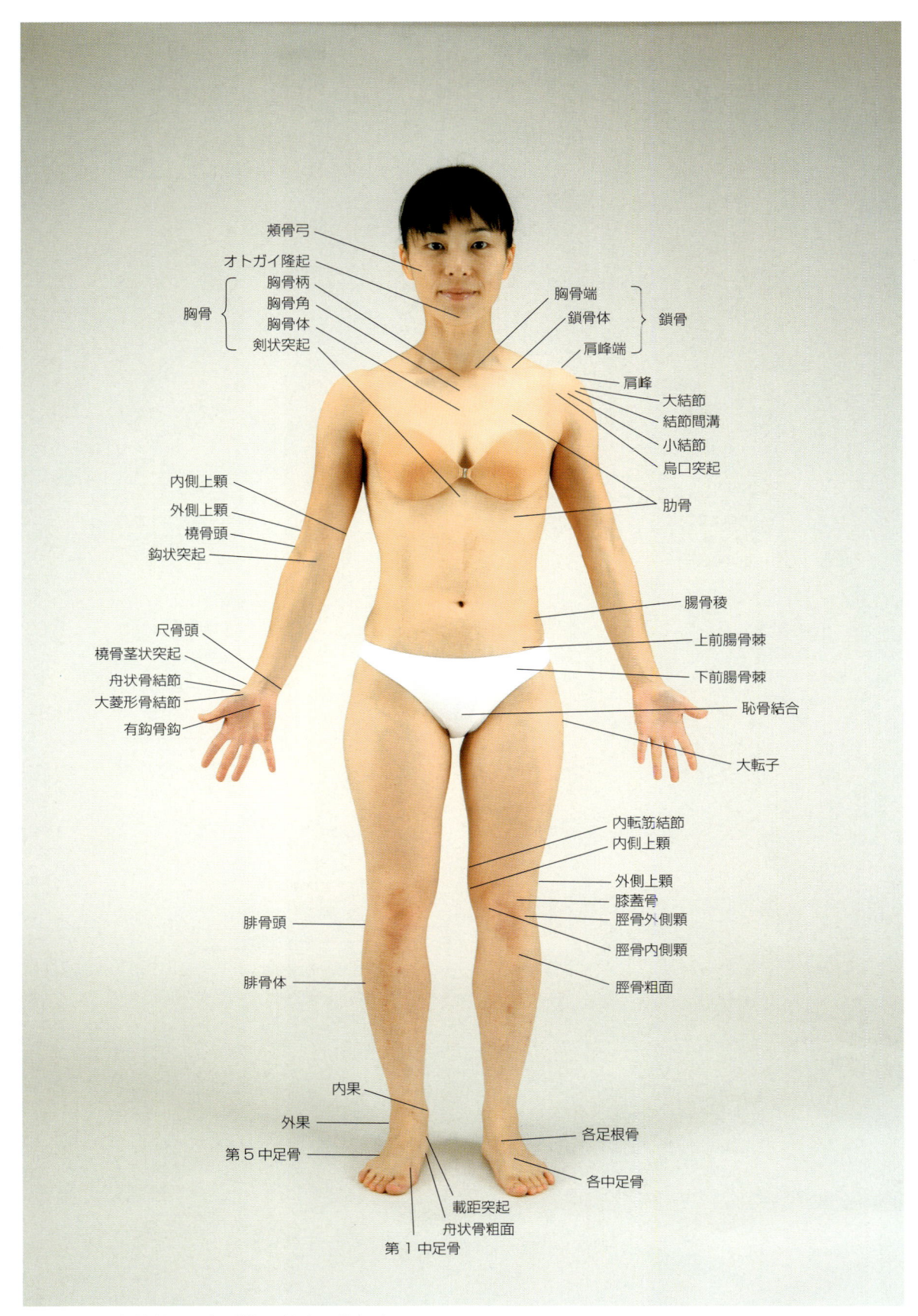

図3-12　身体前面の視覚的な体表の指標点

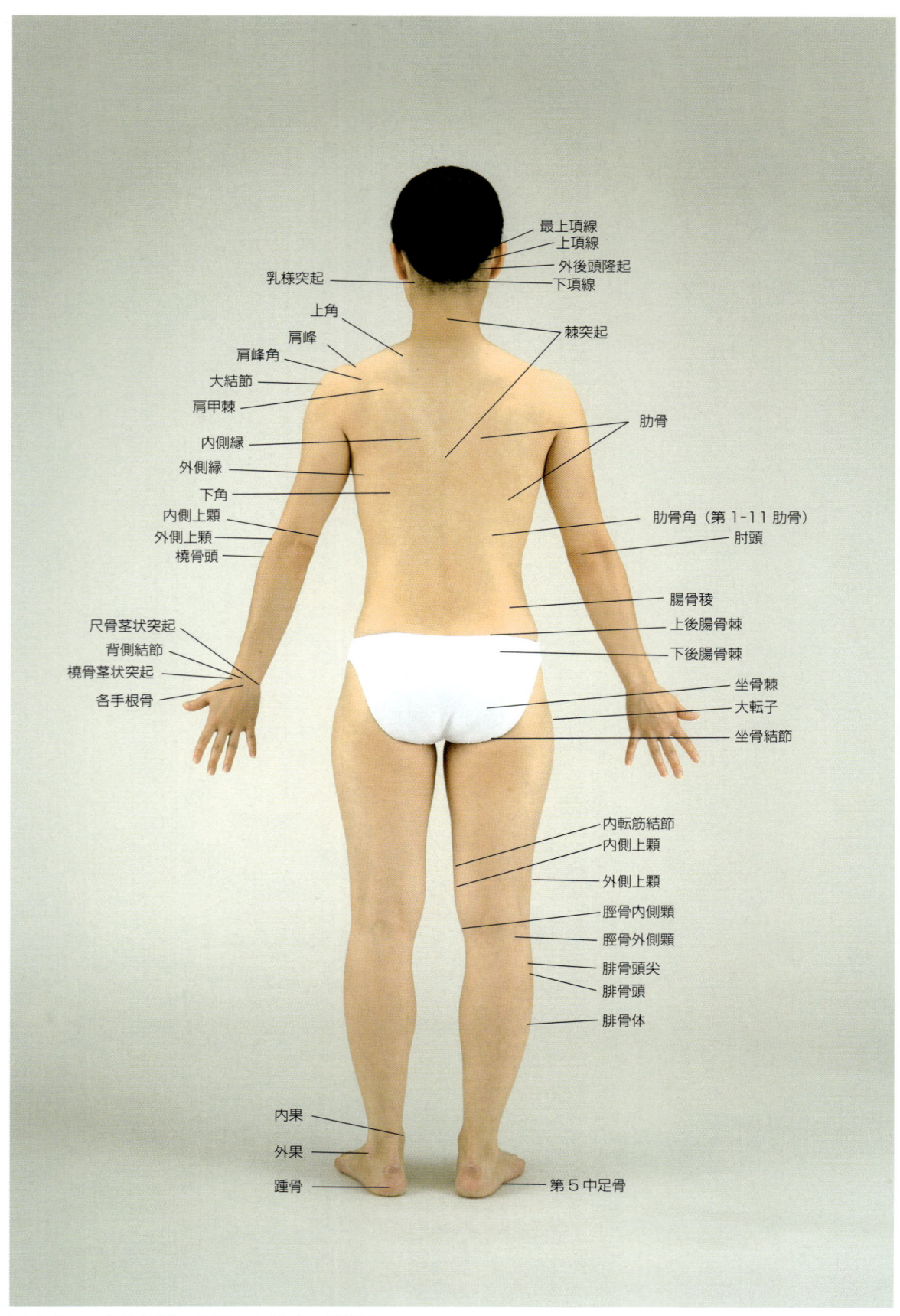

図3-13 身体後面の視覚的な体表の指標点

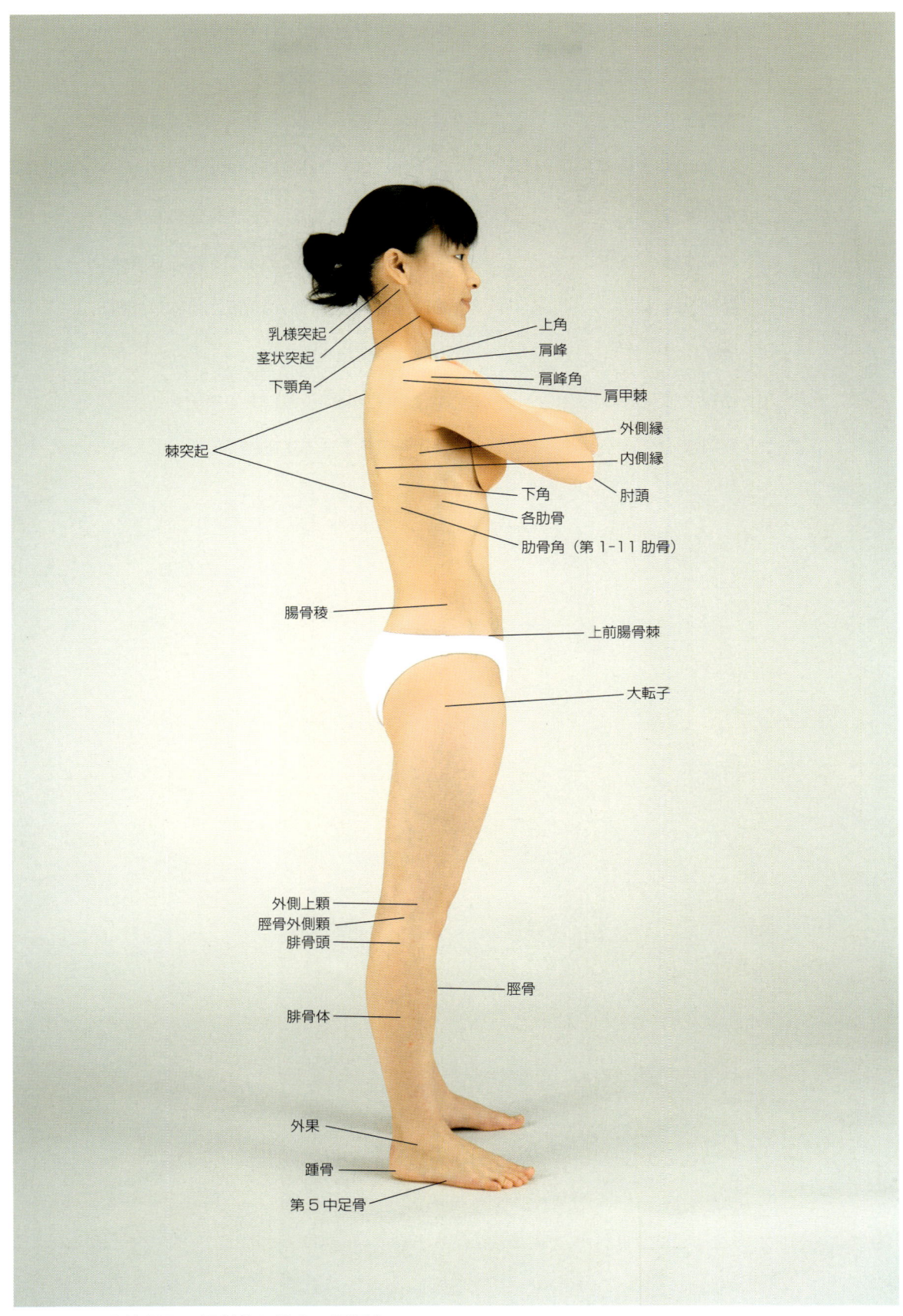

図3-14　身体側面の視覚的な体表の指標点

表3-12 身体の基準線

線	位置
前正中線（胸骨中線）	胸骨の中央を通る身体の正中線
胸骨線（外側胸骨線）	胸骨縁を通る垂直線
傍胸骨線	胸骨線と鎖骨中線の中間を通る垂直線
鎖骨中線（乳頭線）	胸骨頸切痕と肩峰尖端を結ぶ1/2の点からの垂直線
前腋窩線	前腋窩ヒダ（大胸筋）の位置にある垂直線
中腋窩線	前腋窩線と後腋窩線の中間を通る垂直線
後腋窩線	後腋窩ヒダ（広背筋）の位置にある垂直線
後正中線	椎骨の棘突起を通る線
傍脊柱線	椎骨の横突起の位置にある線
肩甲線	肩甲骨下角を通る垂直線

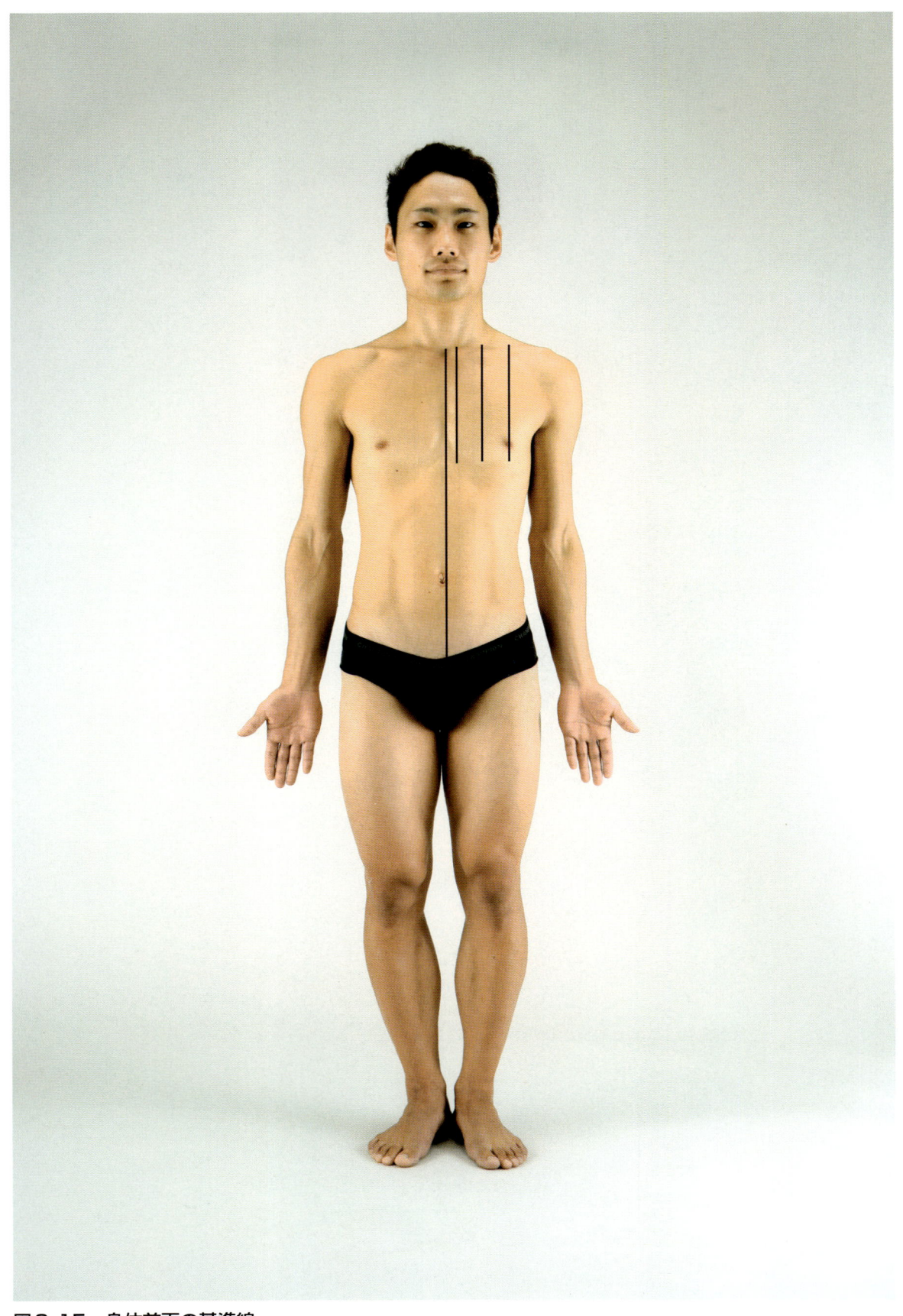

図3-15　身体前面の基準線
左から，前正中線，胸骨線，傍胸骨線，鎖骨中線

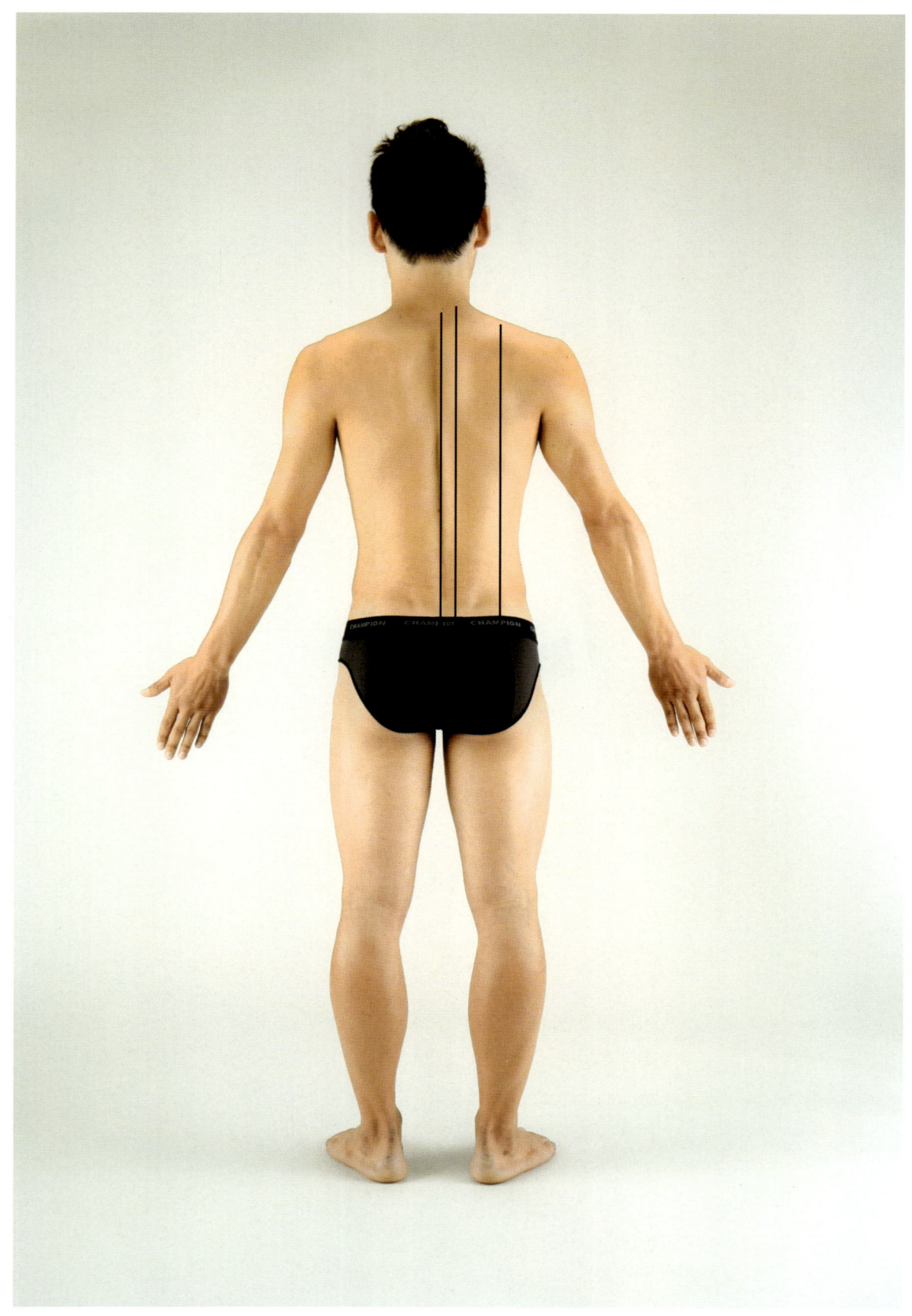

図3-16 身体後面の基準線
左から，後正中線，傍脊柱線，肩甲線

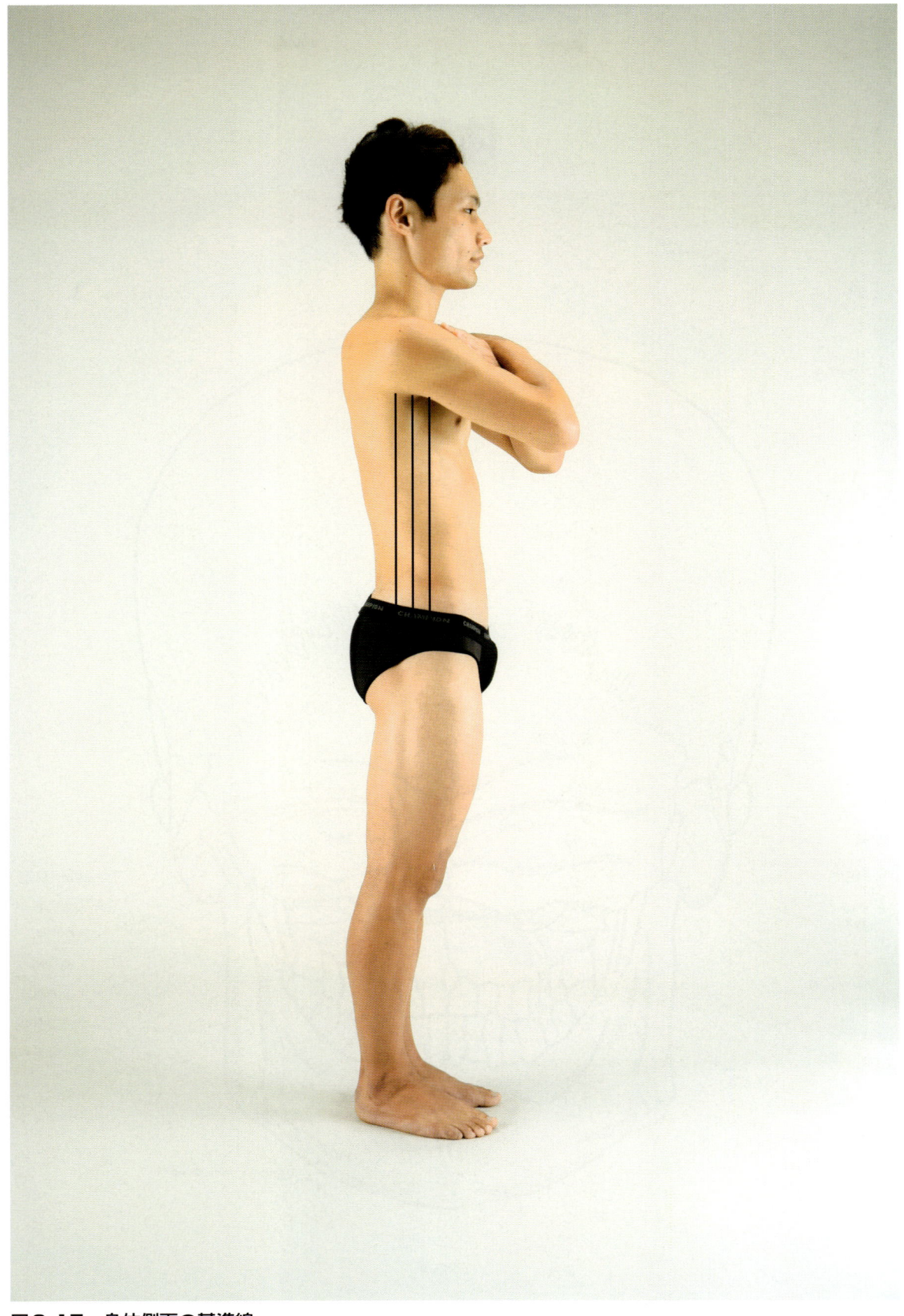

図3-17 身体側面の基準線
左から，後腋窩線，中腋窩線，前腋窩線

[2] 触診の実際

体幹

1 頭蓋と下顎周囲（肢位：座位・背臥位）

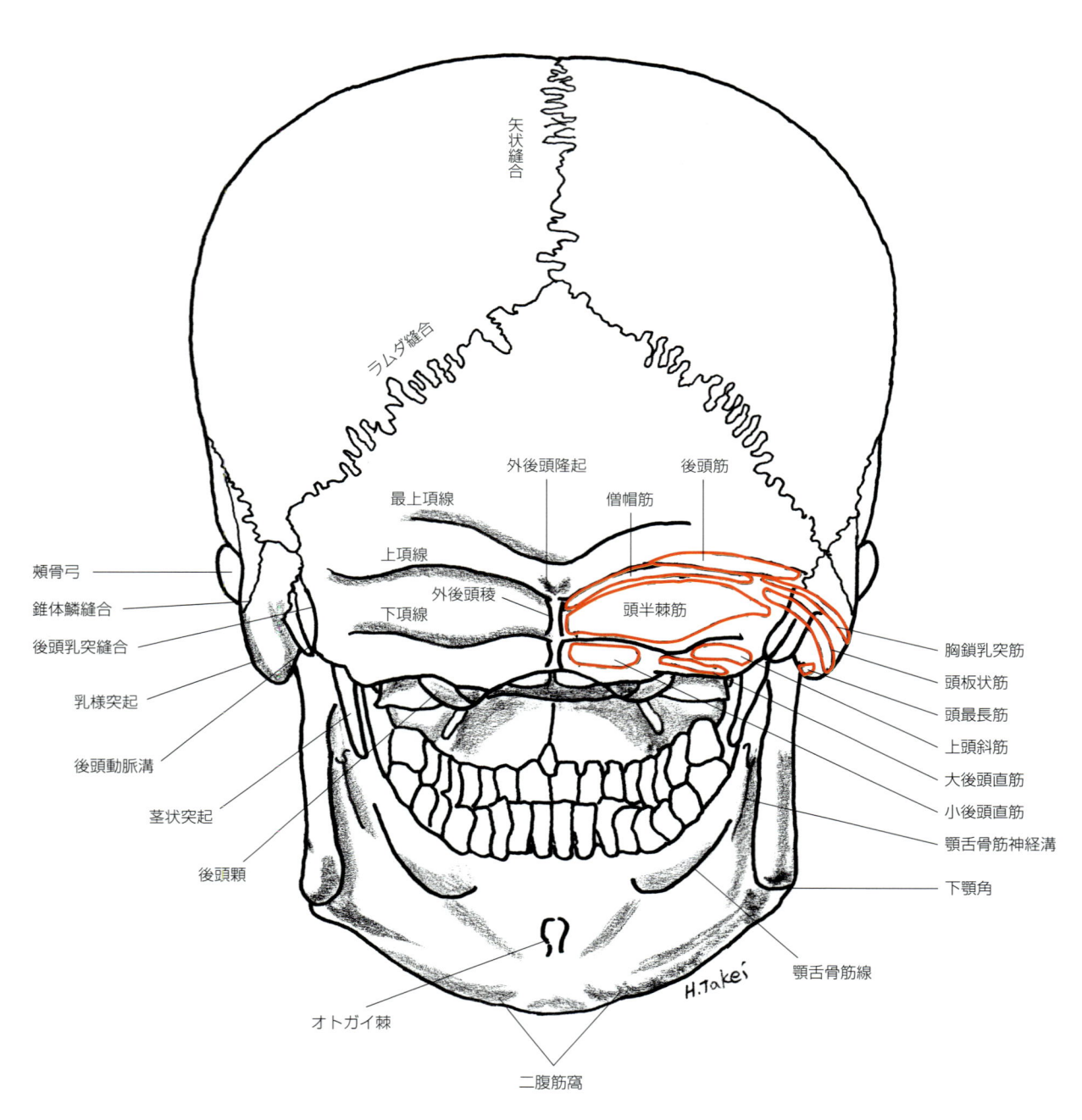

図3-18 頭蓋骨後面

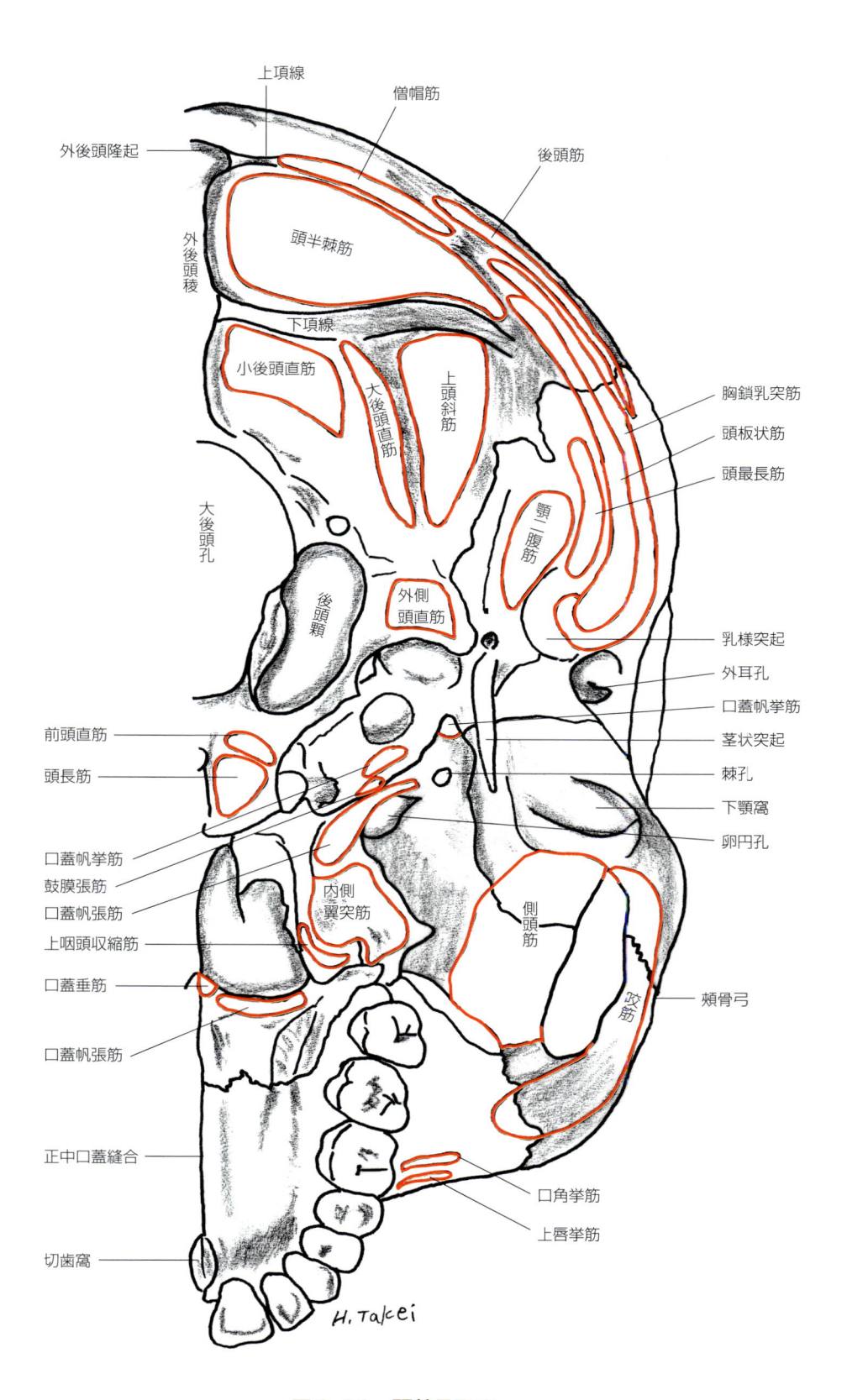

図3-19 頭蓋骨下面

52 ● 第3章 骨・関節の触診 1. 頭蓋と下顎周囲（肢位：座位・背臥位）

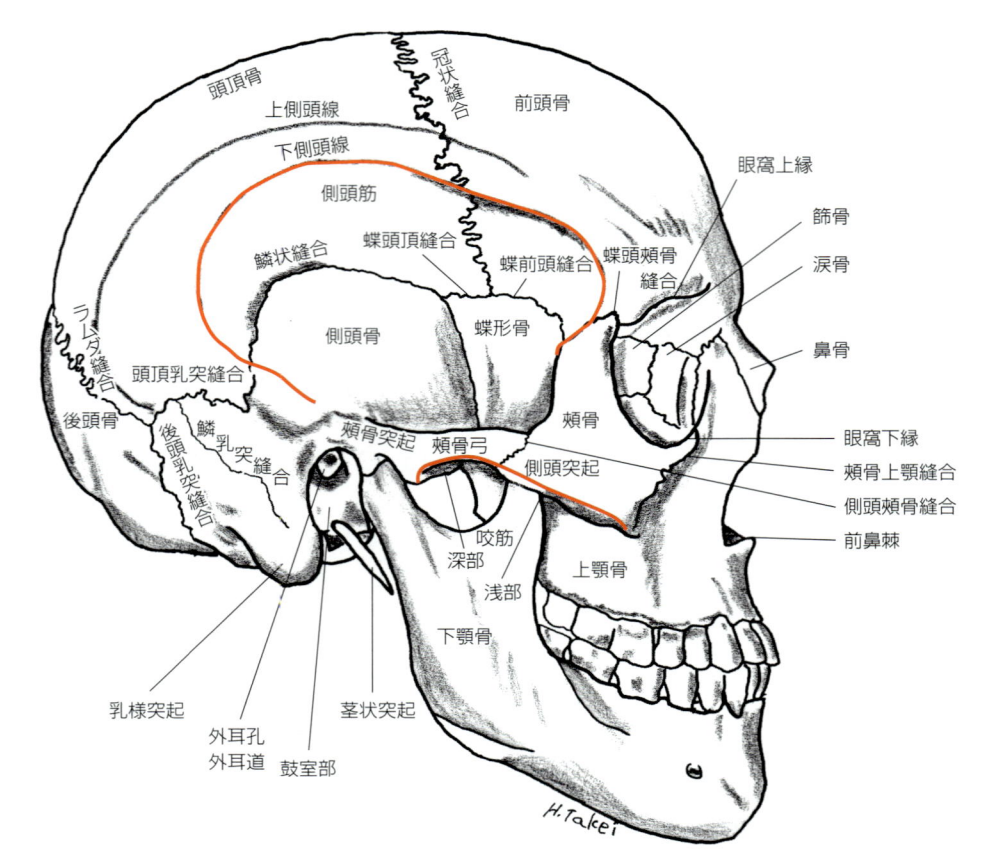

図3-20 頭蓋骨右外側面

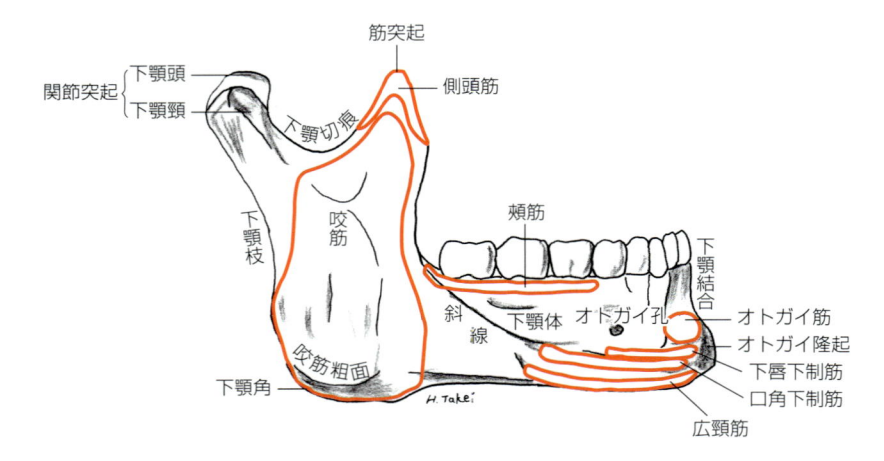

図3-21 下顎骨右外側面

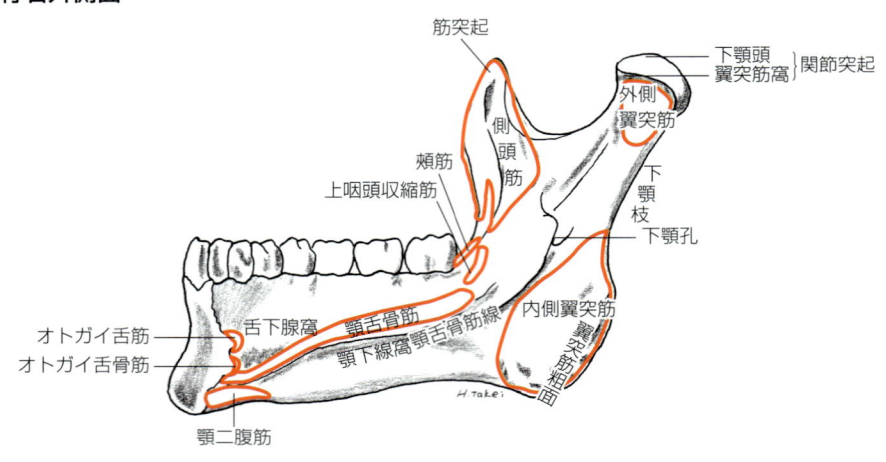

図3-22 下顎骨右内側面

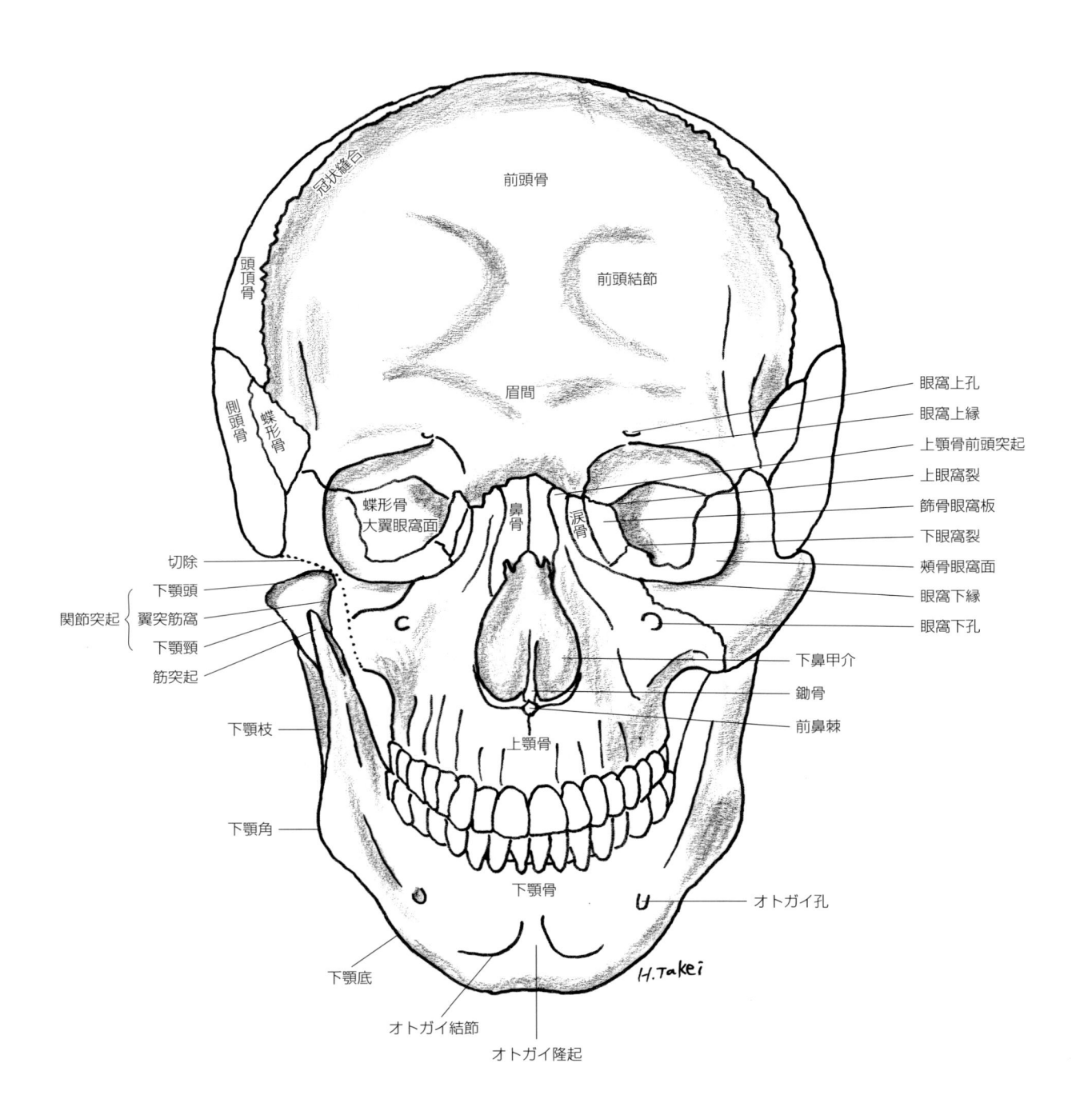

図3-23 頭蓋骨前面

外後頭隆起 external occipital protuberance

▶ 触診方法

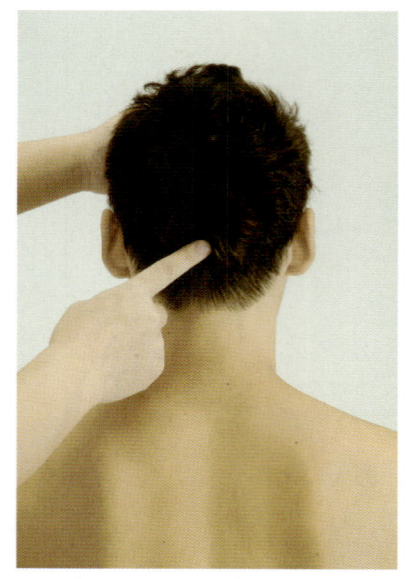

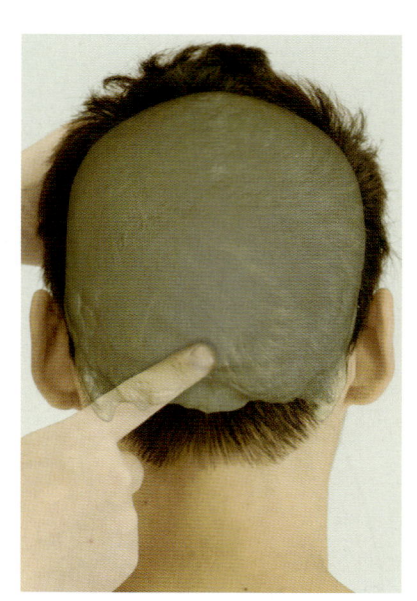

● 後頭骨の正中かつ，左右の耳の耳介結節（耳輪の後上部の鈍い突起）を結ぶ線上にあるドーム状を後方から触れる．

▶ クリニカルビューポイント

外後頭隆起の尖端をイニオンinionという．

最上項線 highest nuchal line

▶ 触診方法

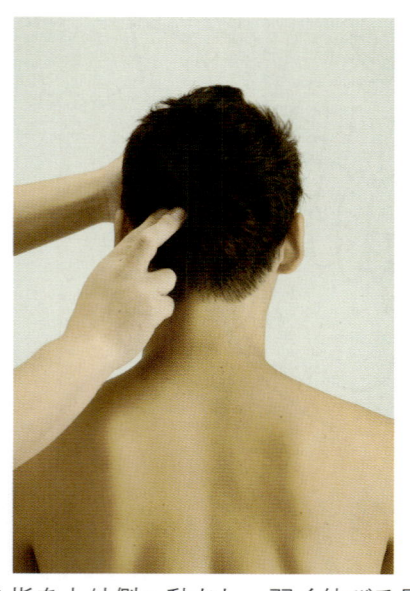

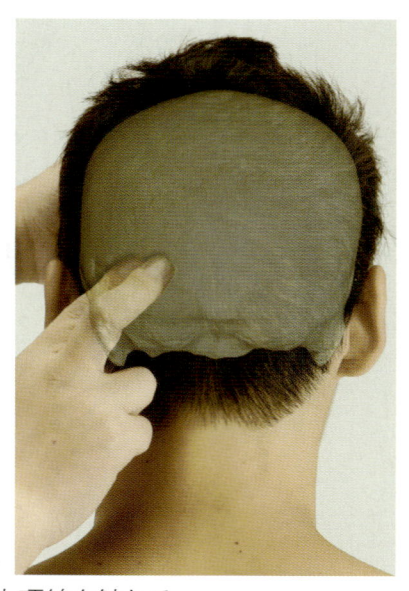

● 外後頭隆起から指を上外側へ動かし，弱く伸びる最上項線を触れる．

▶ クリニカルビューポイント

最上項線より上方の後頭鱗部を後頭平面といい，後頭筋が覆う．

上項線 superior nuchal line

▶ 触診方法

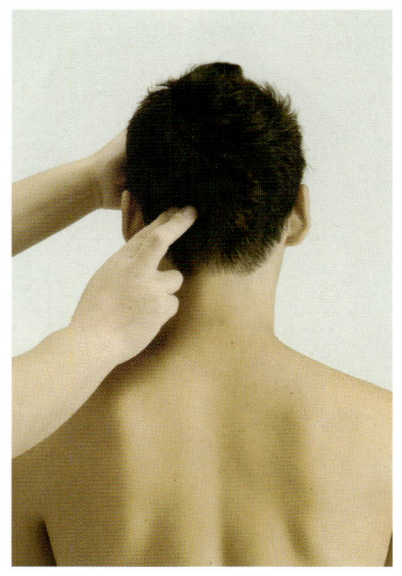

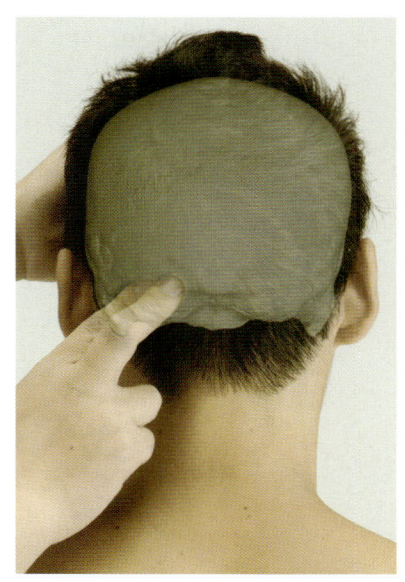

● 外後頭隆起から，外側へ乳様突起まで延びる横堤を，そろえた指の指腹でたどり触れる．

▶ クリニカルビューポイント

1. 頸部の筋は上項線に停止し，それより上方は頭皮が覆う．
2. 上項線の内側1/3には僧帽筋上部線維が起始し，外側1/2には乳様突起にかけて胸鎖乳突筋が停止する．上項線の2筋の間では，2筋の腱性結合が見られる．胸鎖乳突筋付着部の深層には頭板状筋が停止する．

下項線 inferior nuchal line

▶ 触診方法

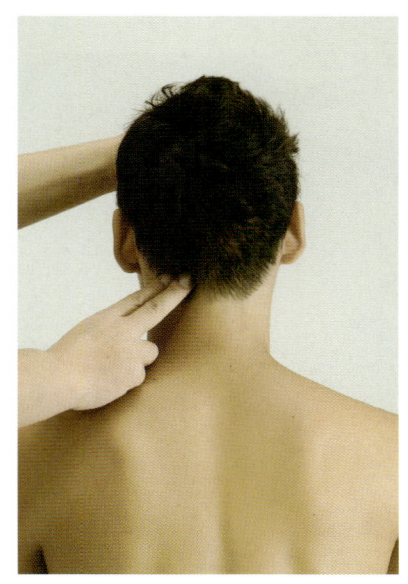

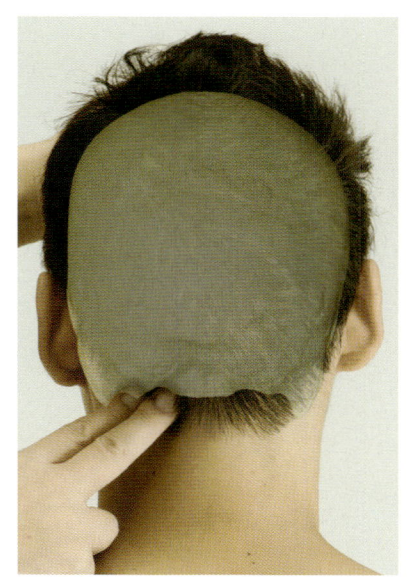

● 頸部を少し伸展した状態で，上項線の1横指半ほど尾側にある下項線を，表層の筋を介して尾側から触れる．

▶ クリニカルビューポイント

1. 外後頭隆起から外後頭稜 external occipital crest が大後頭孔 foramen magnum へと走り，この線の中間から左右両側へ下項線が走る．
2. 上項線と下項線の間の内側1/2には頭半棘筋が停止し，その外側には上頭斜筋が停止する．下項線の内側には小後頭直筋が付着し，外側には大後頭直筋が停止する．外後頭稜には項靱帯が付着する．

乳様突起 mastoid process

▶ 触診方法

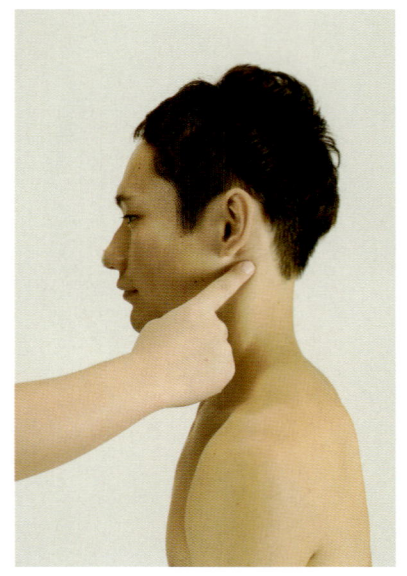

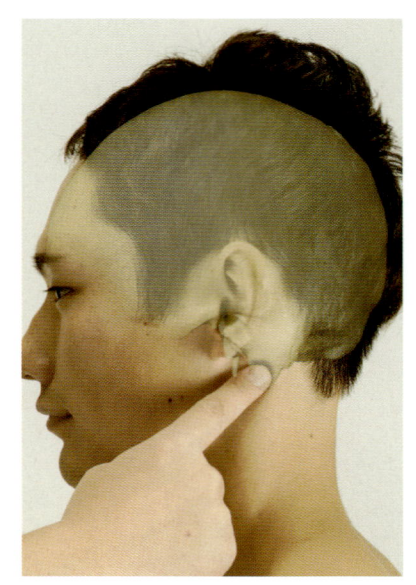

● 乳様突起は耳介の背側かつ耳垂の高さで，下からあてがうように触れる．または，下項線を外側に回って乳様突起までたどっても触れられる．

▶ クリニカルビューポイント

1．乳様突起は，耳介の後部よりも下前方に突出している．
2．頭板状筋の深部で，頭最長筋が乳様突起後縁に停止する．

茎状突起 styloid process

▶ 触診方法

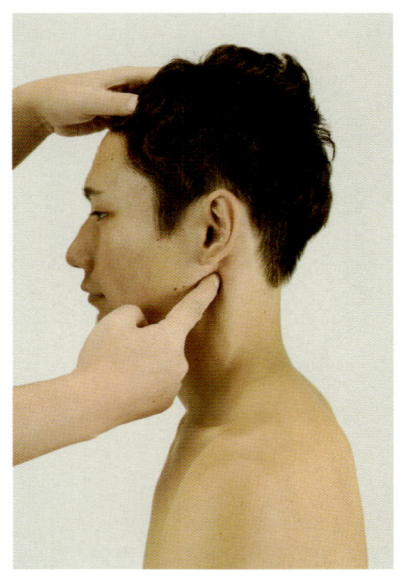

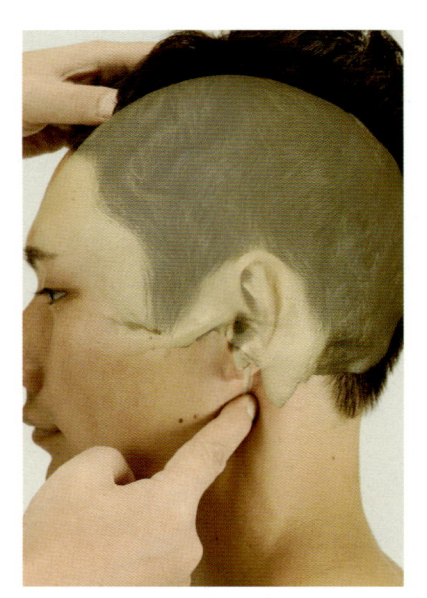

● 下顎枝と乳様突起の間で，胸鎖乳突筋の腹側かつ下顎枝の背内側に注意深く指を入れると細い突起を触れることができる．

▶ クリニカルビューポイント

1．茎状突起の長さは1〜5cmと個人差がある．
2．頭部中間位では，乳様突起と茎状突起の間の比較的表層で環椎（C1）横突起を触れるので間違わないようにする（環椎横突起の触診方法はp.71参照）．
3．茎状突起からは茎突舌筋，茎突舌骨筋，茎突咽頭筋が起始し，茎突舌骨靱帯と茎突下顎靱帯が付着する．

頬骨弓 zygomatic arch

▶ 触診方法

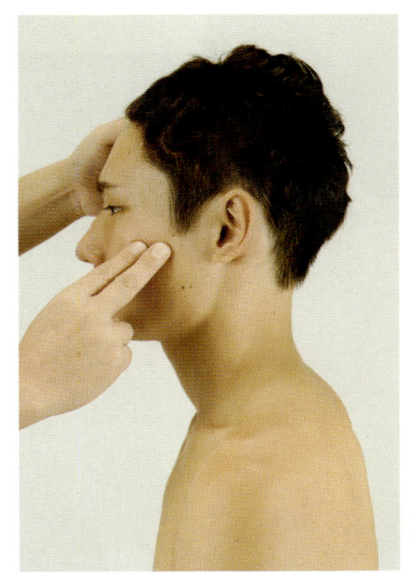

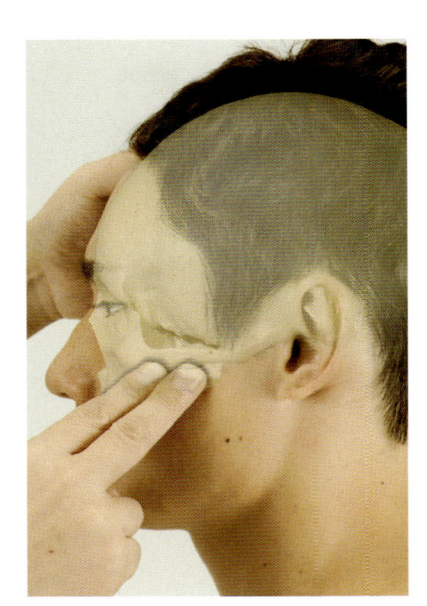

● 外耳孔の腹側から鼻部に向かって張り出した骨の盛り上がりを触れる．

▶ クリニカルビューポイント

1. 側頭骨の頬骨突起 zygomatic process と頬骨の側頭突起 temporal process とでつくられるアーチを頬骨弓という．
2. 側頭筋の腱が頬骨突起の下を通り，筋突起に付着する．頬骨突起の上縁には側頭筋膜が付着する．下縁と内側縁は咬筋の起始部にもなる．

関節突起 condylar process

▶ 触診方法

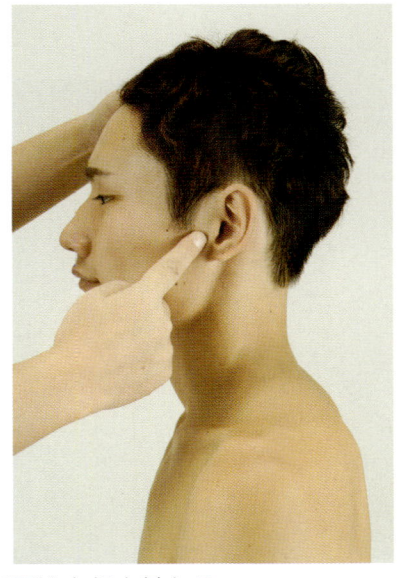

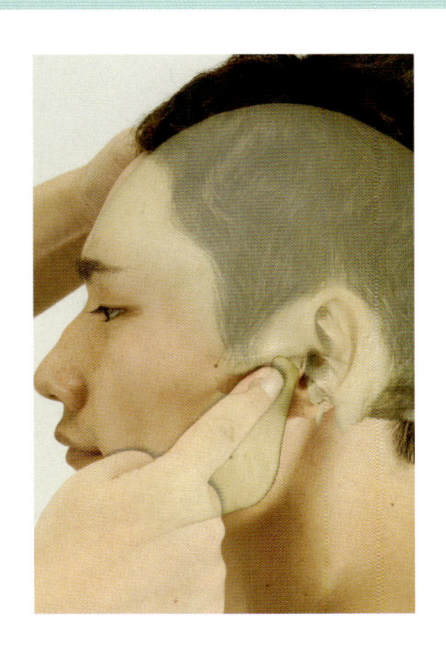

● 外耳孔の腹側で関節突起を触れる．

▶ クリニカルビューポイント

関節突起は，顎関節をつくる下顎頭と下顎頸からなる．関節突起の後縁は下顎枝後縁につながる．

下顎頭 head of mandible

▶ 触診方法

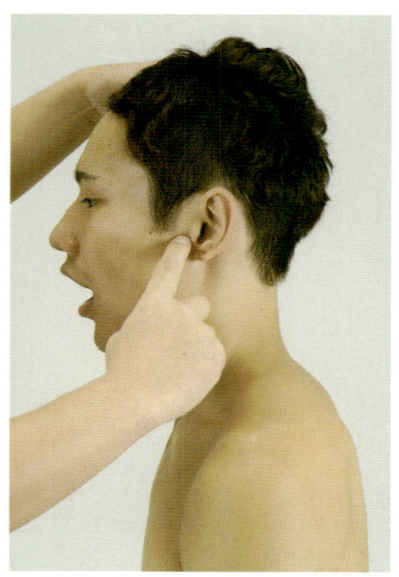

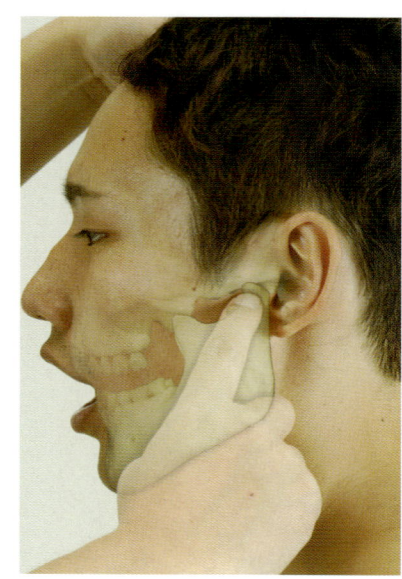

● 顎関節を開口させ，関節突起から下顎頭までを触れる．

▶ クリニカルビューポイント

下顎頭外側端には外側靱帯が付着．下顎頸前面には外側翼突筋が停止する．

筋突起 coronoid process

▶ 触診方法

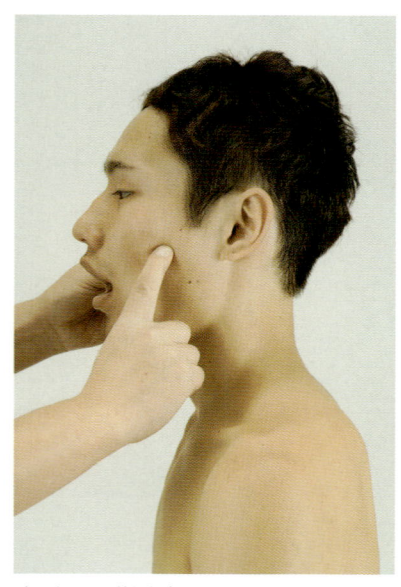

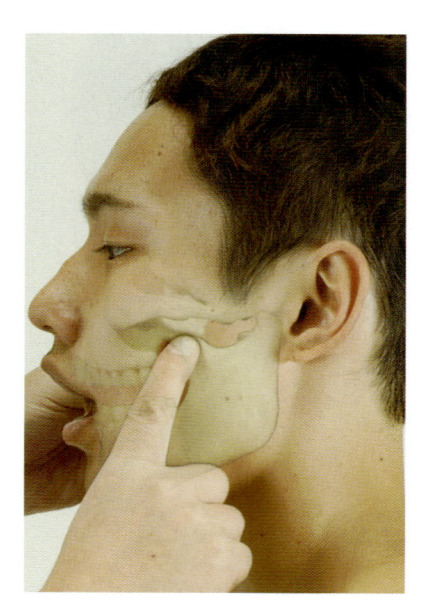

● 頬骨弓の尾側のくぼみに指を押し入れながら開口させ，奥から盛り上がってくる突起物を触れる．

▶ クリニカルビューポイント

1. 関節突起の前縁が下顎切痕につながり，下顎切痕が筋突起の後縁につながり，筋突起の前縁は下顎枝の前縁につながる．
2. 筋突起の内側面も外側面にも側頭筋が停止する．

下顎角 angle of mandible

▶ 触診方法

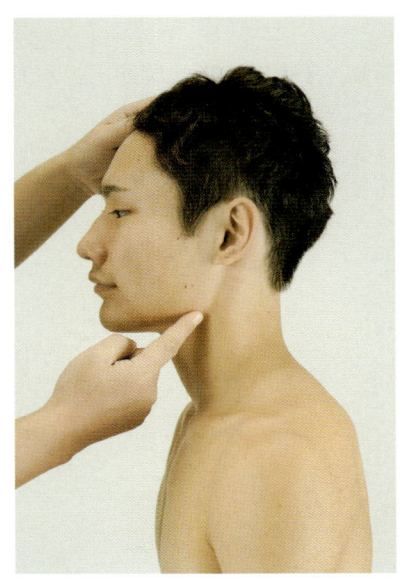

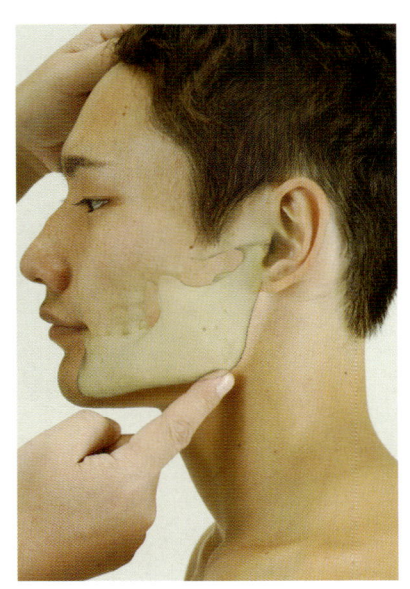

● 関節突起から下顎枝を下方にたどる．あるいは下顎体下縁を前方から後方にたどり，下顎体後縁で出っ張った下顎角を触れる．

▶ クリニカルビューポイント

1. 下顎角は下顎骨後縁と下縁との結合部である．
2. 下顎角の頭側に茎状突起からの茎突下顎靭帯が付着．下顎角表面（外側面）の頭内側には咬筋が停止する．下顎角裏面（内側面）の頭内側には内側翼突筋が停止する．

オトガイ隆起 mental protuberance

▶ 触診方法

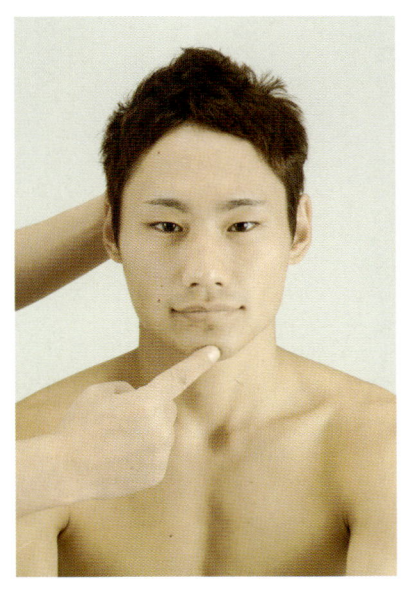

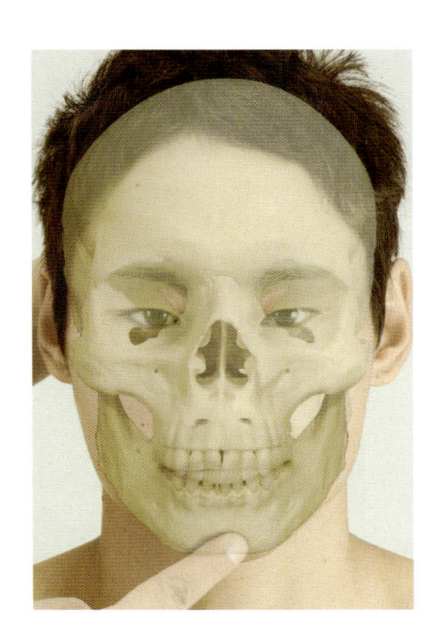

● 下顎体前方の正中線上で突出した隆起を触れる．

▶ クリニカルビューポイント

1. この隆起の基底は中央では低くなっているが，その両側にはオトガイ結節 mental tubercle という高まりがある．
2. オトガイ筋と，口輪筋の一部が起始する．

顎関節 temporomandibular joint

▶ 概要

関節分類：顆状関節，2軸性．
凹凸形状：側頭骨下顎窩が凹，下顎頭が凸．下顎窩と下顎頭の間に関節円板がある．
関節運動：

開口（下顎骨下制）：　　　　　　　　　　　　閉口（下顎骨挙上）：

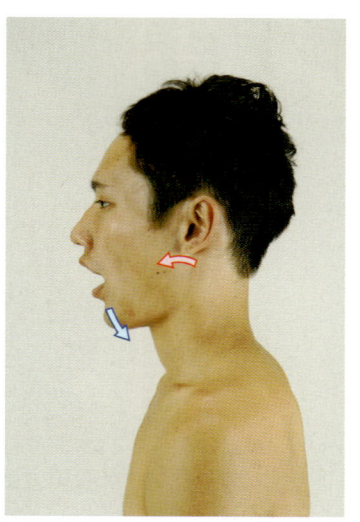

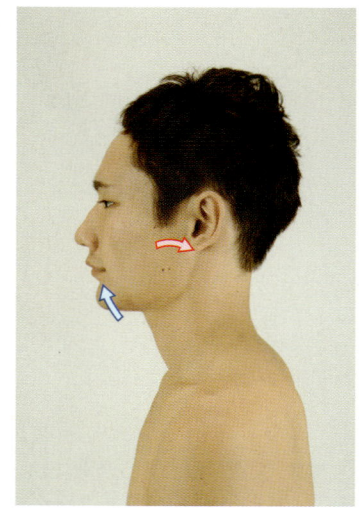

前突： 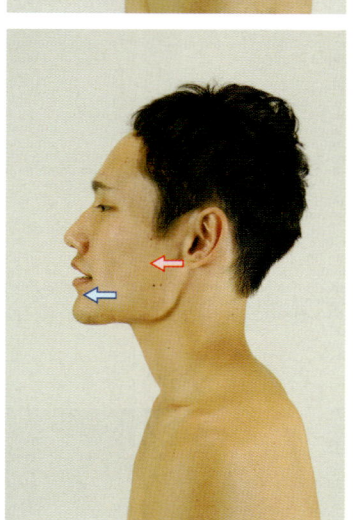　　　　　　　　　　　　　　　　　　後退：

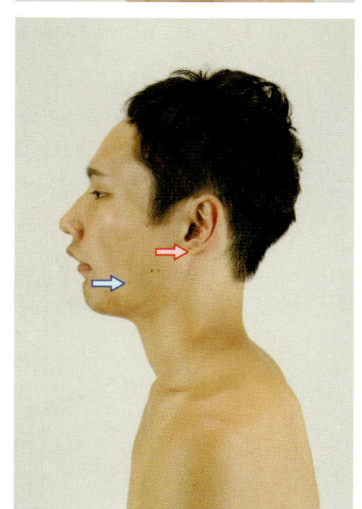

左側方移動： 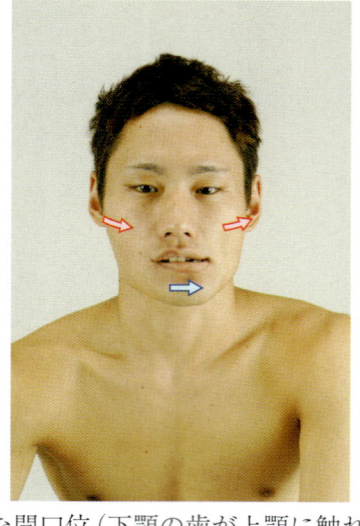　　　　　　　　　　　　　　　右側方移動：

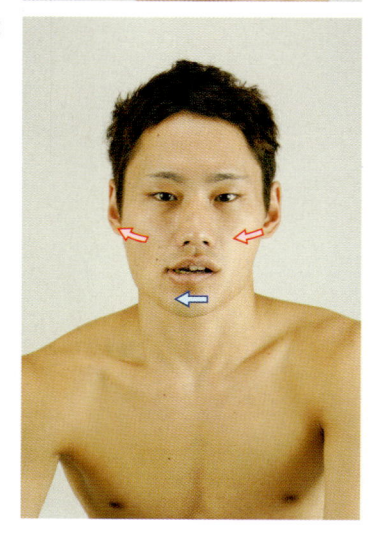

安静肢位：わずかな開口位（下顎の歯が上顎に触れない程度）．
しまりの肢位：歯をかみしめた肢位．
関節包パターン：両側では，外側移動が開口と前突制限（開口は1cmまで）よりも制限．一側では，対側移動が制限．

▶ 触診方法

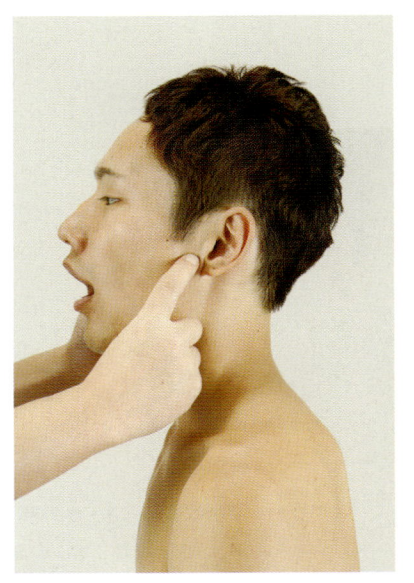

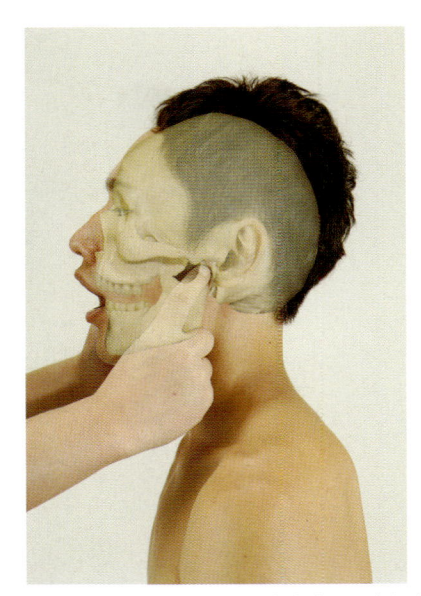

① 耳珠の腹側かつ関節突起の背側に指を当てたまま開口させると，下顎骨が前方に引かれて下顎骨の関節突起と側頭骨下顎窩の間の陥凹を触れられる．

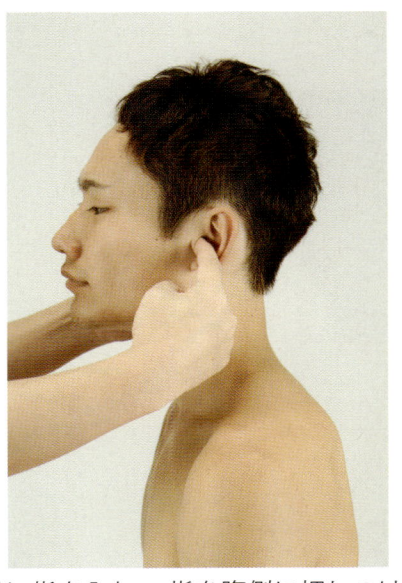

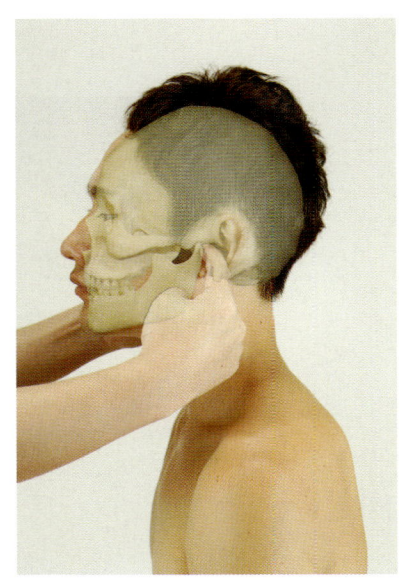

② 開口時に外耳道に指を入れ，指を腹側に押しつけたままで閉口させると，下顎頭が指先に押しつけられるのを触れる．

▶ クリニカルビューポイント

開口の動きは，顎関節の下部における下制と，関節の上部における前進とが同時に行われる．開口時の下顎頭は，開口量20mmまでは下顎窩のなかで回転運動を行い，開口量20mm以上では下顎頭は下顎窩を逸脱し，関節結節の前方まで移動する．関節円板が関節結節の下を前方に滑り，下顎頭は関節円板の下で蝶番のように動き，下顎は下顎枝の中央に近い支持点を中心に回旋する．下顎頭と関節円板の間の運動は，主として位置の変化に対する適応運動である．

2　頸部前面（肢位：座位・背臥位）

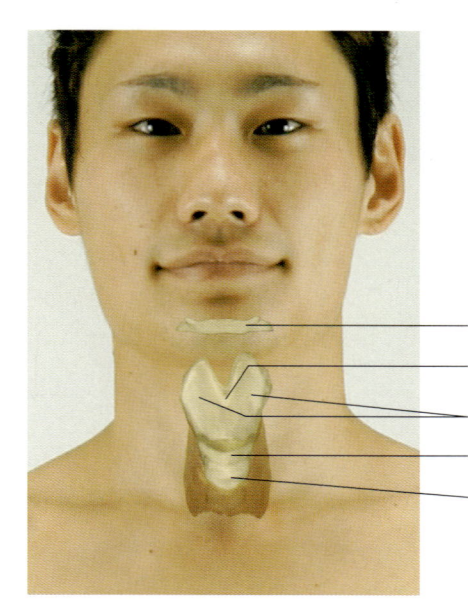

舌骨：C3の高さ
喉頭蓋
甲状軟骨：C4・5の高さ
第1輪状軟骨：C6の高さ
第1気管軟骨

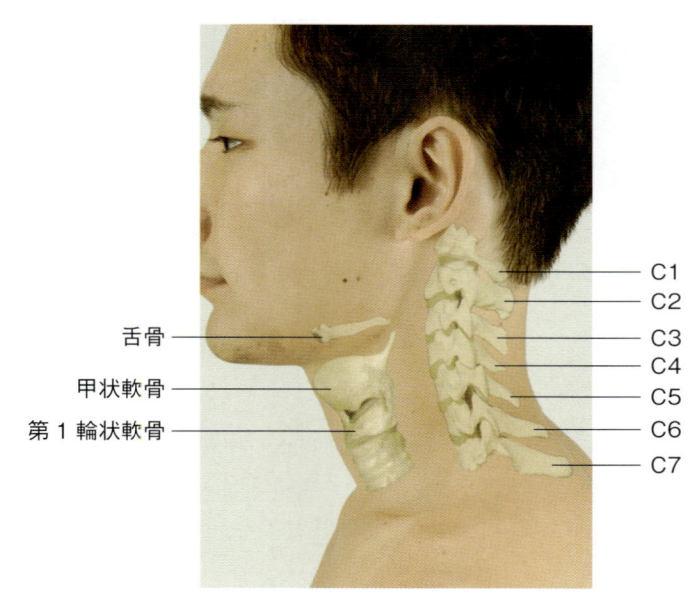

舌骨
甲状軟骨
第1輪状軟骨

C1
C2
C3
C4
C5
C6
C7

図3-24

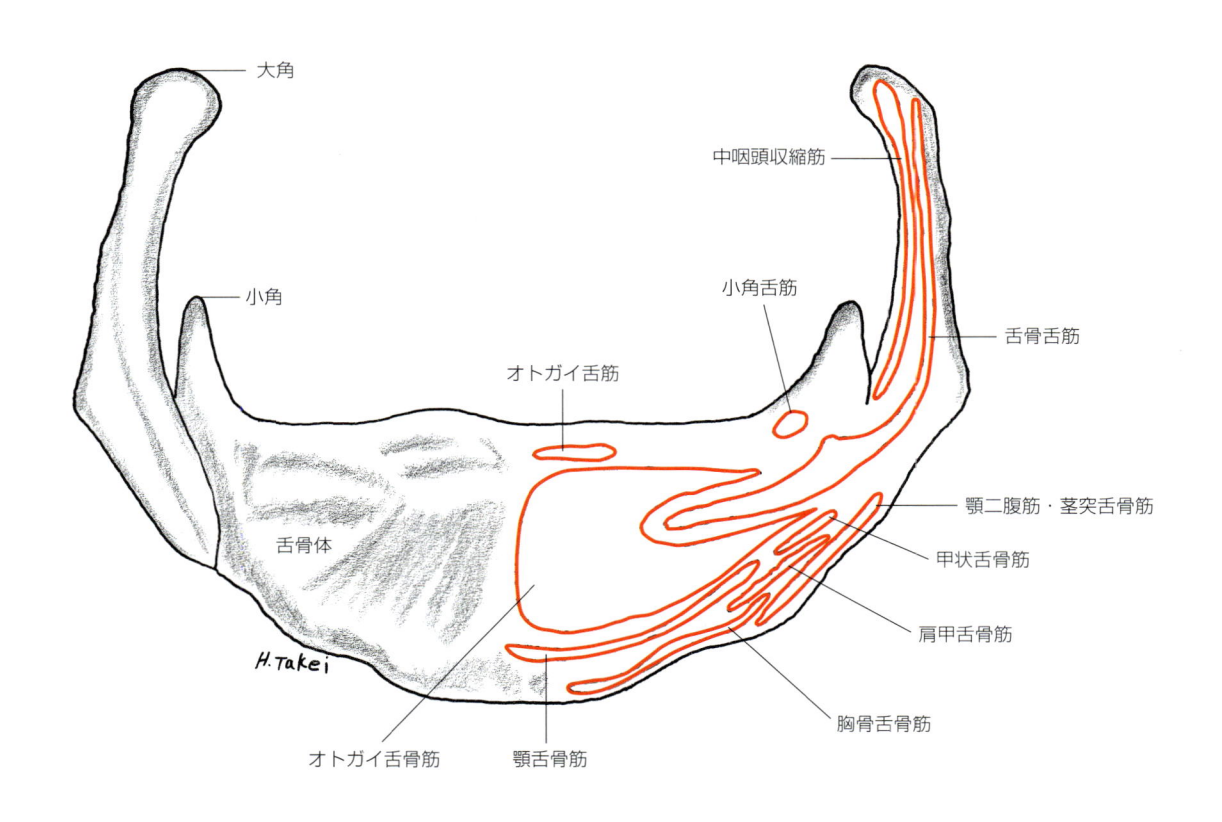

図3-25　舌骨前面

舌骨 hyoid bone

▶ 触診方法

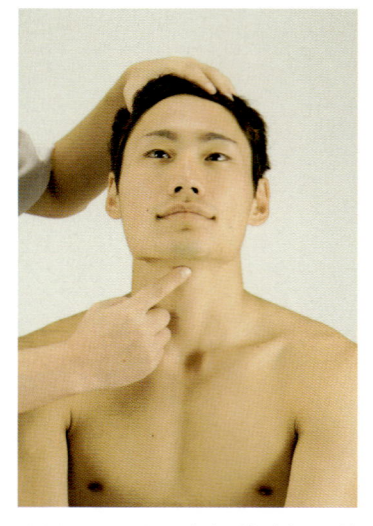

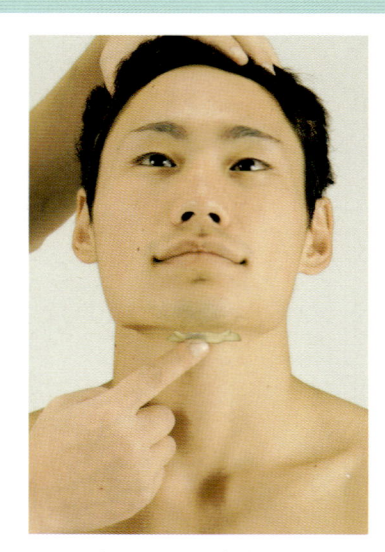

① 舌骨体 body of hyoid bone は，オトガイと頸前面の間のくぼんだ三角部で触れる．

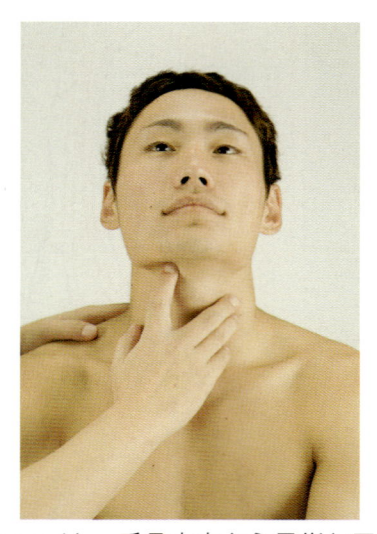

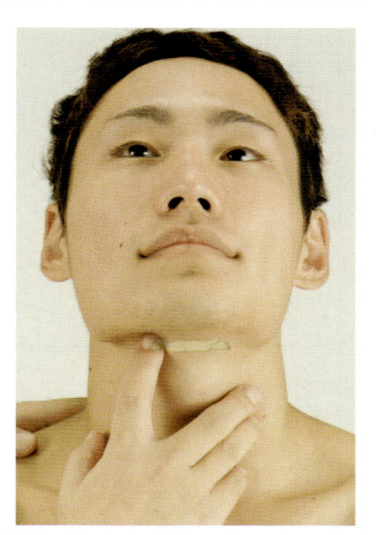

② 舌骨小角 lesser horn は，舌骨中央から母指と示指をわずかに外側へ動かし，上を向いた小さな骨性隆起を触れる．

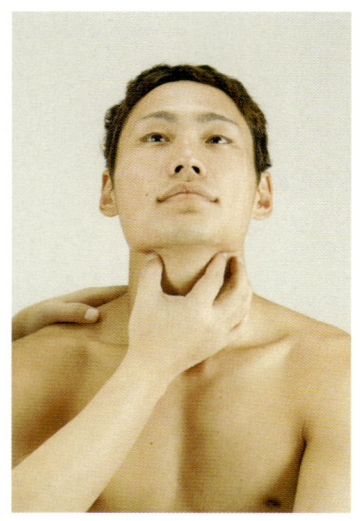

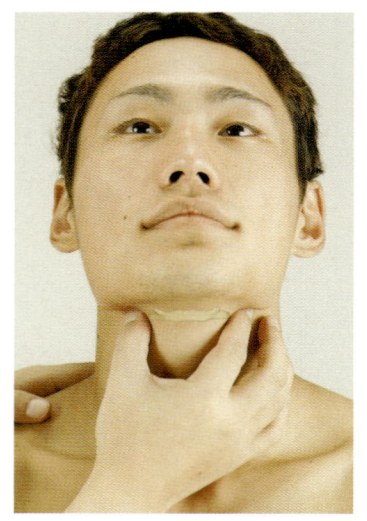

③ 舌骨大角 greater horn は，小角から母指と示指をわずかに外側頭側へ動かし，下顎角の高さで触れる．

▶ クリニカルビューポイント

1．舌骨は第3頸椎の高さにある．
2．小角尖端には，側頭骨茎状突起の尖端からの茎突舌骨靱帯が付き，舌骨を吊り下げている．

甲状軟骨 thyroid cartilage

▶ 触診方法

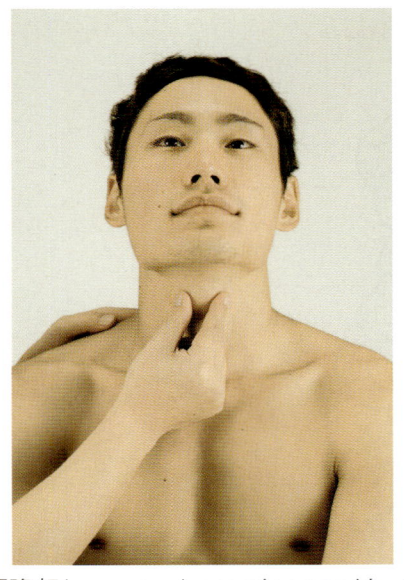

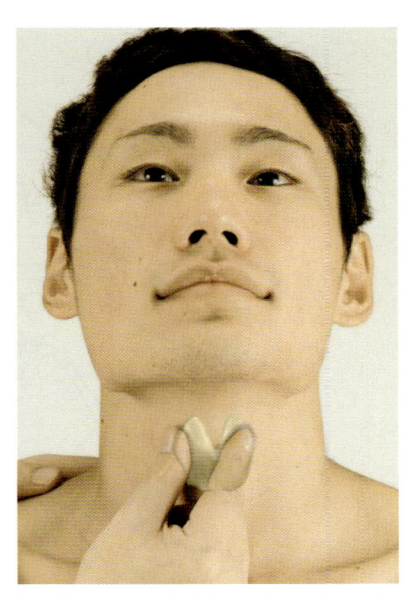

● 甲状軟骨の喉頭隆起laryngeal prominenceは，舌骨の約1〜1.5横指下方で触れる．

▶ クリニカルビューポイント

甲状軟骨は第4-5頸椎の高さにある．

輪状軟骨 cricoid cartilage

▶ 触診方法

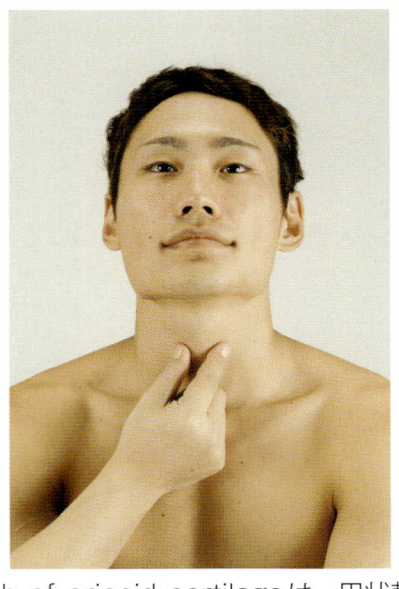

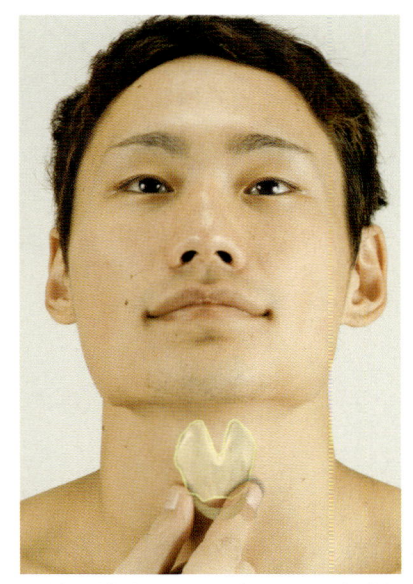

● 輪状軟骨弓arch of cricoid cartilageは，甲状軟骨の約1横指下方で触れる．強く押すと吐き気を起こすことがあるので注意する．

▶ クリニカルビューポイント

1. 輪状軟骨は第6頸椎の高さにある．
2. 関節として，輪状甲状関節と輪状披裂関節がある．
3. 輪状軟骨の下方には気管軟骨があり，胸骨頸切痕より上方には7〜8個の気管軟骨がある（胸骨頸切痕の触診はp.124参照）．

3 頸椎（肢位：座位・腹臥位）

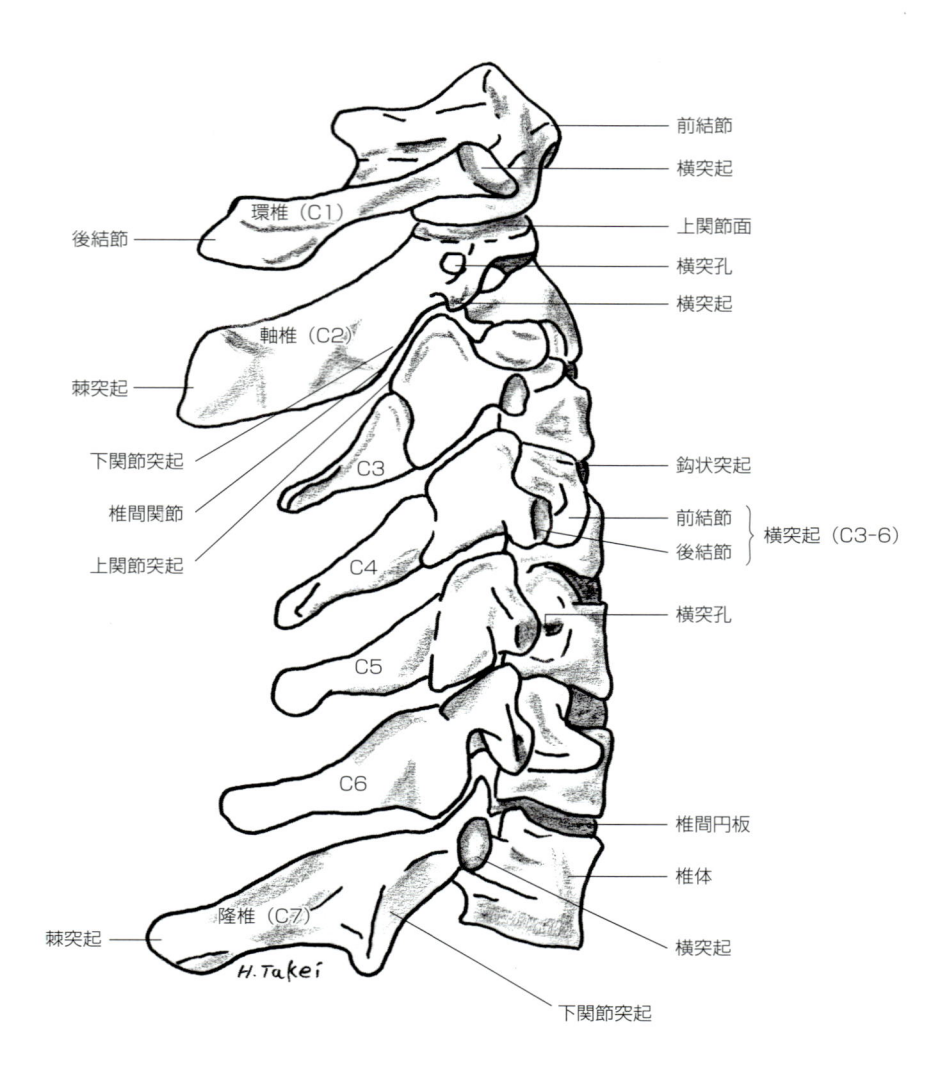

図3-26 頸椎右側面

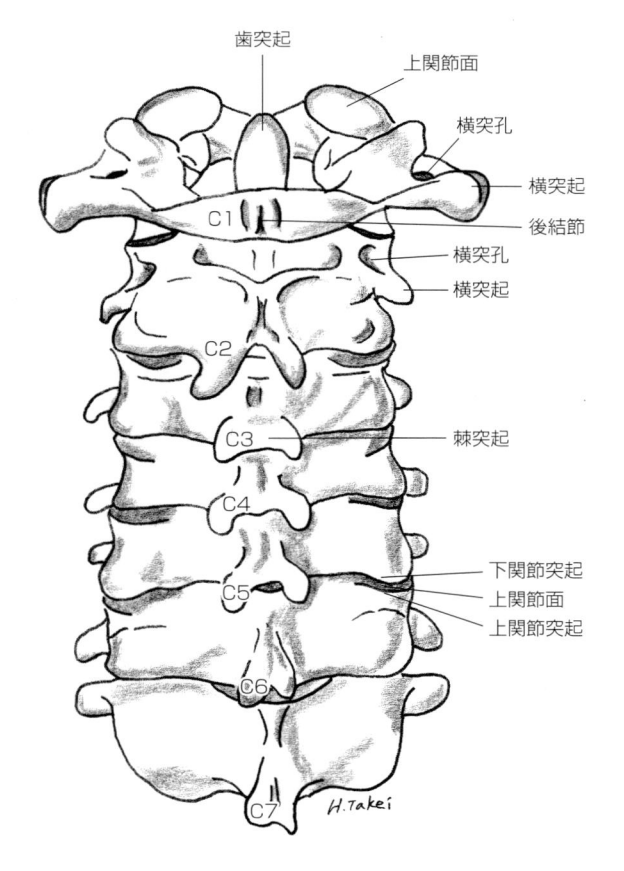

図3-27　頸椎後面

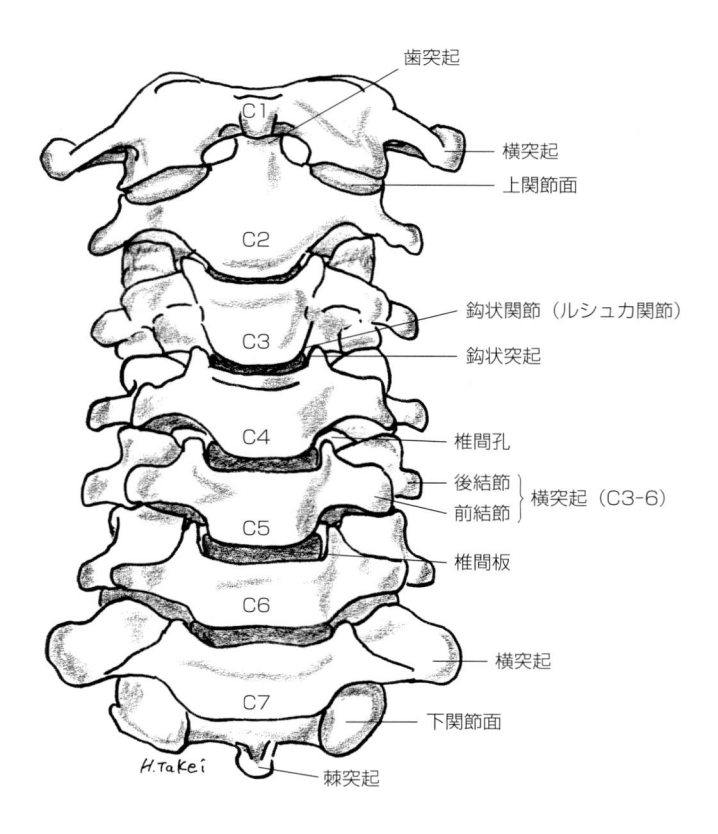

図3-28　頸椎前面

環椎（C1）後結節 posterior tubercle of atlas

▶ 触診方法

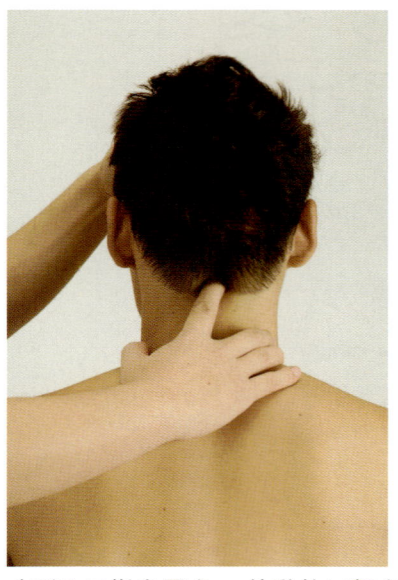

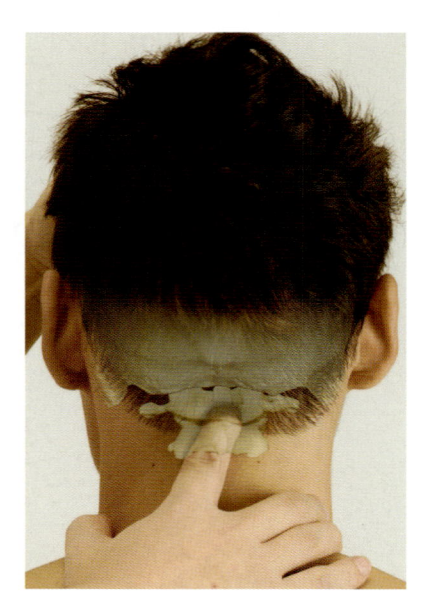

🟢 外後頭稜下方のくぼみに指を置き，他動的に額を軽く後方に押すと，指先に後結節を触れることができるが，後結節は深部にあり，周囲に強靭な筋肉が存在するため注意して触れる．

▶ クリニカルビューポイント

環椎は椎体を持たず，前弓と後弓からなり，後弓の後端が後結節（棘突起が退化し小さくなったもの）である．

軸椎（C2）棘突起 spinous process of axis

▶ 触診方法

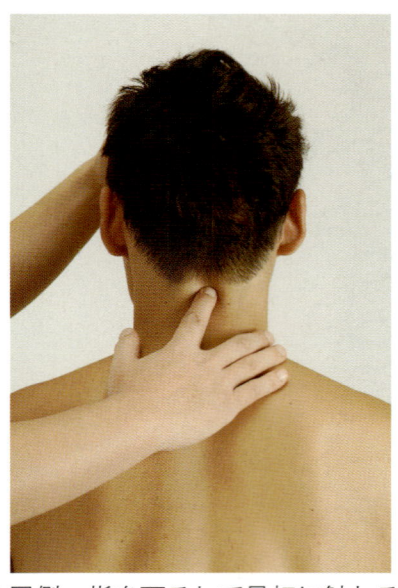

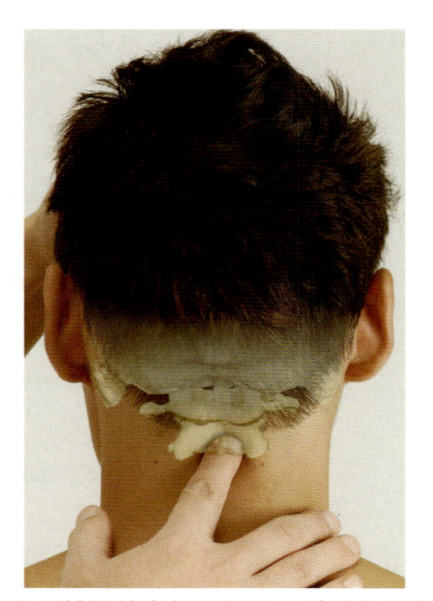

🟢 外後頭隆起から尾側へ指を下ろして最初に触れる突出が軸椎棘突起である．他動的に額を軽く後方に押しながら触れるとわかりやすい．

▶ クリニカルビューポイント

仮に，歯突起骨折や環椎横靱帯断裂があるときには，頸椎屈曲は危険を伴う．

隆椎（C7）棘突起 spinous process of vertebra prominens

▶ 触診方法

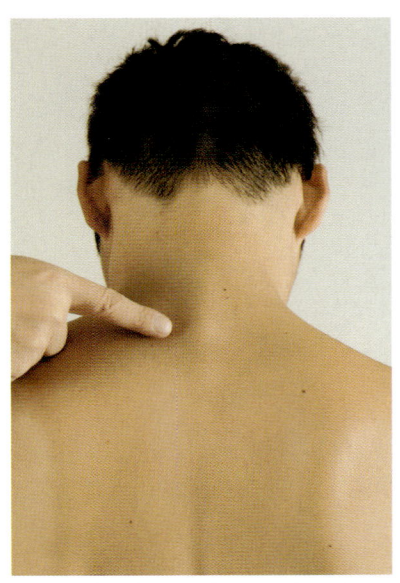

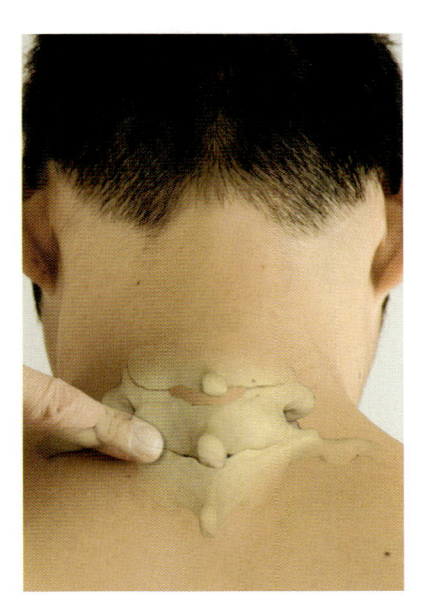

① C7の棘突起はC3-6棘突起より著しく突出するので，頸部を屈曲すると皮膚の上から容易に触れる．時には視認できる．

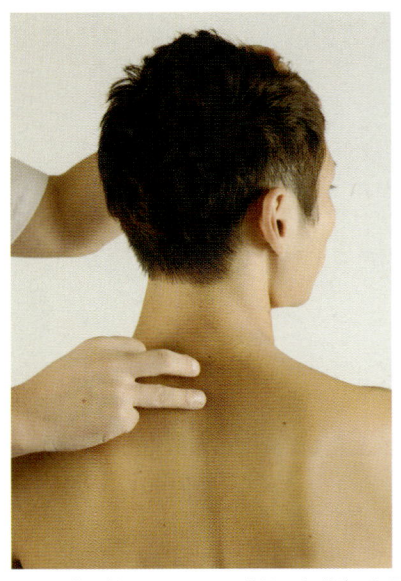

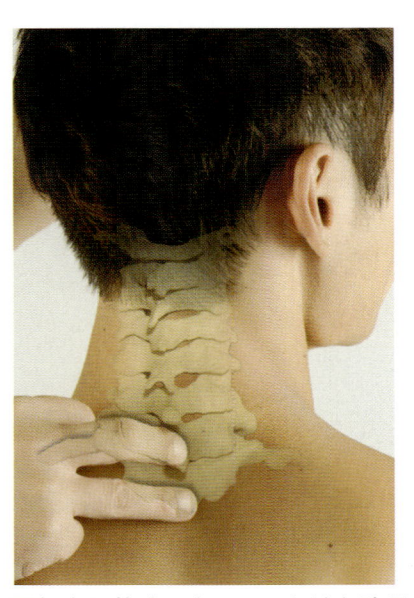

② C7とT1に中指と環指（あるいは示指と中指）を置き頸部を回旋すると，T1よりも肋骨の付着しないC7の動きが大きい．確認のために，C6・C7・T1，あるいはC7・T1・T2に示指，中指，環指を3本それぞれ置いて，同様に回旋させる．

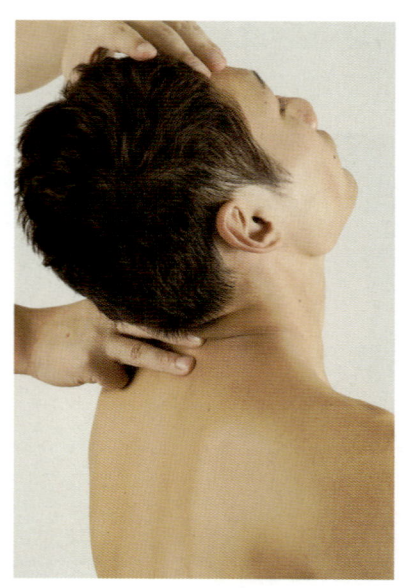

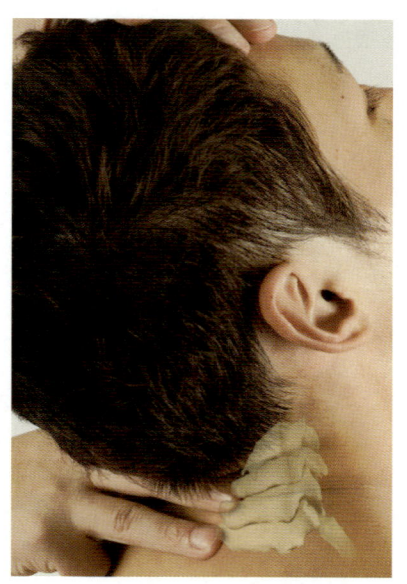

❸ C7とT1に中指と環指（あるいは示指と中指）を軽く置き，頸部を他動的に過伸展すると，C7は深部に潜り込むように感じとれる．

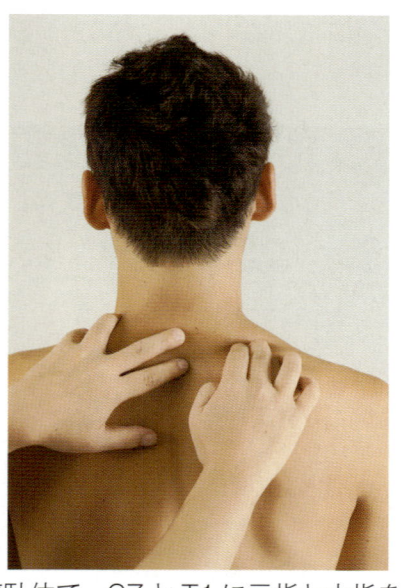

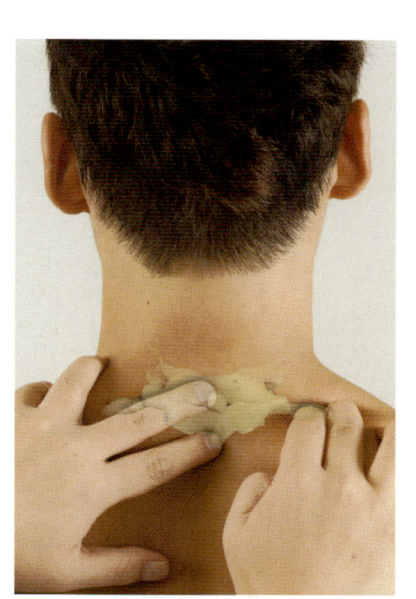

❹ 座位あるいは腹臥位で，C7とT1に示指と中指を置き，第1肋椎関節に関して第1肋骨を腹外側に押すと，T1は一緒に動き，C7は動かない（第1肋骨の触診はp.130参照）．

▶ クリニカルビューポイント

1. ❶の頸部屈曲位では，C6あるいは第1胸椎（T1）が突出して触れやすい場合もあるので，触診方法❷❸❹で確認が必要．
2. その他の確認の方法として，背臥位にて一方の手をC7・T1周囲に置いておき，他方の手で軽く胸骨柄を背側に押すと，T1棘突起が背側に押されるのを感じる．

第3頸椎（C3）-第6頸椎（C6）棘突起
spinous process of third-sixth cervical vertebrae

▶ 触診方法

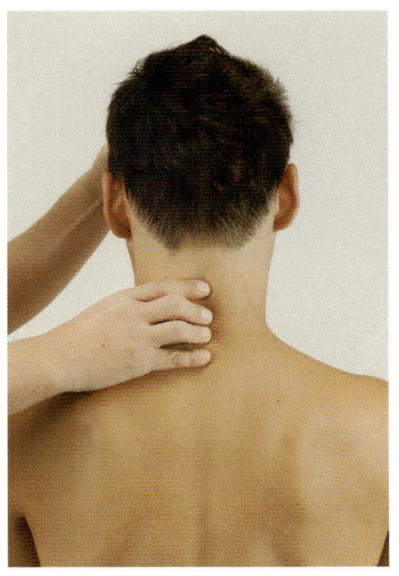

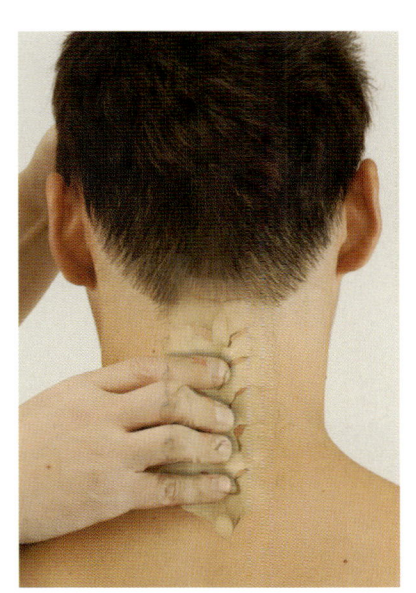

- 頸部中間位で，軸椎棘突起から尾側に指を滑らせて最初に触れる棘突起がC6である．あるいはC7棘突起を先に探し，その上の棘突起を触れる．C2棘突起とC6棘突起がわかれば，その間でC3-5を探索する．写真はC3-6までを一緒に触れている．

▶ クリニカルビューポイント

1. 各椎体の横突起下縁を通る水平線と棘突起下縁を通る水平線との間隔は約1～1.5横指である．
2. 頸椎には棘上靱帯に相当する項靱帯がある．項靱帯は，外後頭隆起と外後頭稜から第7頸椎棘突起に達する弾性靱帯である．

環椎（C1）横突起 transverse process of atlas

▶ 触診方法

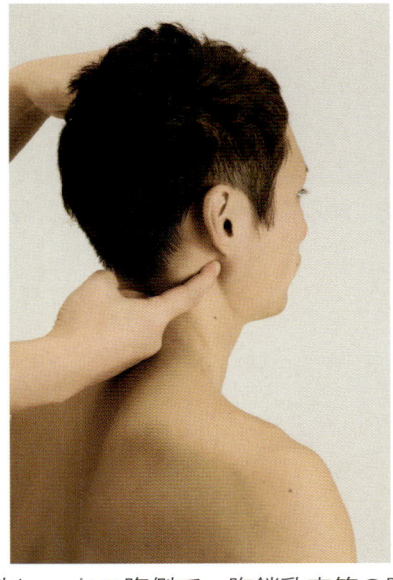

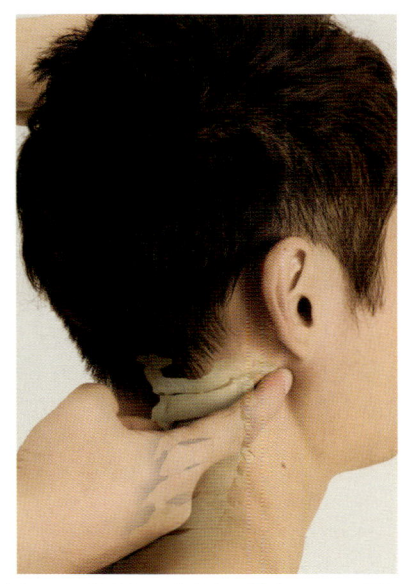

- 乳様突起の尾側1cmかつ腹側で，胸鎖乳突筋の腹側かつ下顎枝の背側で触れる．頭部中間位では，乳様突起と側頭骨茎状突起の間の比較的表層に位置する．

▶ クリニカルビューポイント

側頭骨茎状突起と間違わないようにする（茎状突起の触診方法はp.56参照）．

軸椎（C2）横突起 transverse process of axis

▶ 触診方法

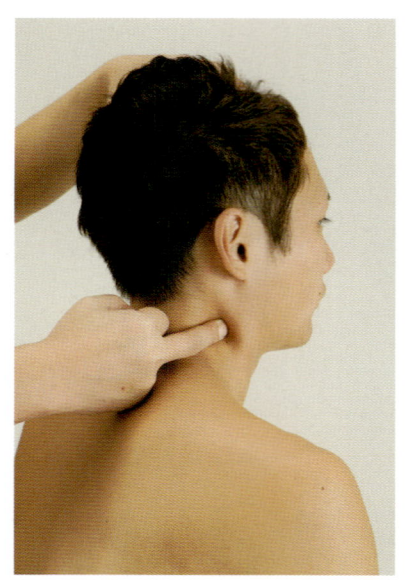

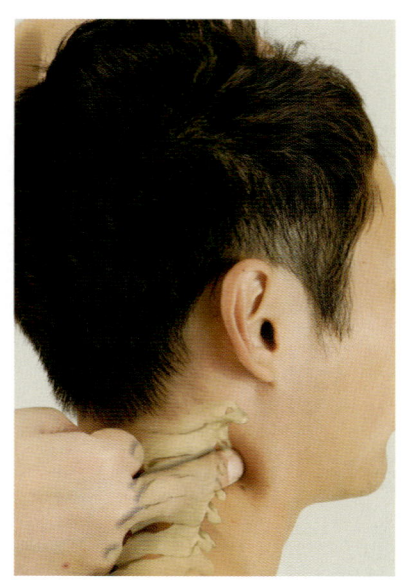

① 下顎角の背側かつ環椎横突起の尾側で，環椎横突起よりも1横指ほど短い軸椎横突起を触れる．

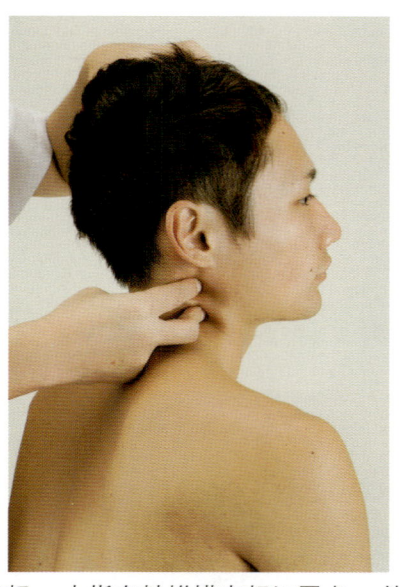

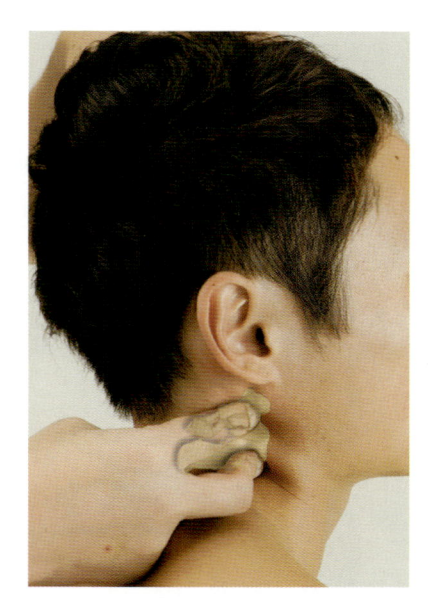

② 示指を環椎横突起，中指を軸椎横突起に置き，他動的に頭部を軽度回旋させると，環椎横突起は回旋とともに動くが，軸椎横突起は動かない．

▶ クリニカルビューポイント

1．軸椎横突起は環椎横突起よりも小さく深部にあるため，注意深く触れる．
2．軸椎関節突起と間違えないように注意する．

隆椎（C7）横突起 transverse process of vertebra prominens

▶ 触診方法

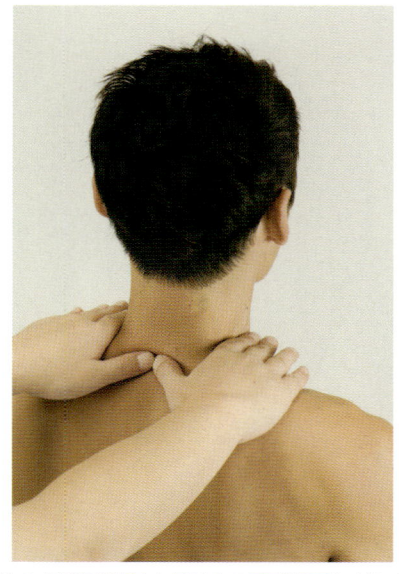

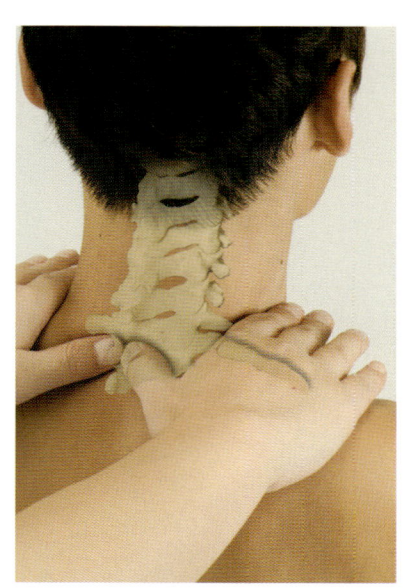

❶ 座位にて，示指の橈腹側面を頸部の両側面に当て，頸部の内側に圧を加えたままで環椎横突起から尾側に向かって滑らせていくと，外側に突出したC7の横突起を触れる．写真は右を触れている．

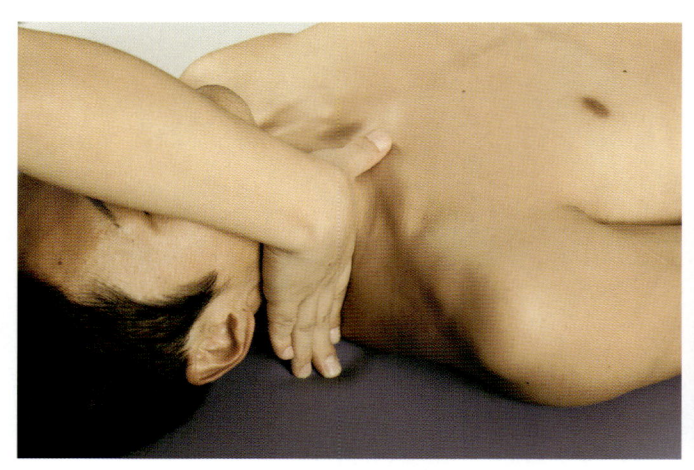

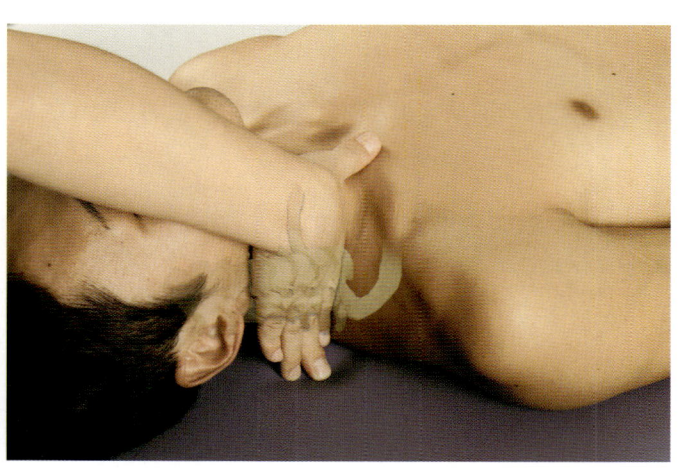

❷ 背臥位にて，❶と同様に触れる．

▶ クリニカルビューポイント

1. 隆椎関節突起と間違えないように注意する．
2. 隆椎横突起から，尾外側で触れるのが第1肋骨である．

第3頸椎（C3）-第6頸椎（C6）横突起
transverse process of third-sixth cervical vertebrae

▶ 触診方法

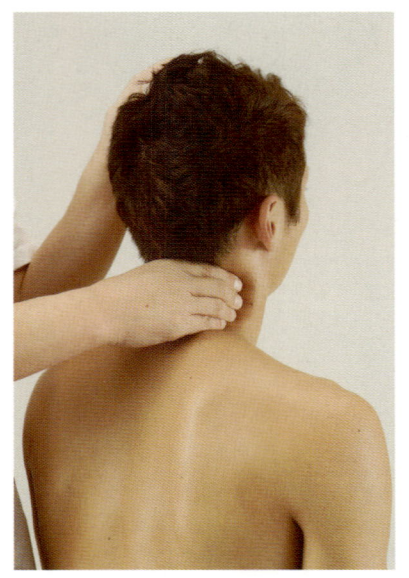

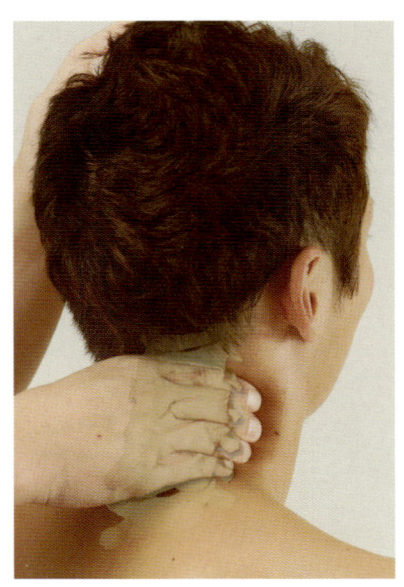

- 環椎（C1）・軸椎（C2）・隆椎（C7）横突起を確認し，軸椎と隆椎横突起との間かつ胸鎖乳突筋と僧帽筋上部線維との間でC3-6横突起を順番に触れる．写真はC3-6までを一緒に触れている．

▶ クリニカルビューポイント

各椎体の関節突起と間違えないように注意する．

関節突起 articular process

▶ 触診方法

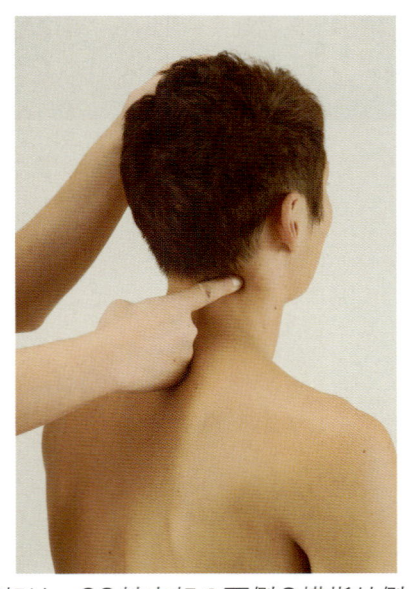

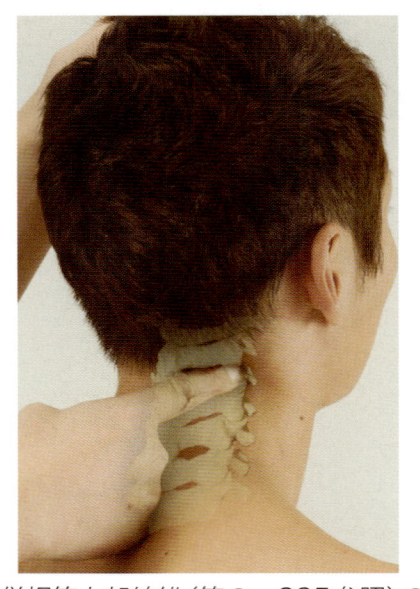

① C2の下関節突起は，C2棘突起の両側2横指外側で僧帽筋上部線維（筋のp.335参照）の腹側で触れる．

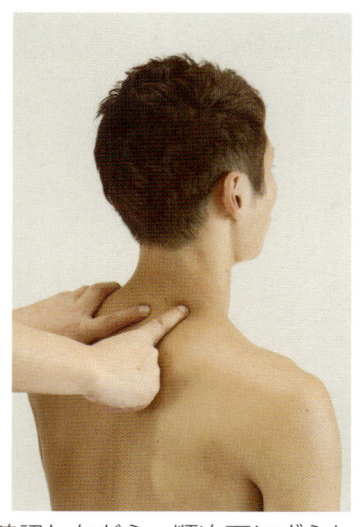

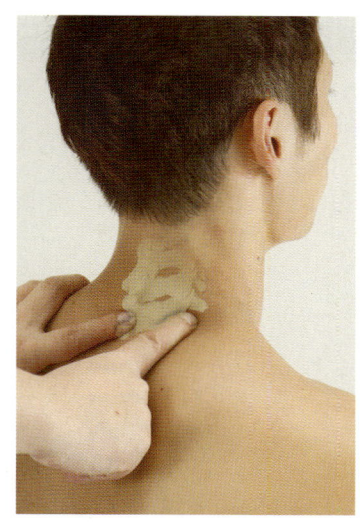

❷ 椎間関節の段差を確認しながら，順次下にずらし，C7の下関節突起まで触れる．

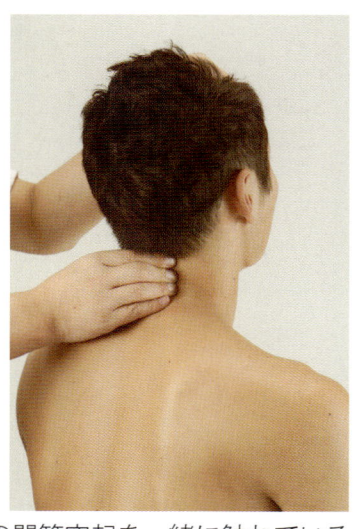

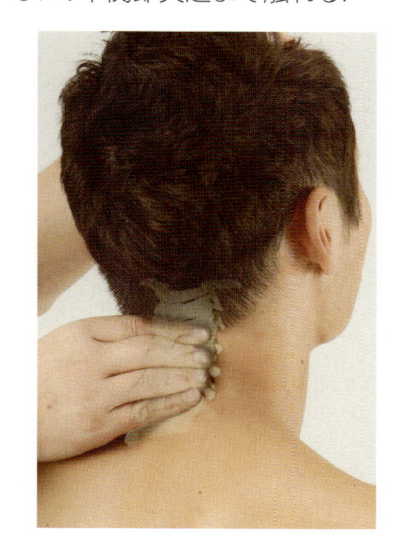

❸ 写真はC3-6までの関節突起を一緒に触れている．

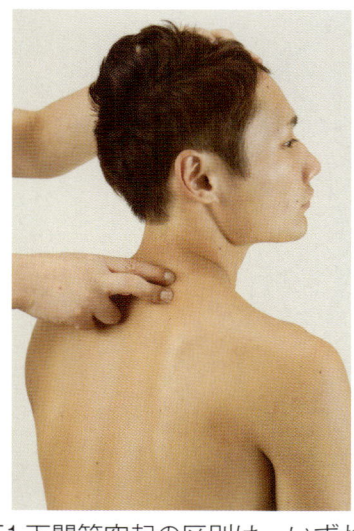

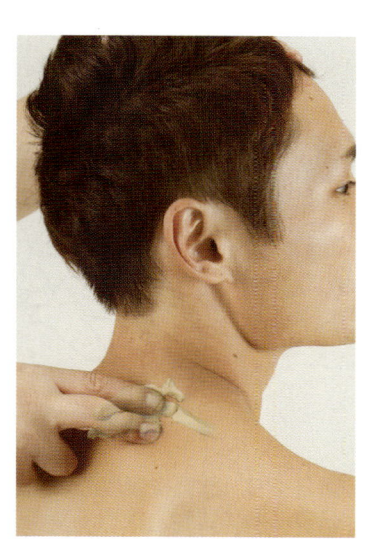

❹ C7下関節突起とT1下関節突起の区別は，いずれか左右のC7下関節突起に示指を，T1下関節突起に中指を置き頸部を他動的に回旋すると，T1よりもC7の動きが大きい．もしも，C6とC7に示指と中指を当てていたなら両者とも動きが大きく，T1とT2に指を当てていたなら両方とも動きが少ない．

▶ クリニカルビューポイント

1. 上関節突起と下関節突起は，椎弓板 lamina と椎弓根 pedicle の結合部から外側へ突出した柱状の突起で，横突起の背側にあり，上下の椎間関節 zygapophysial joints を形成する．
2. C3は舌骨，C4とC5は甲状軟骨，C6は第1輪状軟骨の位置に対応する（p.62参照）．

環椎後頭関節 atlanto-occipital joint

▶ 概要

関節分類：楕円関節，2軸性．
凹凸形状：左右にある．後頭窩が凸，環椎外側塊の上関節窩が凹．
関節運動：

［屈曲］

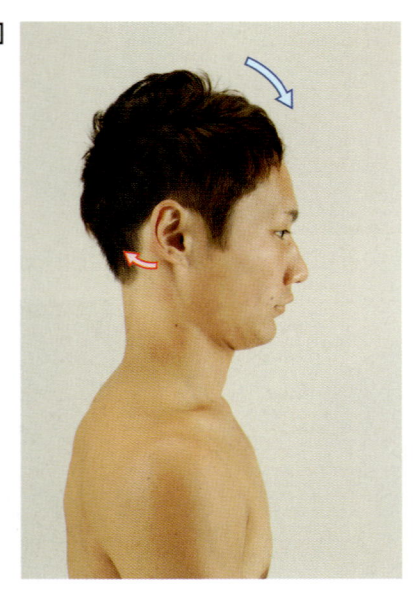

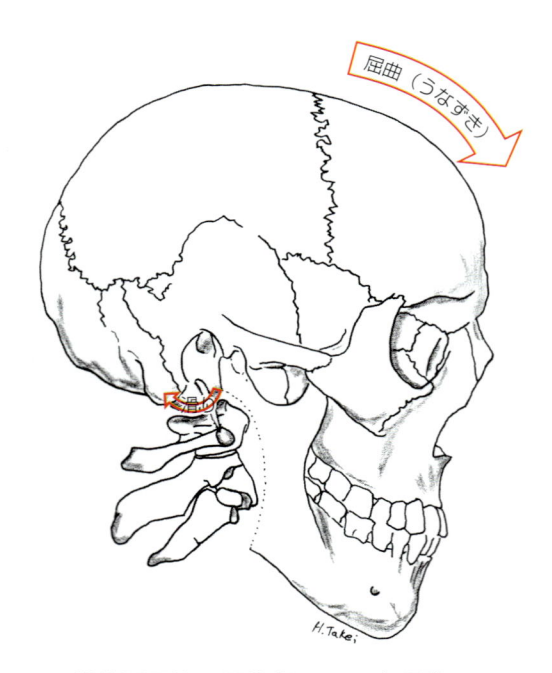

図3-29　環椎後頭関節の屈曲（うなずき）運動
凸の法則により，後頭窩は後方へ滑る．

関節包パターン：伸展および側屈の制限．

［伸展］

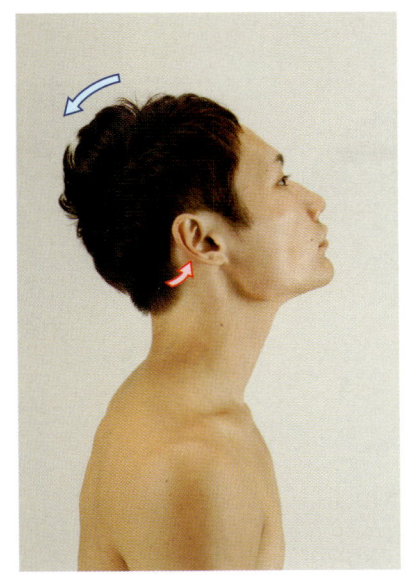

［わずかな側屈］

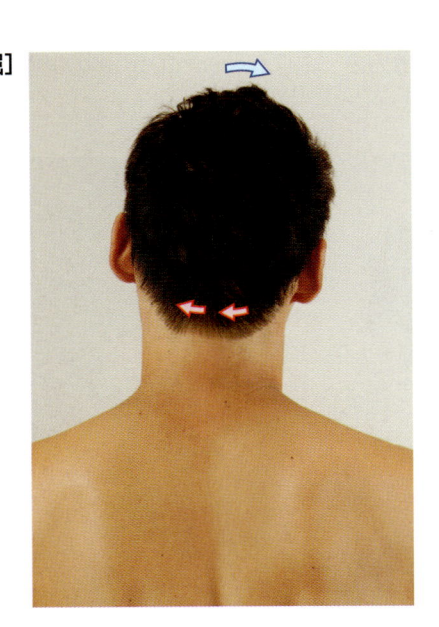

▶ **触診方法**

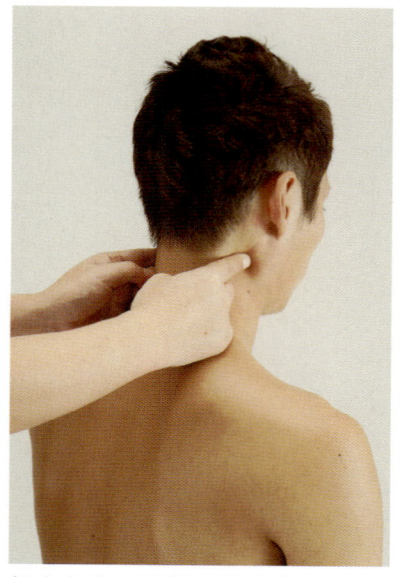

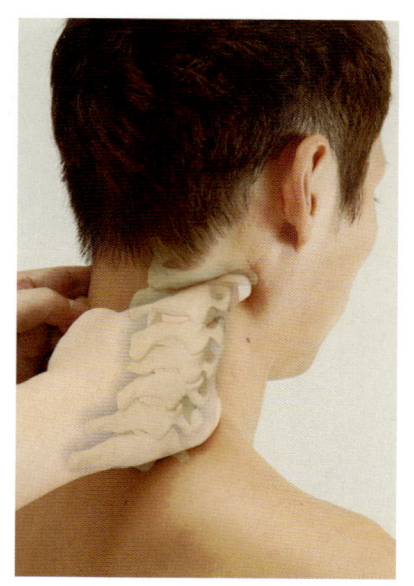

① 両側の環椎横突起を左右の示指で後方から固定し，あごを甲状軟骨に近づけるようにうなずき動作をさせると，環椎横突起はほとんど動かない．

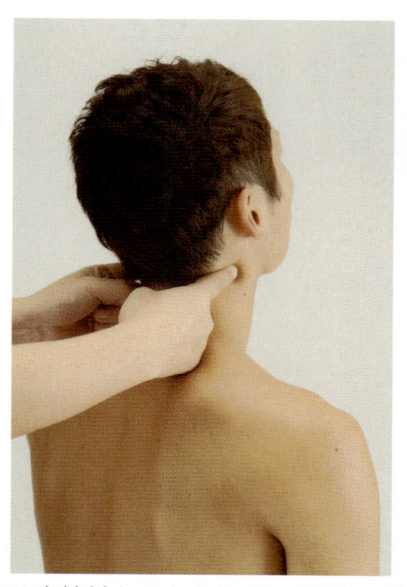

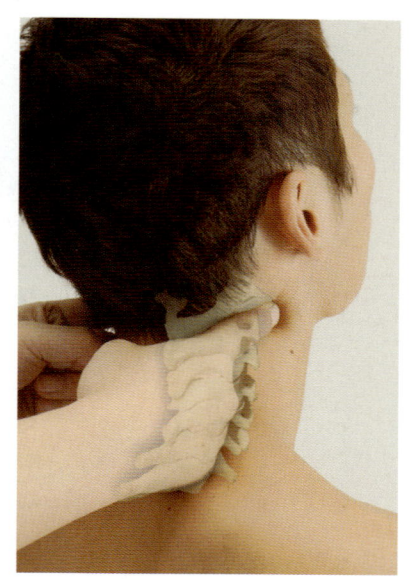

② 環椎後頭関節には直接触れられないが，両側の環椎横突起を左右の示指で後方から固定し，あごをしゃくり上げさせると，環椎横突起はほとんど動かない．

▶ **クリニカルビューポイント**

1. 触診時に環椎横突起が動く場合は，押さえ方が不確実か，関節機能異常がありC2以下の伸展運動で代償している可能性がある．
2. 後頭骨/C1・2（上部頸椎）では，屈曲位でも伸展位でも側屈は反対方向の回旋を伴う（連結運動 coupled movement）．

環軸関節 atlanto-axial joint

▶ 概要

関節分類：正中環軸関節 median atlanto-axial joint は車軸関節（車輪状）で1軸性，左右の外側環軸関節 lateral atlanto-axial joint は平面関節で多軸性．

凹凸形状：正中環軸関節は環椎歯突起窩が凹，軸椎前関節面が凸．外側環軸関節は環椎下関節窩が平面，軸椎上関節面が凸．

関節運動：

[回旋]

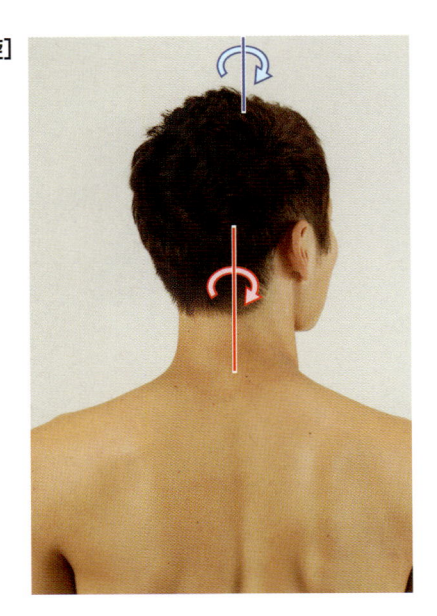

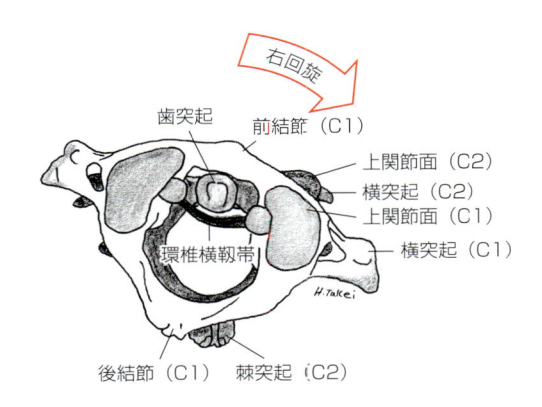

図3-30 環軸関節の回旋運動

▶ 触診方法

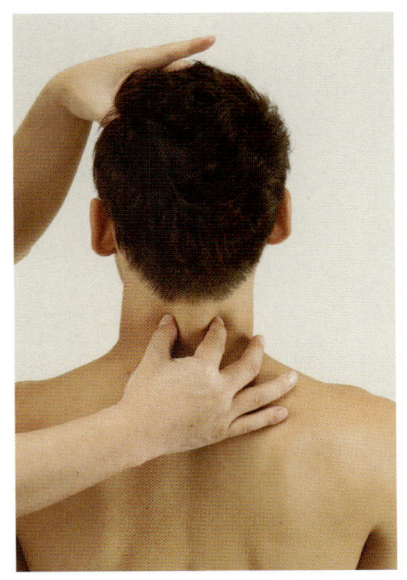

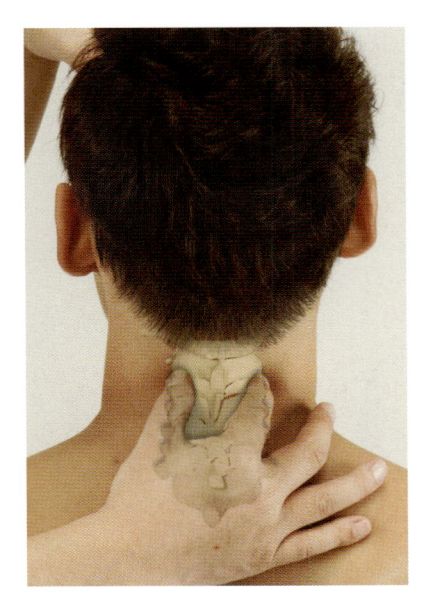

- 環軸関節には直接触れられないが，軸椎関節突起を母指と示指で後方から固定し，他動的に頭部（環椎とともに）の回旋をさせると軸椎関節突起はほとんど動かない．

▶ クリニカルビューポイント

触診時に軸椎横突起が動く場合は，押さえ方が不確実である．

頚椎椎間関節 zygapophysial joints of cervical vertebrae

▶ 概要

関節分類：平面関節，多軸性．
凹凸形状：関節面は平らな卵円形で，上関節面 superior articular facet が凸，下関節面 inferior articular facet が凹．上関節面は後上方を向きやや内側に傾き，下関節面は前下方を向きやや外側に傾いている．
関節運動：

[屈曲]　　　　　　　　　　　　　　[伸展]

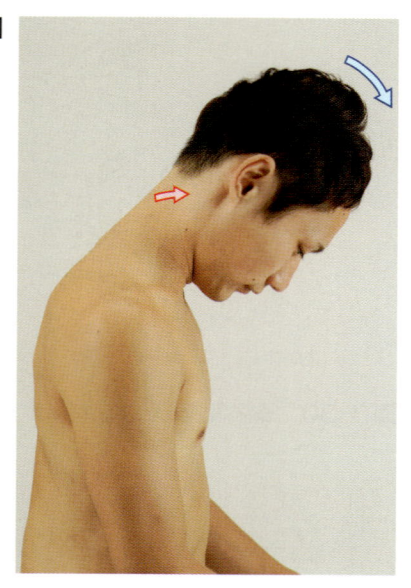

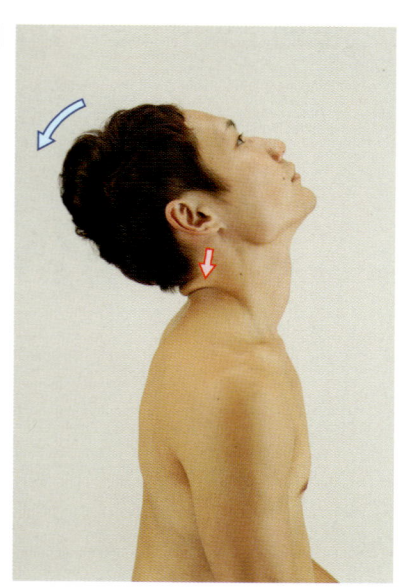

[側屈] 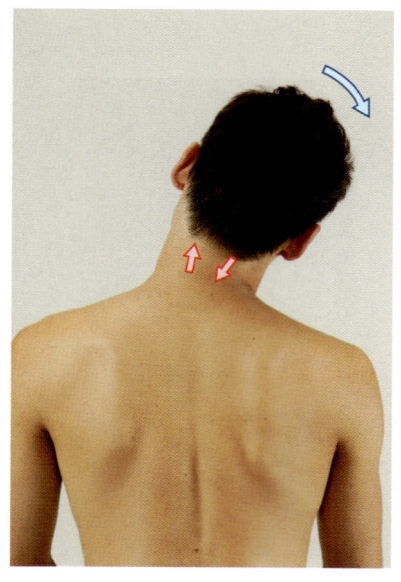　　　　　　　　　　　　　　[回旋]

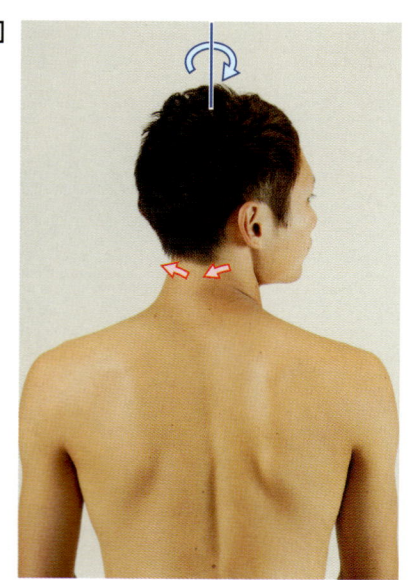

安静肢位：屈曲伸展中間位．
しまりの肢位：伸展位．
関節包パターン：両側では，伸展が側屈よりも制限．一側では，対側側屈と同側回旋が制限．

▶ 触診方法

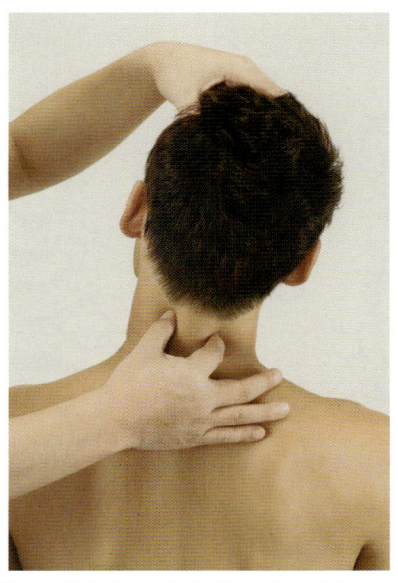

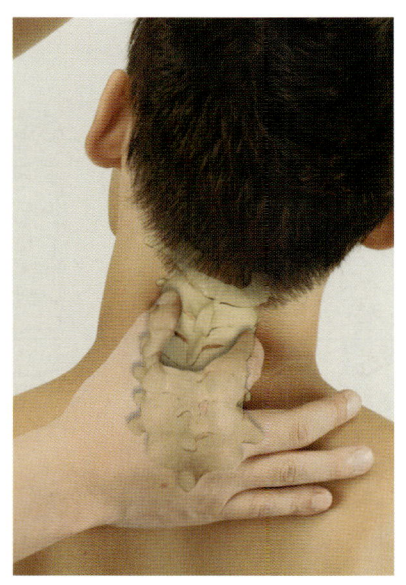

● 左右の下関節突起を母指と示指で後方から押さえ，他動的に頸部を交互に側屈させる．屈曲側の下関節突起は尾側に下がり，伸展側の下関節突起は頭側に上がるのが感じられる．

▶ クリニカルビューポイント

中部・下部頸椎においては，屈曲位でも伸展位でも側屈と回旋はいつも同方向に起こる（連結運動 coupled movement）．

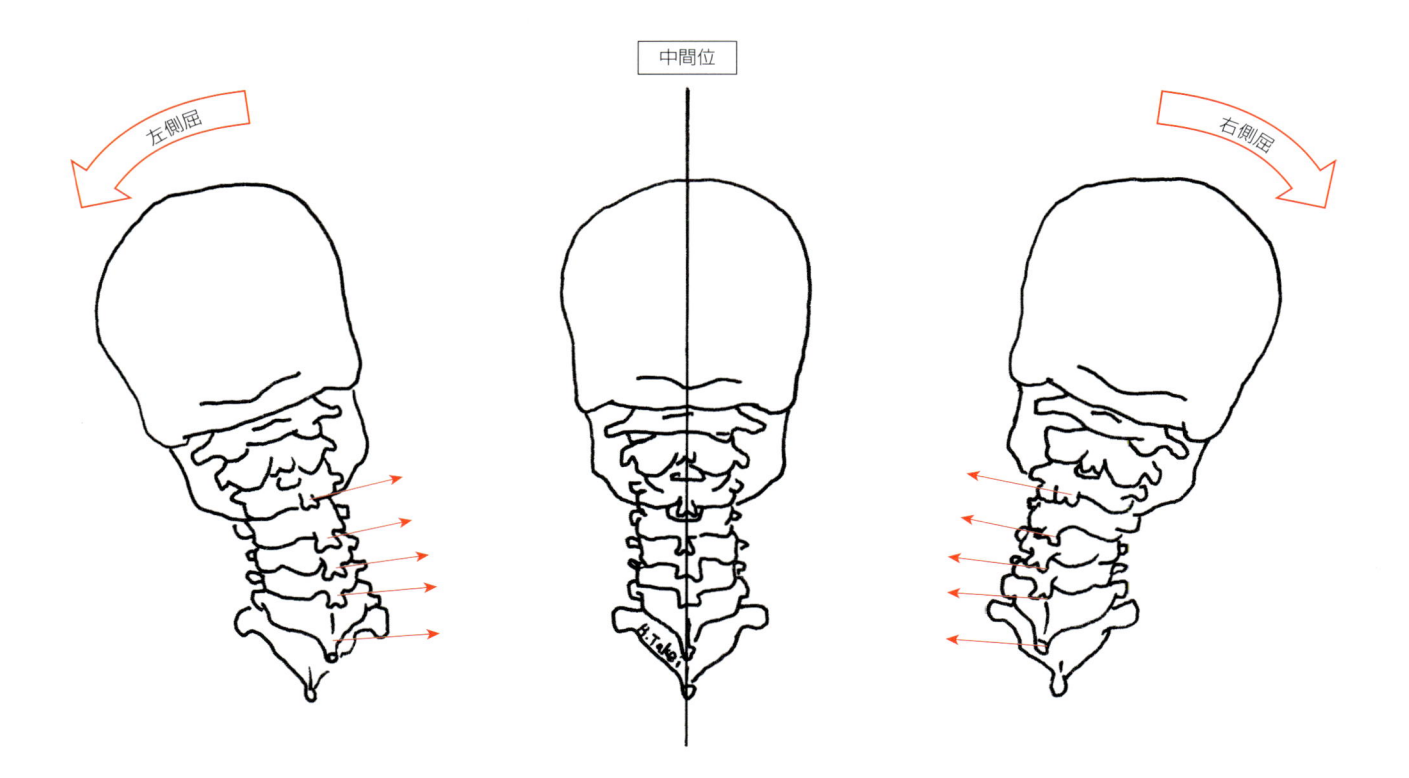

図3-31 頸椎椎間関節の側屈

4　胸椎・腰椎（肢位：座位・腹臥位・側臥位）

30～35°

40°

45°

右側面　　　後面　　　前面

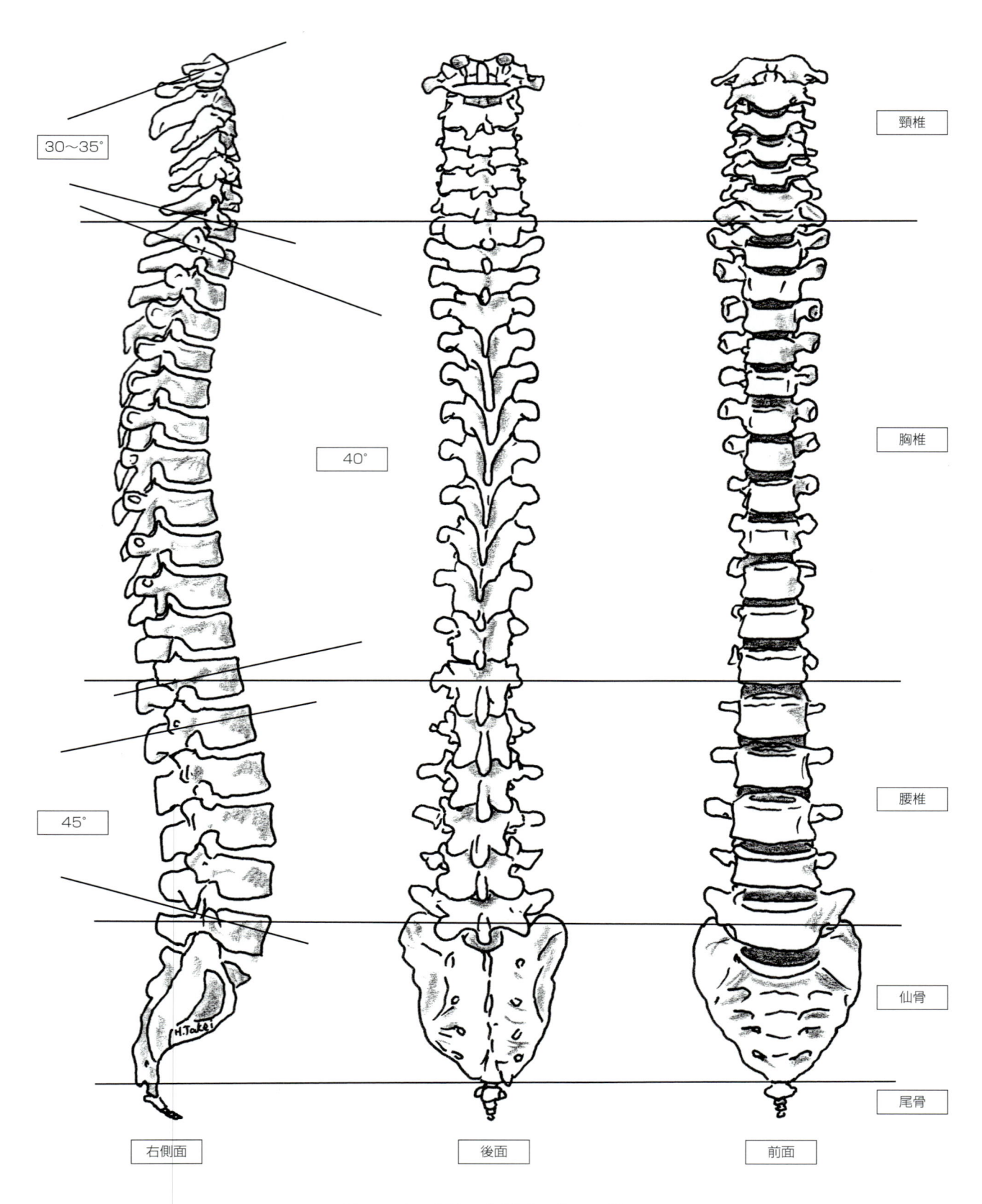

頸椎
胸椎
腰椎
仙骨
尾骨

図3-32　脊柱の右側面・後面・前面

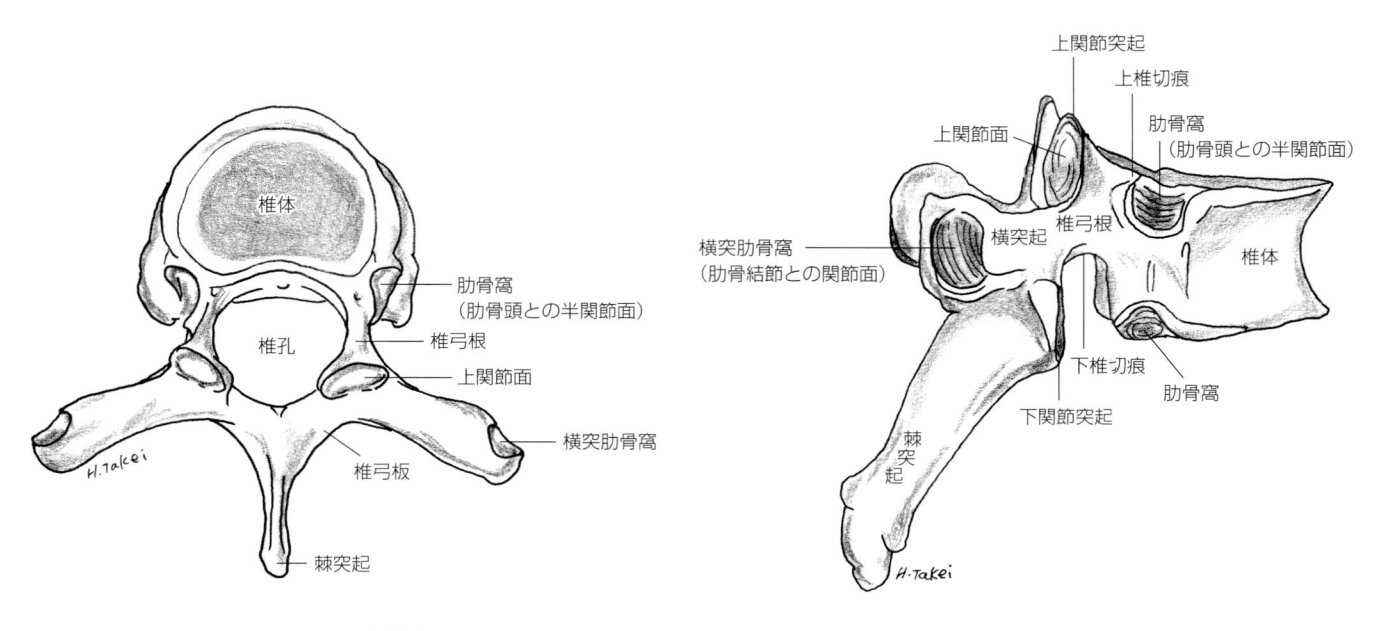

図3-33 胸椎上面

図3-34 胸椎側面

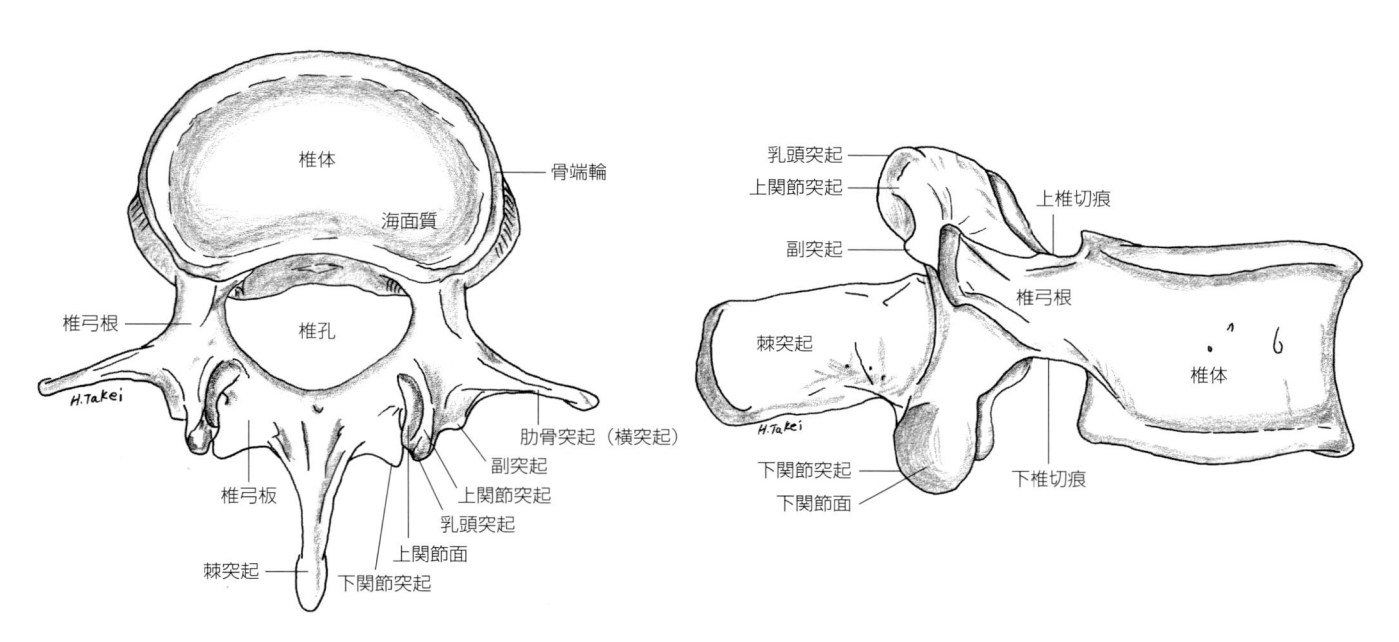

図3-35 腰椎上面

図3-36 腰椎側面

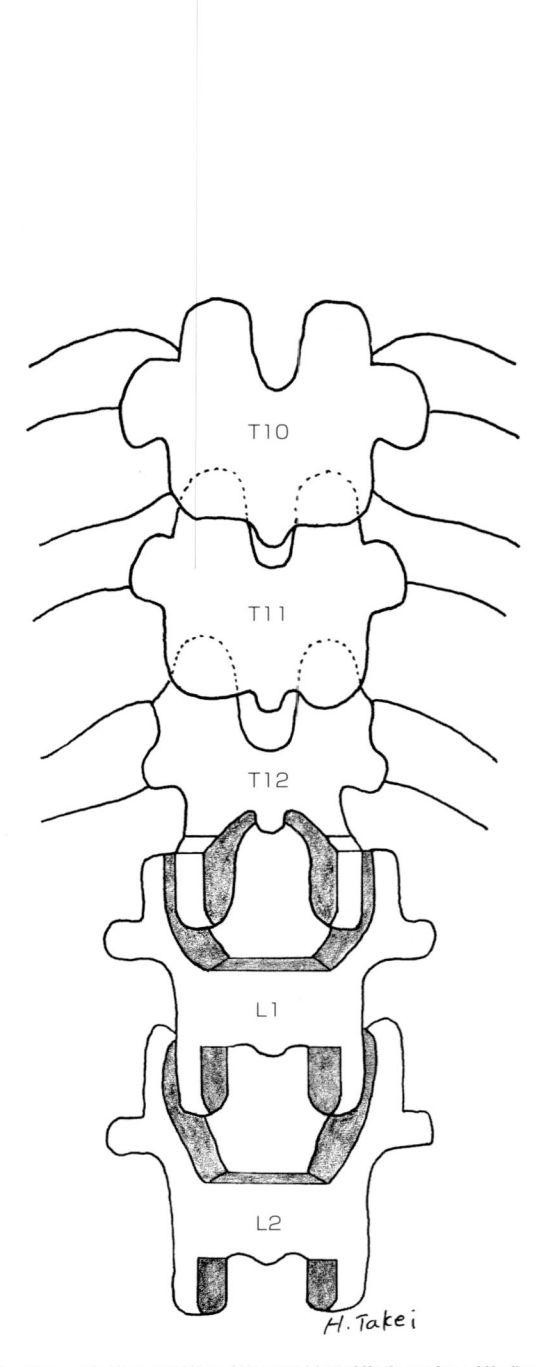

図3-37　胸椎と腰椎の椎間関節面構造の違い模式図

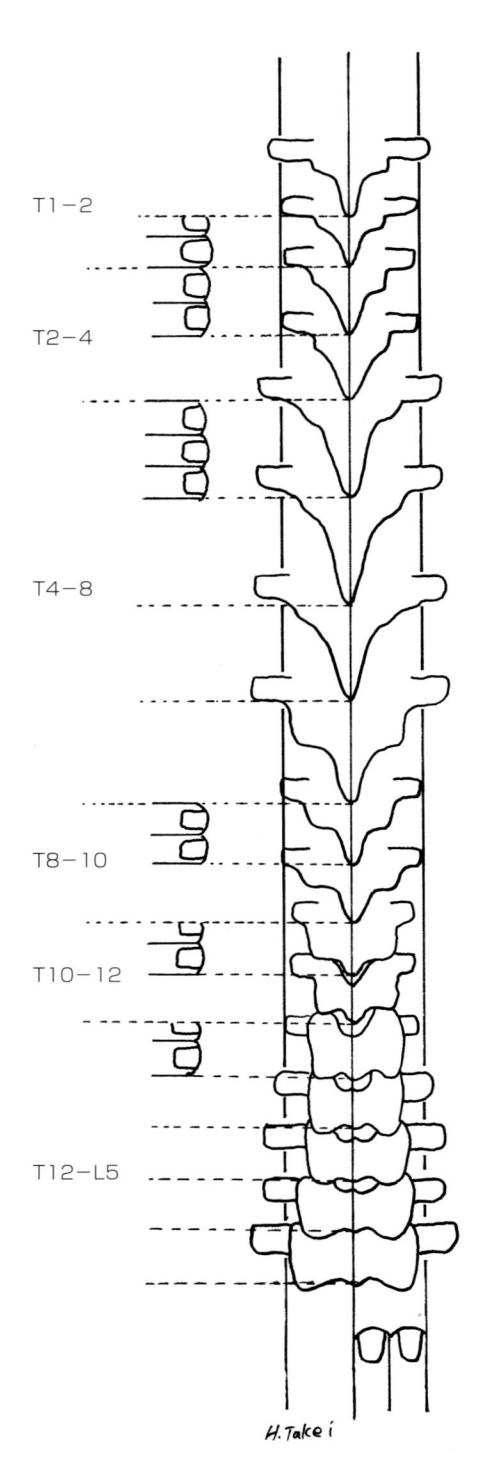

図3-38　棘突起と横突起の位置関係式図

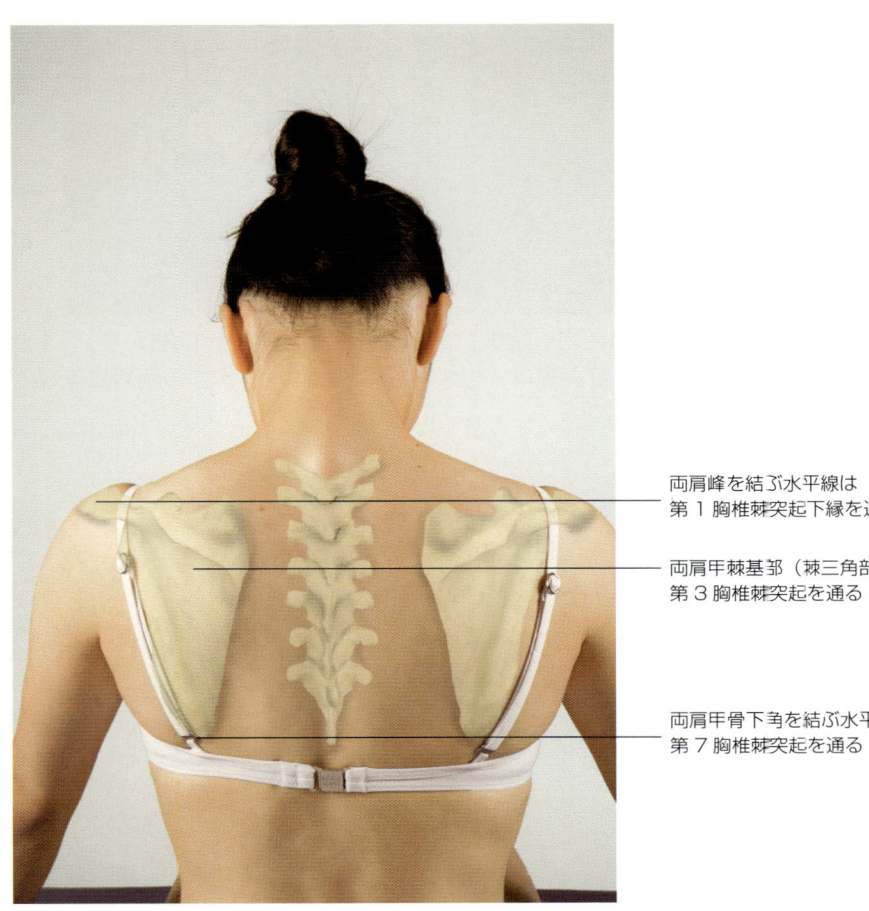

図3-39　胸椎棘突起と肩甲骨との位置関係

両肩峰を結ぶ水平線は
第1胸椎棘突起下縁を通る

両肩甲棘基部（棘三角部）を結ぶ水平線は
第3胸椎棘突起を通る

両肩甲骨下角を結ぶ水平線は
第7胸椎棘突起を通る

胸椎棘突起 spinous process of thoracic vertebrae

▶ 触診方法

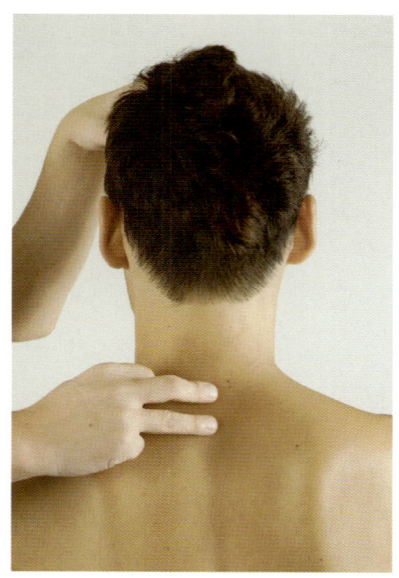

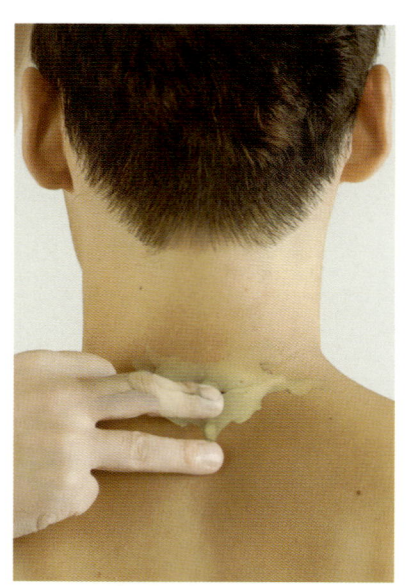

①　第1胸椎（T1）の棘突起は，第7頸椎（C7：隆椎）棘突起の触診方法を元に触れる．T1棘突起の突出はC7棘突起よりさらに顕著である．T1棘突起は，上肢を体側に置いたときの両肩峰を結ぶ線のわずか上方の高さに相当する．

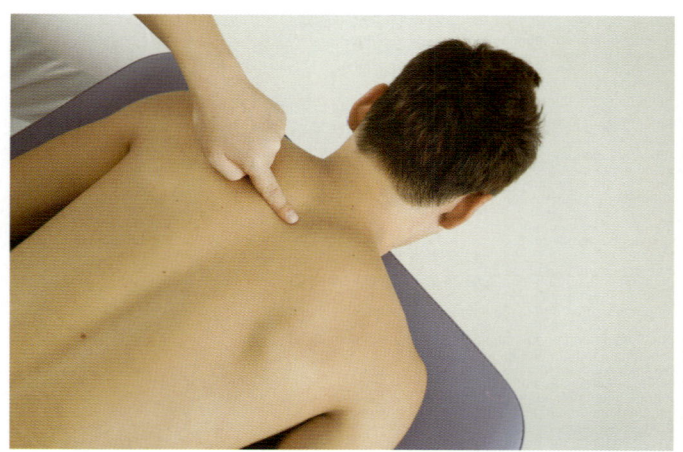

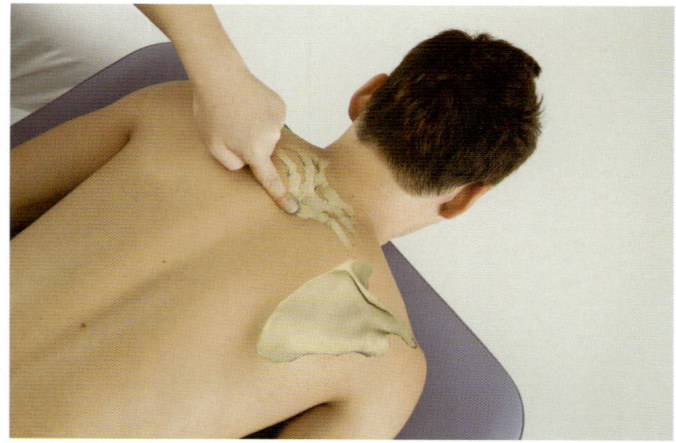

②　第3胸椎（T3）棘突起を触れる．T3棘突起は，上肢を体側に置いたときの左右の肩甲棘基部を結んだ高さに相当する．

▶ クリニカルビューポイント

1. 中部4胸椎（第5-8胸椎）の棘突起は長く互いに重なり合って垂直に近い．第1・2・11・12棘突起はほぼ水平に近い．第3・4・9・10棘突起は斜めである．
2. 棘突起間の距離は，第1/2が約1.5横指，第2/3/4が2横指，第4/5/6/7/8が3横指，第8/9/10が2横指，第10/11/12が1.5横指である．
3. 一般に肩甲骨の位置は座位または立位で腕を体側に垂らした状態で表されたものである．側臥位になると肩甲骨の位置が変化するため，肩甲骨の位置から棘突起や肋骨を触診する場合は部位を誤らないように注意する．

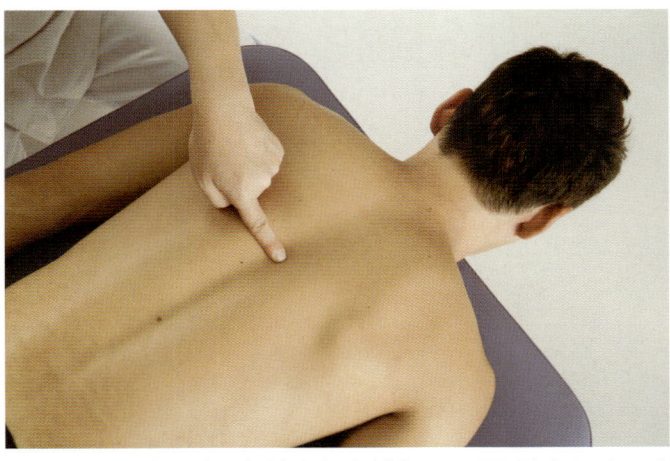

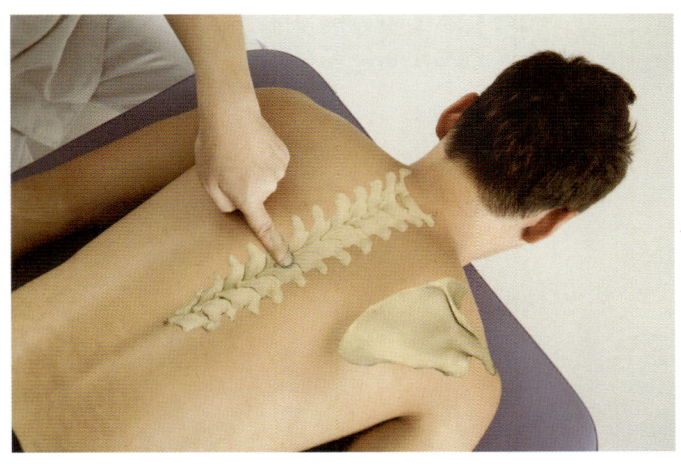

❸ 第7胸椎（T7）棘突起を触れる．T7棘突起は，上肢を体側に置いたときの左右の肩甲骨下角を結んだ高さに相当する．

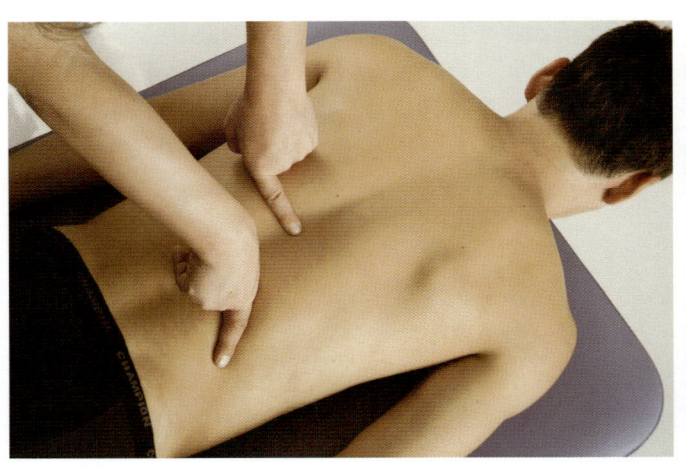

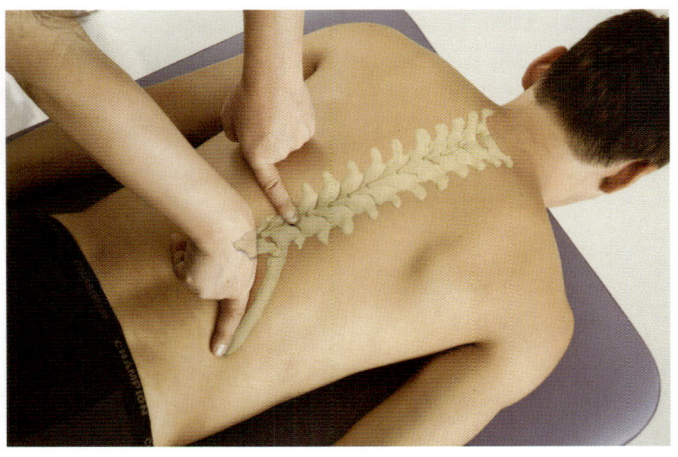

❹ 第10胸椎（T10）棘突起を触れる．T10棘突起は，左右の第12肋骨の傾斜角を結んだ交点に相当する．

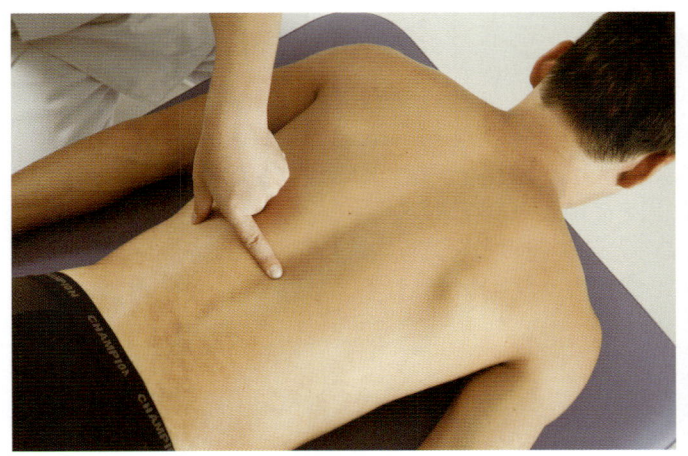

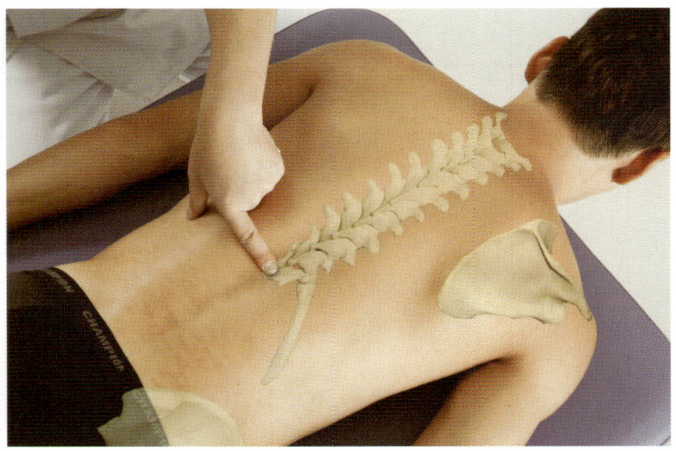

❺ 第12胸椎（T12）棘突起を触れる．T12棘突起は，肩甲骨下角から腸骨稜まで垂線を下ろした長さの約1/2の高さに相当する．次に，順次，棘突起間の谷と棘突起の山を交互に感じながら，尾側に胸椎をたどり触れる．あるいは尾側から頭側へとたどり触れる．

腰椎棘突起 spinous process of lumbar vertebrae

▶ 触診方法

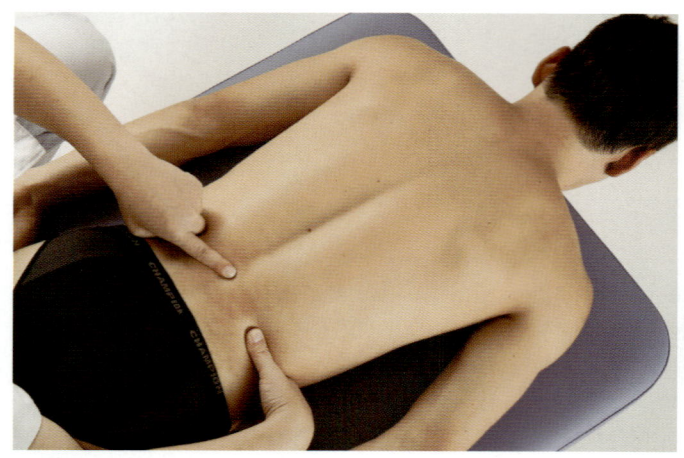

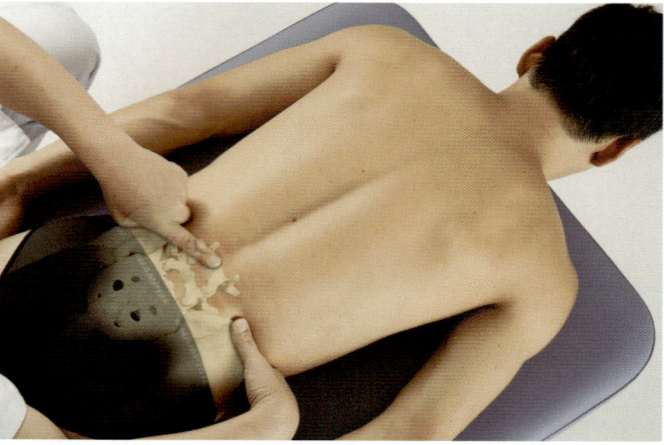

① 第4腰椎（L4）棘突起を触れる．腹臥位で腹部の下に枕を入れるか，座位で腰椎をやや屈曲させる．左右の腸骨稜頂点を結ぶヤコビー線Jacoby lineを基準に母指でL4・5間を確認した後に，母指幅程度のL4棘突起を触れる．

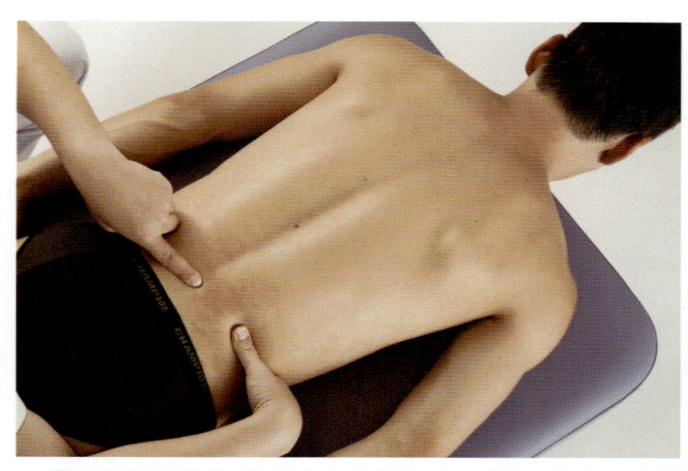

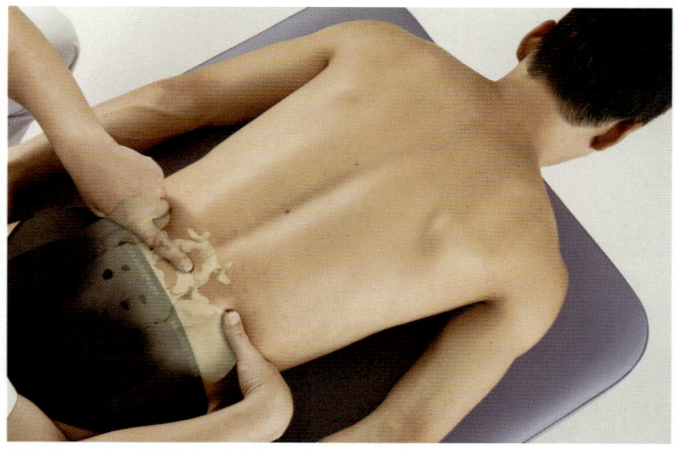

② 第5腰椎（L5）棘突起を触れる．①に続き，小指幅程度のL5棘突起を触れる．L5棘突起と仙骨の間に示指を触れておき，他方の手掌で仙骨の尾側を腹側に押すと，触れた示指の間の距離が開くようであればL5である．もしも間違って，示指をL4・L5間に当てていれば変化はわずかであり，S1・2間に当てていれば仙骨と一緒に動く．次に，順次，棘突起間の谷と棘突起の山を交互に感じながら，第12胸椎棘突起から尾側に腰椎をたどる．あるいはL5棘突起から頭側へとたどって触れる．

▶ クリニカルビューポイント

1．左右の腸骨稜頂点を結ぶ線（ヤコビー線Jacoby line）は，L4棘突起とL5棘突起間を通る．
2．棘突起間の距離は，約1.5横指である．
3．L4棘突起が二峰性になっている場合があるので実際に動かして確認することも必要である．

胸椎横突起 transverse process of thoracic vertebrae

▶ 触診方法

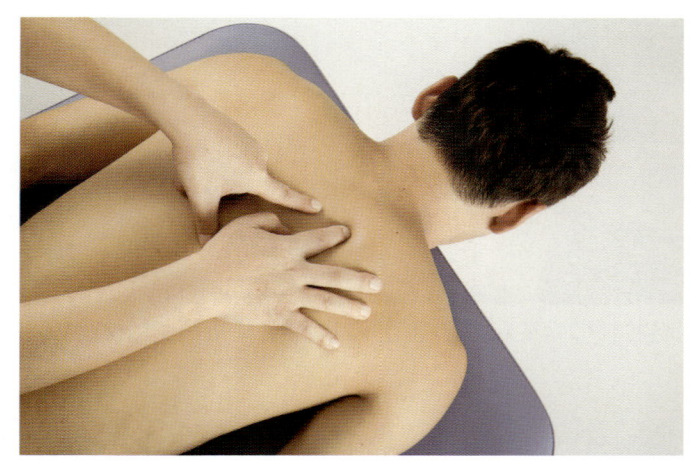

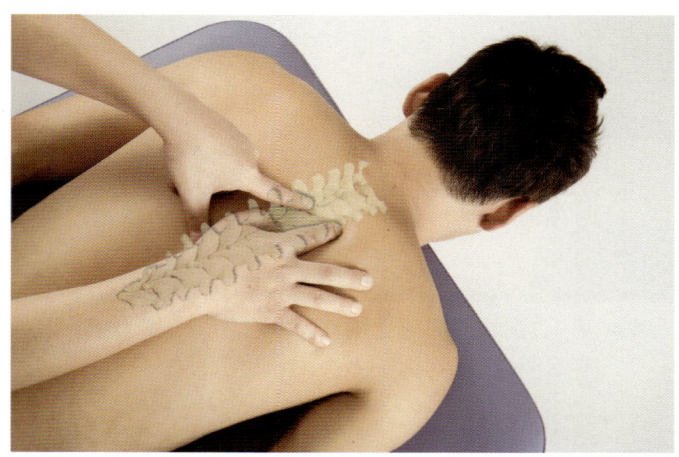

① 第4胸椎横突起を触れる．第1-4胸椎横突起は，各椎体の棘突起の2横指外側かつ2横指頭側に位置する．

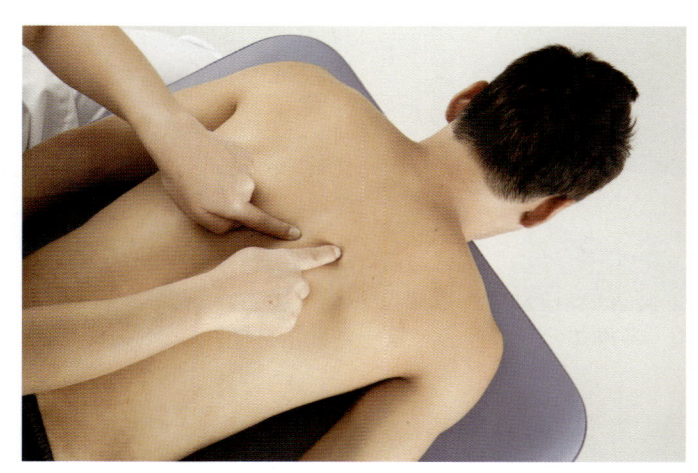

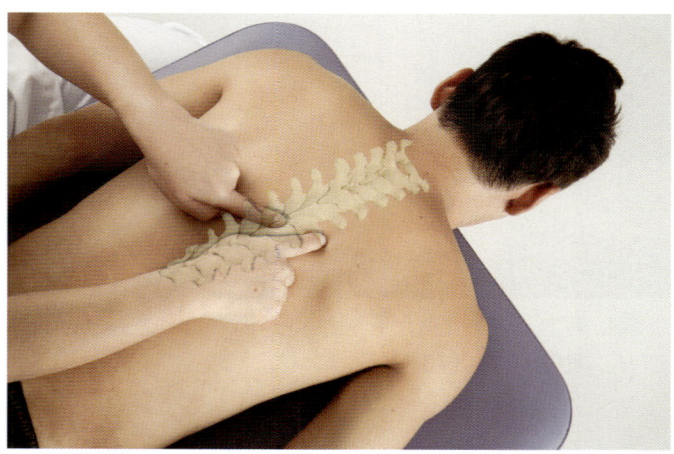

② 第7胸椎横突起を触れる．第5-8胸椎横突起は，各椎体の棘突起の3横指外側かつ3横指頭側に位置する．

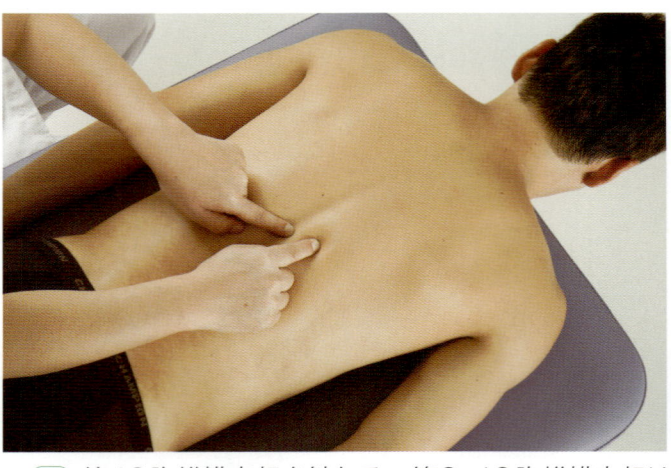

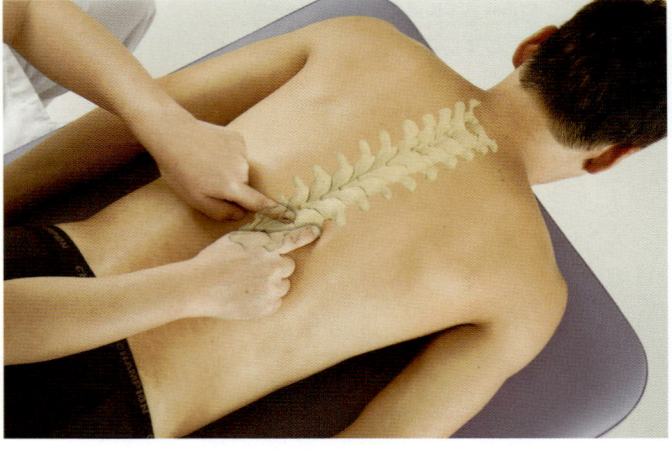

❸ 第10胸椎横突起を触れる．第9・10胸椎横突起は，各椎体の棘突起の2横指外側かつ2横指頭側に位置する．

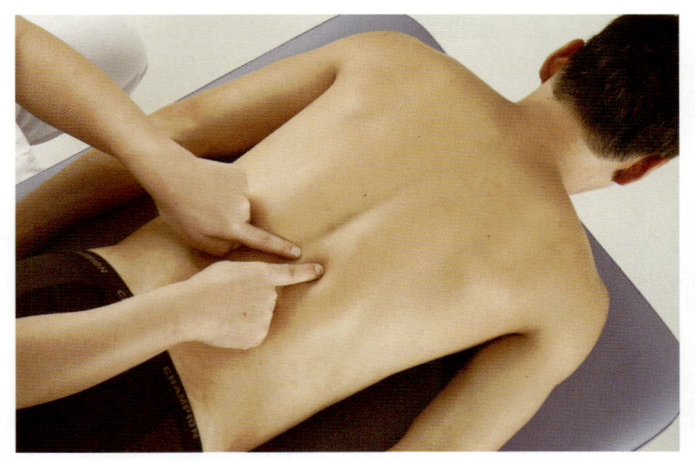

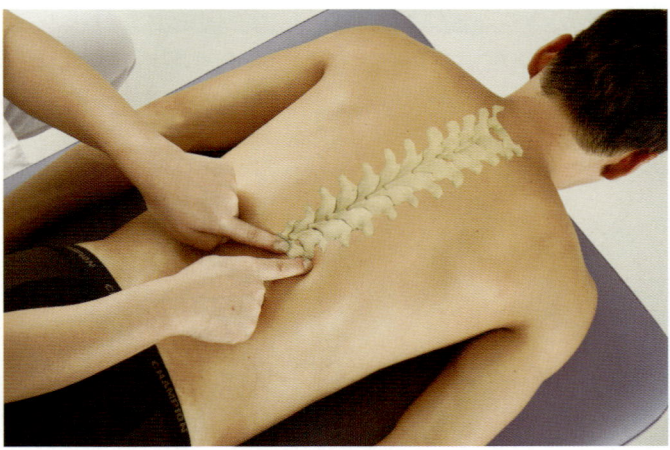

❹ 第12胸椎横突起を触れる．第11・12胸椎横突起は，各椎体の棘突起の1.5〜2横指外側かつ1.5〜2横指頭側に位置する．

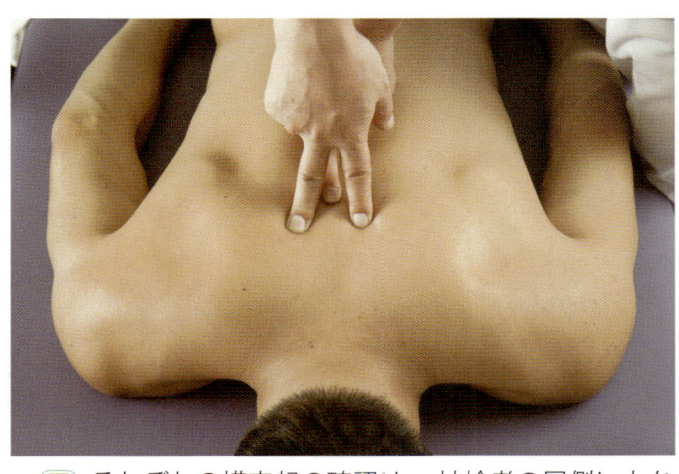

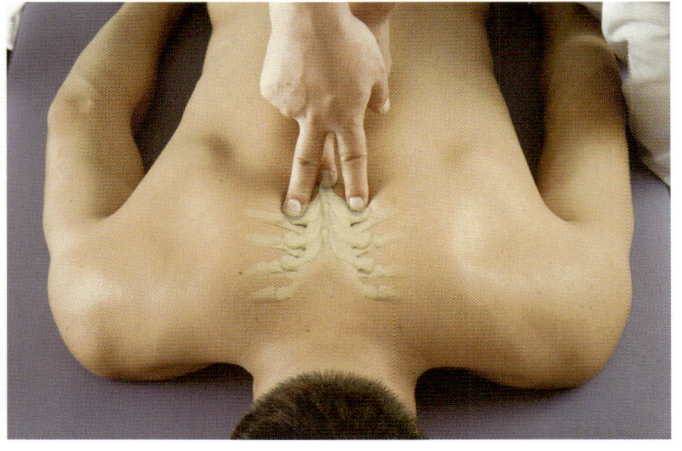

❺ それぞれの横突起の確認は，被検者の尾側に立ち，同一椎体の棘突起と一つ下の棘突起間に示指を縦に置き，もう一方の手の示指と中指とで左右の横突起を同時に腹側に押す．同一椎体の棘突起は棘突起間に置いた指から離れるように感じる．写真は第4胸椎．

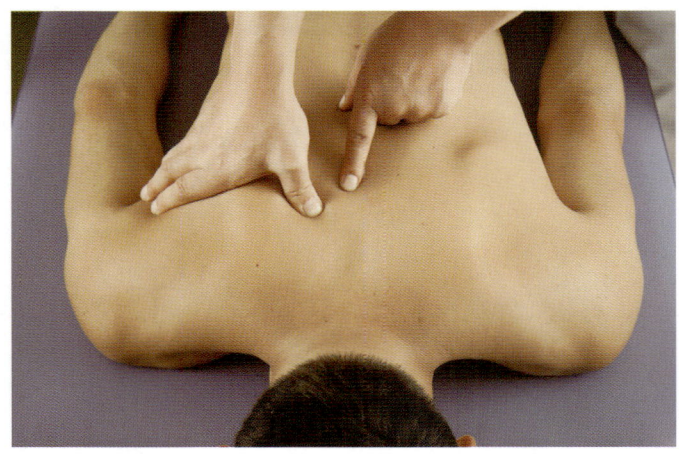

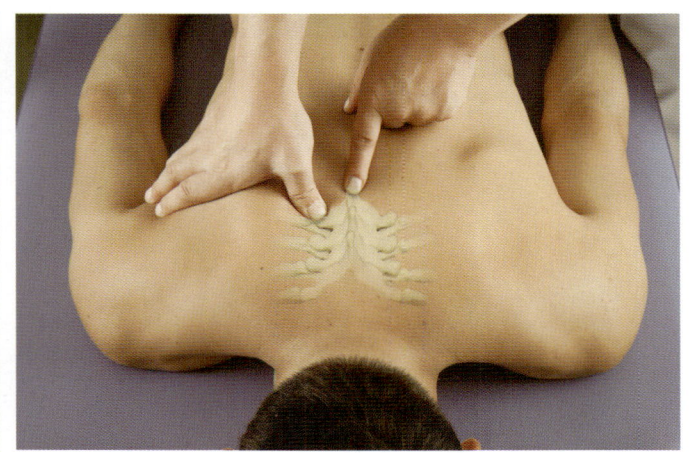

❻ もう一つのそれぞれの横突起の確認は，被検者の横に立ち，同一椎体の棘突起と一つ下の棘突起間に示指あるいは母指を縦に置き，もう一方の母指で対側の横突起を腹側に押す．同一椎体の棘突起が押した側に動くのを感じる．もしも肋骨結節を押していた場合はその動きが少ない．写真は第4胸椎．

▶ クリニカルビューポイント

1. 横突起は上関節突起と椎弓根の後方で椎弓板から斜めに突出する長く，太く，頑丈な突起で外側後方を向いており，尖端はゴルフクラブのヘッドのような形である．その前面は小さくくぼんで肋骨結節と関節を作る．
2. 肋骨結節 tubercle of rib と間違えないように注意する．
3. 関節突起は，棘突起と横突起の間にある．第1-4胸椎は1横指外側かつ1横指頭側に，第5-8胸椎は1横指外側2横指頭側に，第9・10胸椎は1横指外側かつ1横指頭側に，第11・12胸椎は1横指外側に位置する．

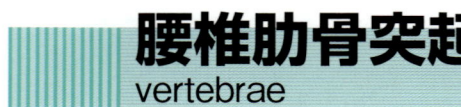

腰椎肋骨突起 costal process (transverse process) of lumbar vertebrae

▶ 触診方法

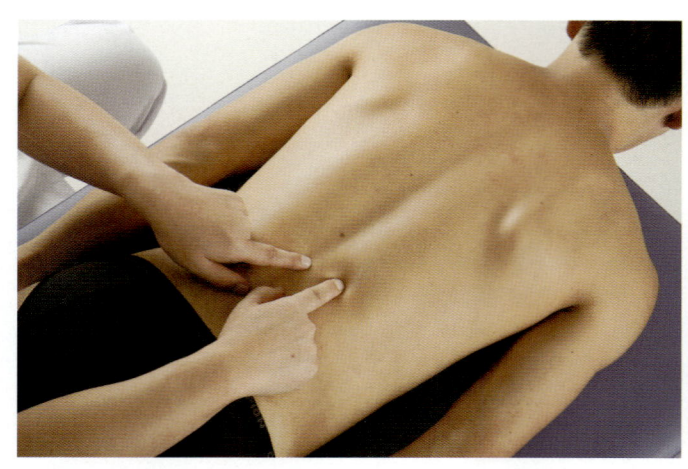

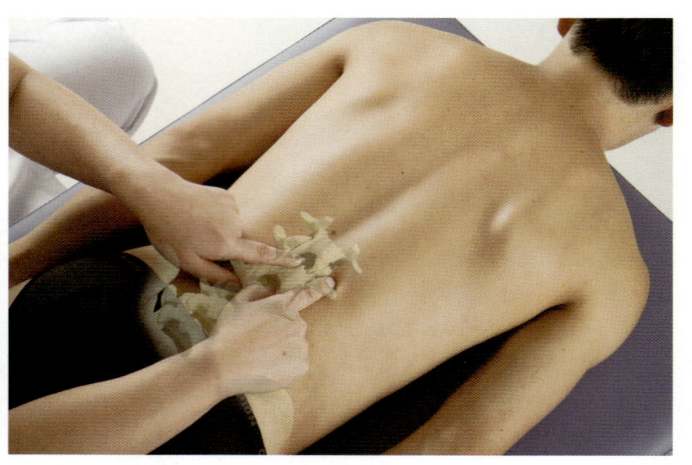

① 第2腰椎肋骨突起を触れる．第1-4腰椎肋骨突起は，各椎体の棘突起の2〜3横指外側で，1.5〜2横指頭側に位置する．

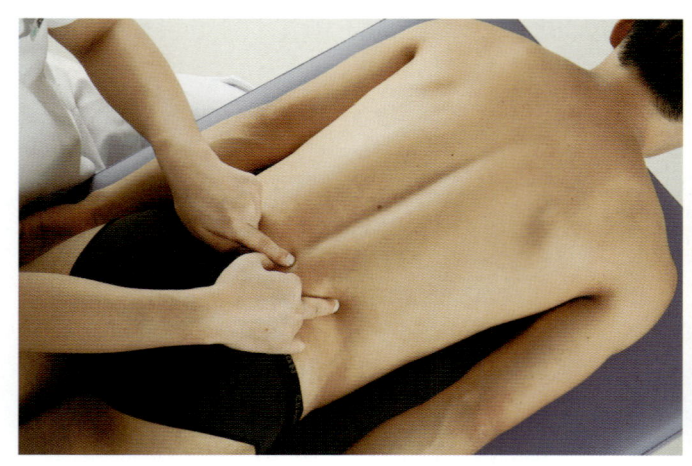

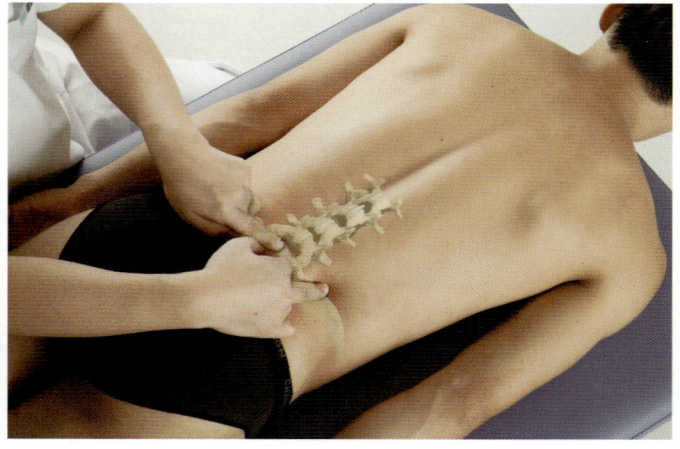

② 第5腰椎肋骨突起を触れる．第5腰椎肋骨突起は，第5腰椎棘突起の3横指外側で，1.5横指頭側に位置する．

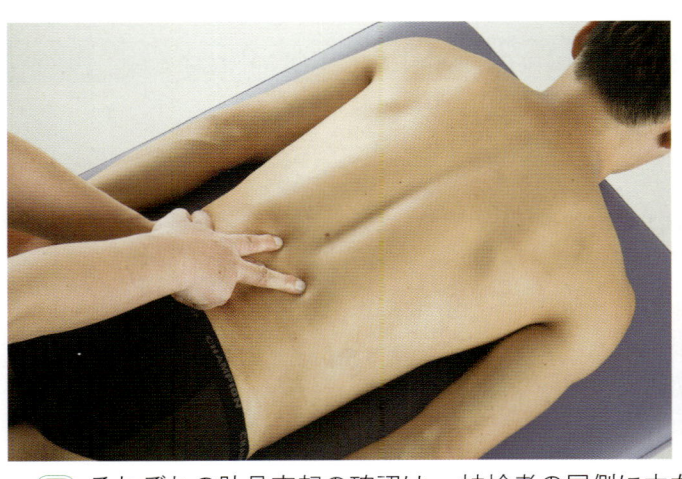

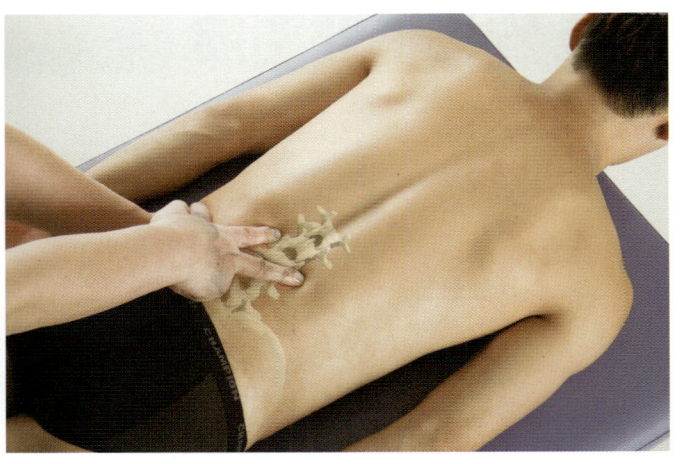

❸ それぞれの肋骨突起の確認は，被検者の尾側に立ち，同一椎体の棘突起と一つ下の棘突起間に示指を縦に置き，もう一方の手の示指と中指とで左右の肋骨突起を同時に腹側に押す．同一椎体の棘突起は棘突起間に置いた指から離れるように感じる．写真は第3腰椎．

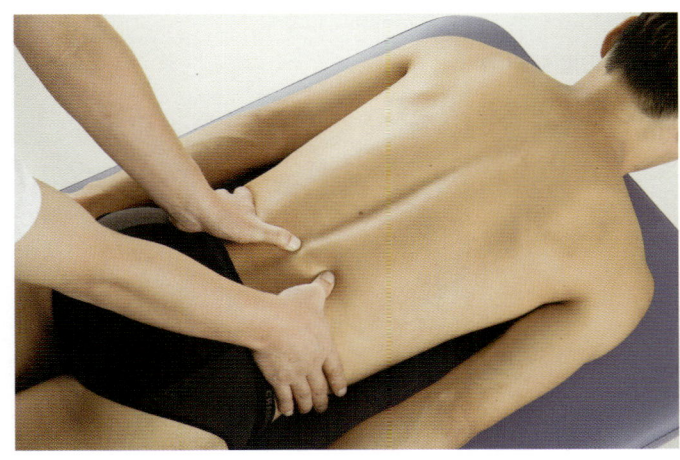

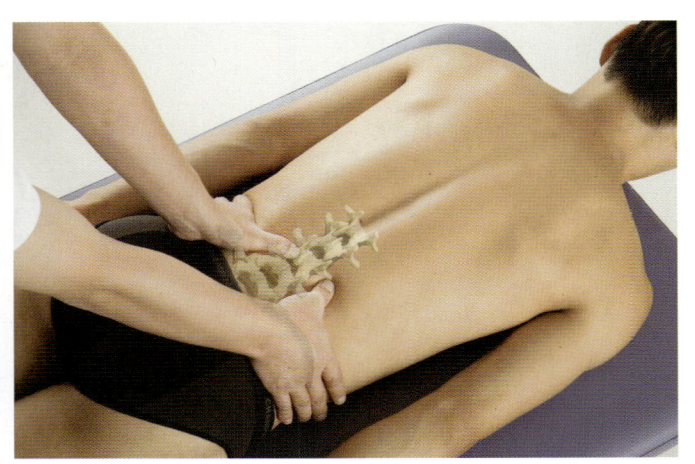

❹ もう一つのそれぞれの肋骨突起の確認は，被検者の横に立ち，同一椎体の棘突起と一つ下の棘突起間に母指を縦に置き，もう一方の母指で対側の肋骨突起を腹側に押す．同一椎体の棘突起が押した側に動くのを感じる．写真は第3腰椎．

▶ クリニカルビューポイント

1. 肋骨突起は，胸椎横突起のように関節突起の後ろに位置することはなく，常にその前方にある．
2. 肋骨突起は互いに2横指離れている．第1-3腰椎肋骨突起にはそれぞれ上位棘突起下縁が位置する．
3. 側臥位にて，脊柱起立筋の外側から母指をもぐりこませて触れる方法もある．
4. 関節突起は，棘突起と肋骨突起の間にある．第1-3腰椎下関節突起は当該棘突起の1横指外側に，第4・5腰椎は2横指外側に位置する．

胸椎椎間関節 zygapophysial joints of thoracic vertebrae

▶ 概要

関節分類：平面関節，多軸性．
凹凸形状：関節面はほとんど平らで，上関節面が凸，下関節面が凹．上関節面は後方を向きわずかに外側をも向いており，下関節面は前方および内下方を向いている．
関節運動：

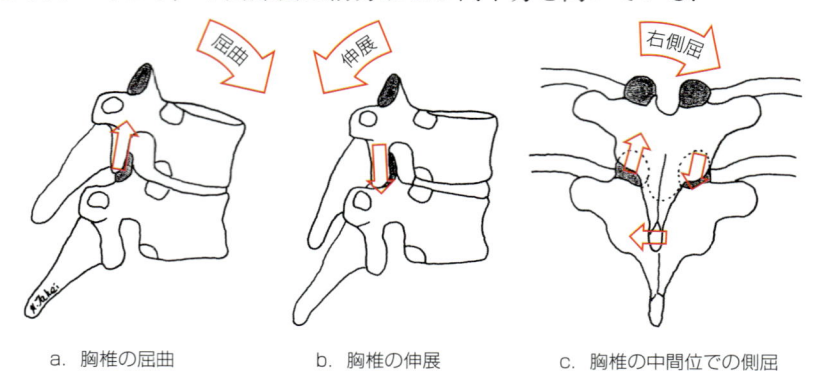

a. 胸椎の屈曲　　b. 胸椎の伸展　　c. 胸椎の中間位での側屈

図3-40　胸椎の関節運動

[屈曲]　　[伸展]

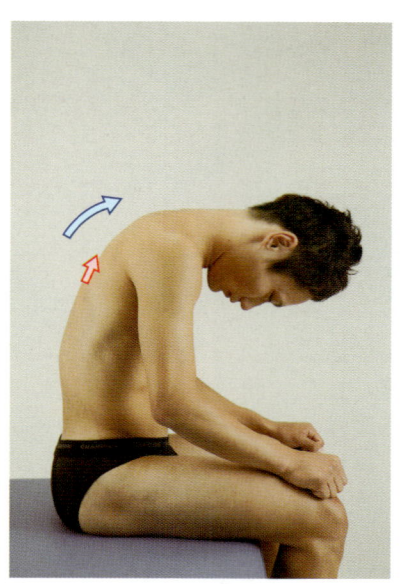

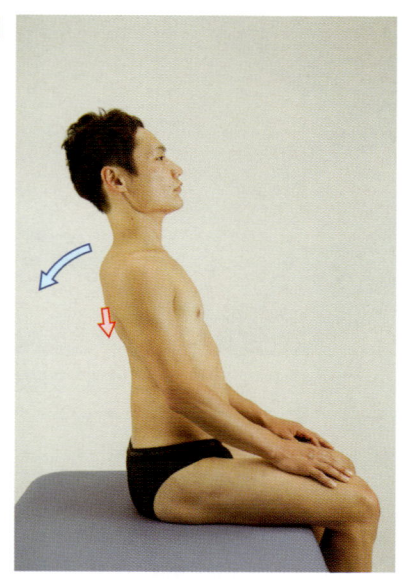

[側屈] 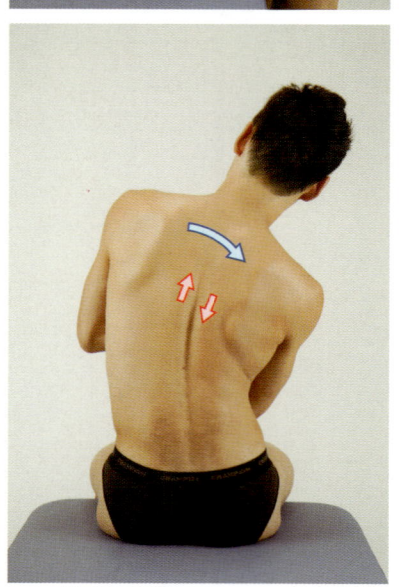　　[回旋]

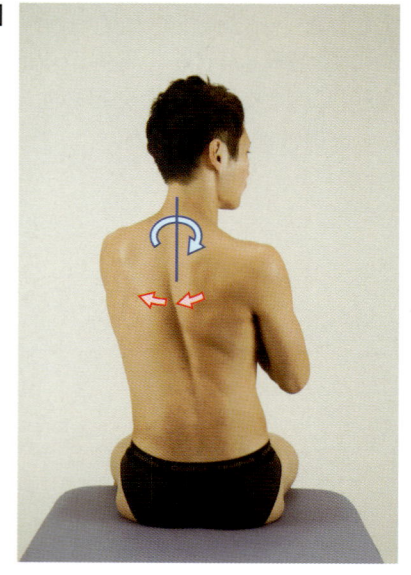

安静肢位：屈曲伸展中間位．
しまりの肢位：伸展位．
関節包パターン：側屈と回旋が，伸展よりも制限．

▶ 触診方法

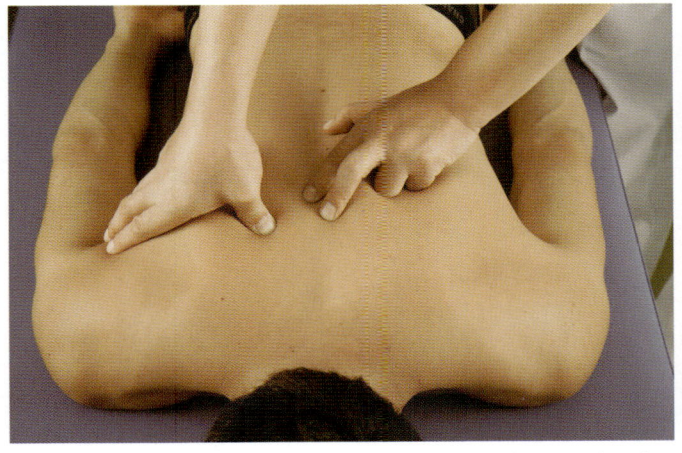

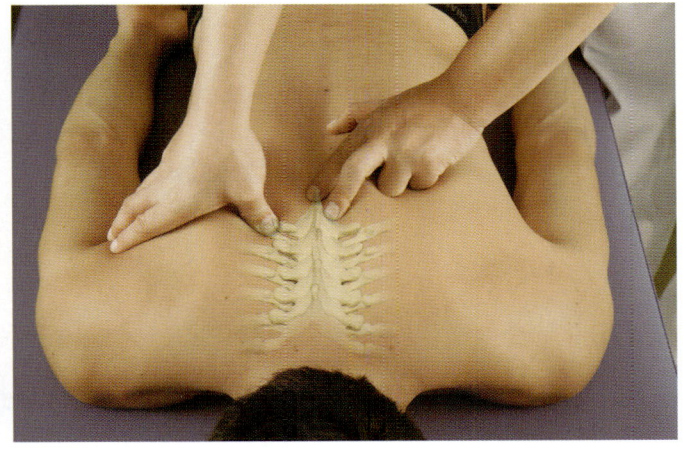

❶ 一方の下関節突起を中指で後方から押さえ（写真の左示指は当該椎体の棘突起），他動的に当該椎体の反対側横突起を母指で腹側に押すと，下関節突起が浮き上がる．また，同側横突起を腹側に押すと，下関節突起が沈み込む．写真は第6胸椎．

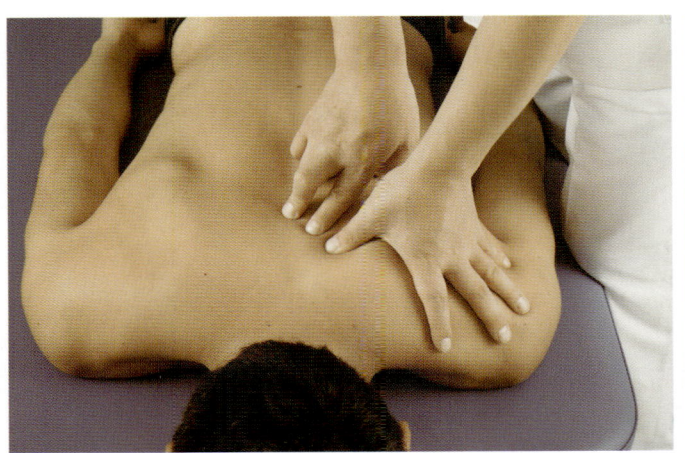

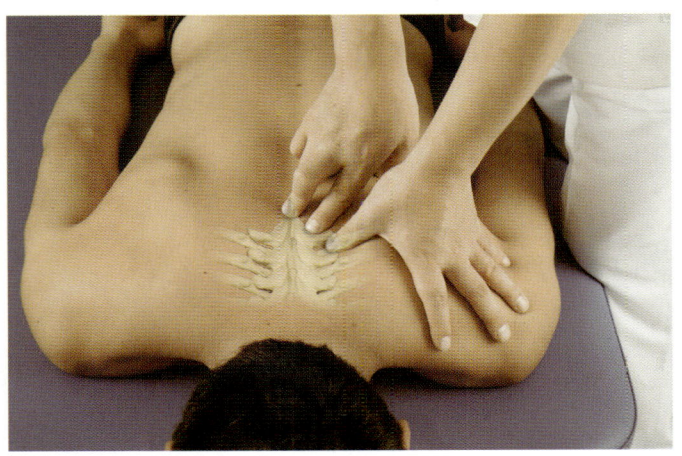

❷ 一方の下関節突起を示指で後方から押さえ（写真の右中指は当該椎体の棘突起），他動的に当該椎体の同側横突起を腹側に押すと，下関節突起が沈み込む．写真は第6胸椎．

▶ クリニカルビューポイント

胸椎では，中間位（生理的彎曲位）と屈曲位では側屈と回旋は同方向に起こり，伸展位では側屈と回旋は反対方向に起こる（脊柱の連結運動 coupled movement）．

腰椎椎間関節 zygapophysial joints of lumbar vertebra

▶ 概要

関節分類：平面関節，多軸性．
凹凸形状：関節面はほとんど平らで，上関節面が凹，下関節面が凸．上関節面は内後方を向き，下関節面は外側前方を向いている．
関節運動：

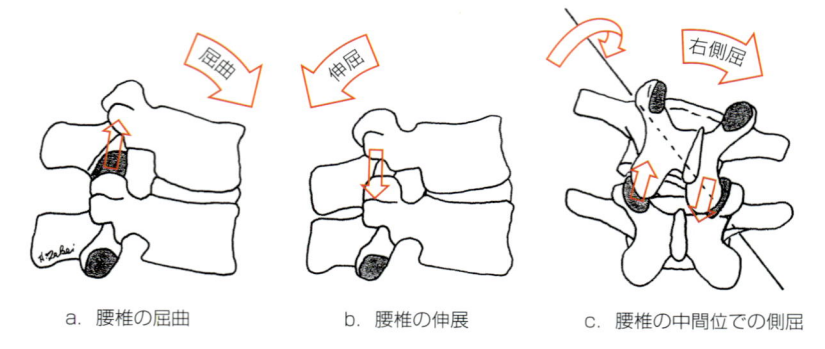

a. 腰椎の屈曲　　b. 腰椎の伸展　　c. 腰椎の中間位での側屈

図3-41　腰椎の関節運動

[屈曲]　　[伸展]

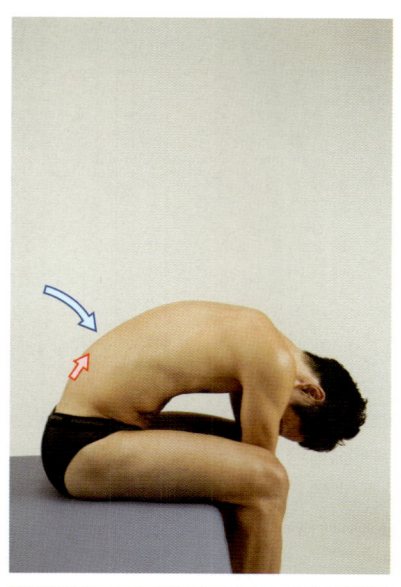

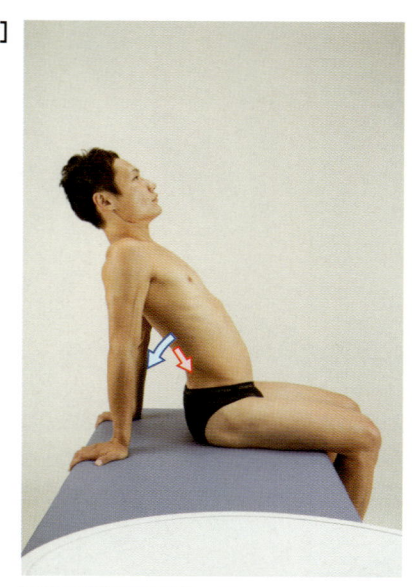

[側屈] 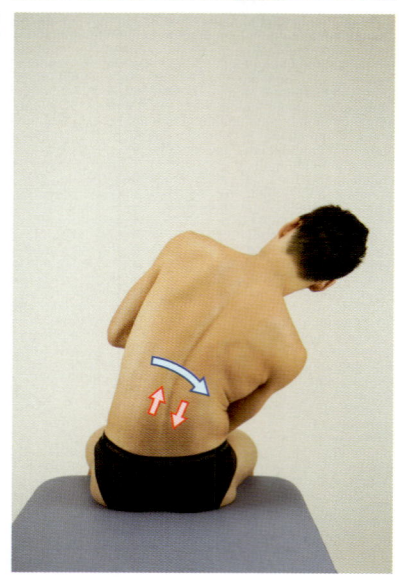　　[回旋]

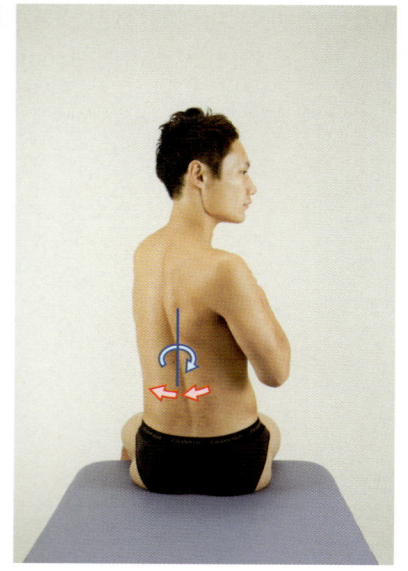

安静肢位：屈曲伸展中間位．
しまりの肢位：完全伸展位．
関節包パターン：側屈と回旋が，屈曲と伸展よりも制限．

▶ 触診方法

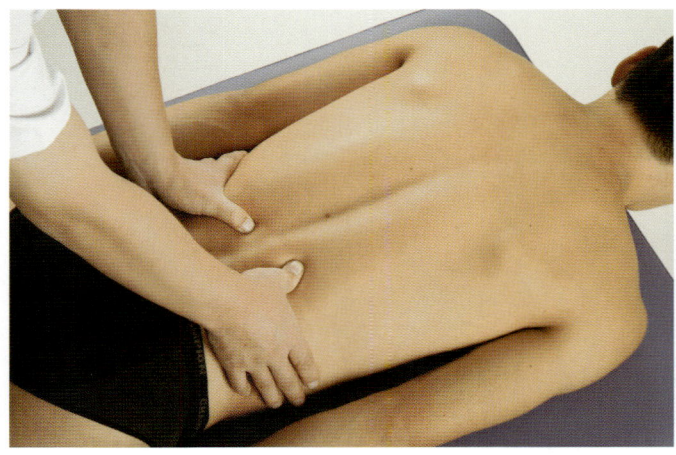

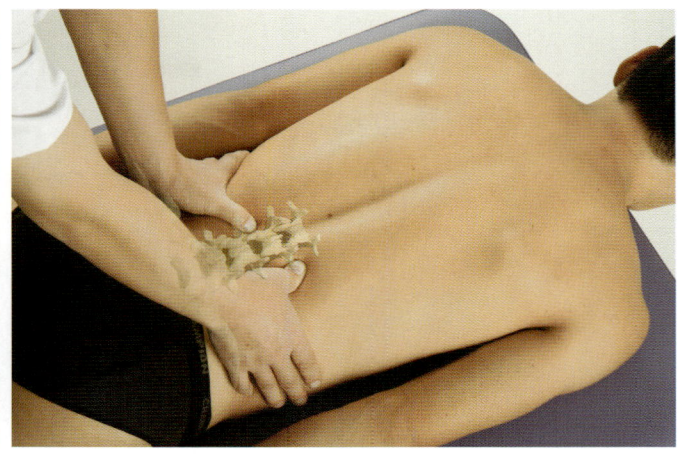

① 一方の下関節突起を母指で後方から押さえ，他動的に当該椎体の反対側肋骨突起を腹側に押すと，下関節突起が浮き上がる．写真は第2腰椎．

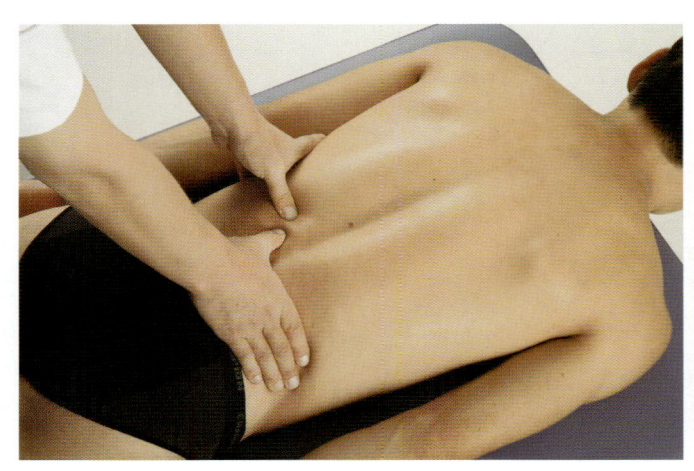

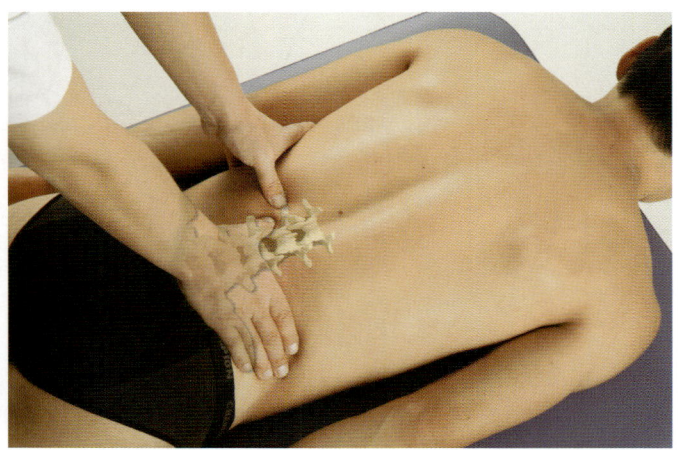

② 一方の下関節突起を母指で後方から押さえ，他動的に当該椎体の同側肋骨突起を腹側に押すと，下関節突起が沈み込む．写真は第2腰椎．

▶ クリニカルビューポイント

1. 腰椎は，中間位（生理的彎曲位）と伸展位では側屈と回旋は反対方向に起こり，屈曲位では側屈と回旋は同方向に起こる（脊柱の連結運動coupled movement）．
2. 第5腰椎と仙骨とは，腰仙関節 lumbosacral joint を形成する．

5 仙骨・尾骨（肢位：腹臥位）

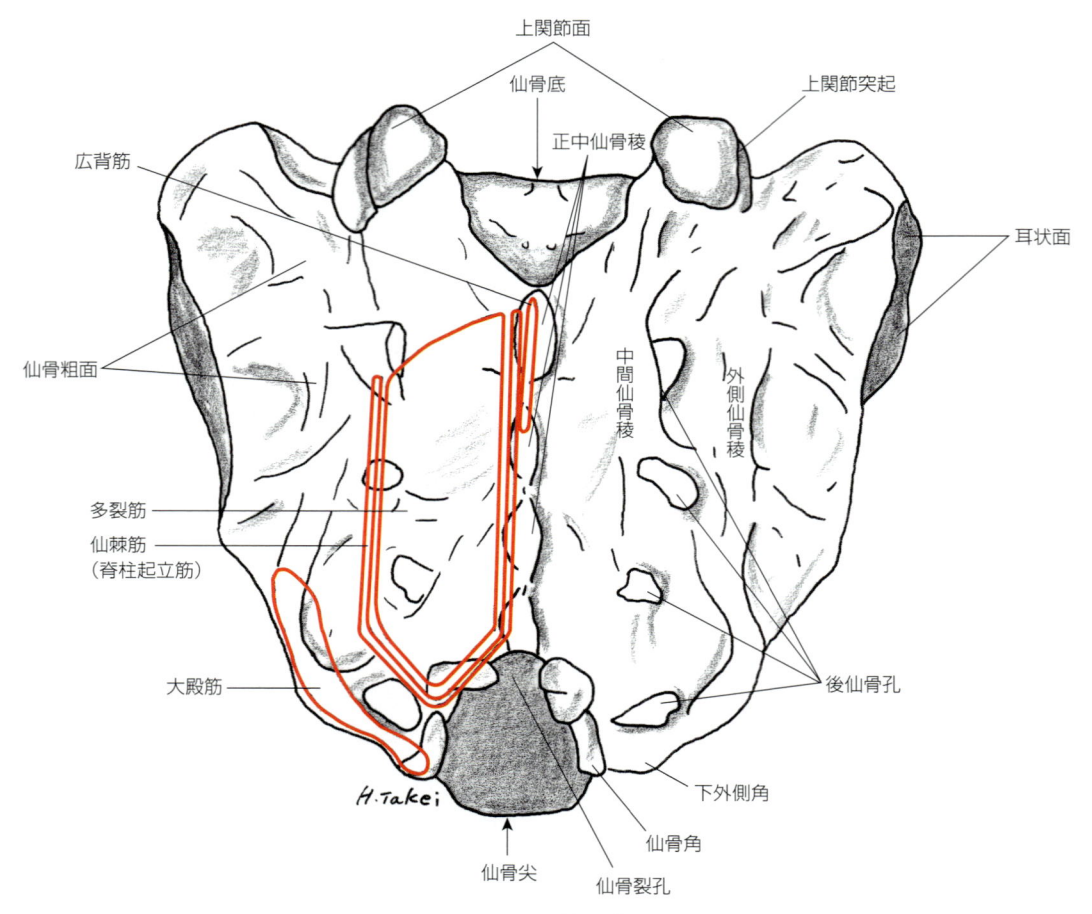

図3-42 仙骨後面

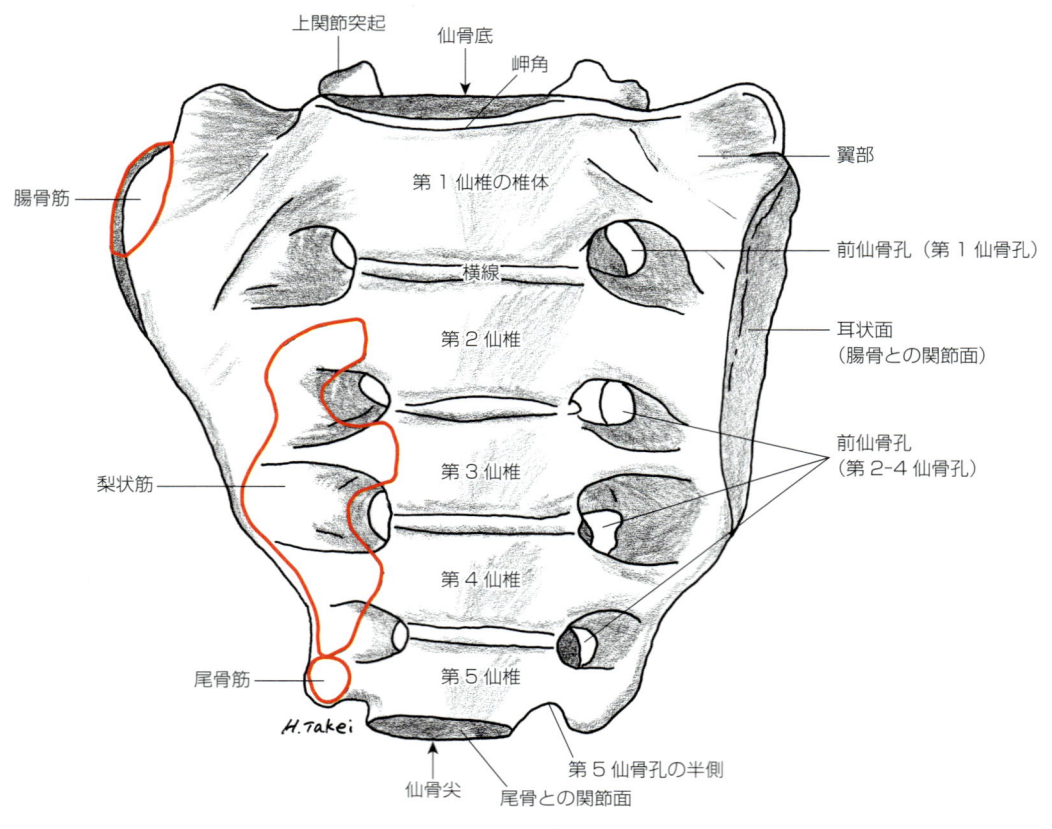

図3-43 仙骨前面

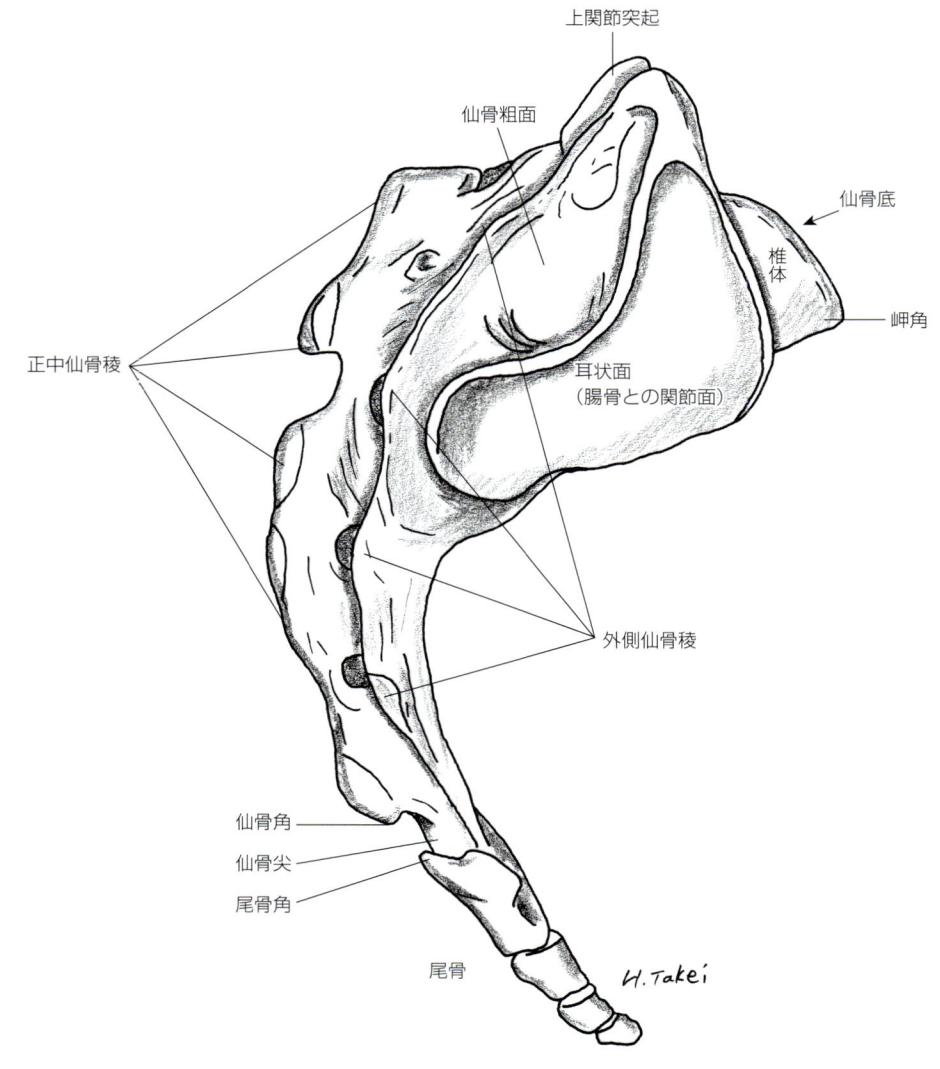

図3-44 仙骨側面

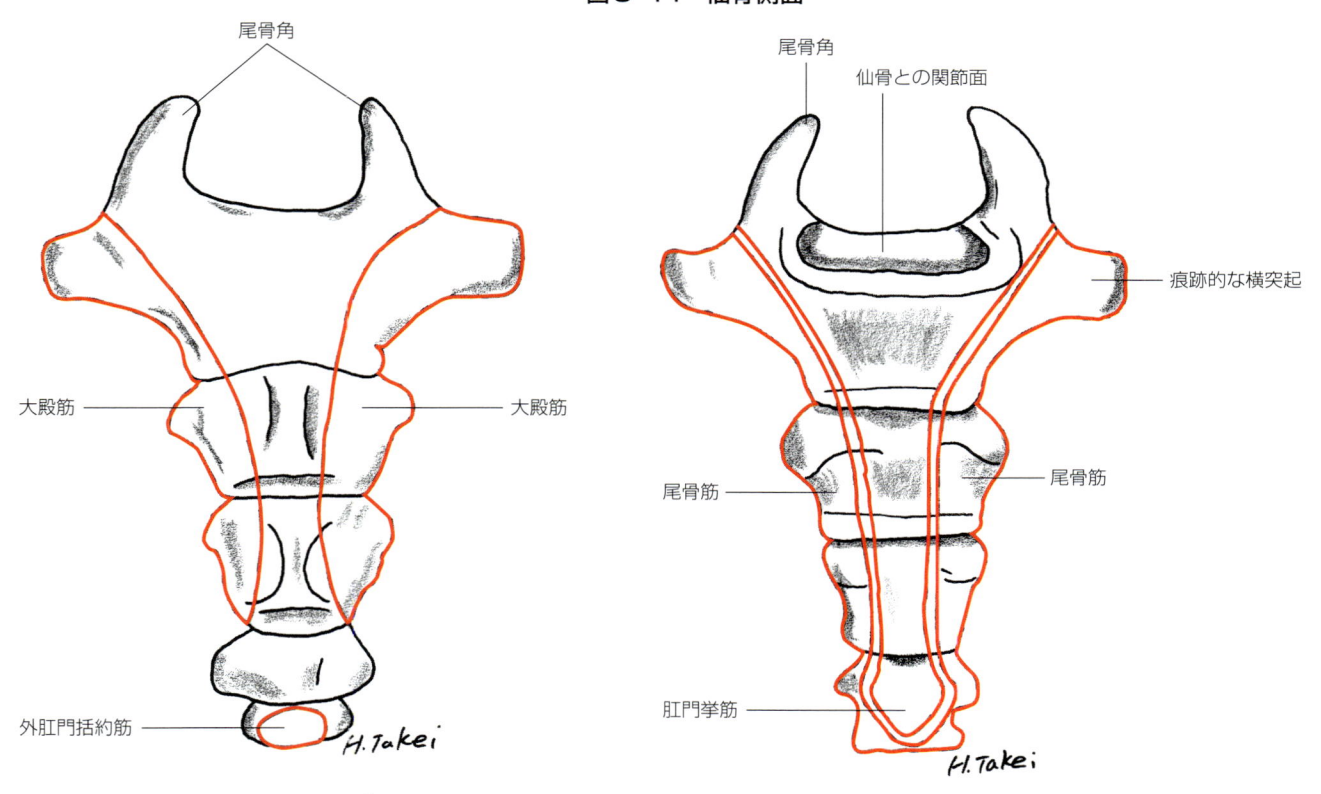

図3-45 尾骨後面

図3-46 尾骨前面

正中仙骨稜 median sacral crest

触診方法

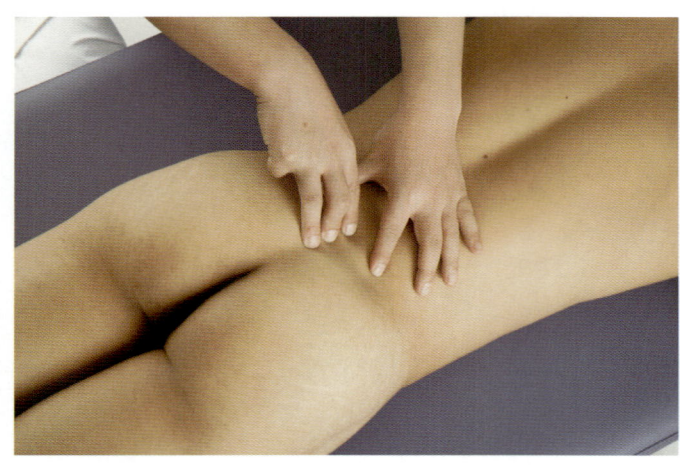

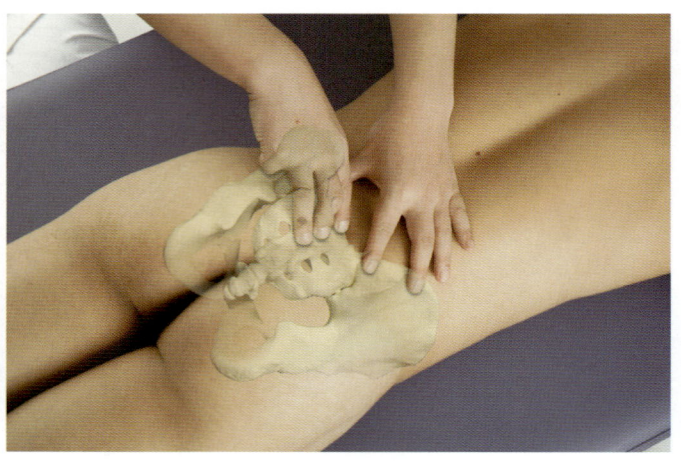

- 3個ないし4個の結節状のふくらみがあり，これは上位3個ないし4個の仙椎の棘突起のなごりである．左右の上後腸骨棘の中心に第2仙椎棘突起が相当するので，まず第2仙椎棘突起を触れ，その上下で正中仙骨稜の盛り上がりを触れる．写真は，右の中指で第2仙椎棘突起を触れている．

クリニカルビューポイント

1. 下後腸骨棘を結ぶ線上に第3仙椎棘突起がある．
2. 正中仙骨稜の両側には後仙骨孔 posterior sacral foramina があるが，左右の各後仙骨孔の内側には中間仙骨稜 intermediate sacral crest があり，外側には外側仙骨稜 lateral sacral crest がある．
3. 腰仙角 lumbosacral angle は仙骨と第5腰椎のなす角度で，平均143°である．仙骨底は前下方に約40°傾斜していることになる．

仙骨裂孔 sacral hiatus

▶ 触診方法

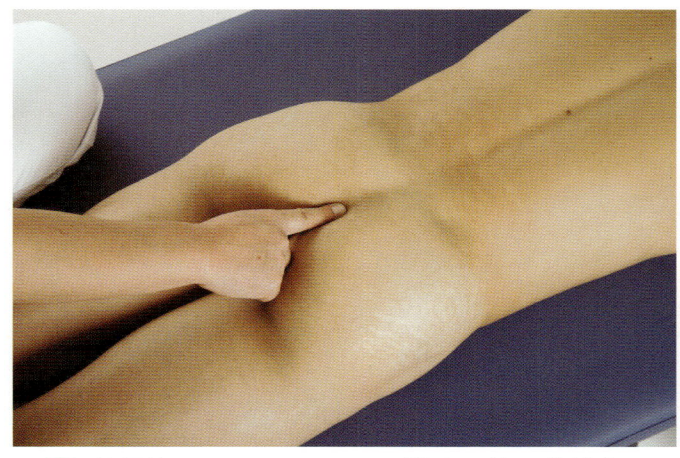

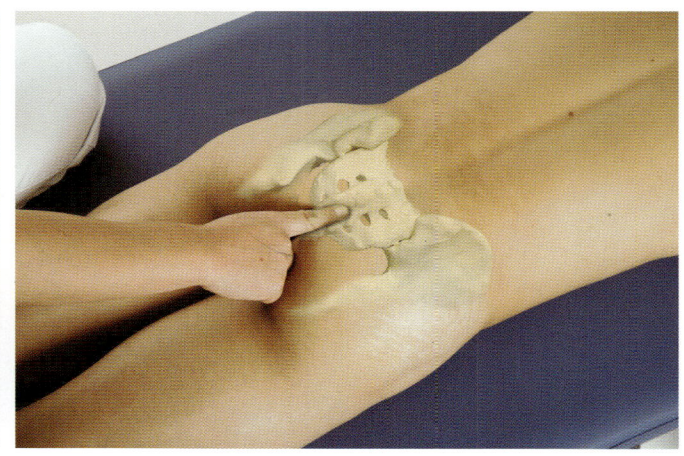

- 仙骨管 sacral canal の下端は，第5仙椎あるいは第4仙椎で椎弓の後部が欠けていて大きな割れ目となっている．この部位を触れる．

▶ クリニカルビューポイント

中間仙骨稜は関節突起とこれに属する靱帯の骨化によって生じ，その下端は下方に延びて仙骨角となり，仙骨管の下口となる仙骨裂孔を左右から挟む．

仙骨角 sacral cornu/sacral horn

▶ 触診方法

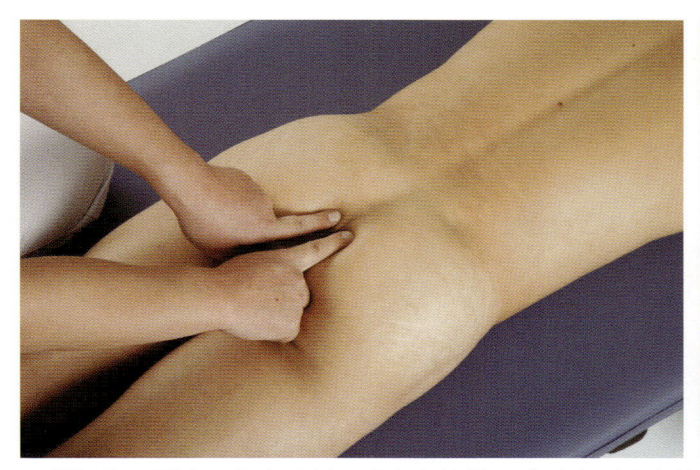

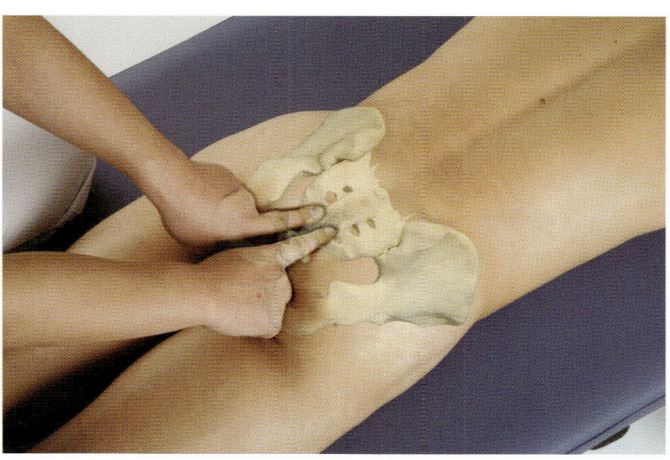

- 仙骨裂孔の左右外側の小さな柱状の盛り上がりを触れる．

▶ クリニカルビューポイント

第3または第4後仙骨孔の高さで正中仙骨稜が2つに分かれ，仙骨角となる．

下外側角 inferior lateral angle

▶ 触診方法

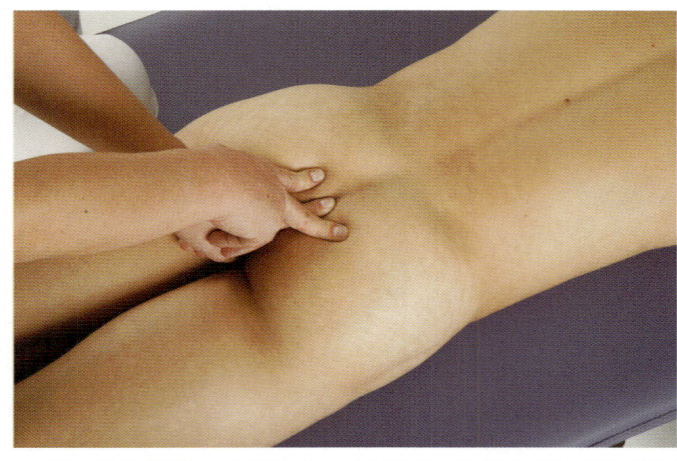

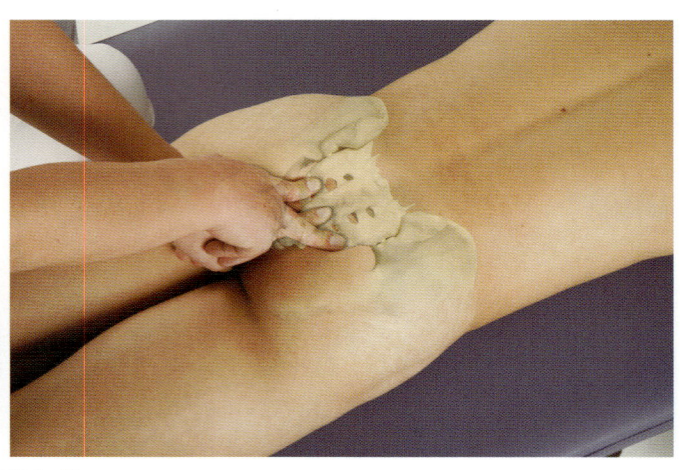

❶ 仙骨裂孔の1横指左右外側で，仙骨外側の突出部を触れる．

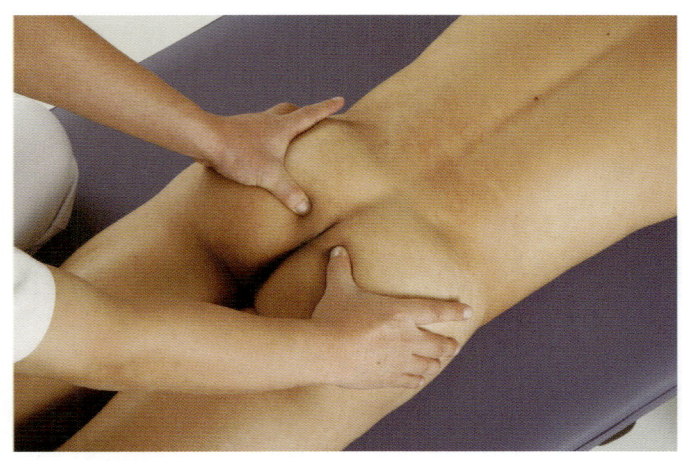

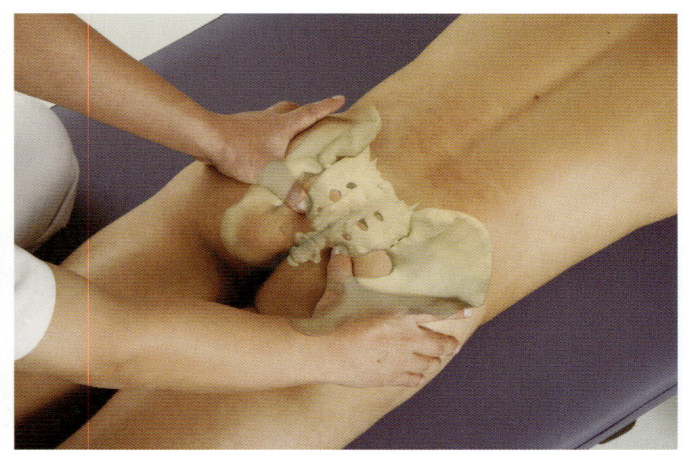

❷ 仙骨下外側面を尾側から触れる．

▶ クリニカルビューポイント

下外側角は下内側方へかけて切れ込んでいき，第1尾椎の横突起と組み合わさって第5仙骨神経の前枝が通る孔を形成する．

尾骨 coccyx

▶ **触診方法**

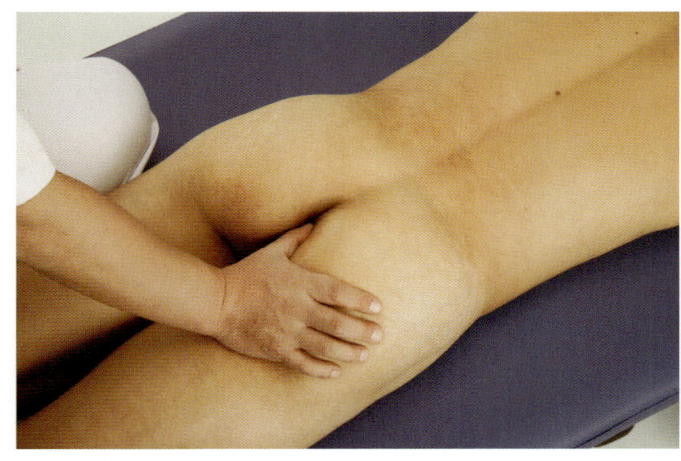

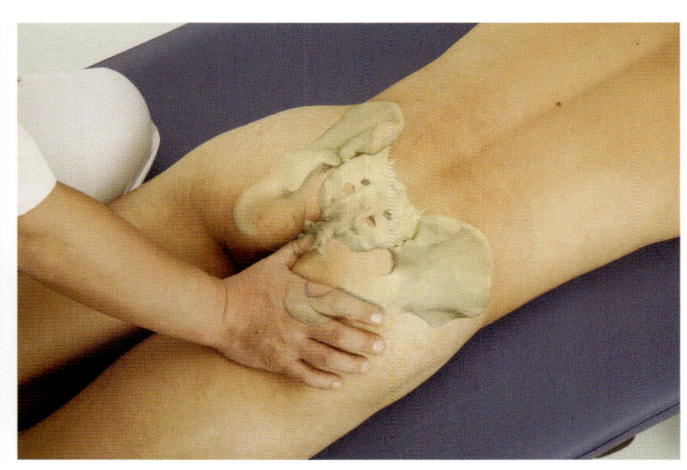

● 仙骨裂孔の下で，尾骨を触れる．

▶ **クリニカルビューポイント**

1．尾骨は通常4〜5個の萎縮した椎骨からなり，約2.5cmである．
2．尾骨の尖端が身体の内側に向き，触れられない場合もある．

6 骨盤後面（肢位：腹臥位）

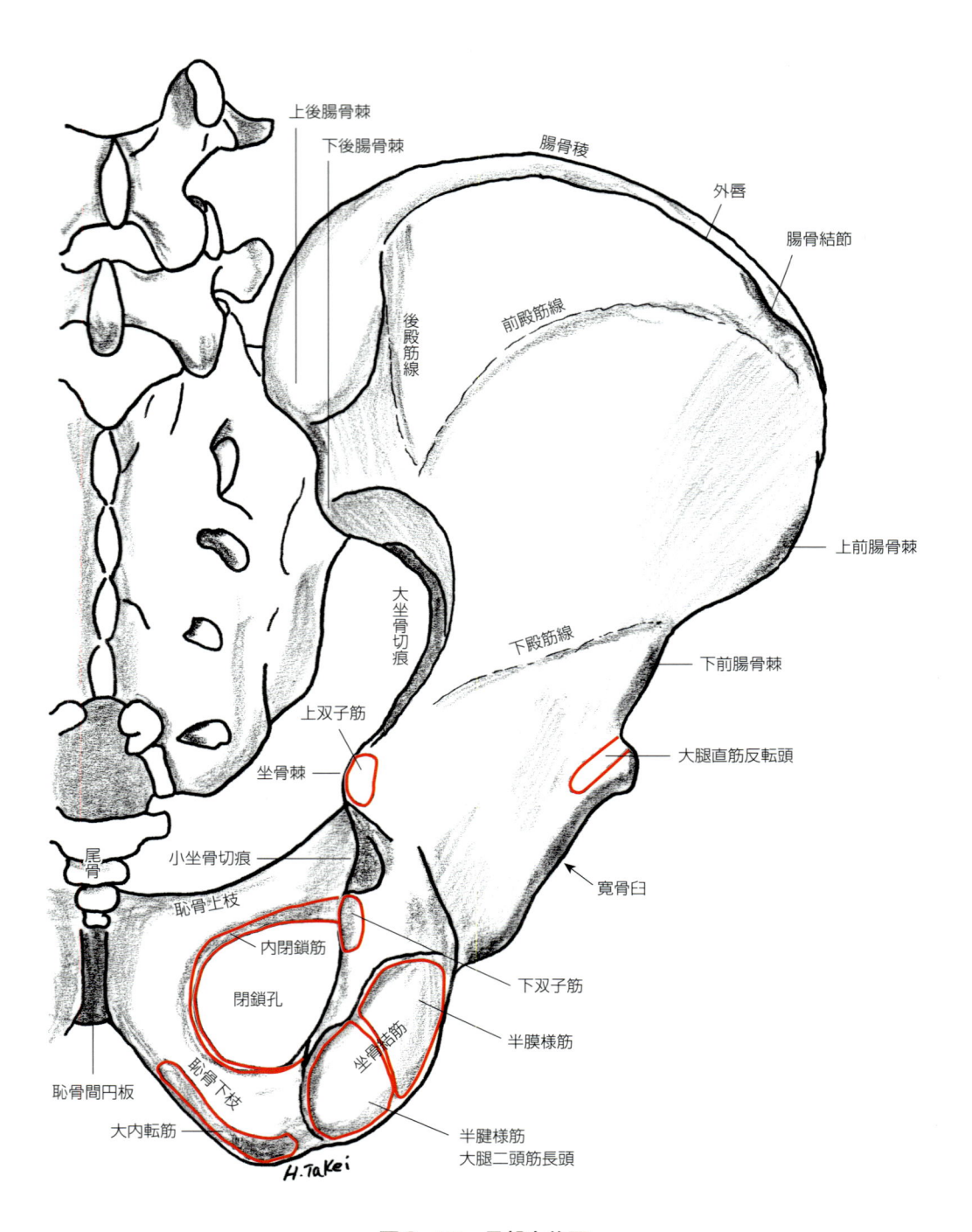

図3-47　骨盤右後面

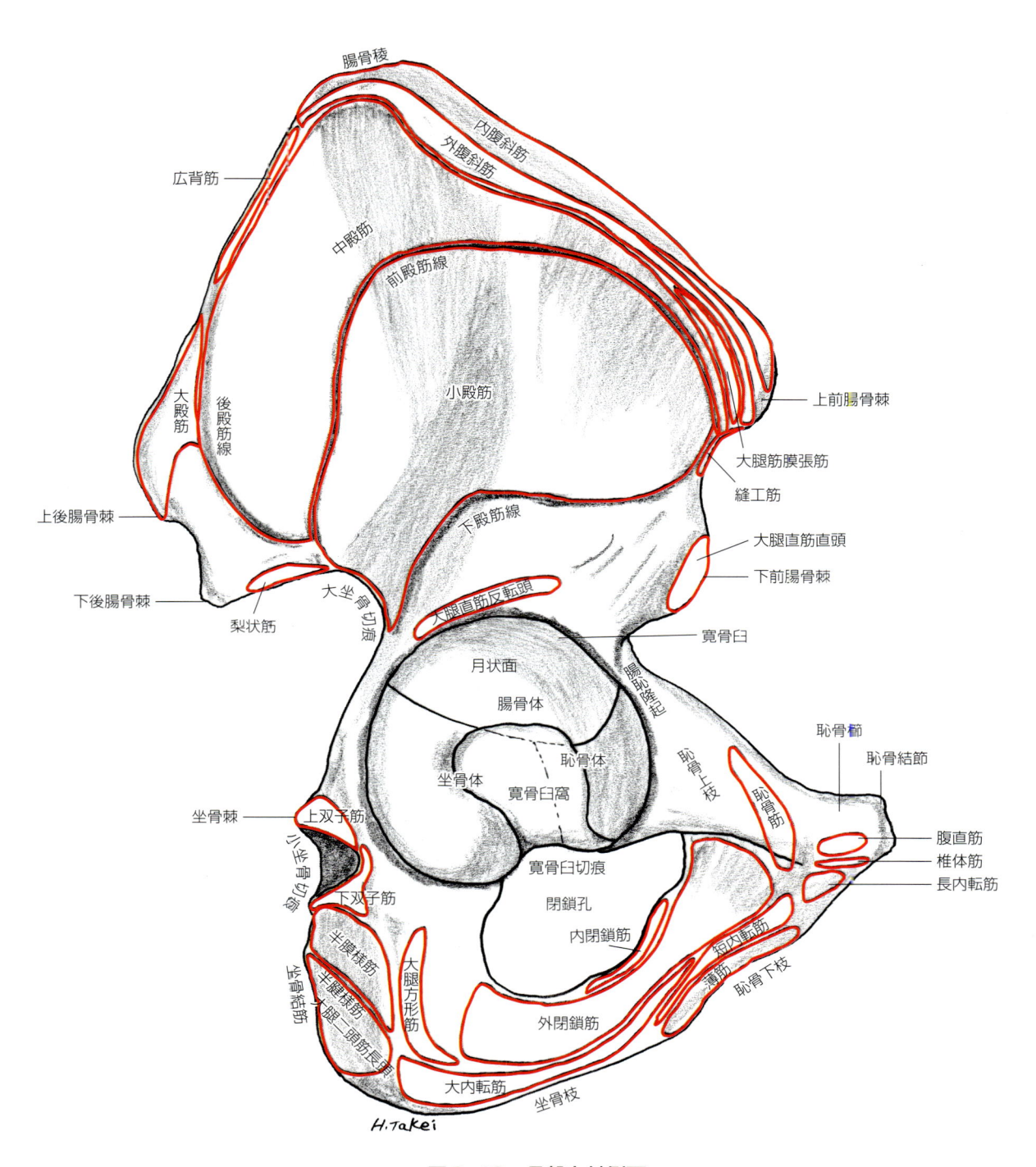

図3-48 骨盤右外側面

腸骨稜 iliac crest

▶ 触診方法

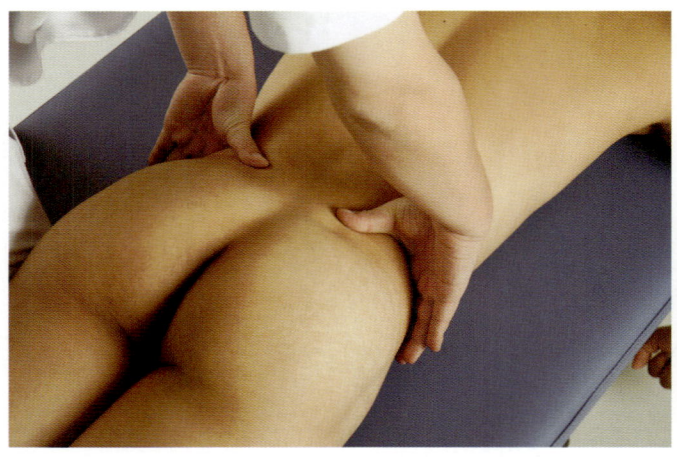

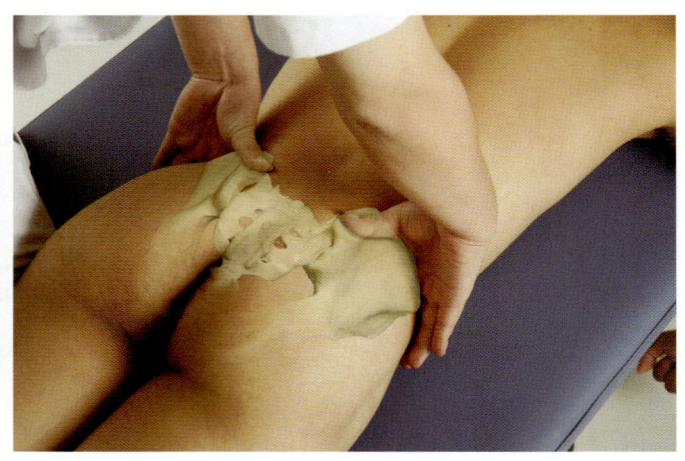

● 腸骨稜を越えて付着する筋がないためよく触れられる．腸骨稜のカーブに沿って触れる．注意深く触れると，外唇と内唇が分けられる．

▶ クリニカルビューポイント

1. 腸骨の上縁の長く厚い縁で，上方に向かって張り出す弧を描く．上方から見ると前2/3は腸骨翼の上縁として外方に凸の彎曲となり，後部は骨盤の上縁としてほぼ直線的に内後方に走る．
2. 左右の腸骨稜頂点を結ぶ線（ヤコビー線 Jacoby line）は，L4棘突起とL5棘突起間を通る．L4棘突起は母指幅，L5棘突起は小指幅程度の太さである．
3. 外唇から外腹斜筋，中間線から内腹斜筋，内唇から腹横筋が起こる．

上後腸骨棘 posterior superior iliac spine

▶ 触診方法

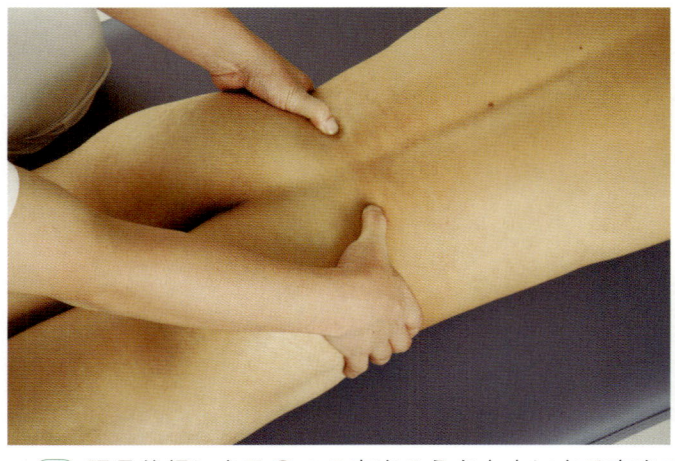

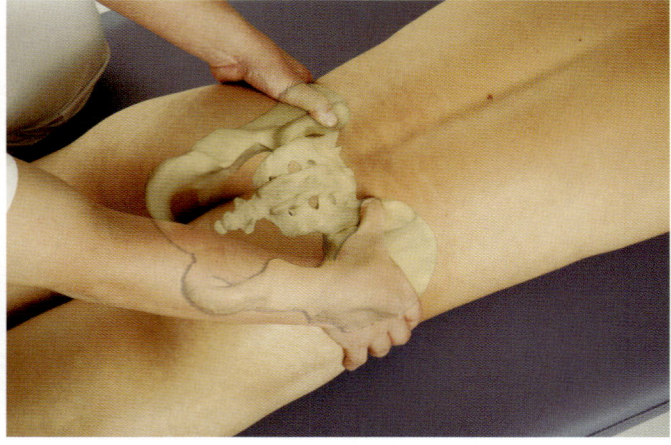

● 腸骨後縁にある2つの突出のうち上方にある突出である．この内側上方にえくぼ（dimple of venus）が見られる．

▶ クリニカルビューポイント

左右の上後腸骨棘を結ぶ線上に第2仙椎棘突起がある．

下後腸骨棘 posterior inferior iliac spine

▶ 触診方法

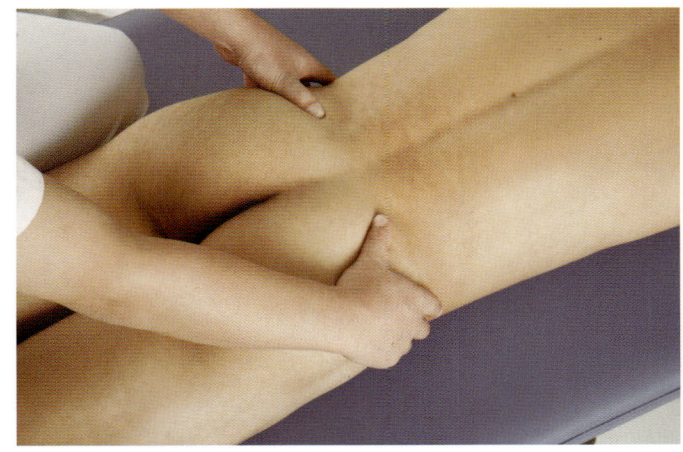

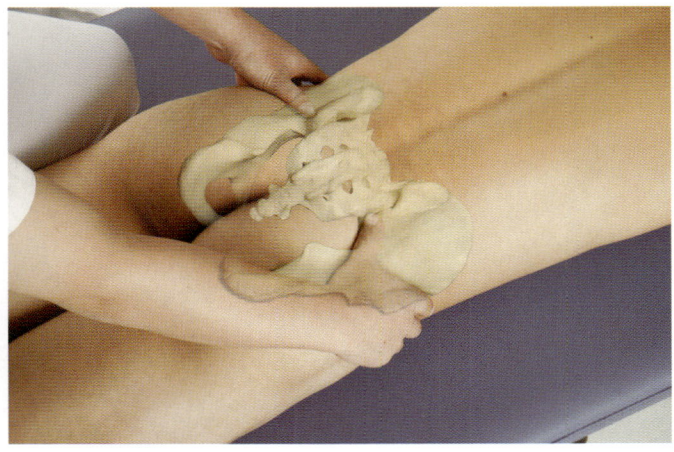

① 腸骨後縁にある2つの突出のうち下方にある突出である．上後腸骨棘の約2横指尾側，1横指外側にて触れられる．大坐骨孔部の軟部組織と骨の硬さの違いを参考にするとわかりやすい．

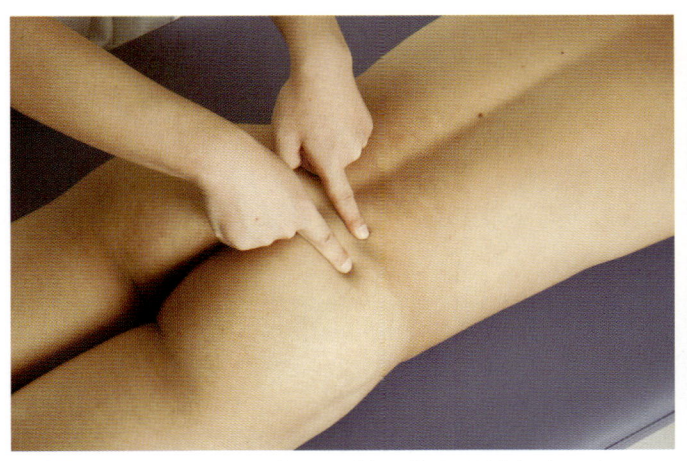

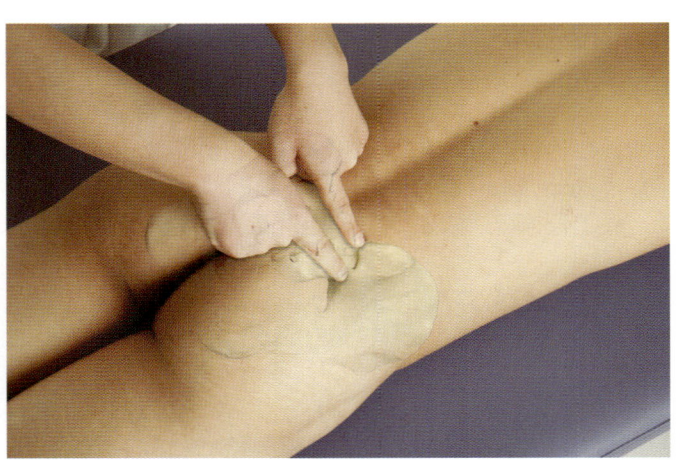

② 上後腸骨棘と下後腸骨棘の位置関係を確認する．

▶ クリニカルビューポイント

1. 左右の下後腸骨棘を結ぶ線上に第3仙椎棘突起がある．
2. 下後腸骨棘は耳状面の後端に一致する．

大坐骨孔 greater sciatic foramen

▶ 触診方法

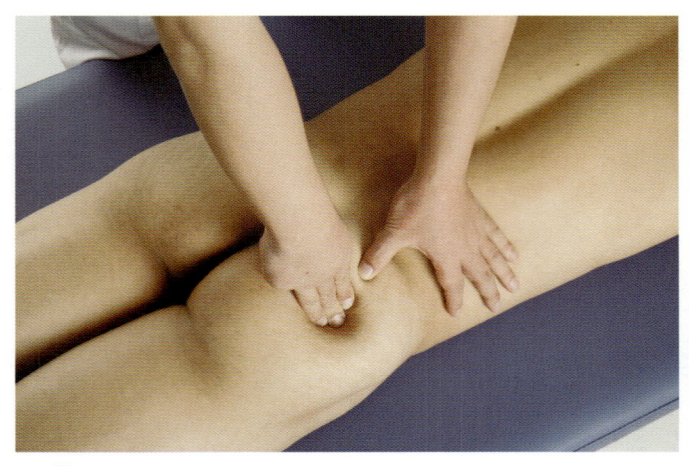

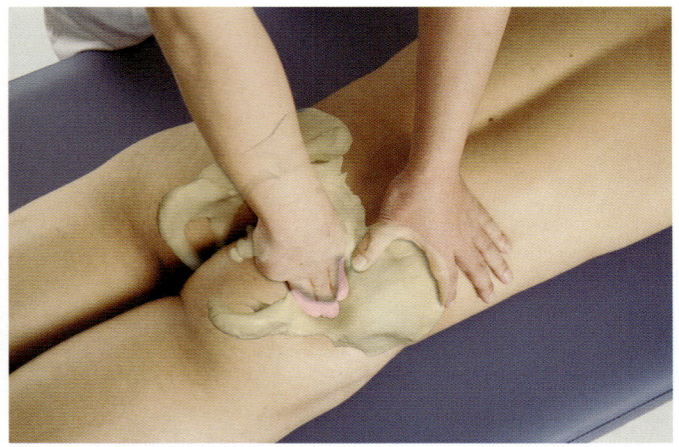

● 大坐骨孔は，坐骨棘と下後腸骨棘との間の深い陥凹である．腸骨稜から上後腸骨棘を経て，下後腸骨棘を触れた後，ゆっくりと外下方へ触れていくとくぼみを確認できる．写真の左母指は，下後腸骨棘を示す．

▶ クリニカルビューポイント

1. 大坐骨孔は大坐骨切痕 greater sciatic notch を含む寛骨の後縁，仙棘靱帯・仙結節靱帯で囲まれ，骨盤から大坐骨孔を通って出る梨状筋に占められている．
2. 梨状筋の上のくぼみが梨状筋上孔 suprapiriform foramen で，梨状筋の下のくぼみが梨状筋下孔 infrapiriform foramen である．梨状筋上孔からは上殿動・静脈と上殿神経が，梨状筋下孔からは下殿動・静脈と下殿神経，内陰部動・静脈と陰部神経，坐骨神経，後大腿皮神経，内閉鎖筋と大腿方形筋への神経が出る．

坐骨結節 ischial tuberosity

▶ 触診方法

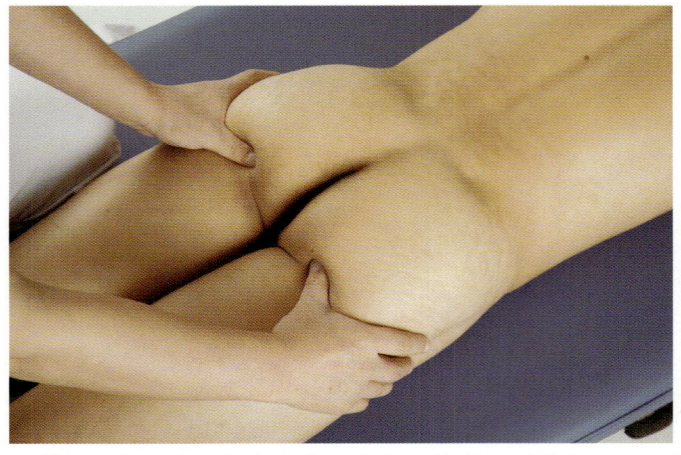

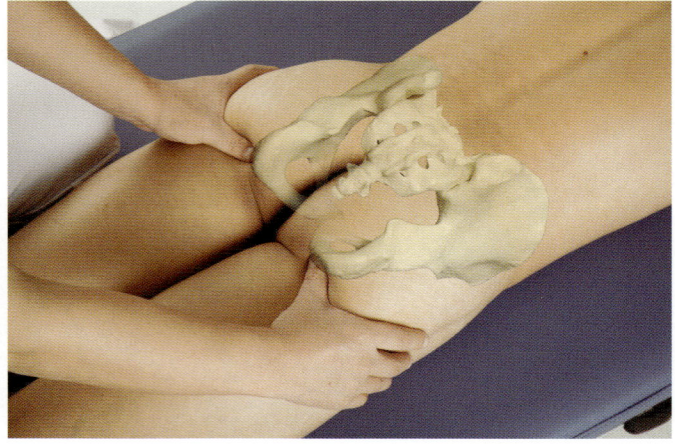

● 殿部下方から上内方に向かい検者の手掌あるいは母指を用いて圧迫して触れる．側臥位あるいは立位にて股関節を屈曲させると，大殿筋が上方に移動して触れやすい．

▶ クリニカルビューポイント

腹臥位にて，膝関節を屈曲させるとハムストリングスの収縮が坐骨結節で感じられる．

坐骨棘 ischial spine

▶ 触診方法

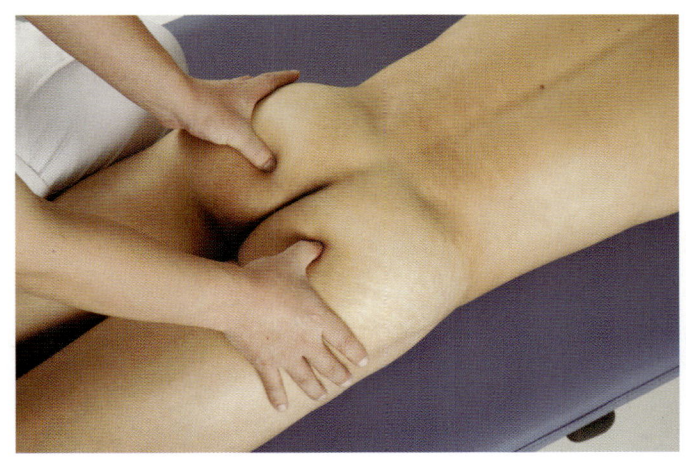

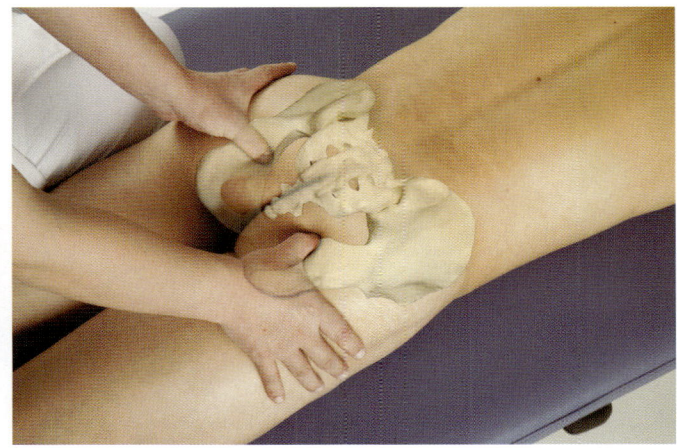

- 下後腸骨棘と坐骨結節を確認した後，両骨を結ぶ線の中央付近（仙骨下外側角の1横指尾外側）で内側に向く突起（坐骨棘）を触れる．

▶ クリニカルビューポイント

大転子尖，恥骨結合，大腿骨頭，坐骨棘がほぼ同一水平面上にある．

小坐骨孔 lesser sciatic foramen

▶ 触診方法

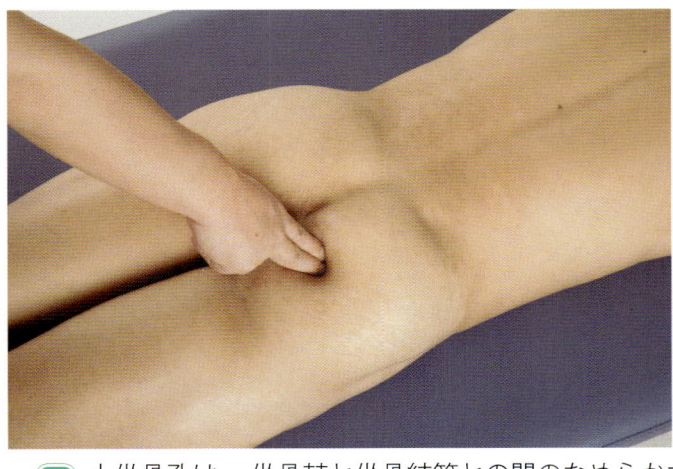

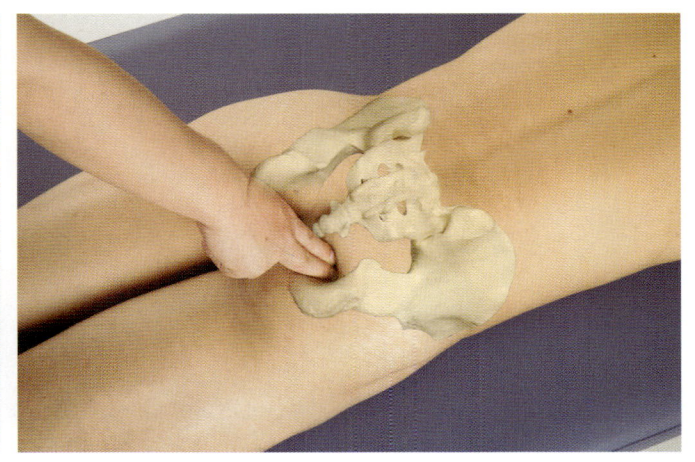

- 小坐骨孔は，坐骨棘と坐骨結節との間のなめらかな浅いくぼみである．大殿筋を弛緩させておき，坐骨結節をゆっくりと上方へたどり，坐骨棘との間のくぼみを触れる．

▶ クリニカルビューポイント

小坐骨孔は，小坐骨切痕 lesser sciatic notch を含む坐骨の後縁，仙棘靱帯，仙結節靱帯の間にあり，内閉鎖筋腱が通る．

仙腸関節 sacro-iliac joint

▶ 概要

関節分類：半関節，多軸性．
凹凸形状：関節面は平面関節の様相を呈するが，仙骨の耳状面auricular surfaceが凹，腸骨の耳状面が凸．一部逆のこともある．
関節運動：

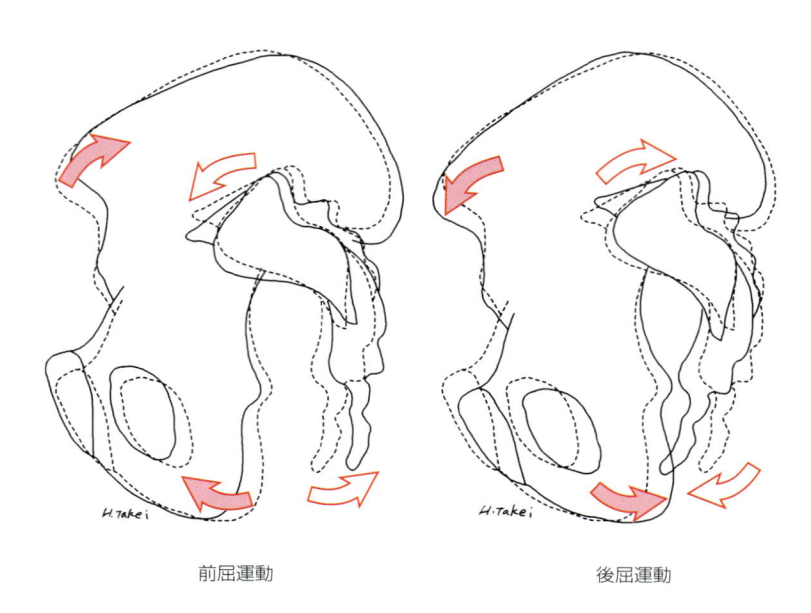

前屈運動　　　　　　　　後屈運動

図3-49　仙骨の前屈と後屈
破線は元の位置を，実線は移動した位置を示す．⇨は仙骨の動きを，➡は寛骨の動きを示す．

前屈（屈曲）：　　　　　　　　　　　　後屈（伸展）：

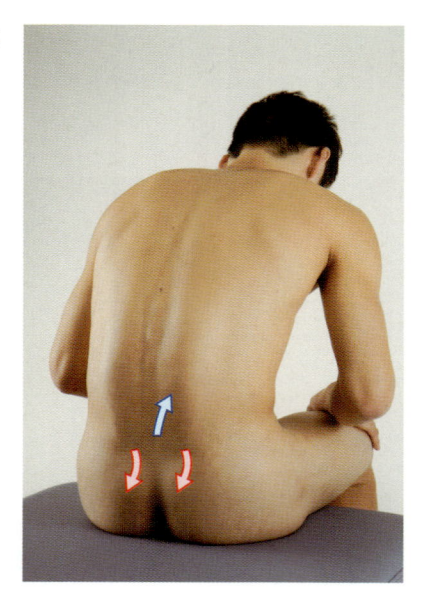

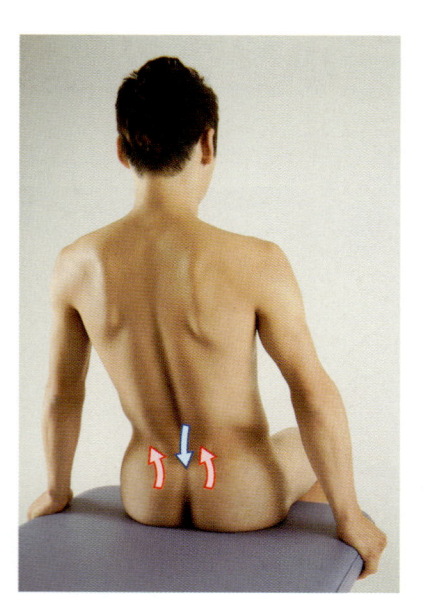

安静肢位：屈曲伸展中間位．
しまりの肢位：完全伸展位．
関節包パターン：関節ストレスによる痛みで制限．

▶ 触診方法

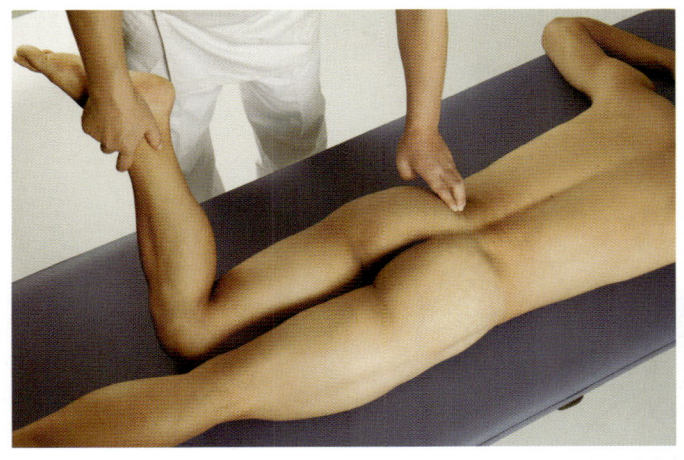

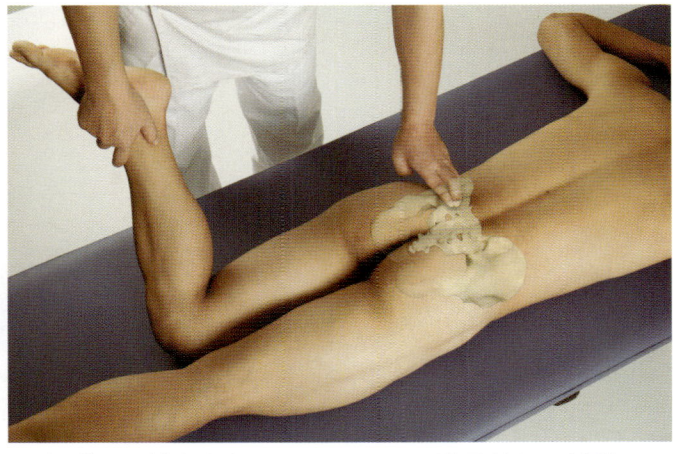

① 仙骨の仙腸関節面（耳状面）は，下後腸骨棘の内側にてわずかに触れられる．ここでは，腹臥位にて触診する側の膝関節を90°屈曲し，上後腸骨棘の内側に指をかけ，股関節を内旋すると腸骨が開く（inflare）のを感じとる．

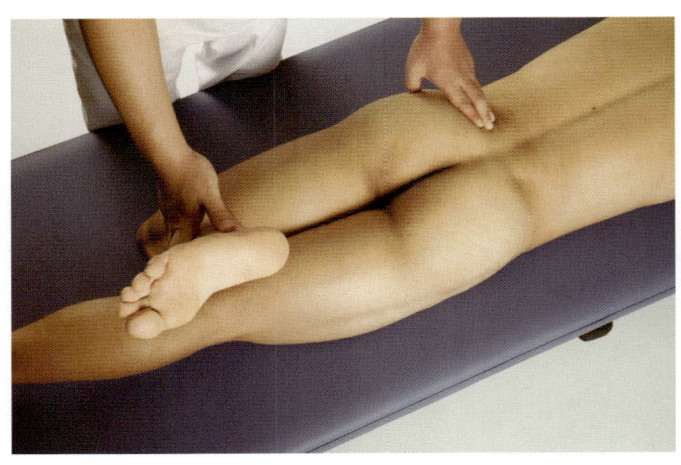

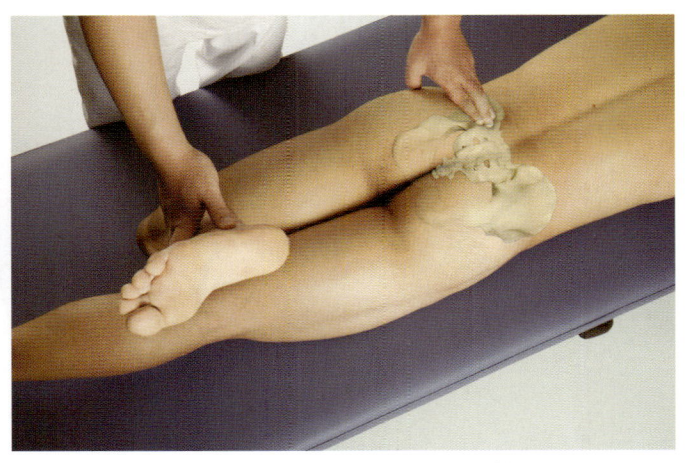

② 腹臥位にて触診する側の膝関節を90°屈曲する．上後腸骨棘の内側に指をかけ，股関節を外旋すると腸骨が閉じる（outflare）のを感じとる．

▶ クリニカルビューポイント

1. 仙骨前屈は，両側性：背臥位からの起き上がり・立位体幹前屈初期，一側性：一側下肢屈曲時に起こる（約2.3°）．
   骨盤後傾は，両側性：立位体幹後屈時（骨盤帯は大腿骨上を後方に一単位として回旋），一側性：一側下肢屈曲時（骨盤帯の中で生じる）に起こる．
   仙骨後屈は，両側性：背臥位姿勢・立位体幹前屈終了時，一側性：一側下肢伸展時に起こる．
   骨盤前傾は，両側性：体幹前屈時・背臥位からの上半身起こし（骨盤帯は大腿骨上を前方に一単位として回旋），一側性：一側下肢伸展時（骨盤帯の中で生じる）に起こる．
2. 屈曲と伸展のほかに，二次的に側屈やねじれも生じる．

7 骨盤前面（肢位：背臥位）

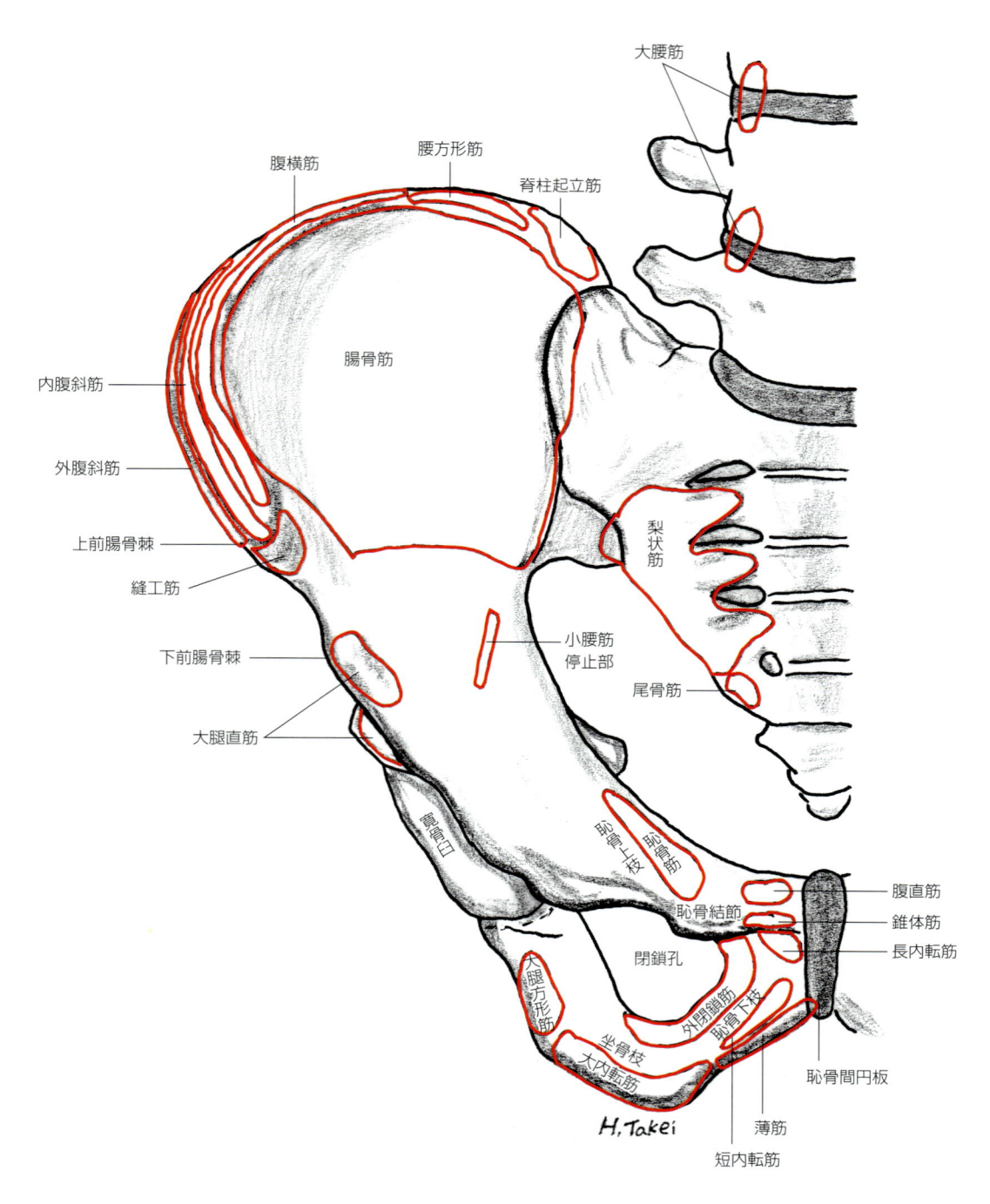

図3-50　骨盤右前面

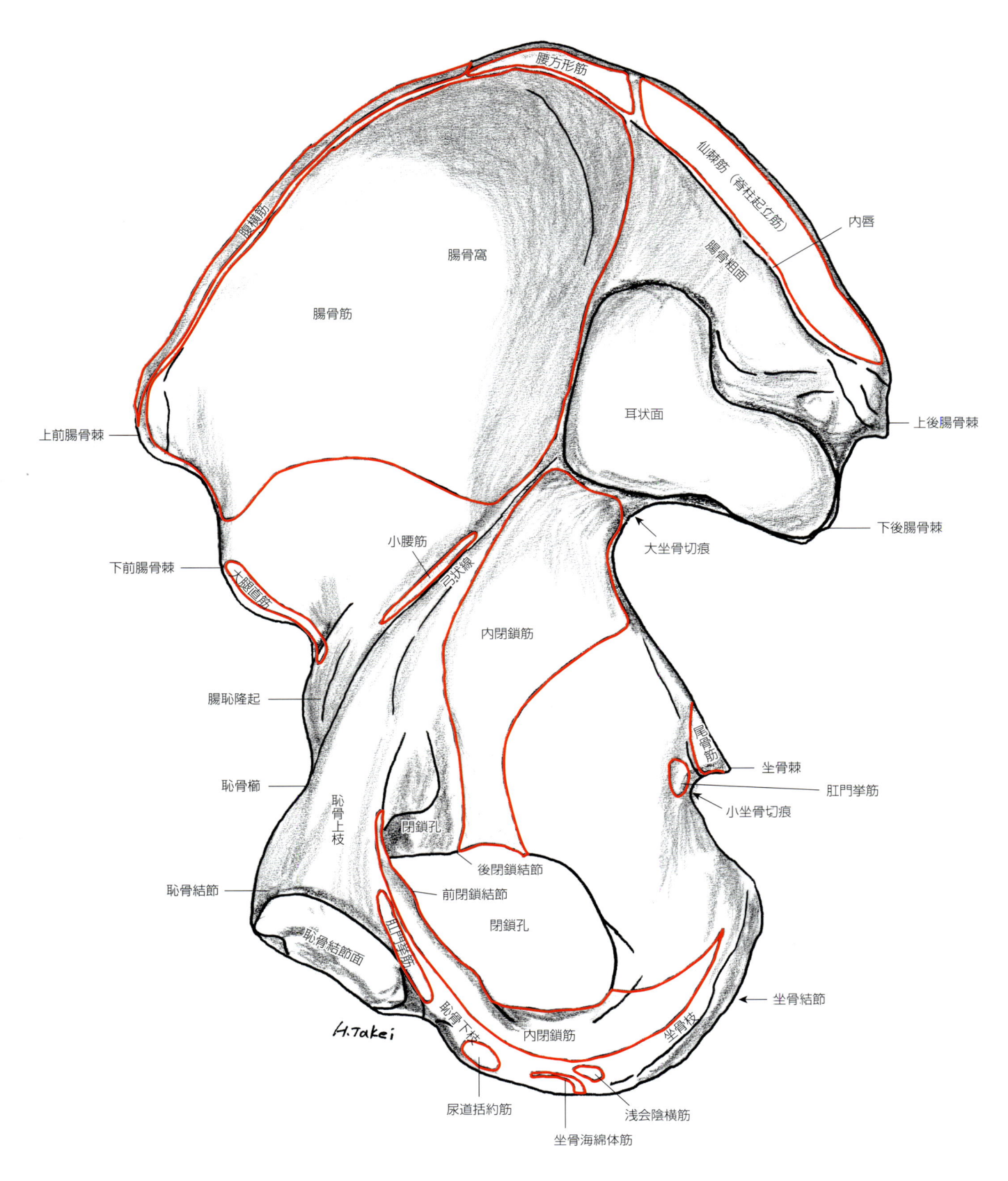

図3-51　骨盤右内側面

上前腸骨棘 anterior superior iliac spine

▶ 触診方法

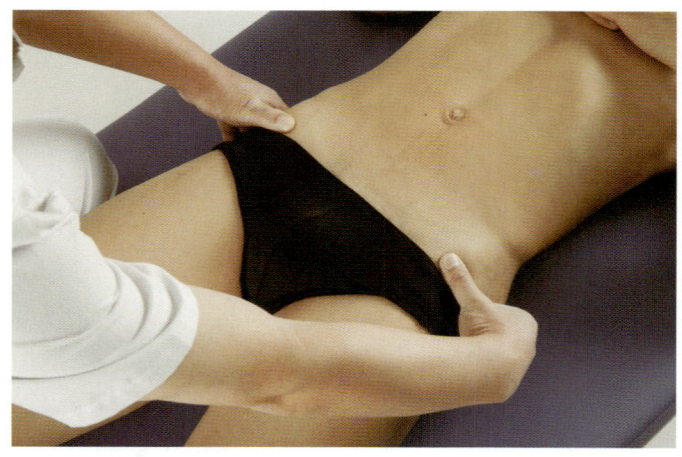

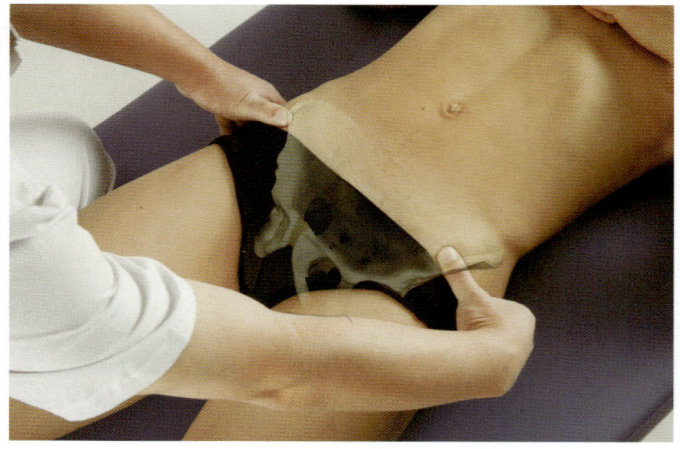

● 腸骨稜の前縁にある2つの突出のうち上方にある前方に大きく突き出す鈍円な突起で，腸骨稜の最前部にあるため容易に触れられる．尾側から指を当てるように触れる．

▶ クリニカルビューポイント

1．大腿筋膜張筋と縫工筋の起始部が逆V字で触れられる．
2．背臥位にてSLR（straight leg raising）を行い，内旋位で大腿筋膜張筋を，外旋位で縫工筋を近位部にたどっても上前腸骨棘にたどりつく．

下前腸骨棘 anterior inferior iliac spine

▶ 触診方法

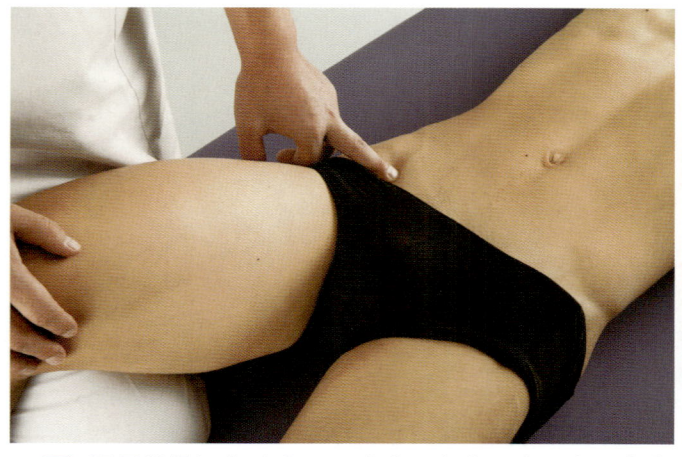

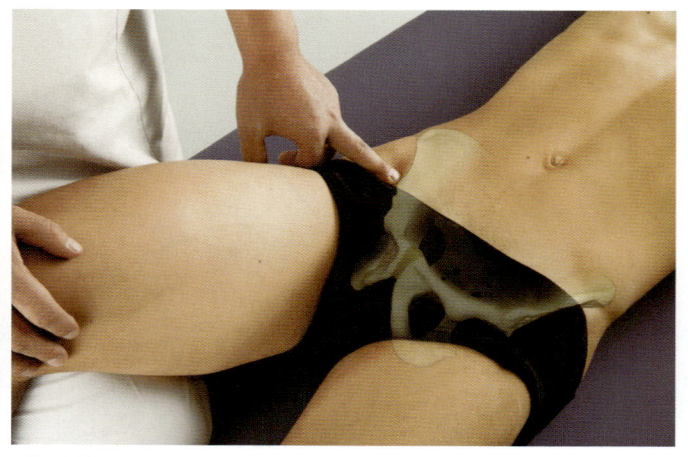

● 腸骨前縁にある2つの突出のうち下方にある突出．背臥位にて股・膝関節を屈曲して股関節前面の筋を弛緩させた状態で，上前腸骨棘の約2横指尾側の内側の部位（上述の逆V字型の間の深部）にて下前腸骨棘を触れる．強く圧迫すると痛みがあるので注意する．

▶ クリニカルビューポイント

下前腸骨棘は大腿直筋の起始部である．

腸骨結節 tuberculum of iliac crest

▶ 触診方法

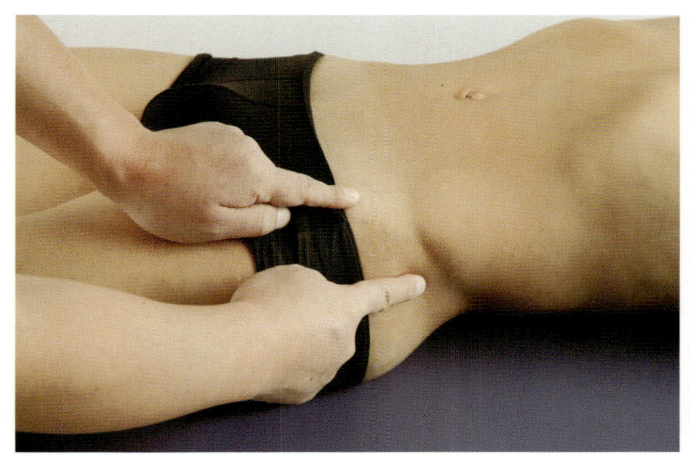

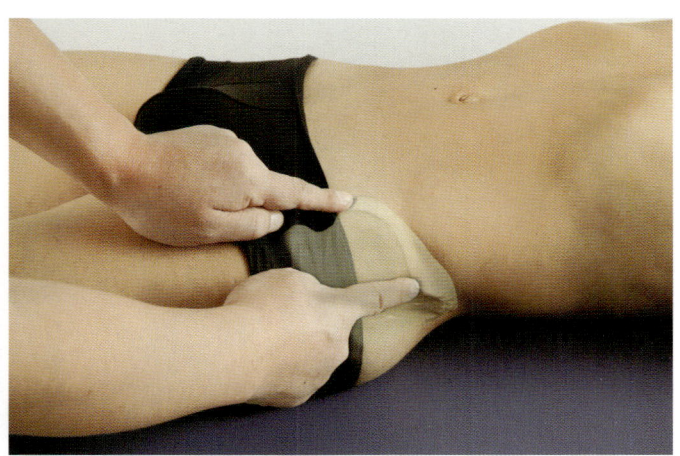

● 上前腸骨棘から5cm後方で，外唇の著明な隆起を触れる．

▶ クリニカルビューポイント

上前腸骨棘から腸骨隆起の間に大腿筋膜張筋近位部が位置する．

恥骨結節 pubic tubercle

▶ 触診方法

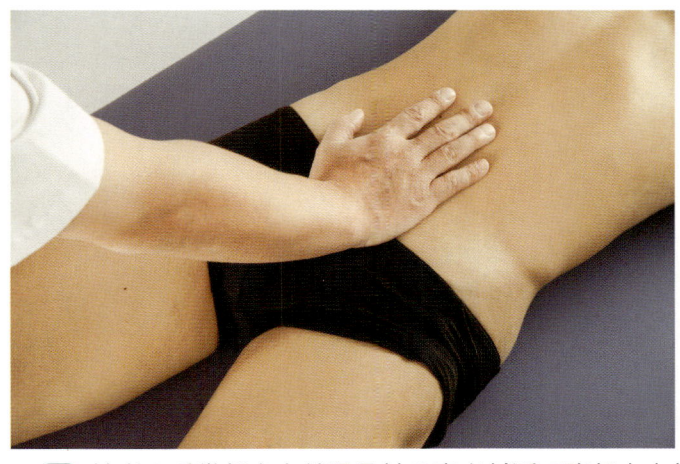

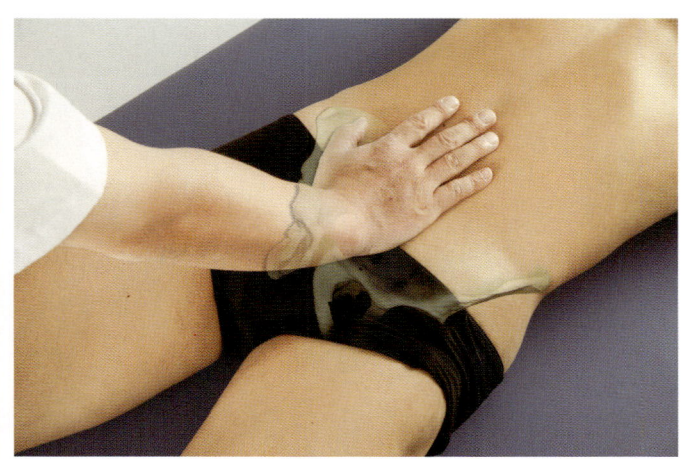

● 検者の手掌部を上前腸骨棘の高さ付近で腹部中央部に当て，尾側方向に滑らせると恥骨の上縁にぶつかる．恥骨体上縁で恥骨櫛の前端付近で上方に突出する部分が恥骨結節である．

▶ クリニカルビューポイント

恥骨結節は鼠径靱帯の内側端にある．

恥骨結合 pubic symphysis

▶ 触診方法

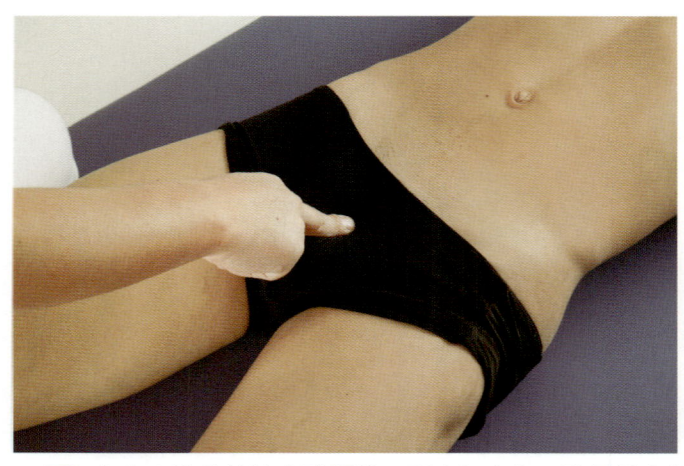

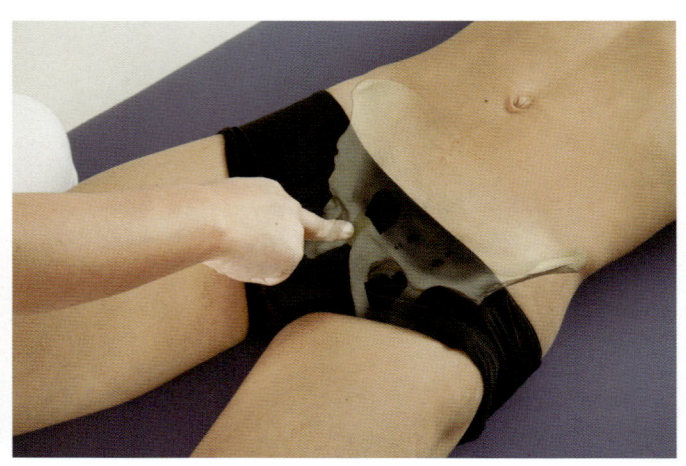

① 左右の恥骨結節を確認後，正中に向かい恥骨結合部を触れる．

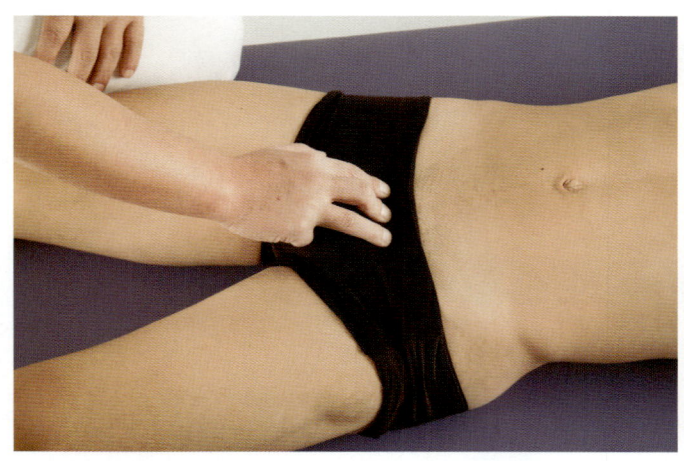

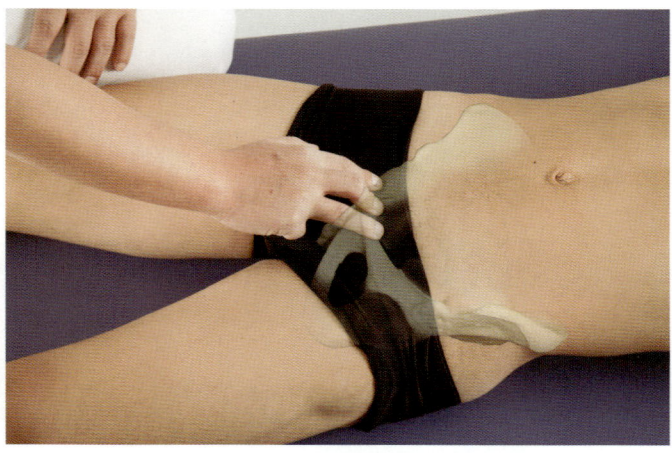

② 写真の3本の指は，左右の恥骨結節と正中の恥骨結合を示す．この状態で左右の骨盤を交互に頭－尾側に動かすと恥骨結合部の動きを感じとれる．

▶ クリニカルビューポイント

背臥位では，通常，上前腸骨棘と恥骨結合は同一水平面上にある．

恥骨下枝 inferior pubic ramus

▶ 触診方法

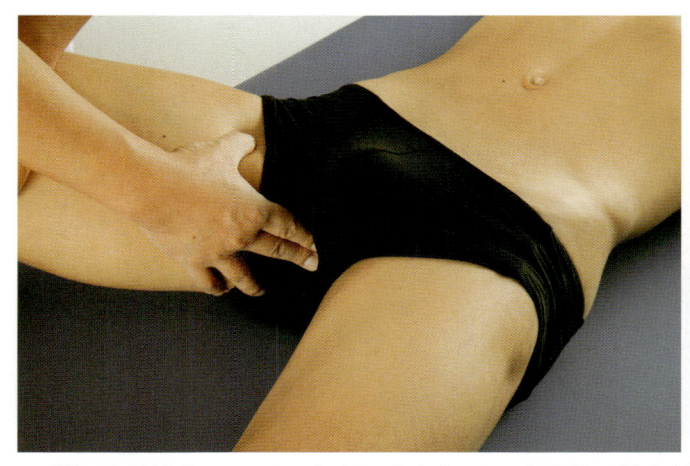

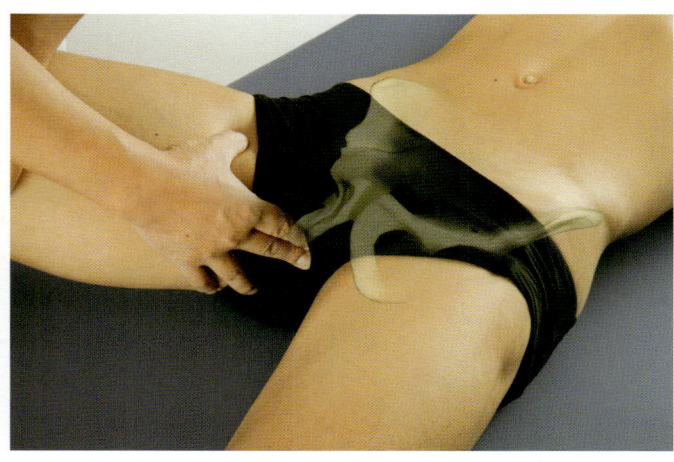

❶ 恥骨結合の下で，左右に分かれていく恥骨下枝を触れる．坐骨結節に至るまで，慎重に触れていく．

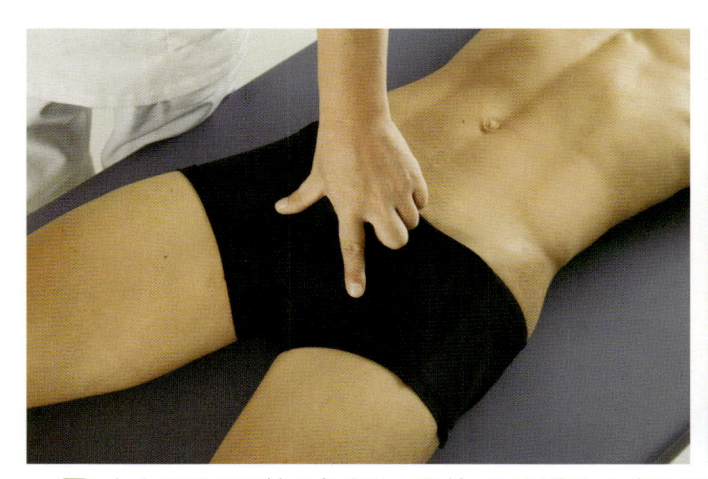

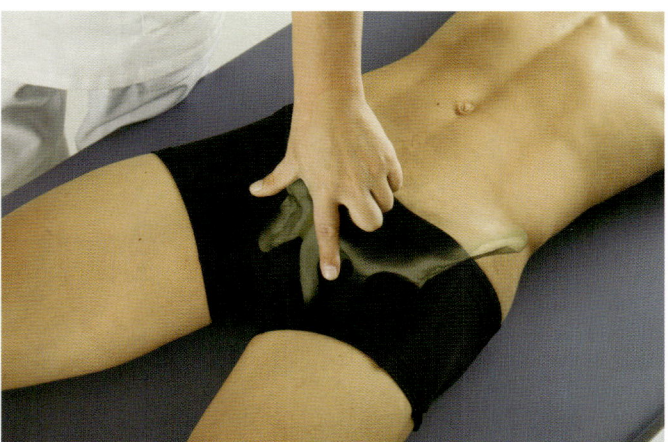

❷ 左右の恥骨下枝の角度は，男性では示指と中指を開いた角度（恥骨下角）に相当する．

▶ クリニカルビューポイント

左右の恥骨下枝の角度は，女性では母指と示指を開いた角度（恥骨弓）に相当する．

8 胸郭（肢位：座位・背臥位・腹臥位）

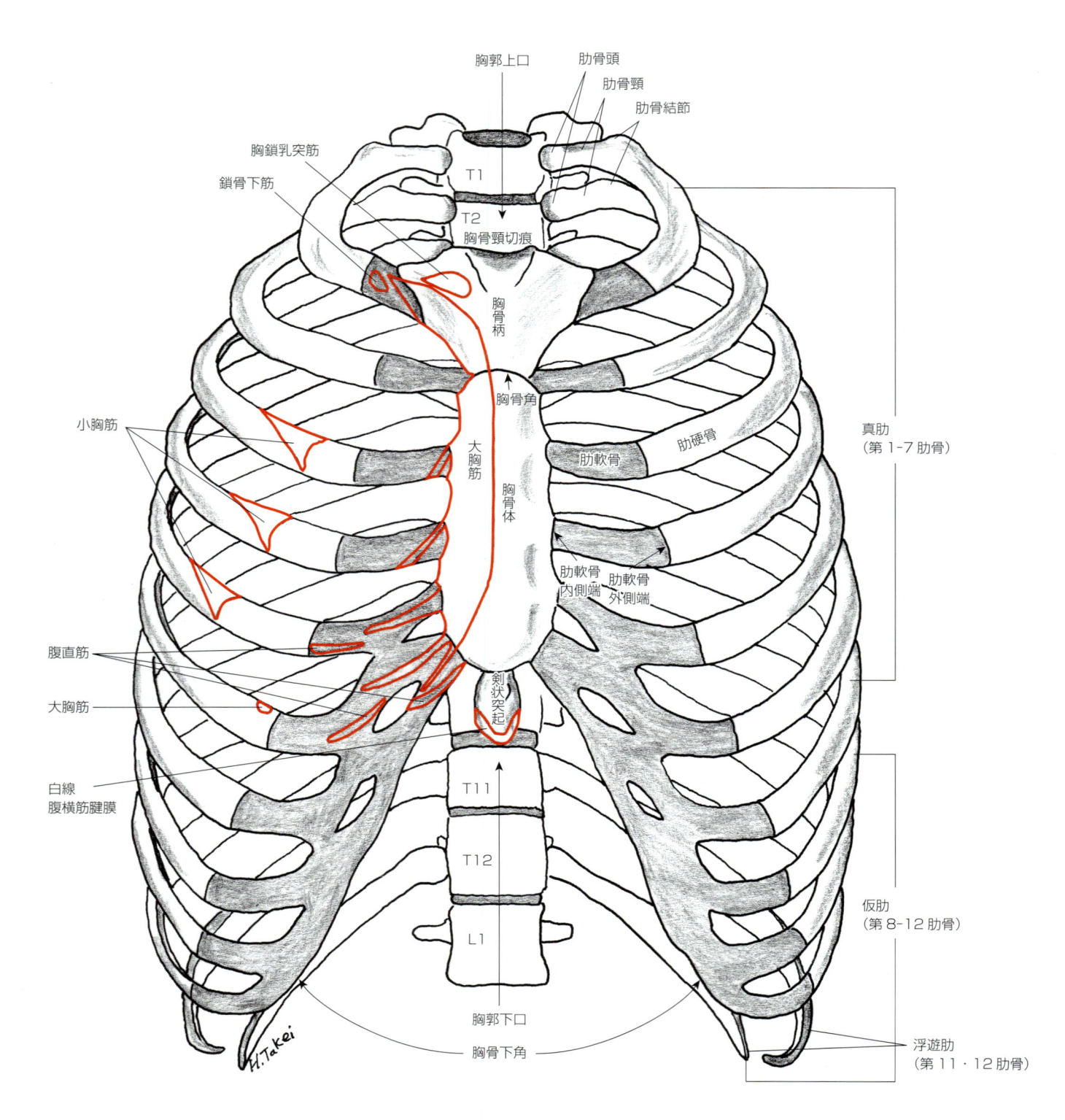

図3-52　胸郭前面

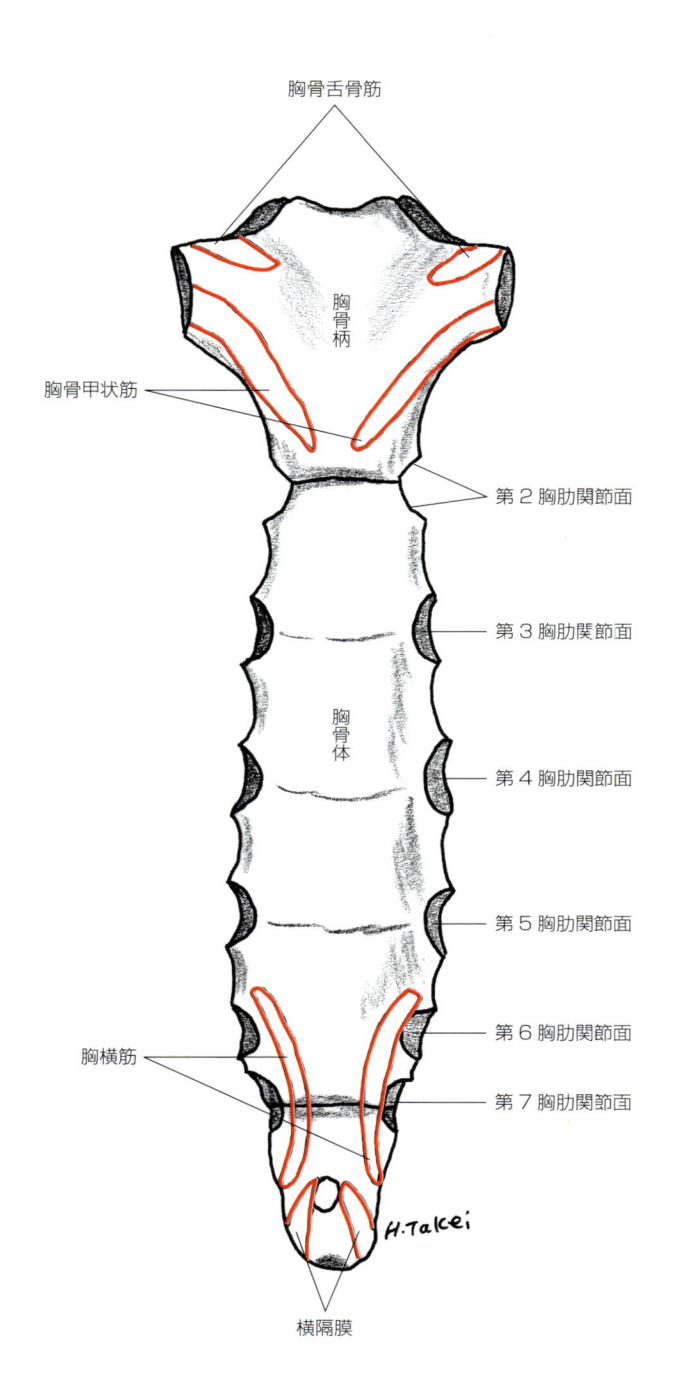

図3-53 胸骨後面

120 ● 第3章 骨・関節の触診 8. 胸郭（肢位：座位・背臥位・腹臥位）

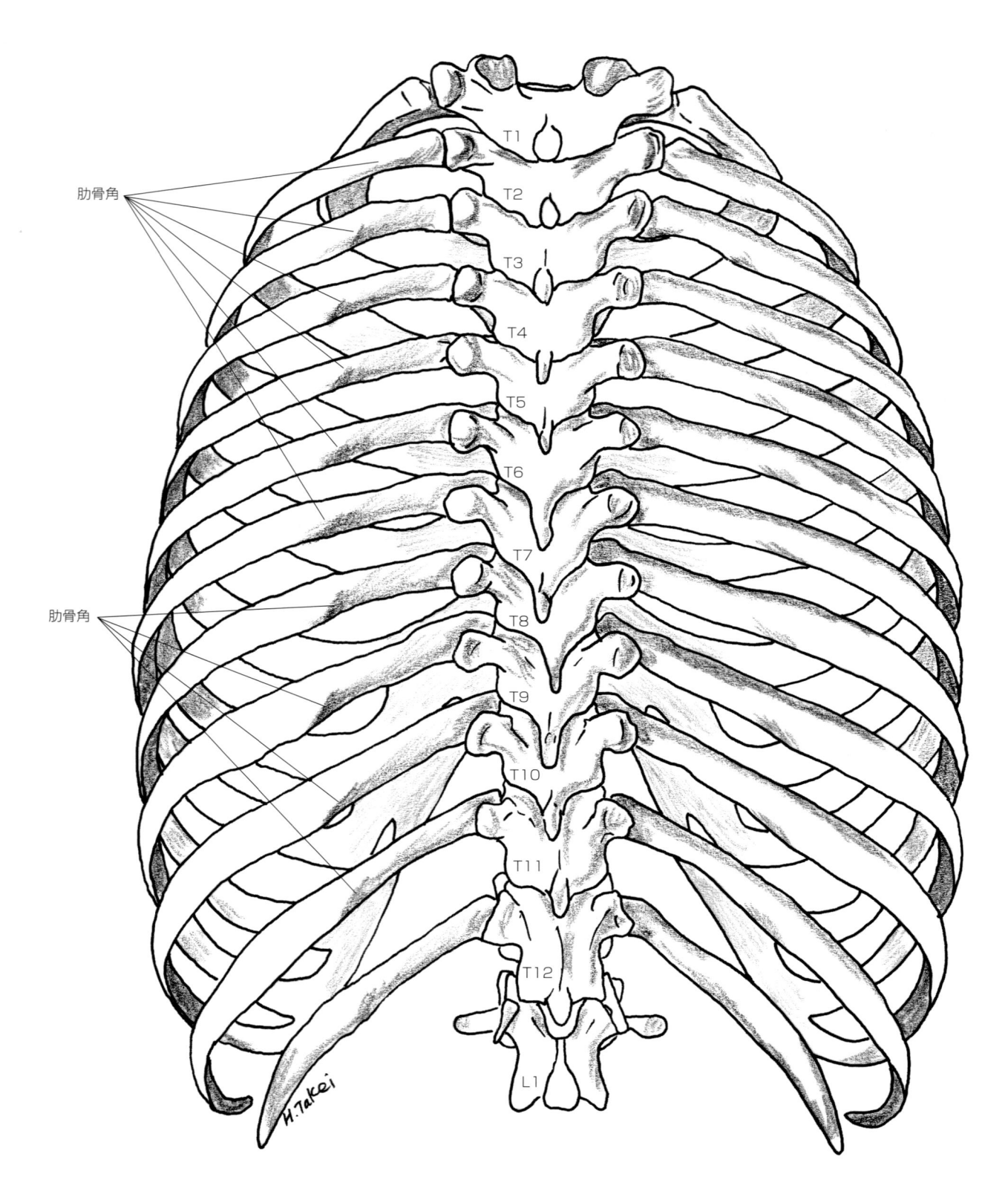

肋骨角

肋骨角

図3-54 胸郭後面

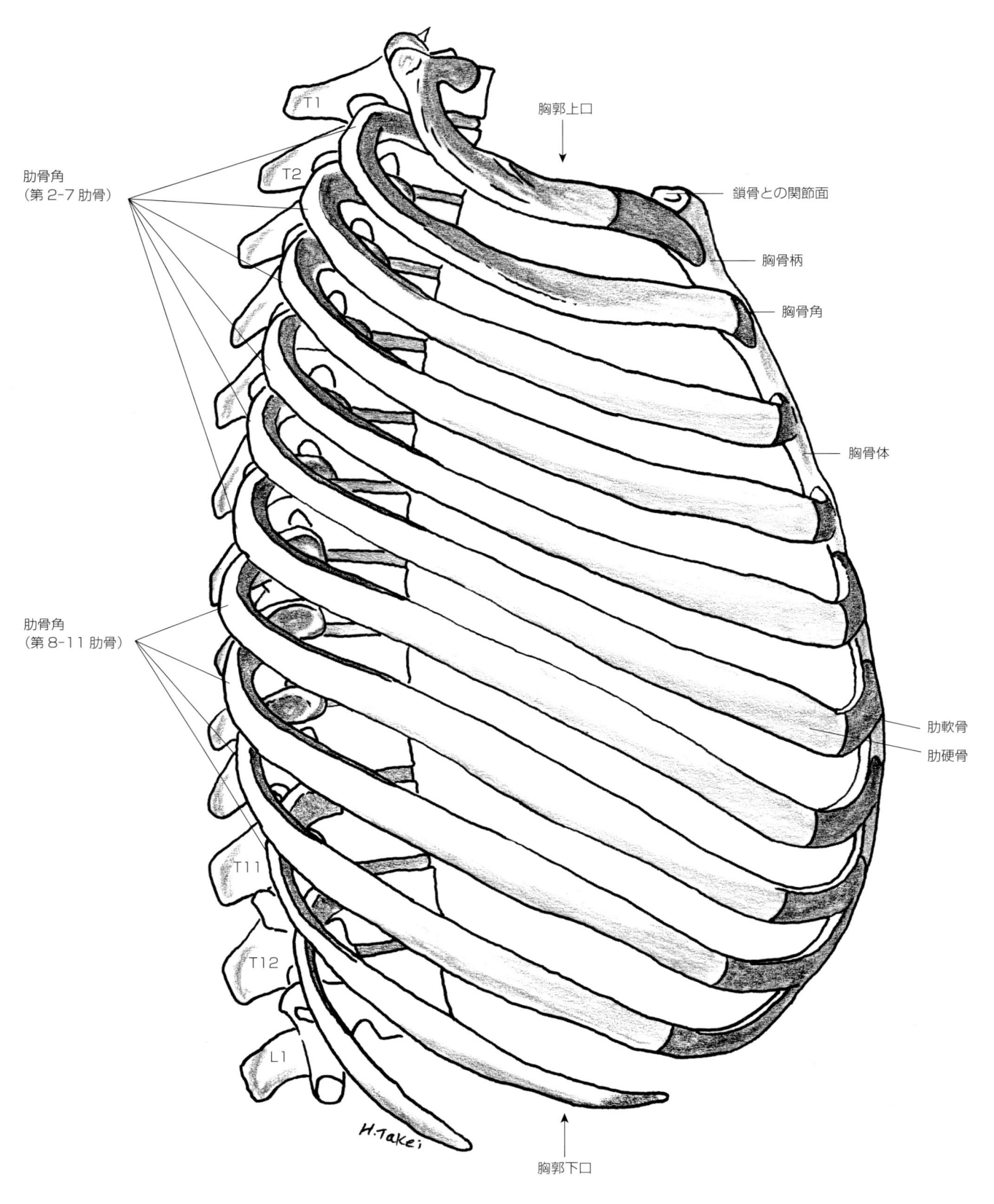

図3-55　胸郭右側面

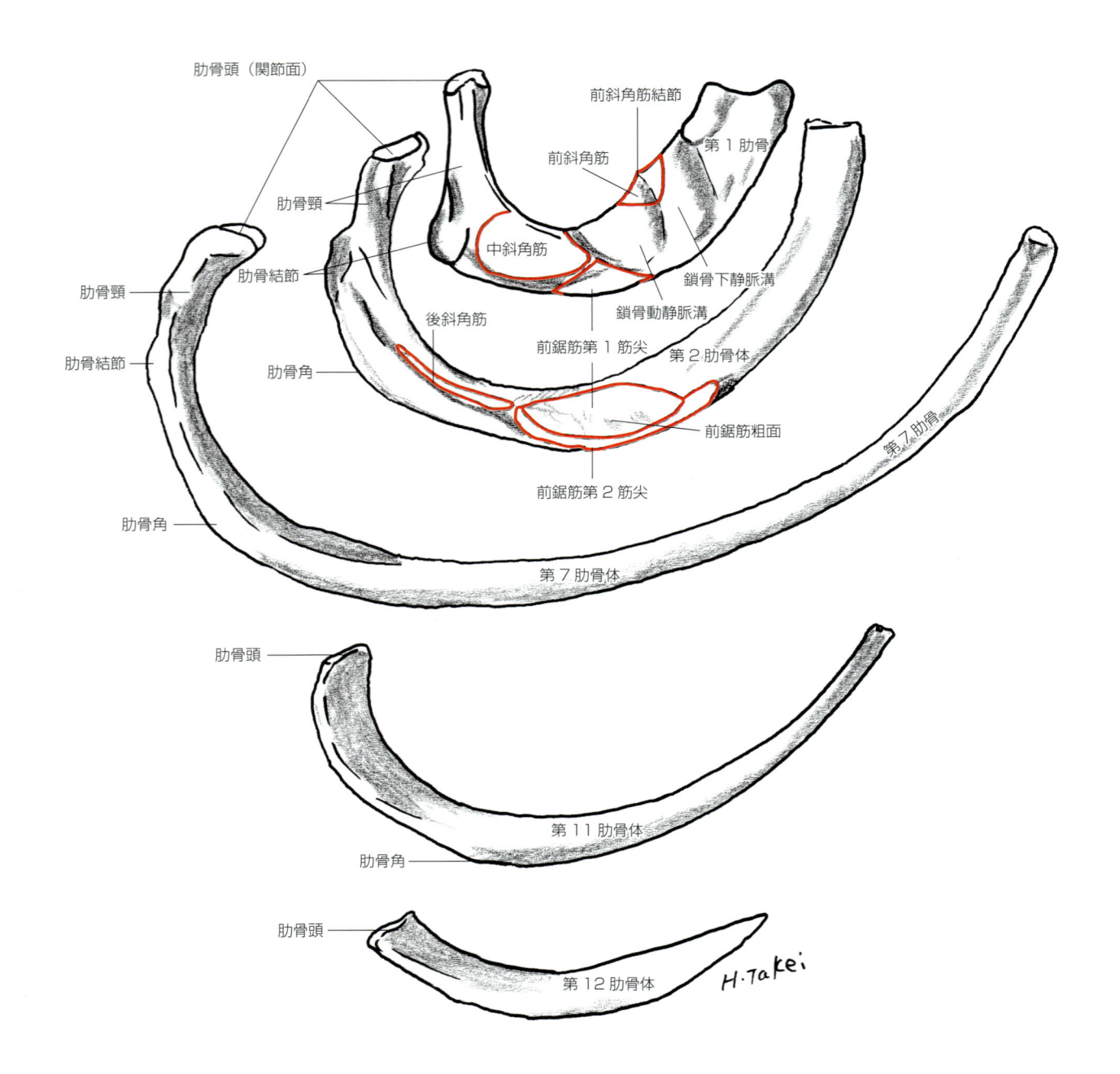

図3-56 肋骨の特徴上面（肋軟骨は記述していない）

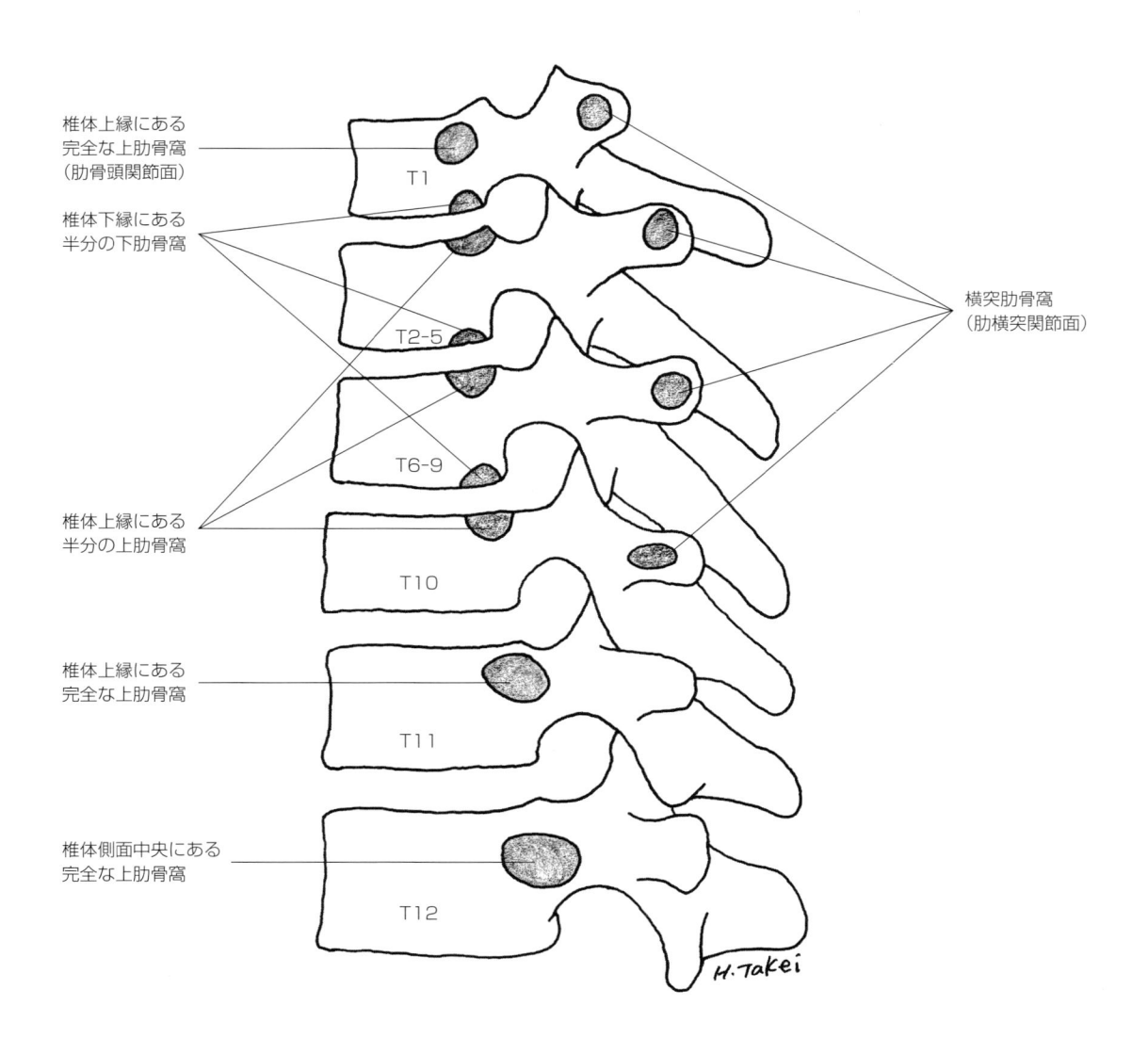

図3-57　肋椎関節を構成する関節面

胸骨頸切痕 jugular notch/suprasternal notch

▶ 触診方法

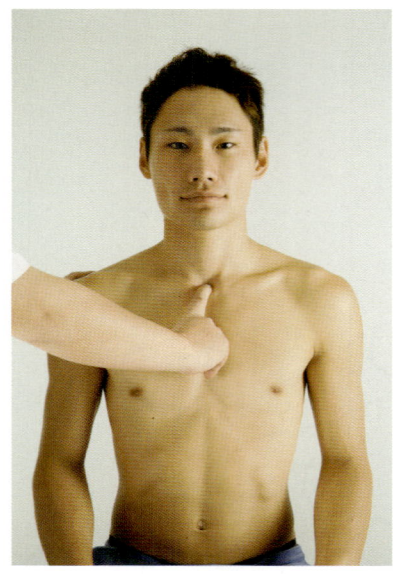

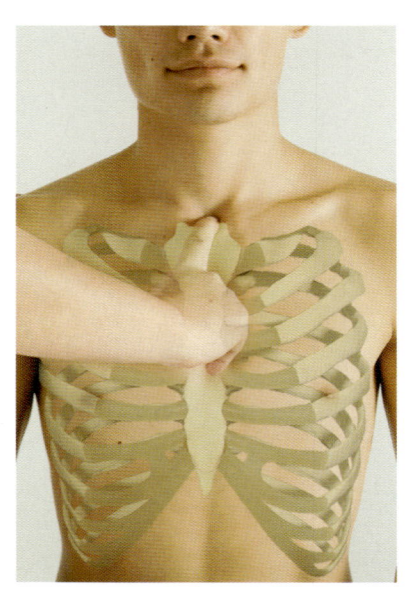

● 頸切痕は両側の胸鎖乳突筋の胸骨頭に挟まれている．鎖骨を内側にたどり，左右の鎖骨の間にある陥凹を頭側から触れる．鎖骨間靭帯を圧迫しすぎないように注意する．

▶ クリニカルビューポイント

胸骨頸切痕は第2胸椎体の下縁（女性ではもう少し低い）に相当する．

胸骨柄 manubrium of sternum

▶ 触診方法

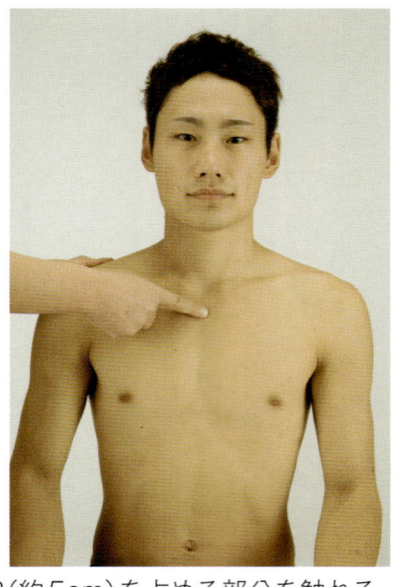

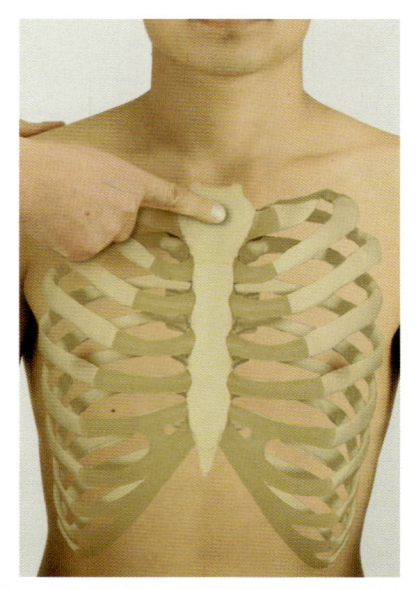

● 胸骨の上方1/3（約5cm）を占める部分を触れる．上部は幅広く厚いが，下部の胸骨体との結合部は細い．

▶ クリニカルビューポイント

左右の胸骨上縁（頸切痕の外側）には鎖骨が，左右の外側縁上方には第1肋骨が位置する．

胸骨角 sternal angle

▶ 触診方法

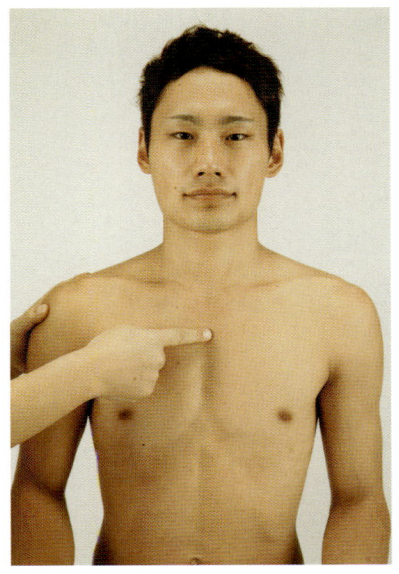

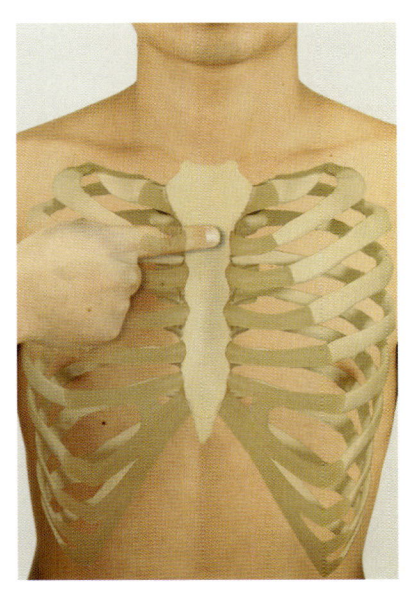

● 胸骨柄と胸骨体の接合部である胸骨角（ルイ角）は，胸骨頸切痕より約5cm下にある．その盛り上がりを頭尾方向に指を動かして触れる．

▶ クリニカルビューポイント

1．胸骨角は第5胸椎の高さにある．
2．胸骨角の左右は，第2肋骨の胸肋軟骨結合部に一致する．

胸骨体 body of sternum

▶ 触診方法

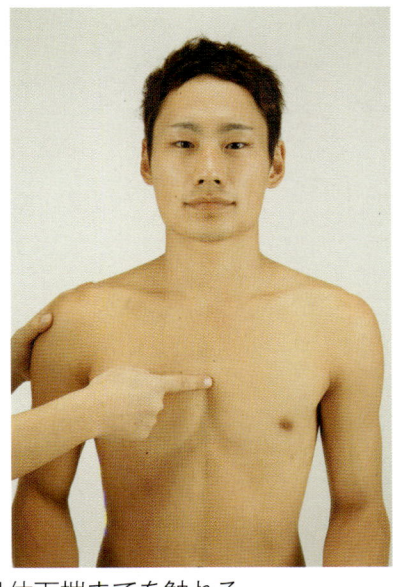

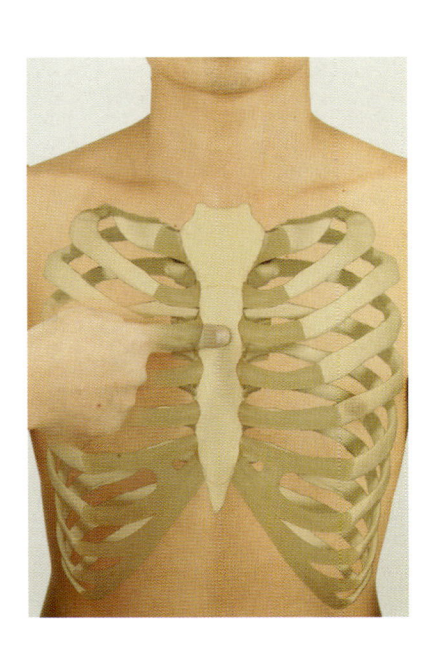

● 胸骨柄から胸骨体下端までを触れる．

▶ クリニカルビューポイント

胸骨体には，第2-7肋骨が連結しており，胸骨体下端の胸骨下角は第7肋軟骨の胸骨付着部の間にあたる．

剣状突起 xiphoid process

触診方法

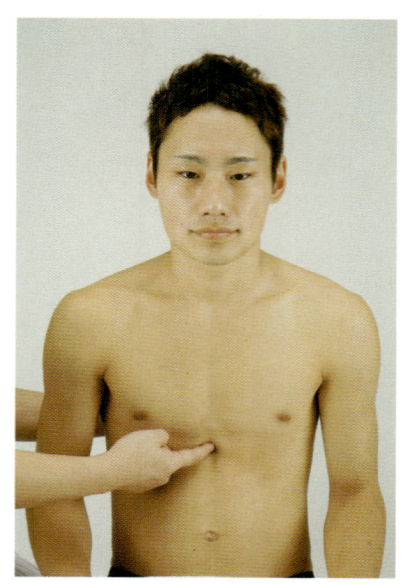

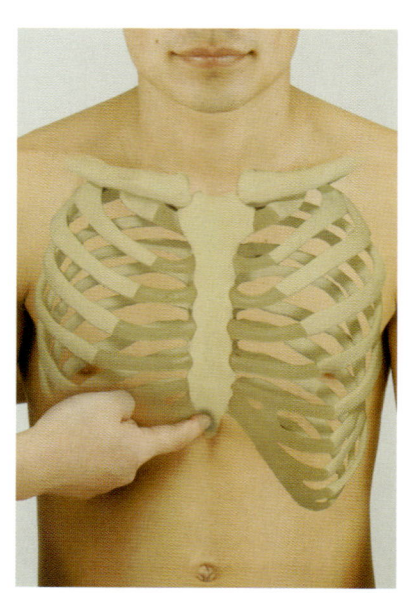

剣状突起は胸骨体の尾側に位置し，胸骨を構成する骨部のうち最も小さい．剣状突起は胸骨下角の下部の三角形を呈する陥凹部（ミズオチ）のやや深層で触れる．剣状突起の最下端は深層で尾側より指を当てることで触れることが可能である．

クリニカルビューポイント

1. 胸骨剣結合 xiphisternal joint は第9・10胸椎の椎間円板の高さに位置する．
2. 胸骨柄，胸骨体，剣状突起からなる胸骨全体の長さは，成人男性で約17cmで，女性より長い．

肋軟骨 costal cartilage

▶ 触診方法

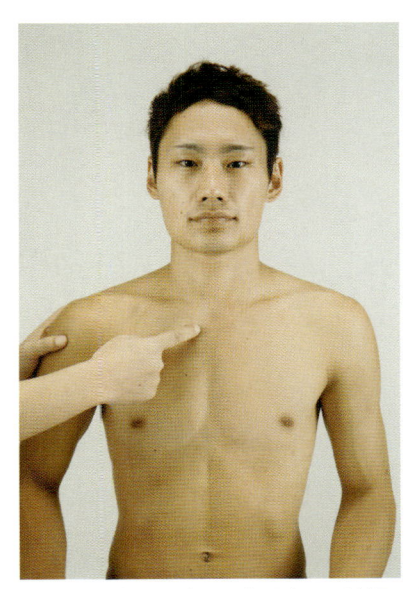

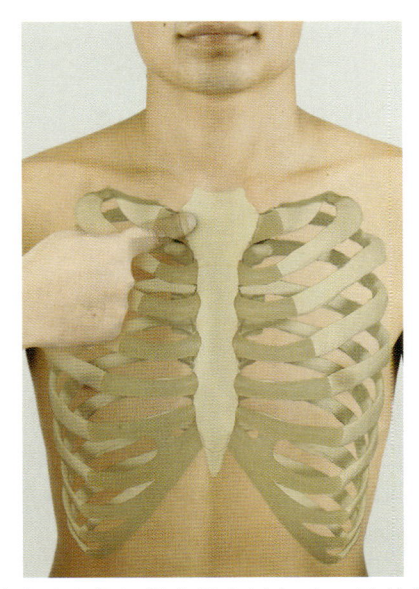

① 第1肋軟骨内側端は，鎖骨下部で胸骨柄の外縁に接するように指を置き触れる．肋軟骨は外側端までほぼ水平だが，外側端は鎖骨の下にあり触れるのは難しい．

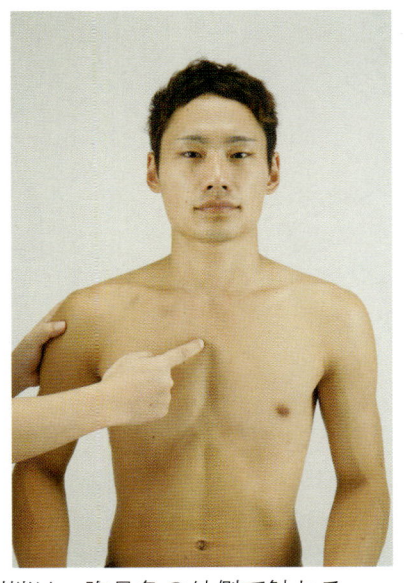

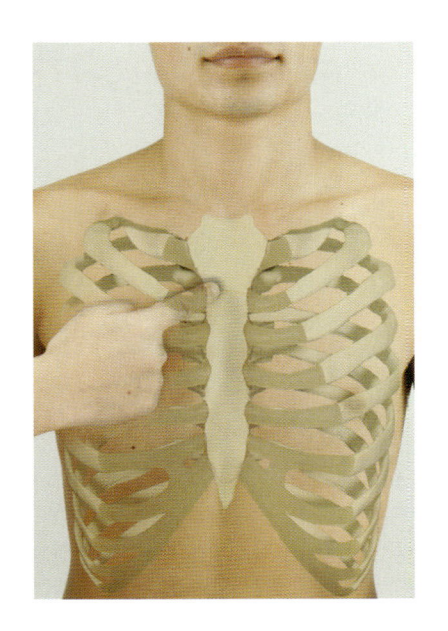

② 第2肋軟骨内側端は，胸骨角の外側で触れる．

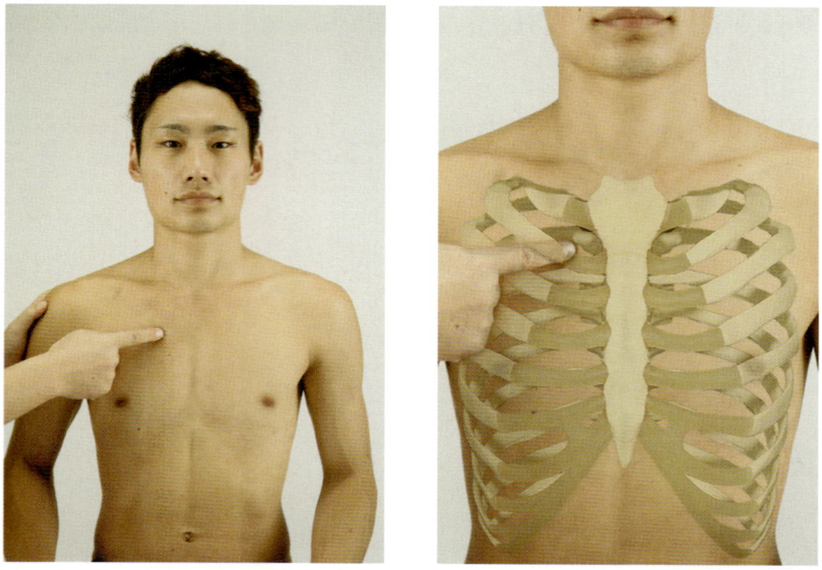

❸ 第2肋軟骨外側端は，内側端からほぼ水平に指を動かし，外側端と肋骨（肋硬骨）との左右の段差を前面にて触れる．

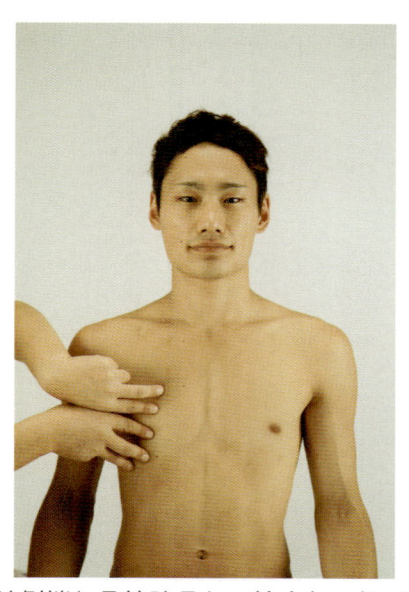

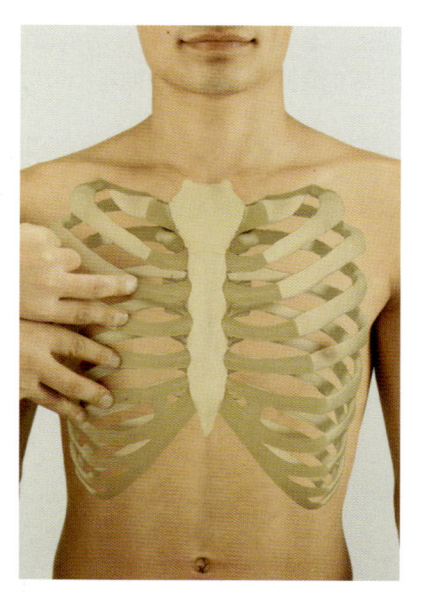

❹ 第3-7肋軟骨外側端と骨性肋骨との接合部は幅が広く，下に凸である．外側端と肋骨との左右の段差を前面で触れる．第3肋軟骨はほぼ水平であるが，その他は内側が上方を向いている．写真は，第3-7肋軟骨外側端を示す．なお，第3-7肋軟骨内側端は，第2肋骨から尾側に数えて触れる．

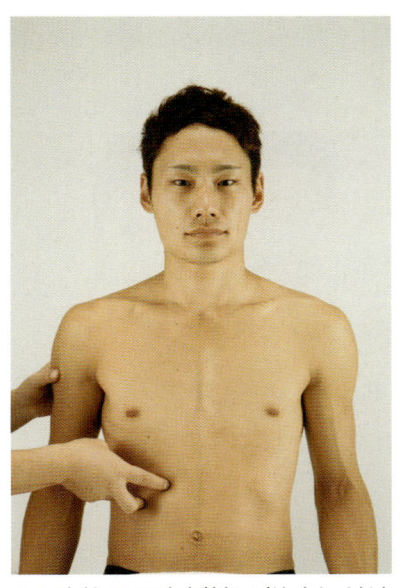

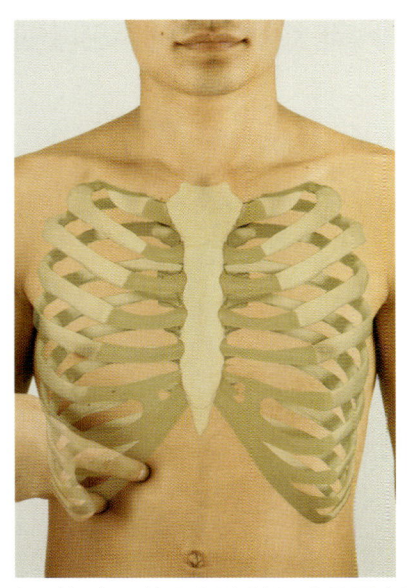

⑤ 仮肋である第8-10肋軟骨の内側端は鋭くとがり，それぞれ上の軟骨と連結し肋骨弓を形成する．剣状突起から肋骨弓下縁に沿ってたどり，第7・8肋軟骨接合部と第9・10肋軟骨接合部の2つの切痕を触れる．

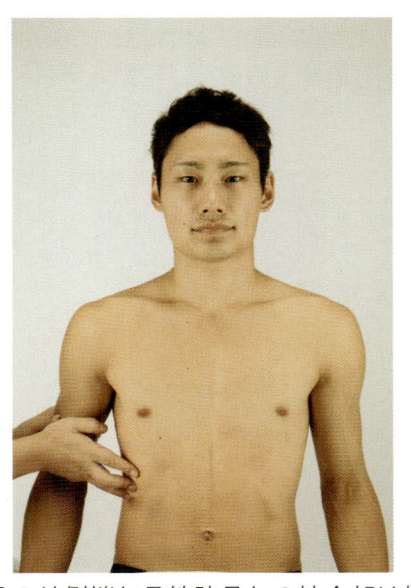

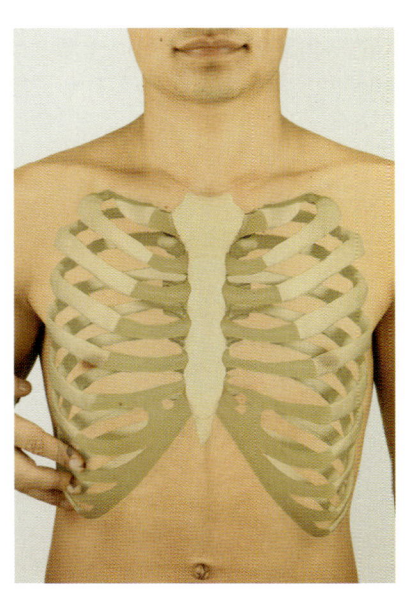

⑥ 第8-10肋軟骨の外側端と骨性肋骨との接合部は幅が広く，下に凸である．外側端と肋骨との左右の段差を前面にて触れる．写真は，第8-10肋軟骨外側端を示す．
なお，第11・12肋軟骨内側端の触診は，後述する（p.134, 135参照）．

▶ クリニカルビューポイント

1. 上位7つは真肋 true ribs，下位5つは仮肋 false ribs，仮肋のうち下位2つは浮遊肋 floating ribs である．
2. 肋軟骨の長さは第7までは順次長くなるが，それ以下では次第に短くなる．肋軟骨の幅は，肋間の幅同様に下方にいくほど狭くなる．肋骨との接合部は幅広く，胸骨に向かって次第に細くなるが，第1と第2は幅が一様である．
3. 胸郭上口 superior thoracic aperture（thoracic inlet）は，第1胸椎，第1肋骨および胸骨柄上縁で囲まれる．全体として前下がりに傾斜している．
4. 肋骨弓 costal margin（costal arch）は，第7-10肋軟骨の前部が連結して作る弓状線で，左右の肋骨弓は剣状突起の上端の両側で合して約70〜90°の胸骨下角 infrasternal angle を作る．
5. 胸郭下口 inferior thoracic aperture（thoracic outlet）は，第12胸椎，第12肋骨，第11肋骨尖端，肋骨弓および剣状突起下端を結ぶ線で，前後で高く，両側で低い．

第1肋骨体 body (shaft) of first rib

▶ 触診方法

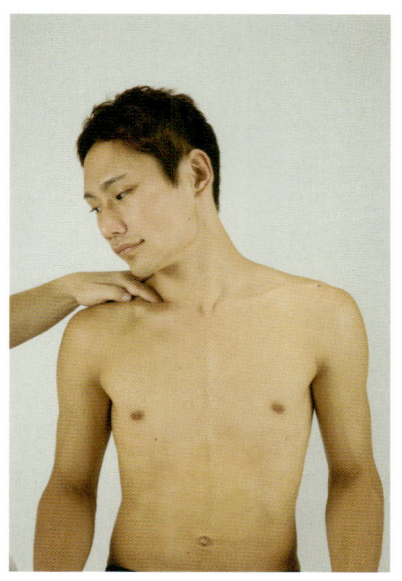

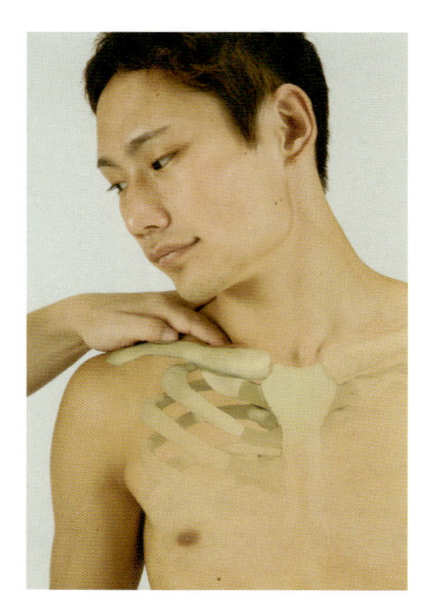

① 内縁の中央にある前斜角筋結節 scalene tubercle は，鎖骨内側1/3の背面かつ胸鎖乳突筋鎖骨頭の外側に指を入れ，頭側から尾側に向かって押して触れる．被検者の頸部は同側に側屈・回旋させ周囲の筋肉をゆるめておく．

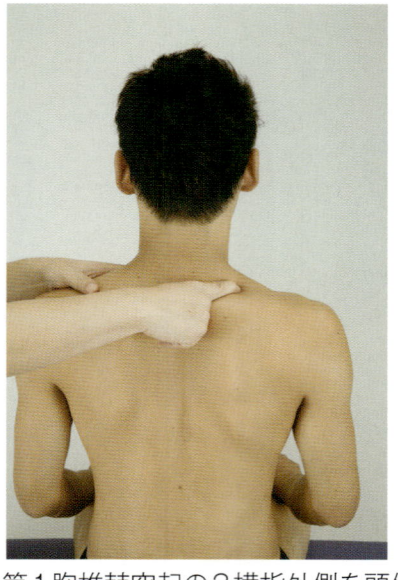

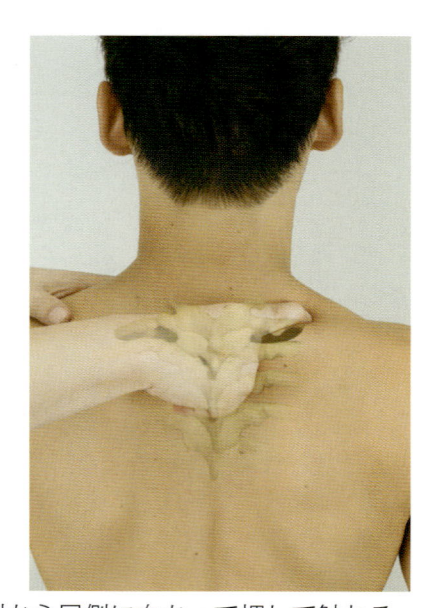

② 肋骨体後部は，第1胸椎棘突起の3横指外側を頭側から尾側に向かって押して触れる．

▶ クリニカルビューポイント

1. 痛みを生じやすいので優しく触れる．
2. 肋骨（肋硬骨）の中で最も短く，幅広で平らである．
3. 第1胸椎の椎体に単一の関節面を持つ．
4. まれに，第7頸椎横突起から肋骨部が独立して頸肋骨 cervical rib をつくることがあり，胸郭出口症候群の一要因となる．

第2肋骨体 body (shaft) of second rib

▶ **触診方法**

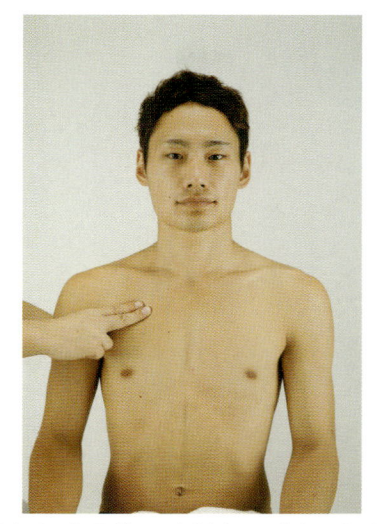

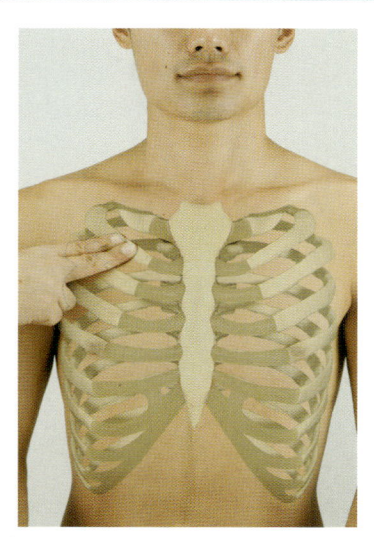

① 第2肋骨は，胸骨柄と胸骨体の連結部分（胸骨柄結合 manubriosternal joint）にある胸骨角の高さに相当する．鎖骨の尾側で肋骨体前部を触れる．

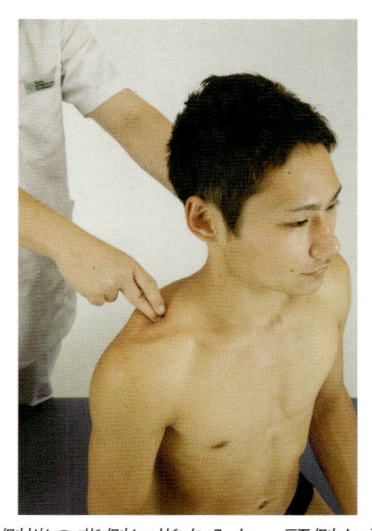

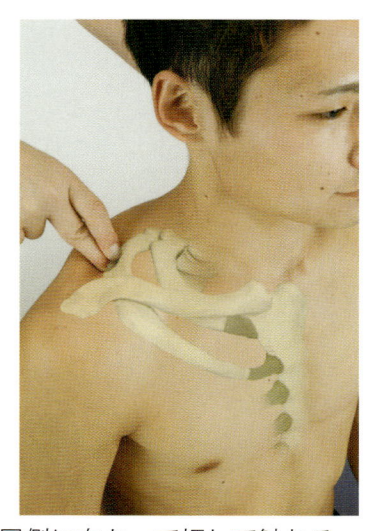

② 外側部は，鎖骨外側端の背側に指を入れ，頭側から尾側に向かって押して触れる．

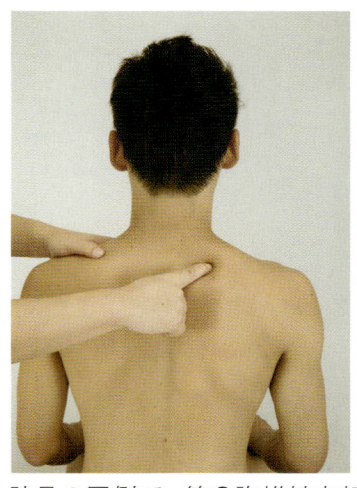

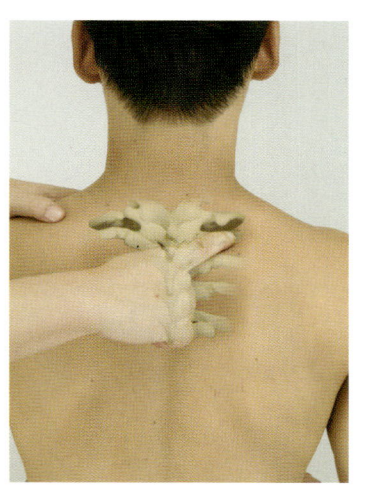

③ 肋骨体後部は，第1肋骨の尾側で，第2胸椎棘突起の3横指外側を頭側から尾側に向かって押して触れる．

▶ **クリニカルビューポイント**

1. 痛みを生じやすいので優しく触れる．
2. 肋骨結節の少し外側に彎曲が変わる肋骨角が現れる．肋骨角の位置は第1肋骨角では肋骨結節にあるが，下位肋骨になるに従い外方にずれる．第12肋骨には肋骨角はない．肋骨角は女性で著しい．

第3-10肋骨体 body (shaft) of 3rd rib-10th rib

▶ 触診方法

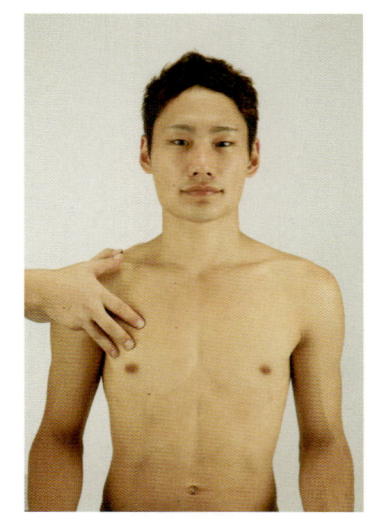

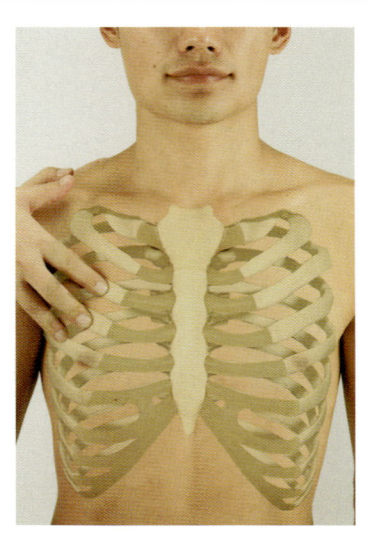

① 軟骨から肋骨に指をたどり肋骨体前部を触れる．写真は，第3-5肋骨を示す．

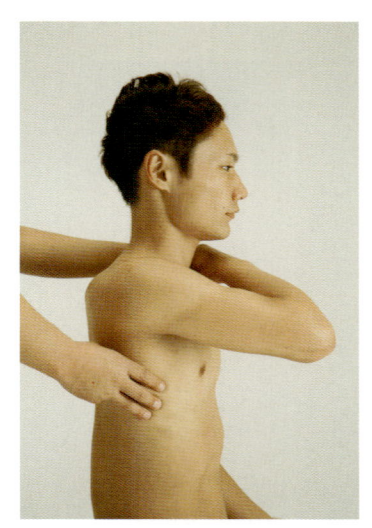

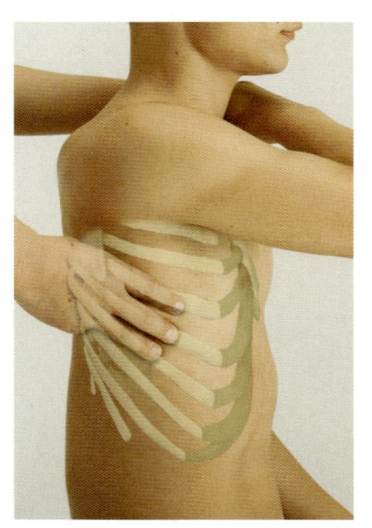

② 肋骨体前部から指を外側にたどり，肋骨体の外側部を触れる．写真は，第6-8肋骨を示す．

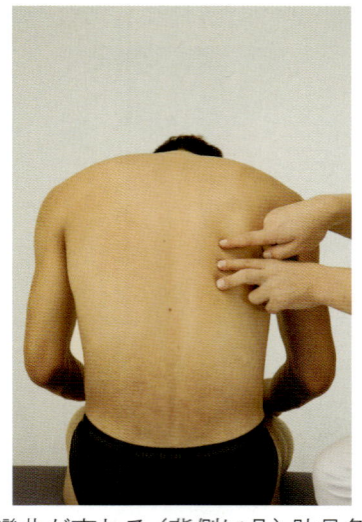

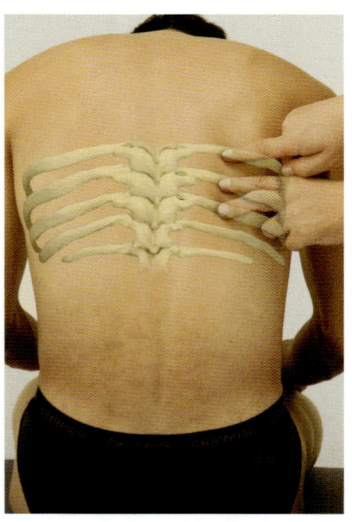

③ 背側にて肋骨体の彎曲が変わる（背側に凸）肋骨角を触れる．体幹をやや屈曲させると背側に出っ張るので触れやすい．写真は，第8-10肋骨を示す．

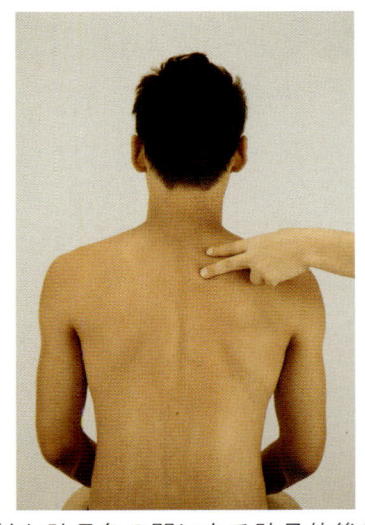

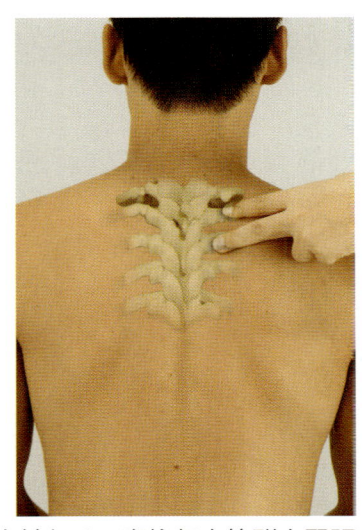

④ 背側にて，肋骨結節と肋骨角の間にある肋骨体後部を触れる．脊柱起立筋群を緊張させないようにする．筋肉質の人は触れづらい．写真は，第2・3肋骨を示す．

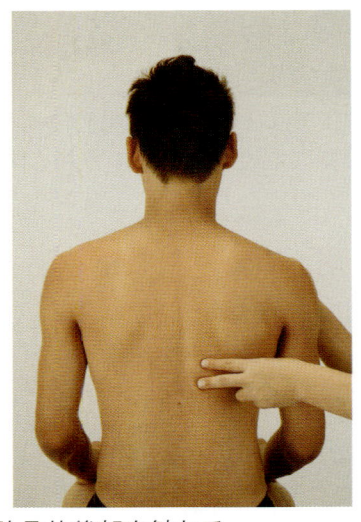

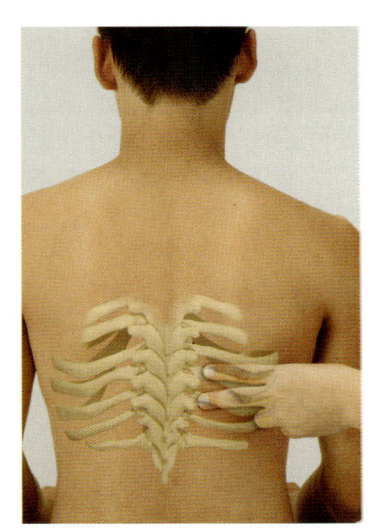

⑤ 同様に，第9・10肋骨体後部を触れる．

▶ クリニカルビューポイント

1. 前面において，肋骨は肋骨肋軟骨連結 costochondral joints を境に上方へ傾斜する．その傾斜は，上位のものでは少なく，第9肋骨は最も傾斜が大きく，それ以下は再びゆるやかになる．
2. 肋骨の長さは第1-7肋骨までは次第に長くなり，それ以下で次第に短くなる．
3. 肋骨と肋骨の間の肋間隙の幅は前方が広く，上位のものほど広い．
4. 乳頭は男性と未産婦では第4・5肋間に位置する．

第11肋骨 11th rib

▶ **触診方法**

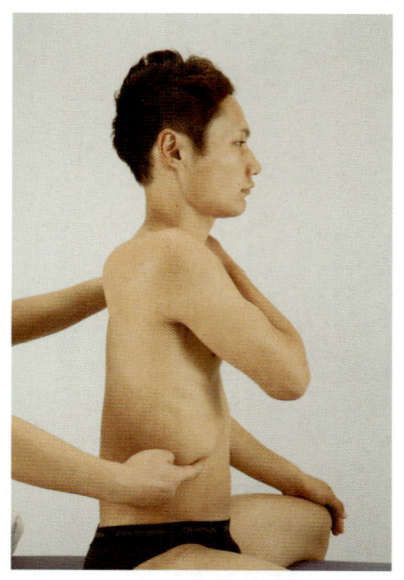

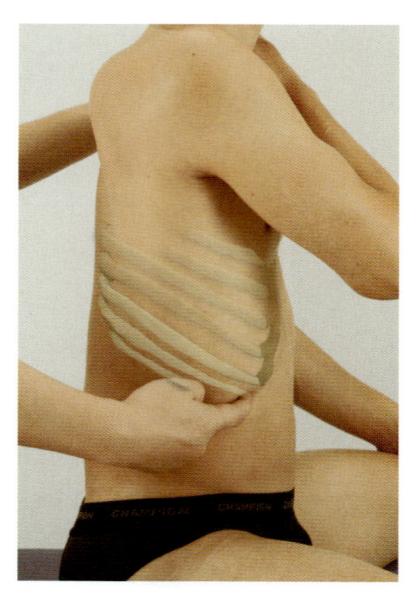

① 被検者の後方から肋骨弓下縁の第10肋骨を腹部前外側で触れ，そこから尾側に指をずらし，浮遊肋の第11肋骨を触れる．第11肋骨が確認できれば，指を腹側にたどり体側の後方から前方へ約2/3の距離にあるとがった肋軟骨の前端を触れる．

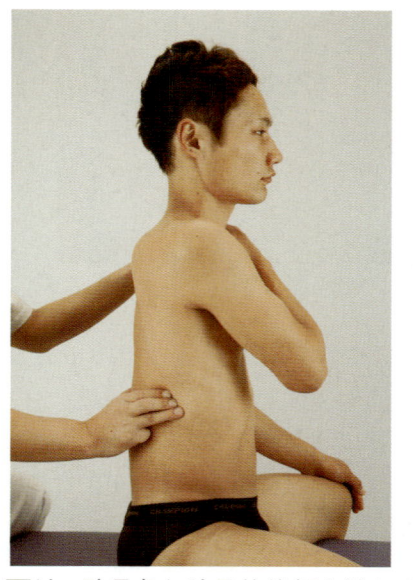

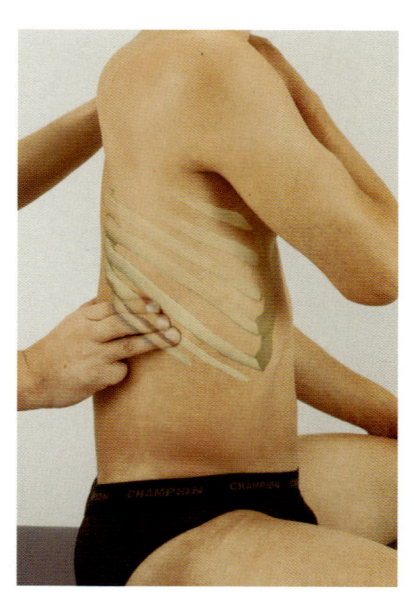

② そのまま後方へ戻り，肋骨角と肋骨体後部を触れる．

▶ **クリニカルビューポイント**

浮遊肋のため，前端を動かすことができる．

第12肋骨 12th rib

▶ 触診方法

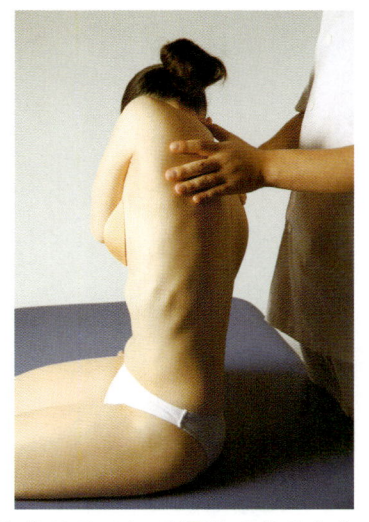

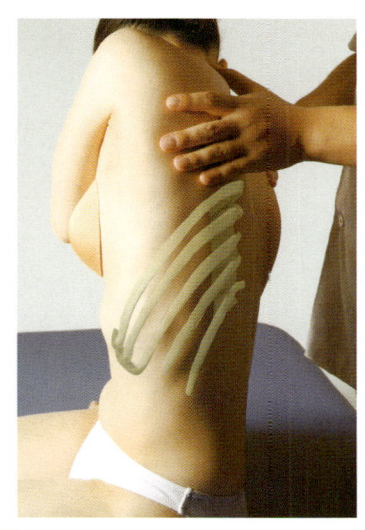

① 座位で体幹を逆回旋させることで視認できる人もいる．

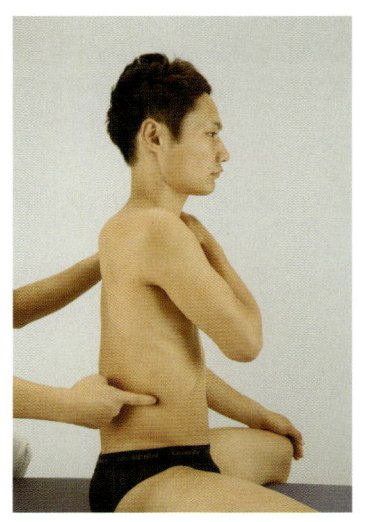

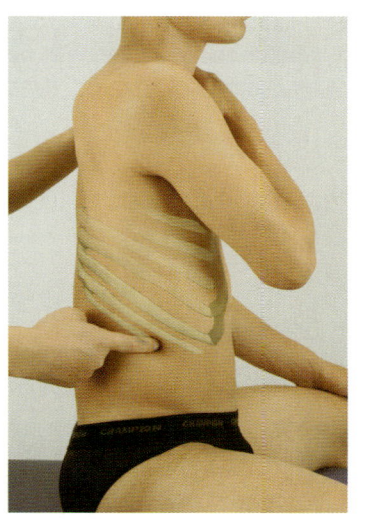

② 被検者の後方から第11肋骨を触れ，その尾側にて指を後方へたどると，浮遊肋の第12肋骨を同定できる．第12肋骨が確認できれば，指を腹側にたどり体側の後方から前方へ約1/3の距離にあるとがった肋軟骨の前端を触れる．

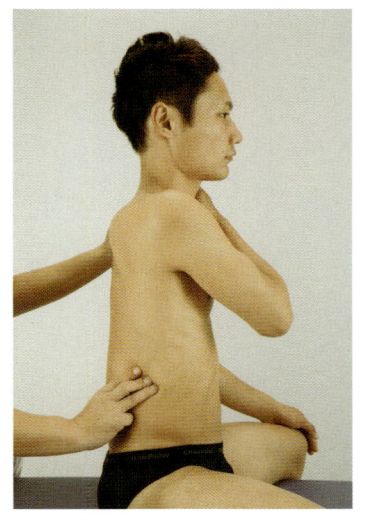

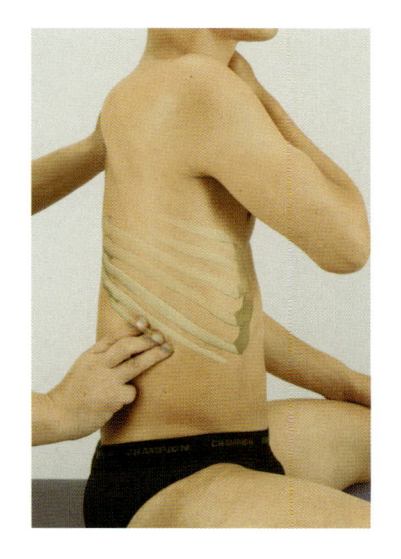

③ そのまま後方へ戻り，肋骨体後部を触れる．

▶ クリニカルビューポイント

浮遊肋のため，前端を動かすことができる．長さは約10～14cmだが，第1肋骨よりも短いことがある．

胸骨下角 infrasternal angle/subcostal angle

▶ 触診方法

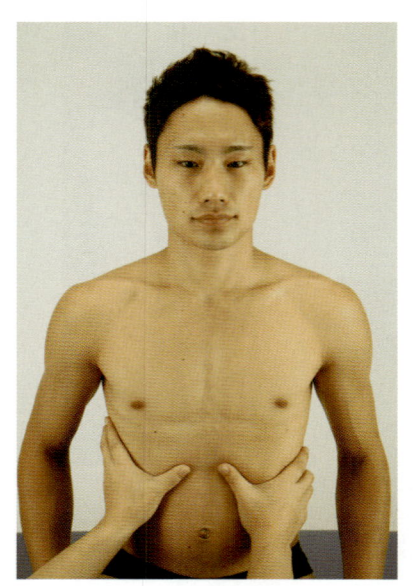

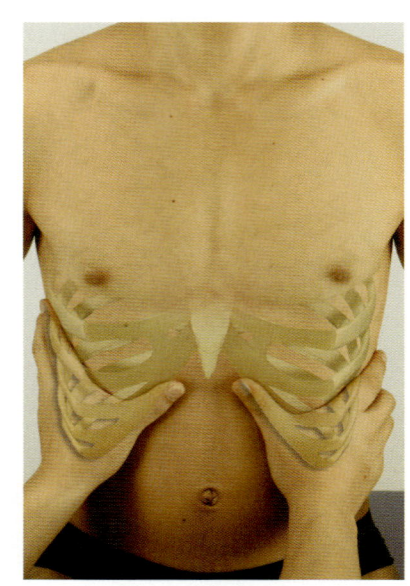

🟢 剣状突起の両側で，左右の肋骨弓を触れる．左右の肋骨弓のなす角度が胸骨下角である．

▶ クリニカルビューポイント

胸骨下角が75°以下では外腹斜筋の短縮が，100°以上では内腹斜筋の短縮および外腹斜筋の延長と筋力低下が示唆される．

胸肋関節 sternocostal joints

▶ **概要**

関節分類：胸肋関節は，真肋の肋軟骨と胸骨との結合（肋胸軟骨結合 costosternal joint）を指す．第1肋軟骨と胸骨間は軟骨が直接胸骨柄に続く滑膜のない不動関節だが，第2-7までの結合は滑膜性の平面関節である．第2肋軟骨は胸骨柄と胸骨体に合わせて2つ，他の関節にはそれぞれ1つの滑膜がある．第6・7では時に滑膜が欠如する．

凹凸形状：肋軟骨が凸，胸骨が凹．

関節運動：

吸気時に伴う肋骨のわずかな尾側への滑り：

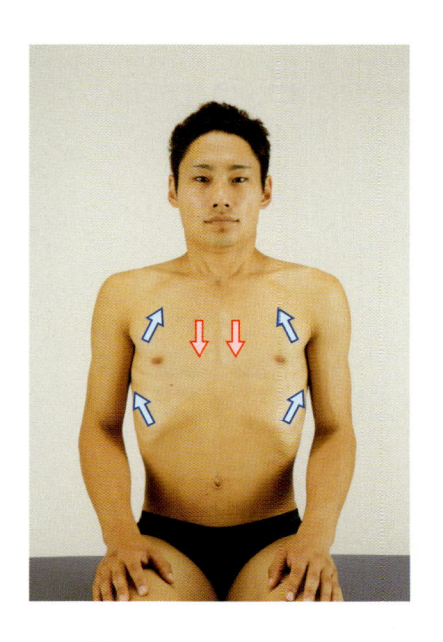

他に，腕挙上時に伴うわずかな尾側滑り，あるいは呼気や腕下制時に伴うわずかな頭側滑りがある．

▶ **触診方法**

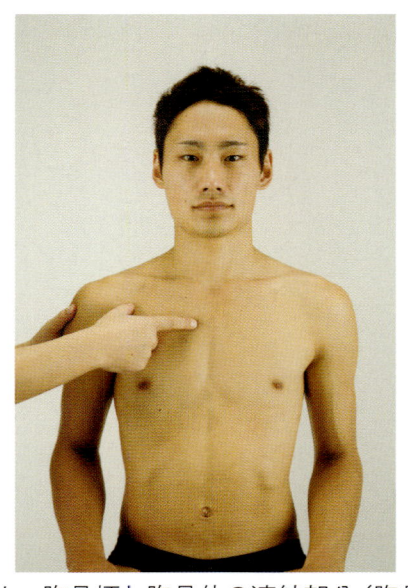

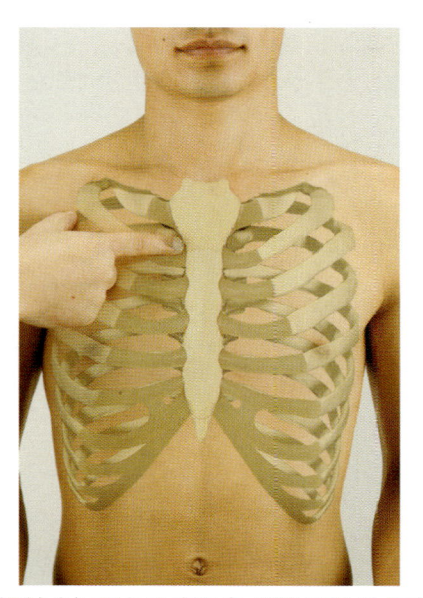

● 第2胸肋関節は，胸骨柄と胸骨体の連結部分（胸骨柄結合）である胸骨角が第2肋骨の高さであることを利用し触れる．第3胸肋関節以下は，第2胸肋関節を確定したのちに，尾側に指をずらしながら，一つずつ確認して触れる．

▶ **クリニカルビューポイント**

肋胸軟骨結合ではわずかな滑り運動が見られるが，肋骨と肋軟骨の間の肋骨肋軟骨連結では，肋骨の骨膜が軟骨の軟骨膜に移行しているため，運動は非常にわずかである．

肋椎関節 costovertebral joints（肋骨頭関節と肋横突関節）

▶ 概要

関節分類：肋骨頭関節 joint of head of rib は，平面関節で関節円板がある．第1・10-12肋骨はそれぞれ1個の椎骨と関節を作り，他は隣接する椎骨体縁の関節面（下・上肋骨窩）と関節をつくる．肋横突関節 costotransverse joint は，肋骨結節関節面が隣接する椎骨横突起の関節面（横突肋骨窩）の間の平面関節．第11・12肋骨は，肋横突関節ではなく靱帯結合様．

凹凸形状：肋骨頭関節は，肋骨頭が凸，椎骨が凹．肋横突関節は肋骨結節が凸，横突起肋骨窩が凹，あるいは両者が平坦．

関節運動：
吸気時の肋骨頸の下制を伴う後方回旋：

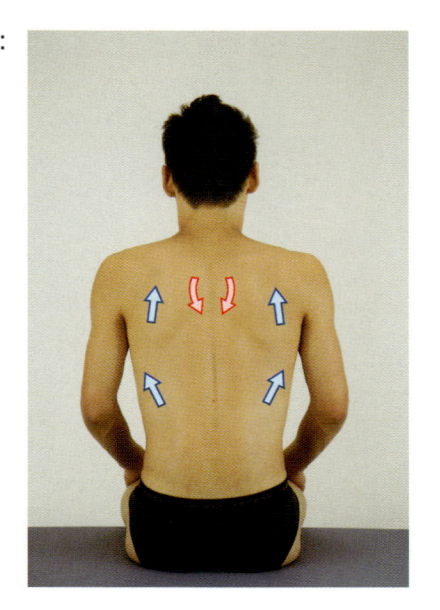

上位6肋骨では，肋骨頸 neck of rib はわずかに上下に動き，肋骨頸自体の長軸を中心とする回旋，すなわち肋骨頸の下制を伴う後方回旋（吸気や腕挙上時）と肋骨頸の挙上を伴う前方回旋（呼気や腕下制時）が生じる．第7-10肋骨では，肋骨頸は上後内側か下前外側に動き，ごくわずかな回旋を伴う．第11・12肋骨頭関節もわずかな上下の滑りと回旋を行う．

▶ **触診方法**

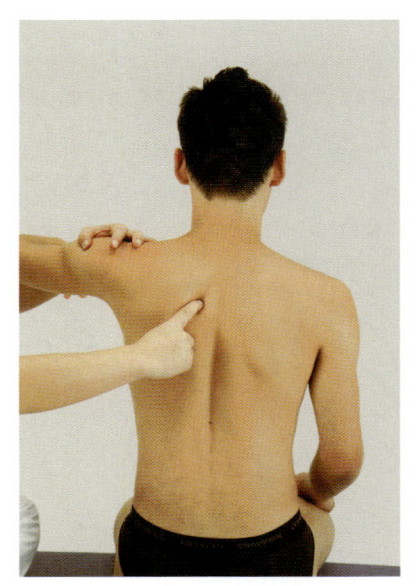

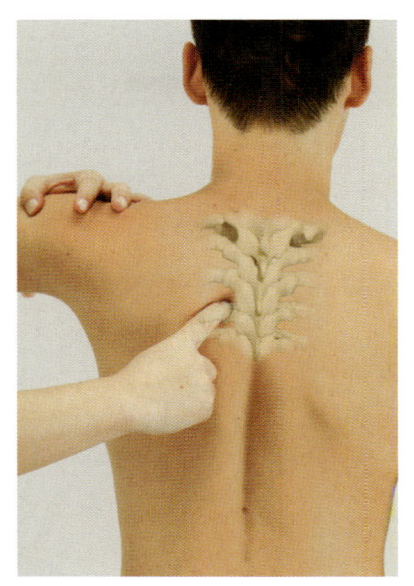

● 胸椎横突起外側すぐの肋骨上縁に指を置き，腕を挙上させたときの肋骨頸の下制を伴う後方回旋のわずかな動きを感じる．写真は第4肋骨を触れている．

▶ **クリニカルビューポイント**

1. 第11・12肋骨は胸骨に付着しないが，腹斜筋や腹横筋によって支持されている．
2. 吸気時に，上位肋骨は前後方向の容積を増やし（pump handleの動き），下位肋骨は左右方向の容積を増やす（bucket handleの動き）．
3. 腹臥位にて，胸椎横突起外側の肋骨背面を押すことで，上位肋椎では尾腹外側への離開，中位肋椎では腹外側への離開，下位肋椎では頭腹外側への離開という副運動を生じる．

上肢

9 肩甲骨・鎖骨（肢位：座位・腹臥位）

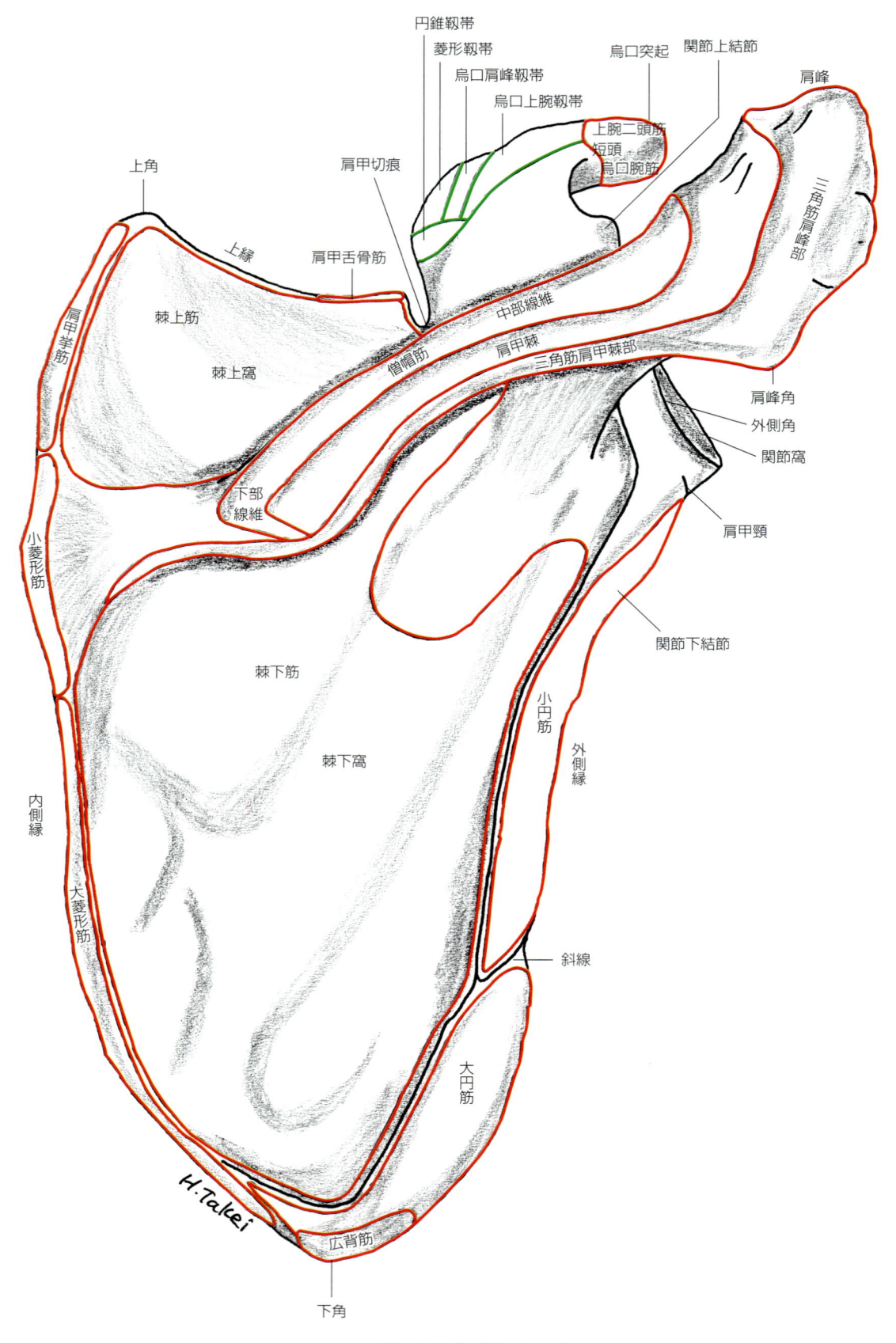

図3-58　肩甲骨後面（右側）

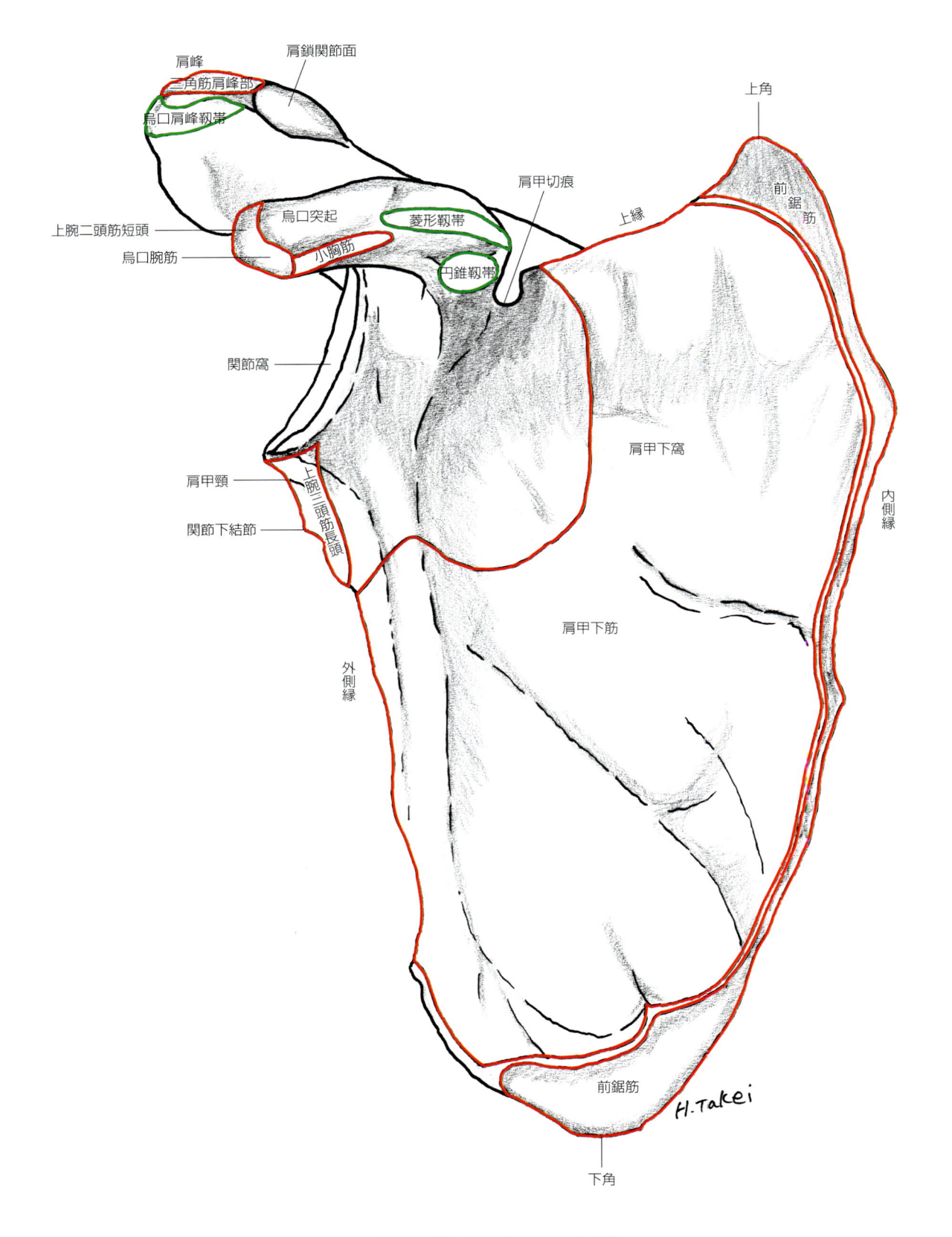

図3-59　肩甲骨前面（右側）

142 ● 第3章 骨・関節の触診 9. 肩甲骨・鎖骨（肢位：座位・腹臥位）

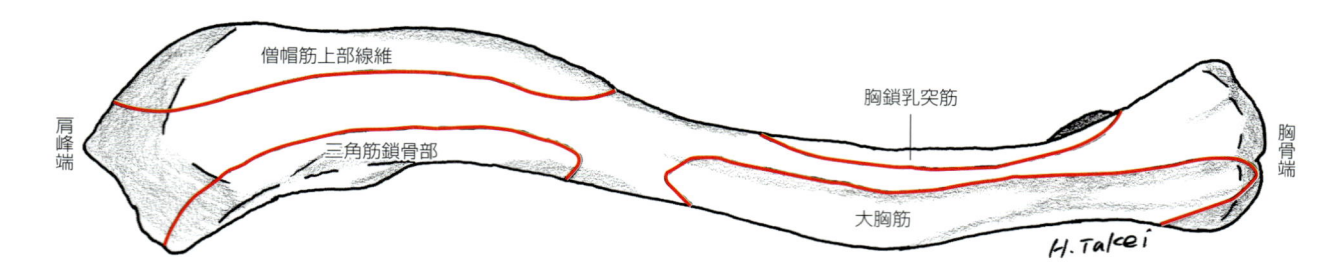

図3-60 右鎖骨上面

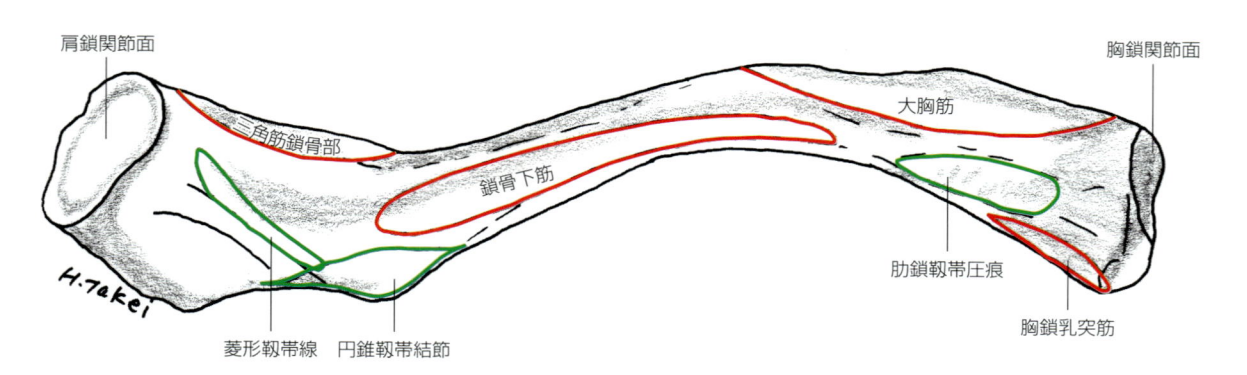

図3-61 右鎖骨下面

肩甲骨下角 inferior angle

▶ 触診方法

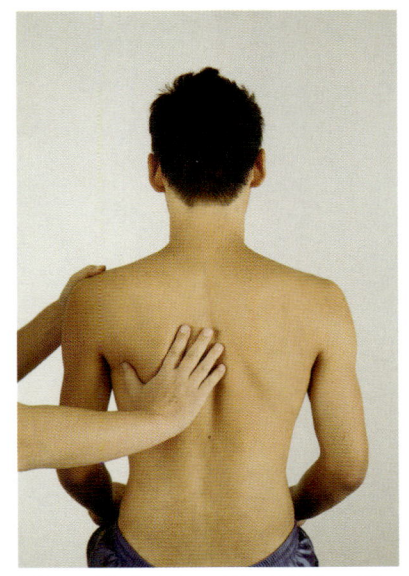

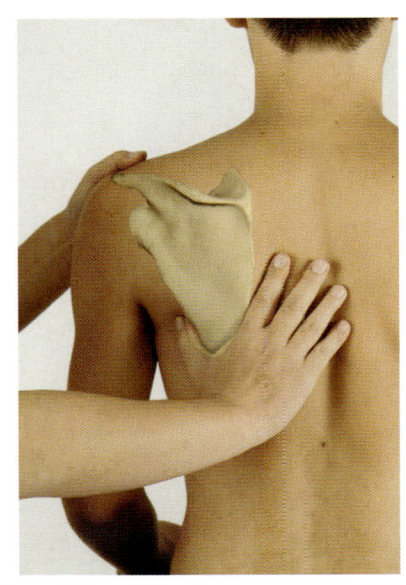

① 内側縁および外側縁で構成される肩甲骨最下部の三角の部分を触れる.

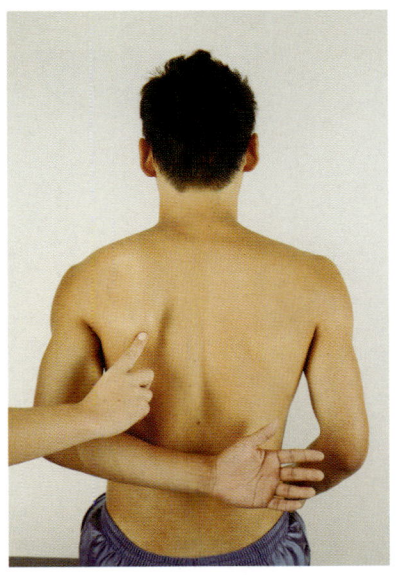

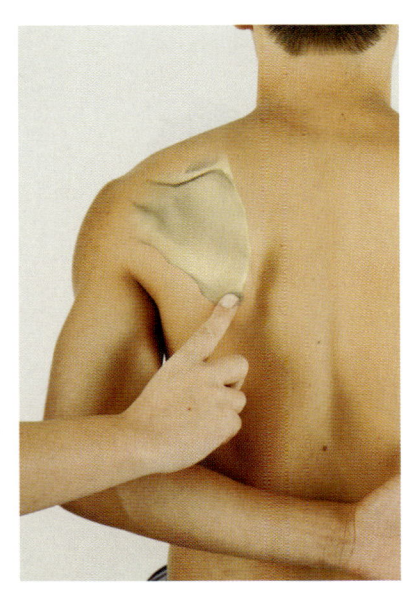

② 肩関節を伸展・内転・内旋させて背面に飛び出してくる下角を触れる.

▶ クリニカルビューポイント

1. 肩甲骨は胸郭上の第2肋骨から第7肋骨の間にあり,胸郭に張り付いたような状態で,前額面に対して前方に約30〜35°傾斜している.
2. 肩甲骨下角は第7肋骨の高さにある.

肩甲骨内側縁 medial border

▶ 触診方法

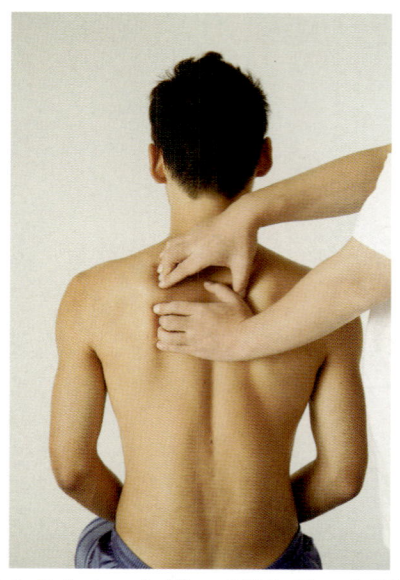

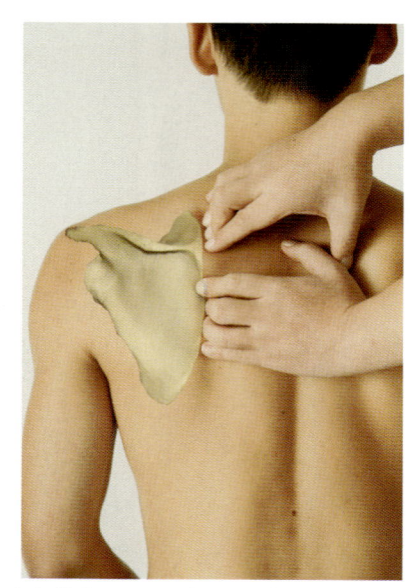

❶ 内側縁は，下角から上方へたどって触れる．内側縁は脊柱とほぼ平行に上方に向かい，肩甲棘基部（棘三角部）から上方では少し内方に凸の曲線を描く．

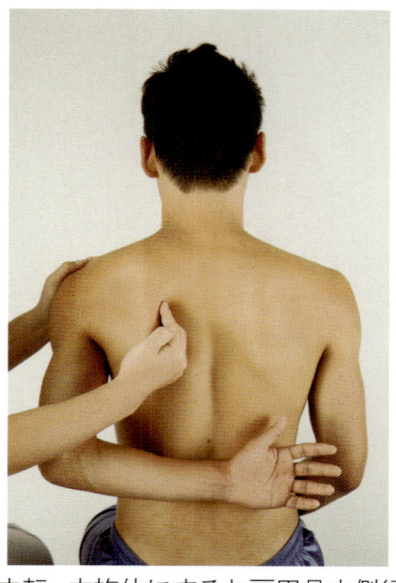

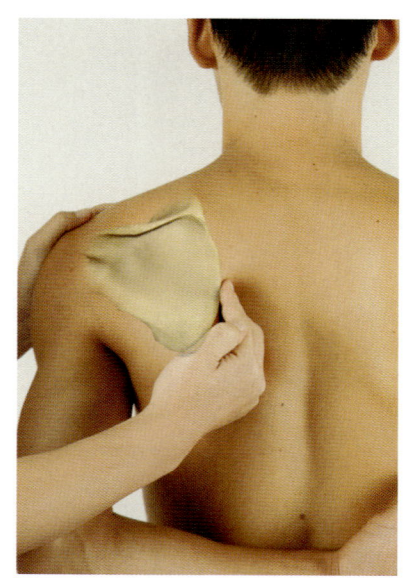

❷ 肩関節を伸展・内転・内旋位にすると肩甲骨内側縁と下角が浮き出るため内側縁を全体的に触れる．また，わずかながら肩甲骨の前面も触れることができる．

▶ クリニカルビューポイント

1. 通常は，肩甲骨内側縁は脊柱に平行で，成人男性では棘突起から約7.5cmの距離にある．
2. 肩甲骨の下角が肩甲棘基部に対して内側に位置していれば，肩甲骨は下方回旋している．これは肩甲挙筋と菱形筋の短縮および僧帽筋上部線維（あるいは前鋸筋も）の延長を示唆する．逆に肩甲棘基部が下角より内側にあれば上方回旋しており，僧帽筋の短縮を示唆する．

肩甲骨上角 superior angle

▶ 触診方法

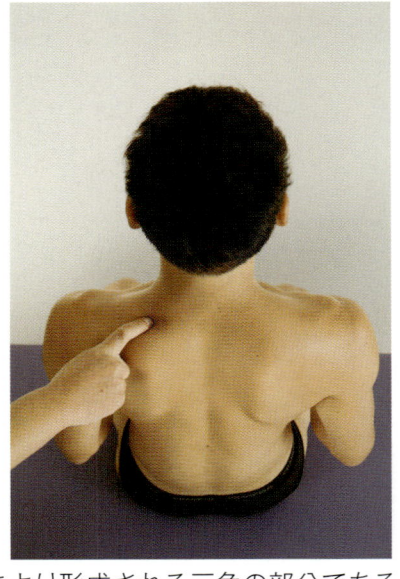

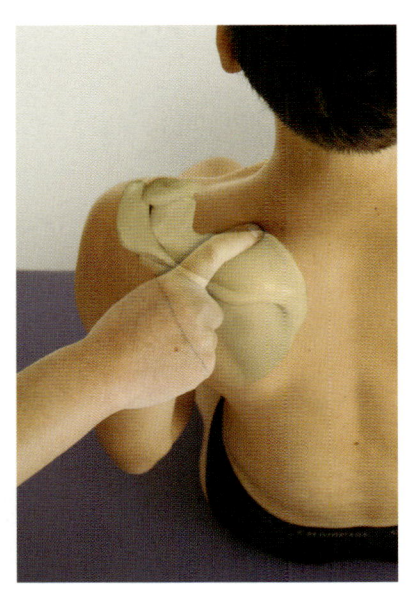

① 内側縁と上縁により形成される三角の部分である．内側縁を頭側にたどり，腹側に倒れ込むように触れる．

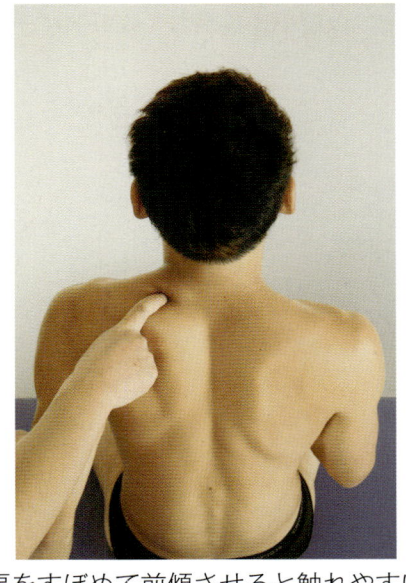

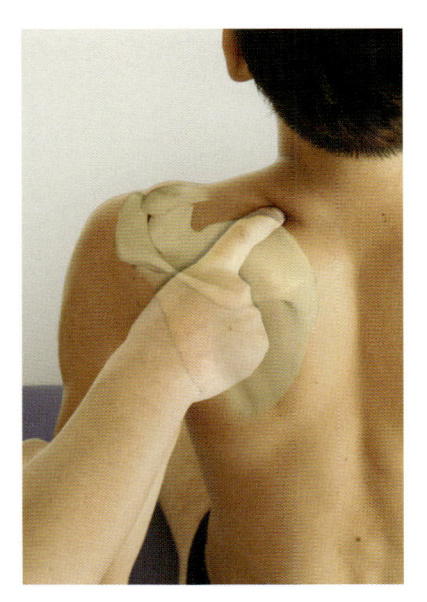

② 力を抜かせ，肩をすぼめて前傾させると触れやすい．

▶ クリニカルビューポイント

1. 上角は，第2肋骨の高さにある．
2. 肩甲骨上角の挙上（肩峰ではない）は肩甲挙筋の短縮を示唆し，肩峰を含む肩甲骨全体の挙上は僧帽筋上部線維の短縮を示唆する．後者では，鎖骨の外側が内側と比べ顕著に高くなっている．

肩甲骨上縁 superior border

▶ **触診方法**

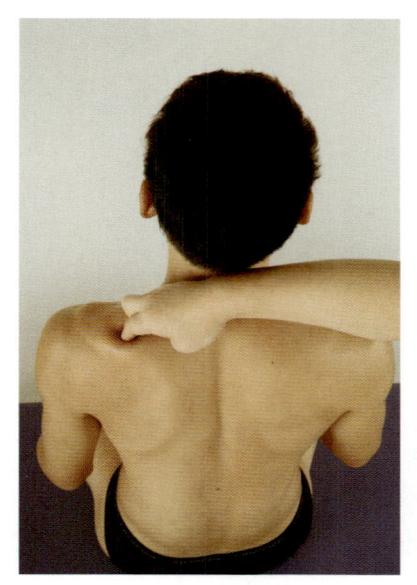

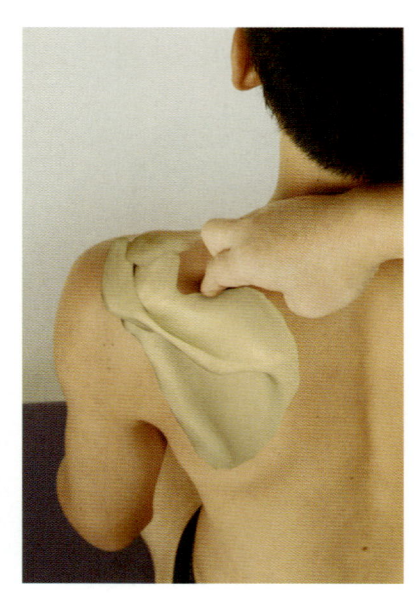

● 肩甲骨上角から外下方に向けて指を移動させ，触れられる範囲までたどる．

▶ **クリニカルビューポイント**

上縁は上角から烏口突起の基部まで伸び，上縁の外側部には肩甲切痕があり肩甲上神経が通る．

肩甲骨外側縁 lateral border

▶ **触診方法**

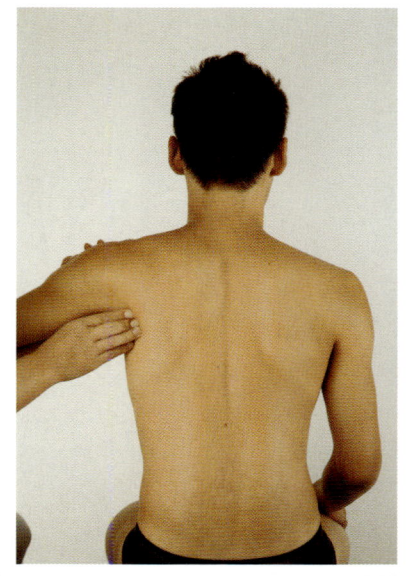

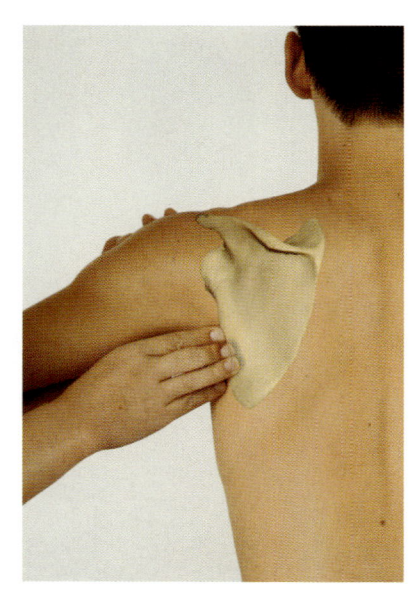

① 下角から関節窩glenoid cavityを形成する外側角lateral angleまで外上方へたどって触れる．

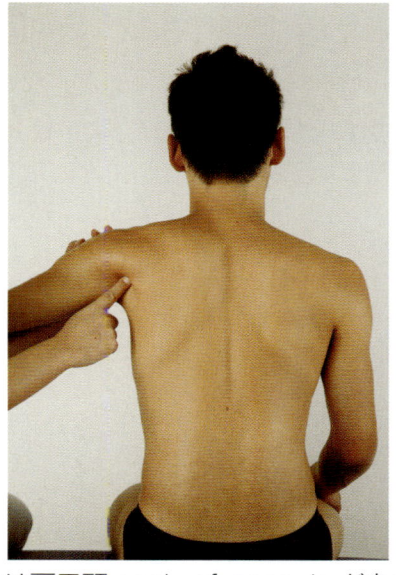

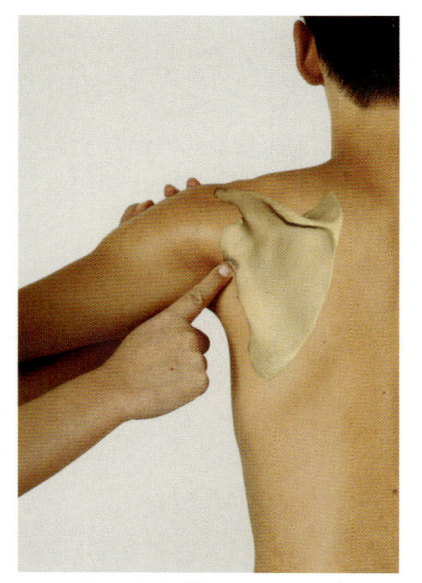

② 関節窩の直下には肩甲頸neck of scapulaがあり，その直下から約2.5cmの長さで関節下結節infra-glenoid tubercleの盛り上がりを触れる．

▶ **クリニカルビューポイント**

1．3縁中，外側縁は最も厚く，上縁は最も薄く，内側縁は最も長い．
2．関節下結節に上腕三頭筋長頭が，外側縁背面の上2/3に小円筋が，下1/3には大円筋が起始する．

肩甲棘 spine of scapula

▶ 触診方法

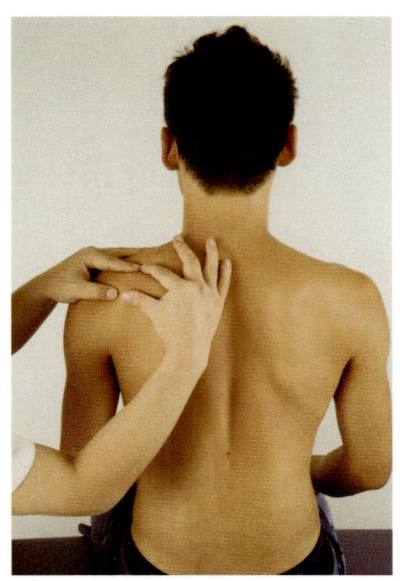

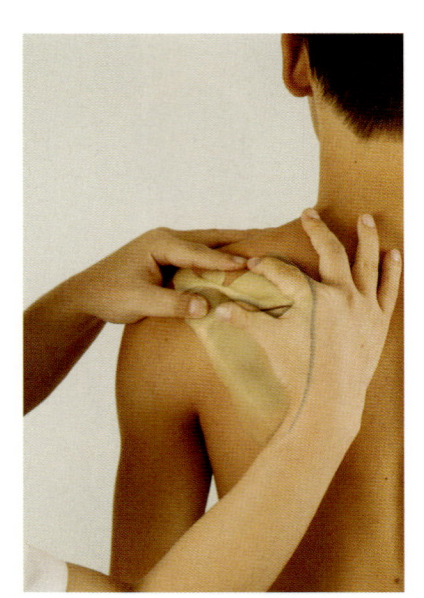

● 背側面4/5の高さで，背側面を棘上窩と棘下窩に二分する棒状の骨隆起を触れる．肩甲棘内側縁の肩甲棘基部（棘三角部）は扁平で平らな三角形である．

▶ クリニカルビューポイント

1. 肩甲棘基部は第3胸椎棘突起の高さにある．
2. 肩甲挙筋や菱形筋そして僧帽筋上部線維のすべての伸張性が低下していれば，肩甲棘全体が高位になり，肩甲棘がC7に近くなり，肩甲骨は内転しているように見える．

肩峰 acromion

▶ **触診方法**

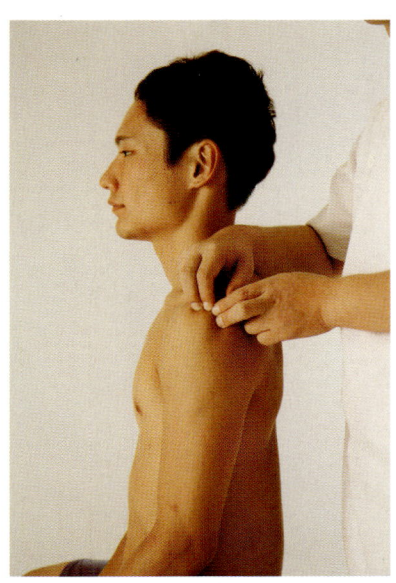

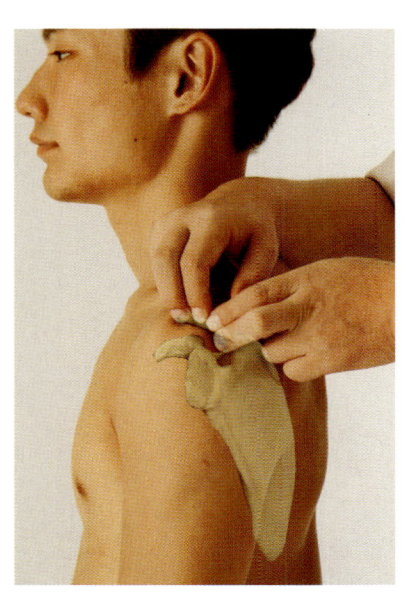

● 肩甲棘下縁を外側にたどっていくと，上外方に輪郭が変わる．その角が肩峰後下端に位置する肩峰角 acromial angle である．写真では左手の中指で触れている．肩峰角を越えてさらに肩峰の外側縁をたどり，前面の肩峰尖端までを触れる．

▶ **クリニカルビューポイント**

1. 左右の両肩峰中心を結ぶ線は，第1胸椎棘突起のやや下を通る．
2. 肩峰角は，上肢長計測時のランドマークである．

鎖骨 clavicle

▶ **触診方法**

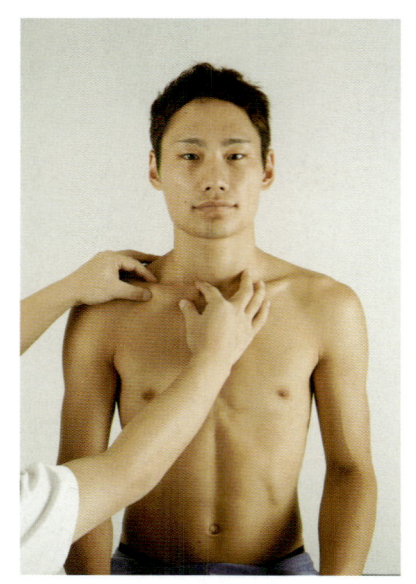

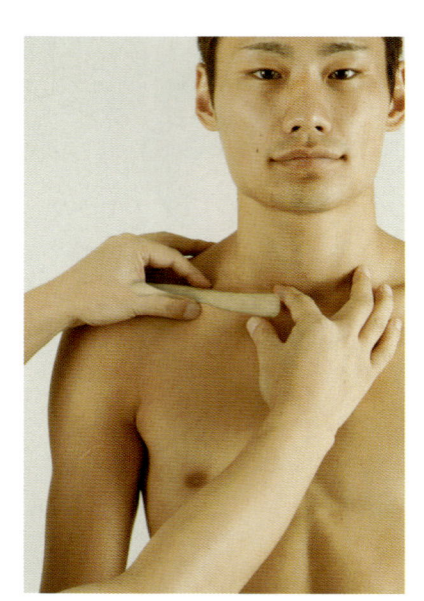

① 鎖骨の前縁と後縁をつかむように把持し，内側から外側へとたどる．内側2/3が前方に凸の形状をしているのを触れる．

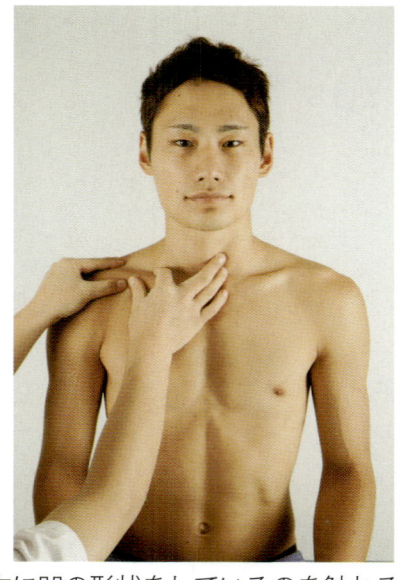

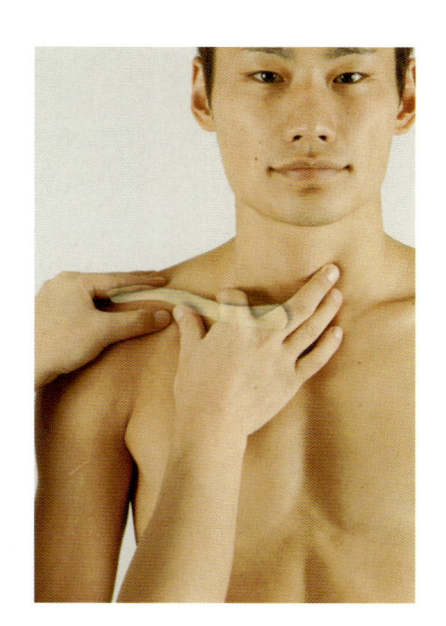

② 外側1/3が前方に凹の形状をしているのを触れる．

▶ **クリニカルビューポイント**

1. 鎖骨は，体幹と上肢をつなぐ唯一の骨である．
2. 鎖骨はほぼ水平で，第1肋骨のすぐ上にある．
3. 内方は胸骨柄と胸鎖関節をつくり，外方は肩甲骨肩峰と肩鎖関節をつくる．

烏口突起 coracoid process

▶ 触診方法

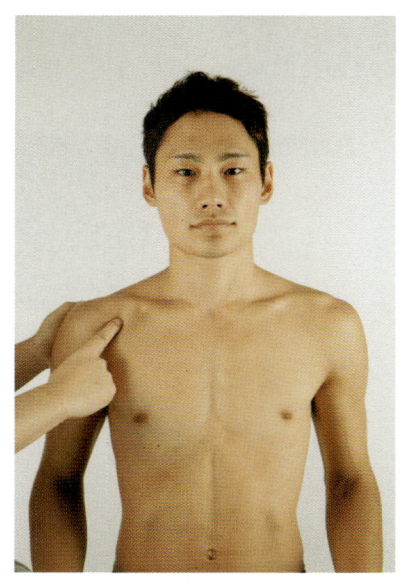

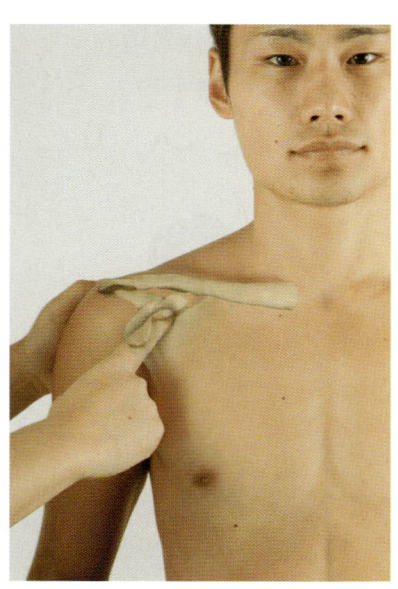

① 鎖骨外側1/3と中間1/3の境界より下方約2cmのところを押し，骨性の突起を触れる．鎖骨下窩すなわち大胸筋と三角筋前縁の間にみられる陥凹（鎖胸三角 clavipectoral triangle）のやや外方に位置する．

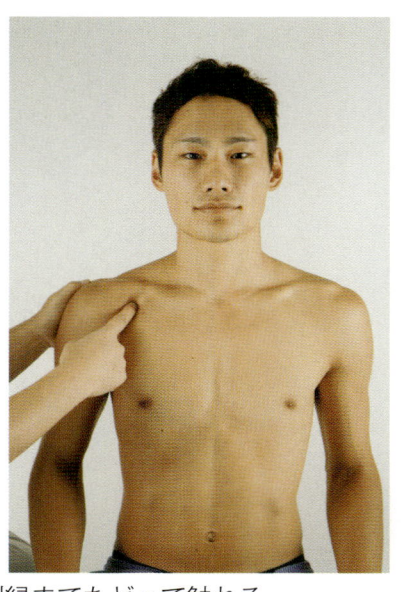

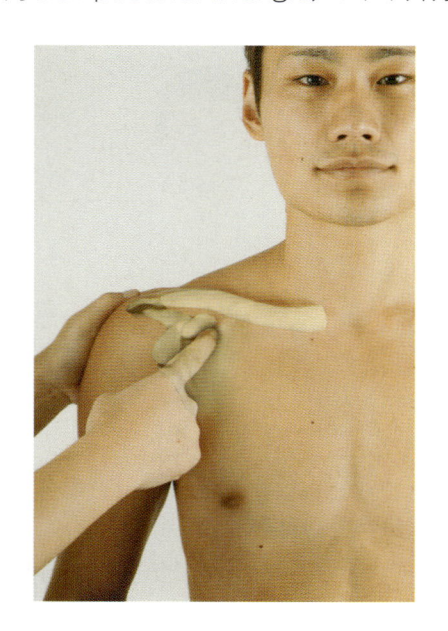

② 烏口突起の内側縁までたどって触れる．

▶ クリニカルビューポイント

1．烏口突起のくぼんだ下面は肩甲下筋の腱の走行に適している．
2．烏口突起外側から内側深部にかけて，上腕二頭筋短頭，烏口腕筋，小胸筋が付着する．

胸鎖関節 sternoclavicular joint

▶ 概要

関節分類：鞍関節．関節円板が存在する．
凹凸形状：鎖骨内側端の縦径は凸，横径は凹．胸骨鎖骨関節面の縦径は凹，横径は凸．
関節運動：

挙上：

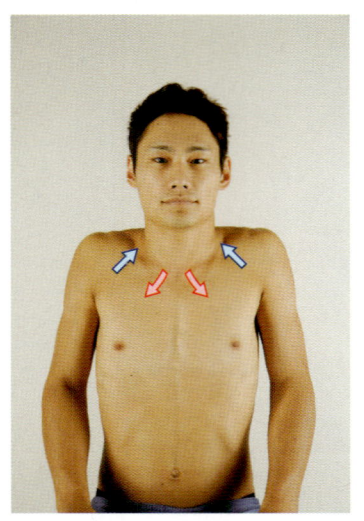

前方突出：

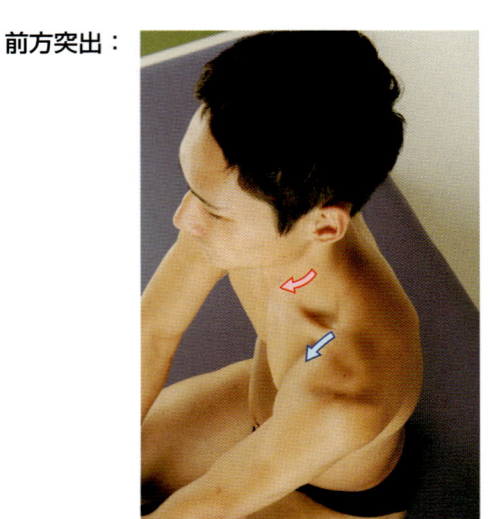

下制：

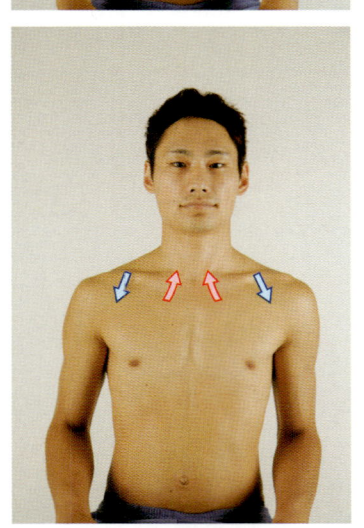

後退：

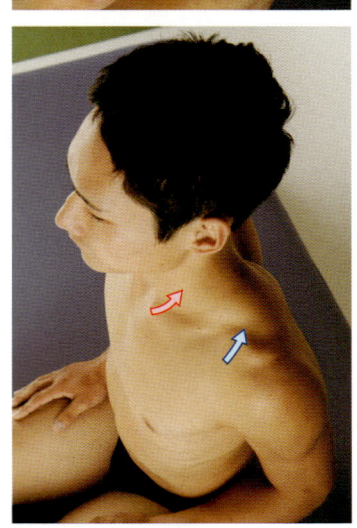

鎖骨長軸回旋（肩関節伸展に伴う逆の回旋もある）：

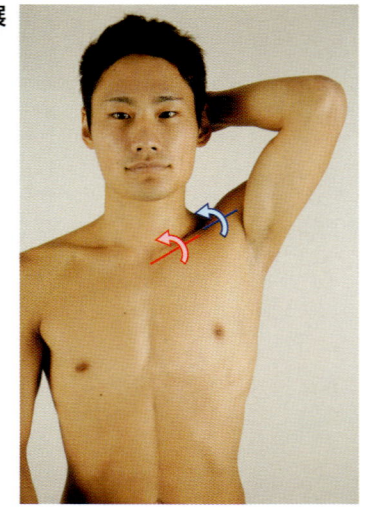

安静肢位：正常な生理学的な肢位にて腕を体側に休ませた肢位．
しまりの肢位：肩を最大挙上し，鎖骨を完全に後方回旋させた肢位．
関節包パターン：過剰な可動域で疼痛．

▶ 触診方法

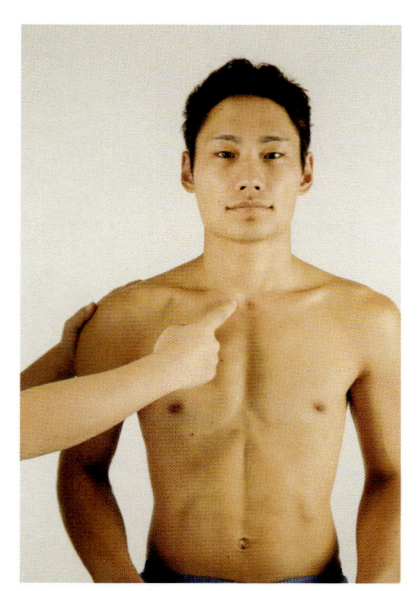

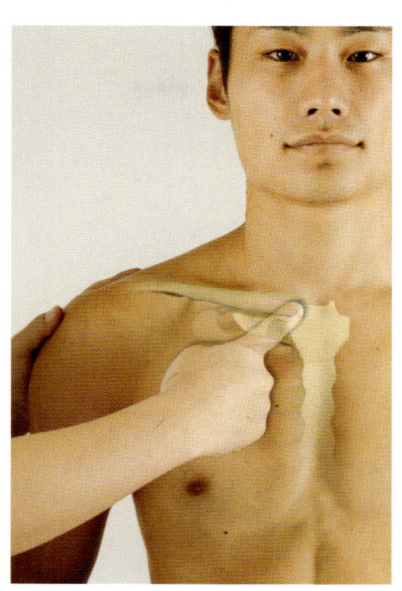

● 胸骨頸切痕の両縁（胸骨頸切痕の外側で，鎖骨の太くなっている内側端）には卵円形の関節面があって，鎖骨の胸骨端と胸鎖関節を形成する．鎖骨を内方へたどり，鎖骨内側端と胸骨柄との間隙である胸鎖関節を触れる．

▶ クリニカルビューポイント

上肢全体と体幹とは，骨性には胸鎖関節でのみ連結されている．

肩鎖関節 acromioclavicular joint

▶ 概要

関節分類：平面関節．通常不完全な関節円板が存在する．
凹凸形状：肩峰が凹，鎖骨が凸，場合によっては両者が平坦な場合もある．
関節運動：

上方回旋：

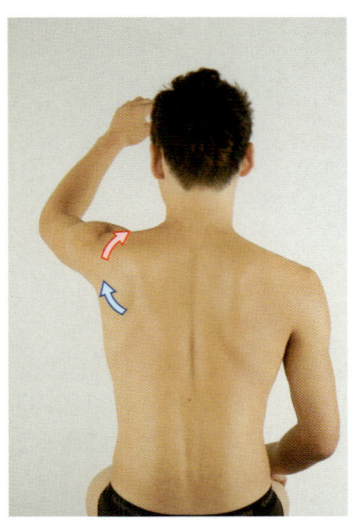

下方回旋：

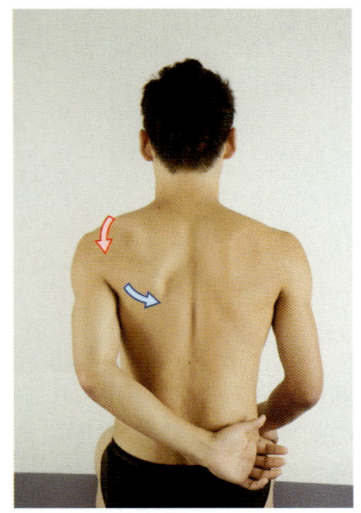

外転：

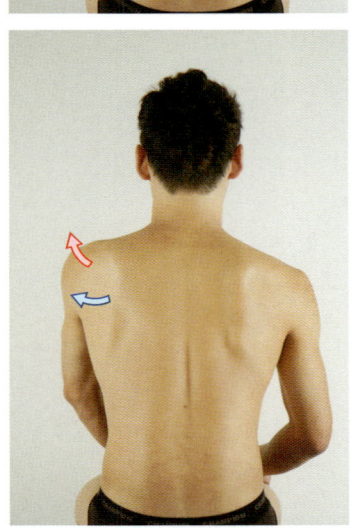

内転：

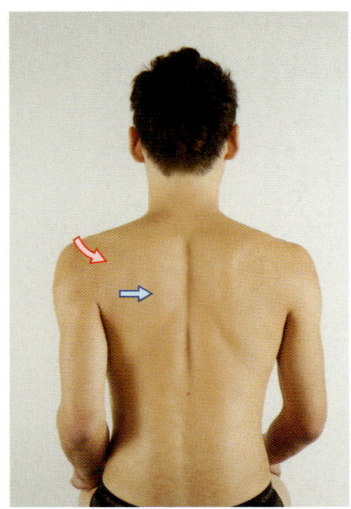

前傾：

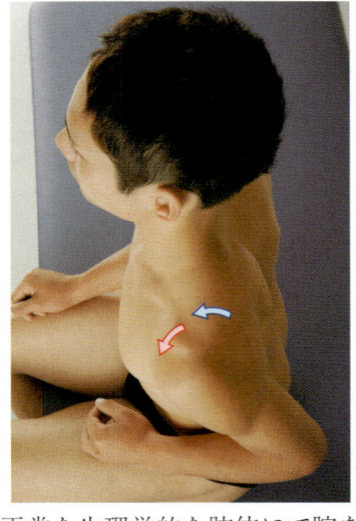

後傾：

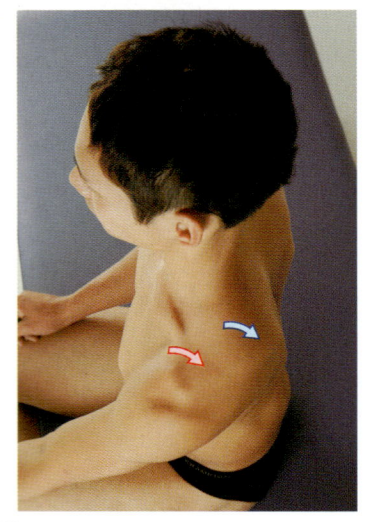

安静肢位：正常な生理学的な肢位にて腕を体側に休ませた肢位．
しまりの肢位：肩関節挙上または水平内転にて肩甲骨と鎖骨の角度が最も狭い肢位，あるいは90°外転位．
関節包パターン：過剰な可動域あるいは水平内転のようにCPP（しまりの肢位）での疼痛．

▶ 触診方法

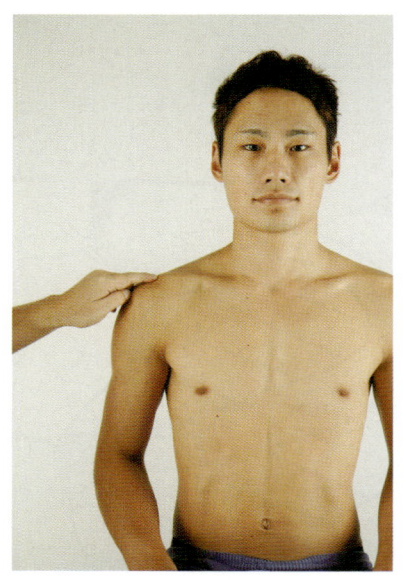

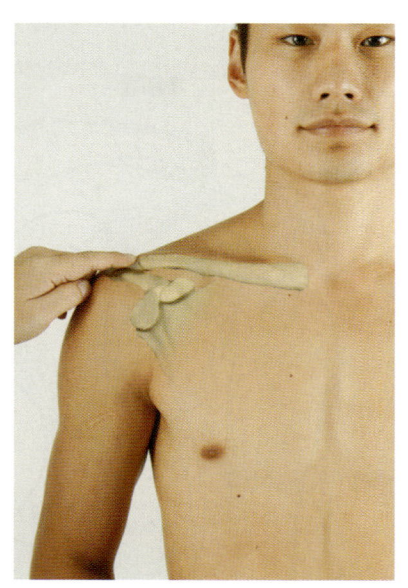

① 鎖骨を外側にたどり，鎖骨遠位端と肩峰の間隙を触れる．鎖骨の肩峰端は，一般に肩峰より高く突出してわずかにふくらんでいる．

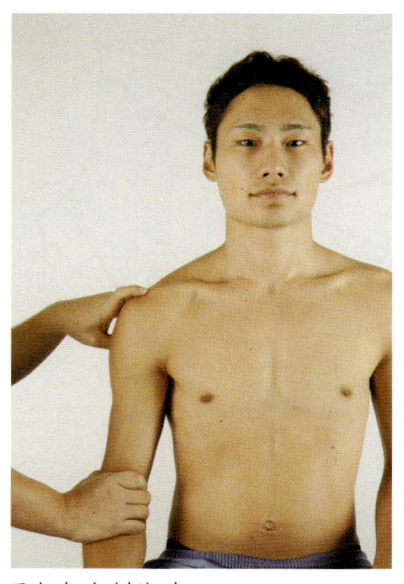

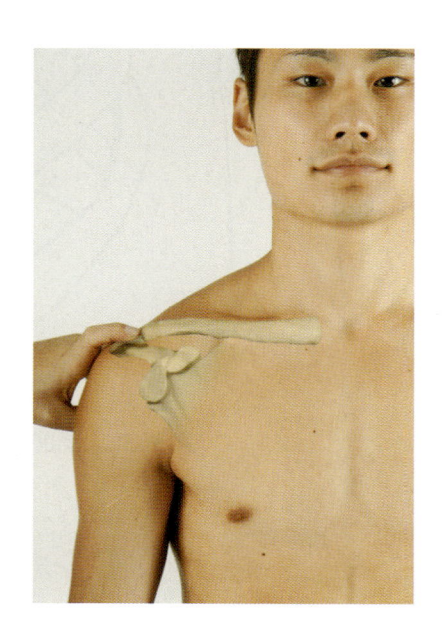

② 肩甲骨を下制するとわかりやすい．

▶ クリニカルビューポイント

1. 胸鎖関節での鎖骨挙上による鎖骨尾側滑り＋肩鎖関節での肩甲骨下方回旋＝肩甲帯挙上．
  胸鎖関節での鎖骨下制による鎖骨頭側滑り＋肩鎖関節での肩甲骨上方回旋＝肩甲帯下制．
2. 胸鎖関節での鎖骨前方牽引による鎖骨腹側滑り＋肩鎖関節での肩甲骨外転＝肩甲帯屈曲．
  胸鎖関節での鎖骨後方牽引による鎖骨背側滑り＋肩鎖関節での肩甲骨内転＝肩甲帯伸展．
3. 胸鎖関節での鎖骨挙上による鎖骨尾側滑り＋肩鎖関節での肩甲骨上方回旋＝肩甲帯全体の上方回旋．
  胸鎖関節での鎖骨下制による鎖骨頭側滑り＋肩鎖関節での肩甲骨下方回旋＝肩甲帯全体の下方回旋．

10 肩関節周囲（肢位：座位・背臥位）

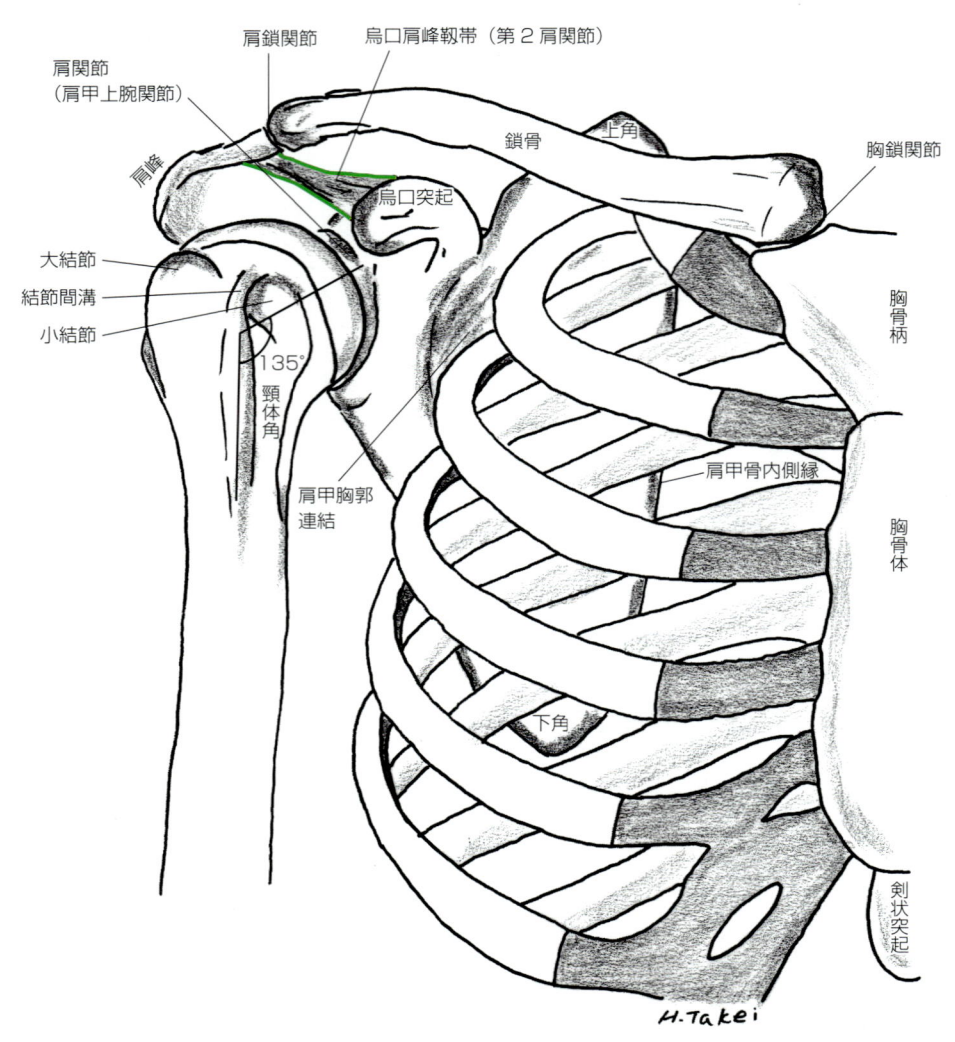

図3-62　肩関節周囲前面（右側）

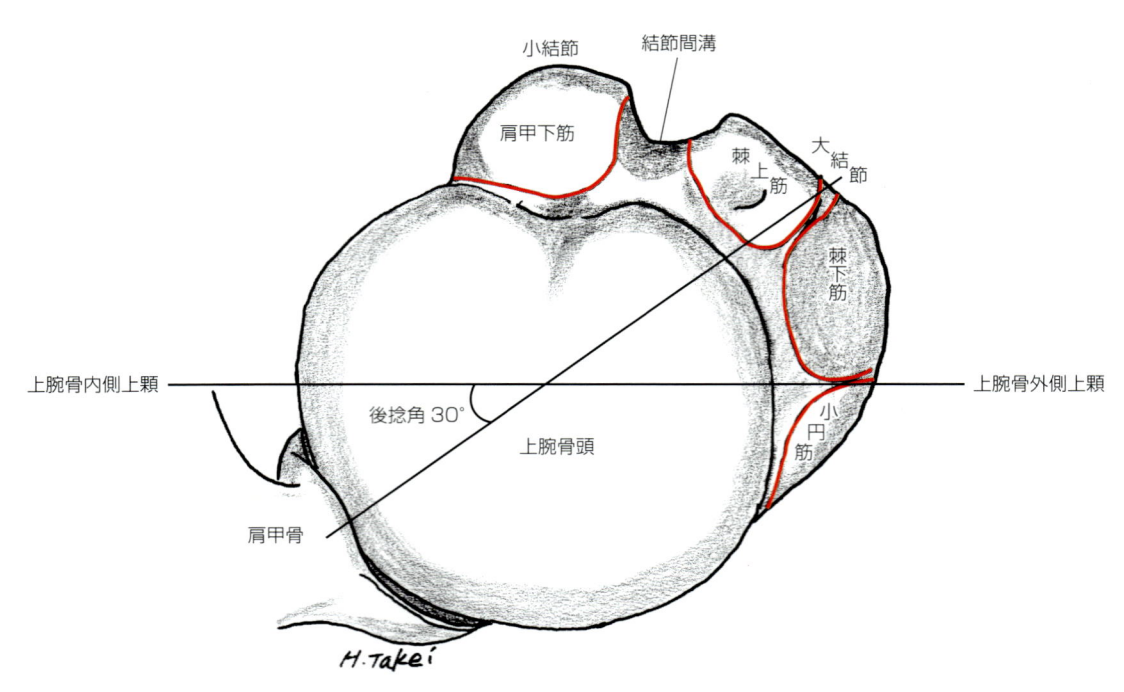

図3-63　上腕骨上面（右側）

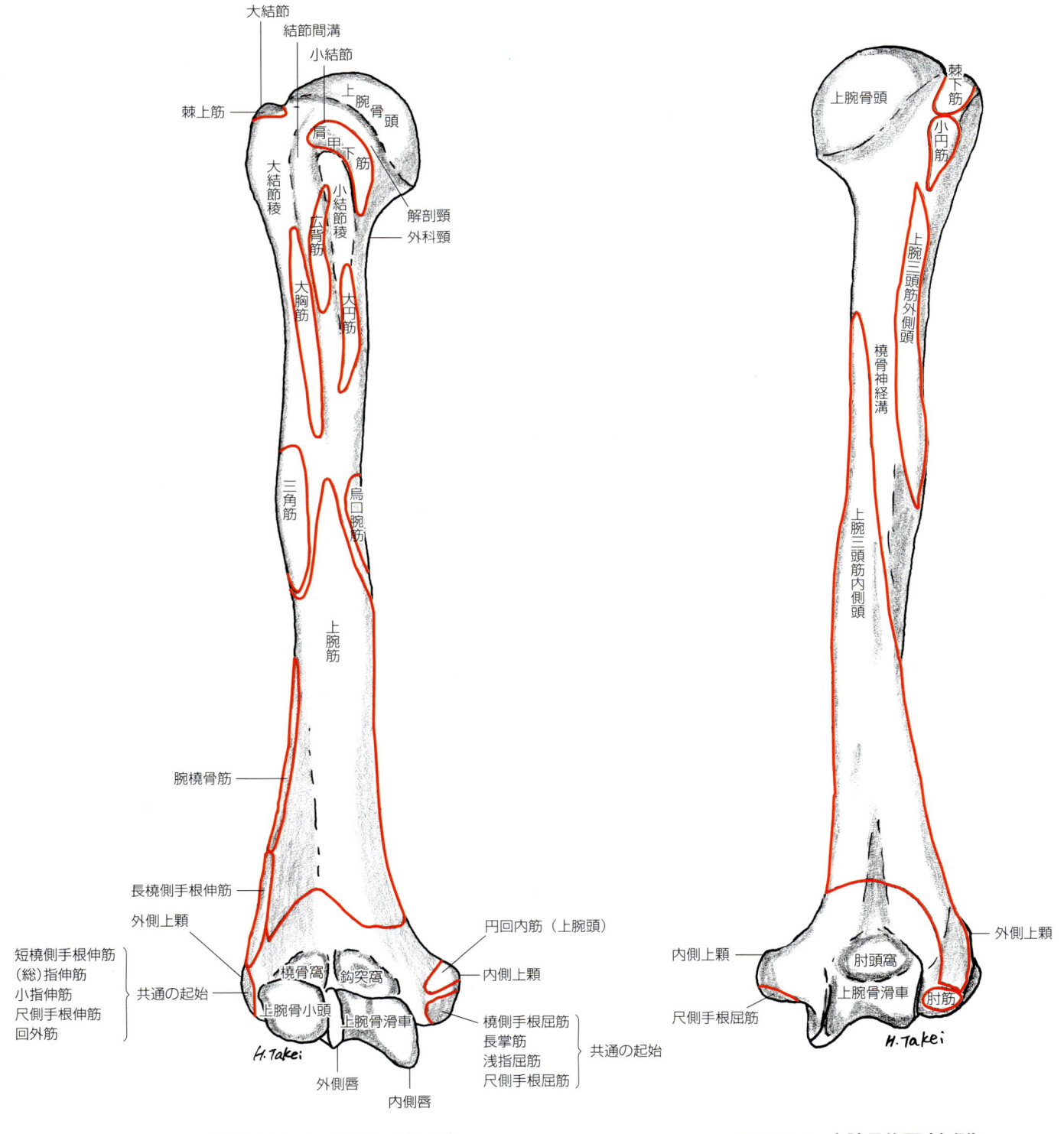

図3-64　上腕骨前面（右側）

図3-65　上腕骨後面（右側）

大結節 greater tubercle

▶ 触診方法

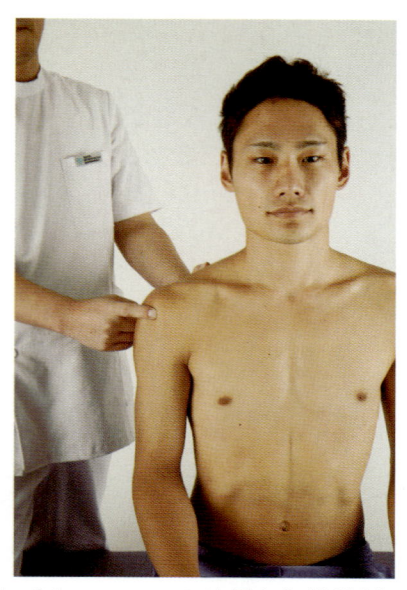

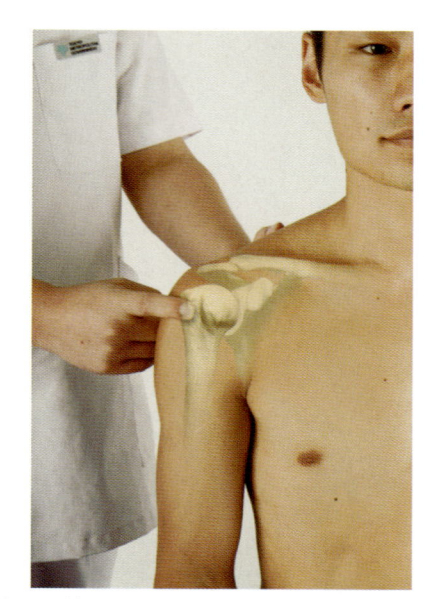

① 上腕骨頭 head of humerus の外側から前外側の表面が粗な2つの隆起のうち後外側の隆起が大結節である．肩関節内外旋中間位にて，肩峰外側の1横指下で触れる．

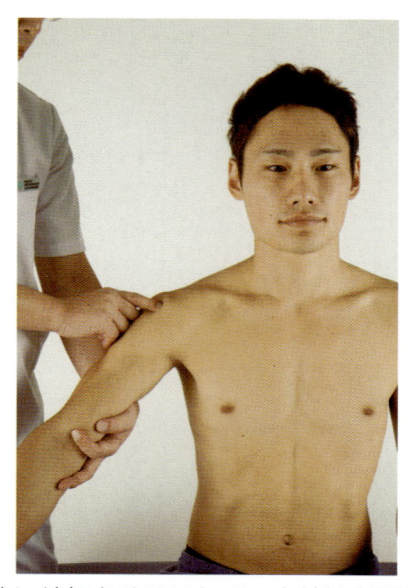

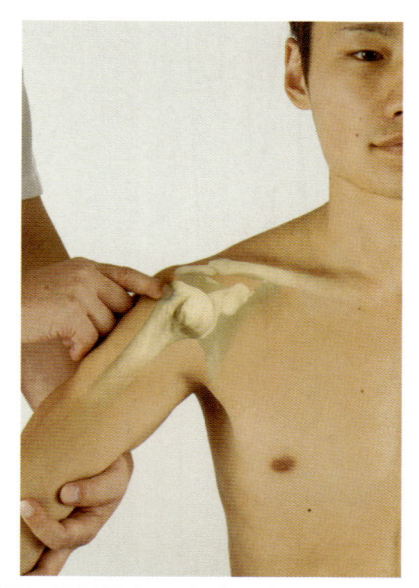

② 肩関節を他動的に外転させることで，大結節が肩峰下に滑り込むのを確認する．

▶ クリニカルビューポイント

1．大結節には頭側から順に，回旋筋腱板 rotator cuff の棘上筋，棘下筋，小円筋が停止し，大結節稜 crest of greater tubercle（lateral lip）には大胸筋が付着する．

結節間溝 intertubercular sulcus/bicipital groove

▶ 触診方法

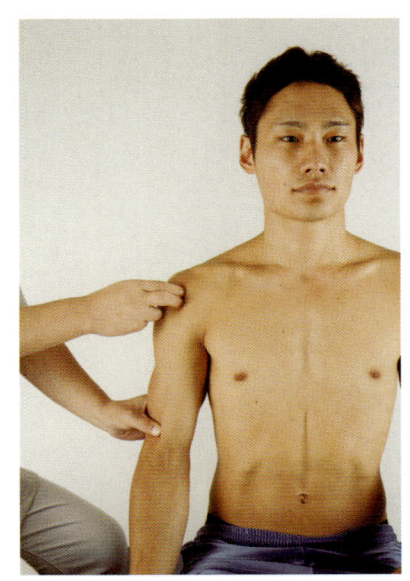

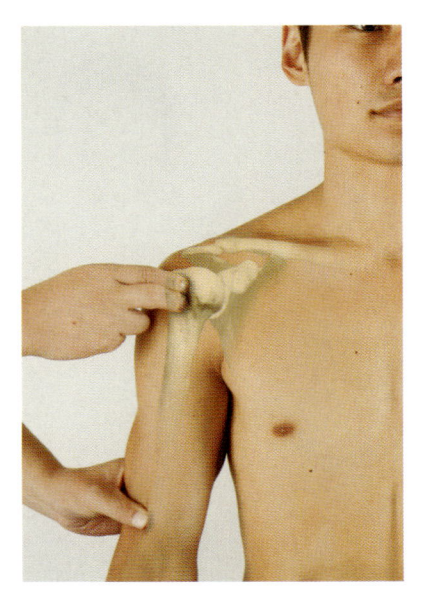

- 大結節の内側でくぼんだ陥凹を触れる．結節間溝には上腕二頭筋長頭腱が通るので，肘の屈曲に抵抗をかけると，結節間溝の下から腱が盛り上がる．

▶ クリニカルビューポイント

1. 上腕二頭筋長頭腱の走行は結節間溝内で約90°方向を変えて，関節上結節 supraglenoid tubercle に付着するため，結節間溝部ではかなりの摩擦を受ける．
2. 結節間溝の遠位部には広背筋が付着する．

小結節 lesser tubercle

▶ 触診方法

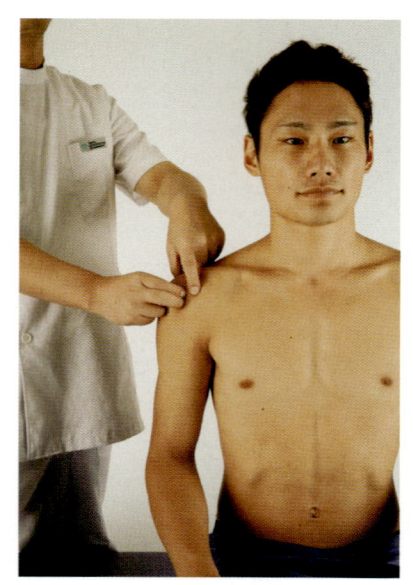

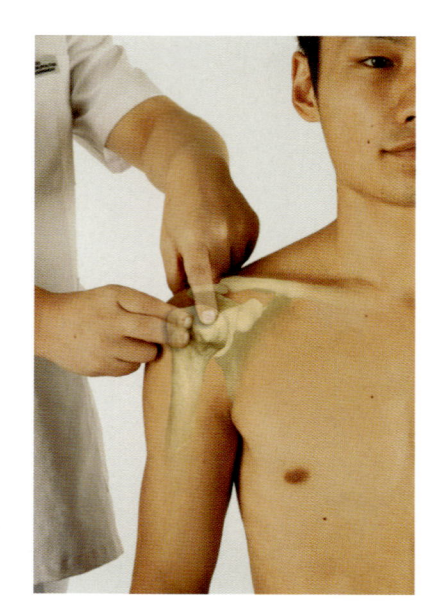

❶ 結節間溝の内側にて隆起を触れる．

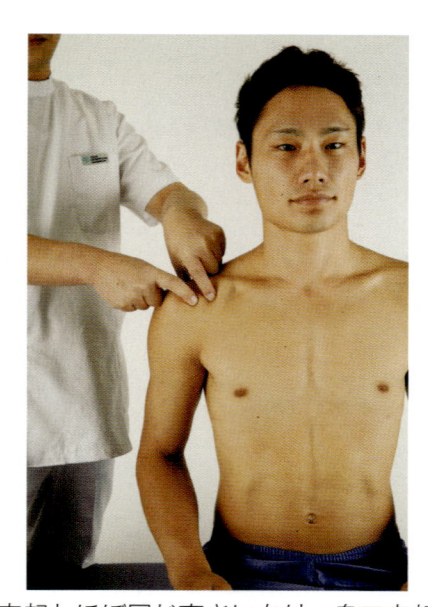

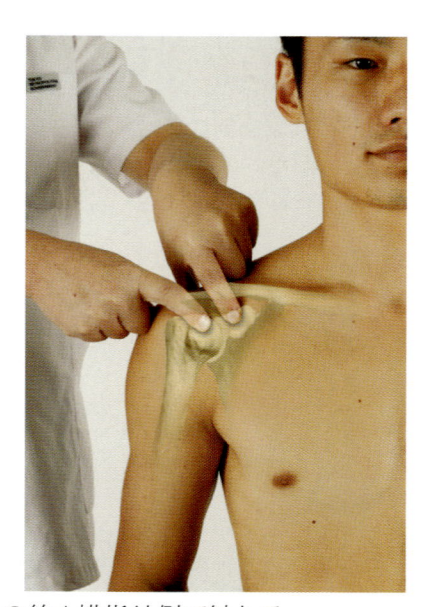

❷ 小結節は烏口突起とほぼ同じ高さにあり，烏口突起の約1横指外側で触れる．

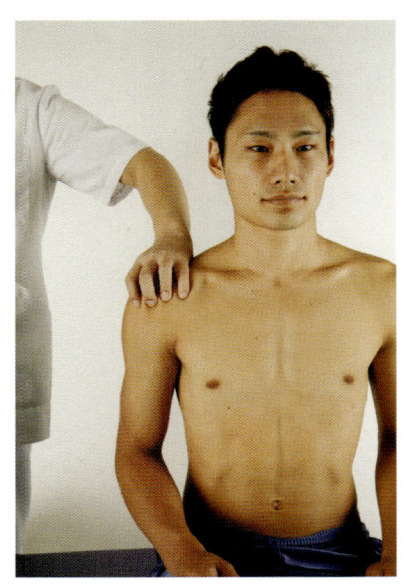

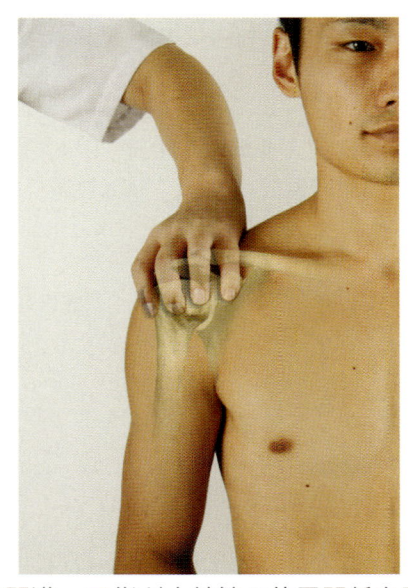

❸ 写真は小指が烏口突起，環指が小結節，中指が結節間溝，示指が大結節の位置関係を示す．さらに，肘90°屈曲位で肩の内外旋を他動的に行うと，内旋では大結節が前方に位置し，外旋では小結節が前方に位置することを確認できる．内外旋運動を繰り返すと大結節と小結節部を凸，結節間溝を凹の部分として触れることができる．

▶ クリニカルビューポイント

1. 小結節には，回旋筋腱板 rotator cuff の肩甲下筋が停止する．
2. 小結節稜 crest of lesser tubercle (medial lip) には，大円筋腱が付着する．

肩関節 glenohumeral joint/shoulder joint

▶ 概要

関節分類：球関節，多軸性．関節唇が関節窩を深くし，骨縁を保護する．
凹凸形状：肩甲骨関節窩：凹，上腕骨頭：凸．
関節運動：

屈曲：

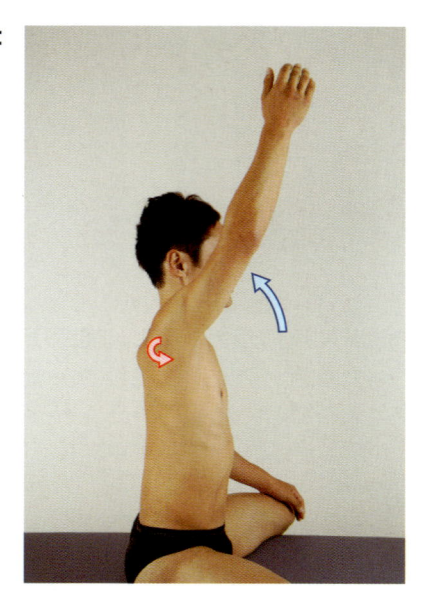

伸展：

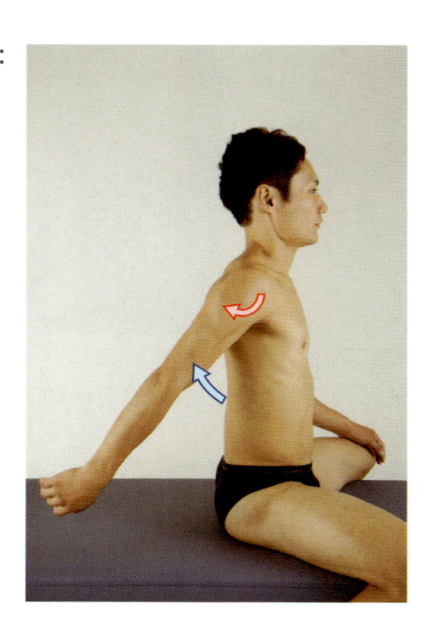

外転：

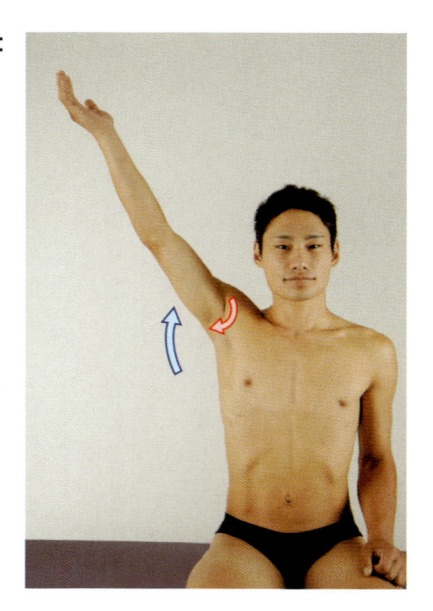

内転：

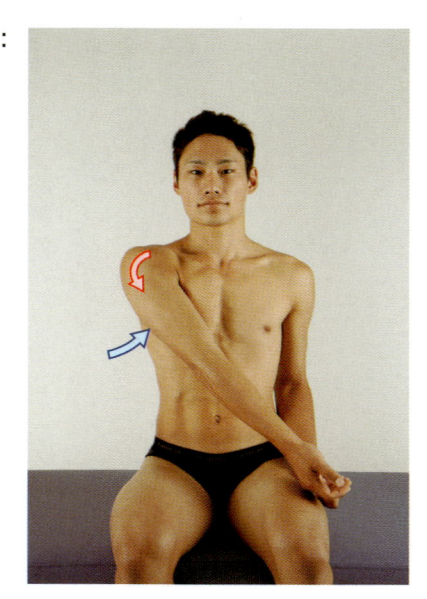

外旋（屈曲・外転0°：first position）：

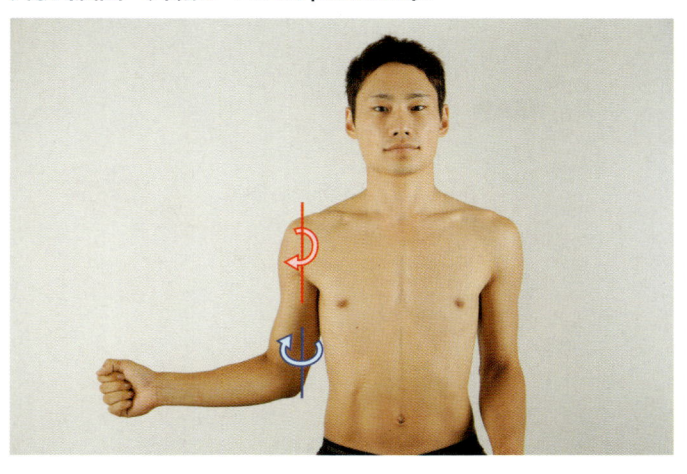

内旋（屈曲・外転0°：first position）：

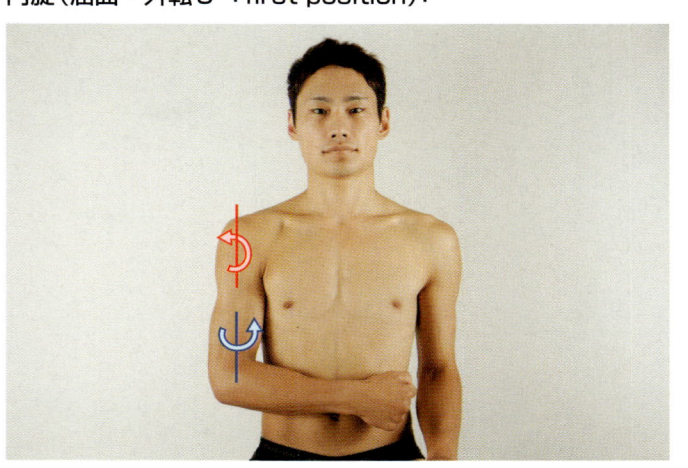

外旋（外転90°：second position）：

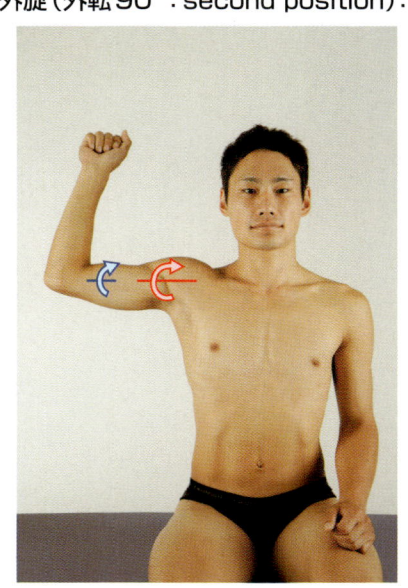

内旋（外転90°：second position）：

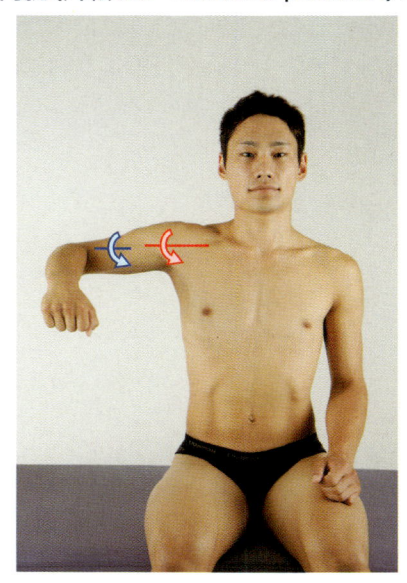

外旋（屈曲90°：third position）：

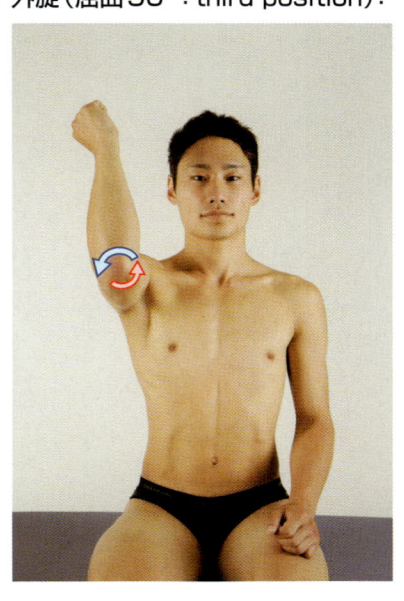

内旋（屈曲90°：third position）：

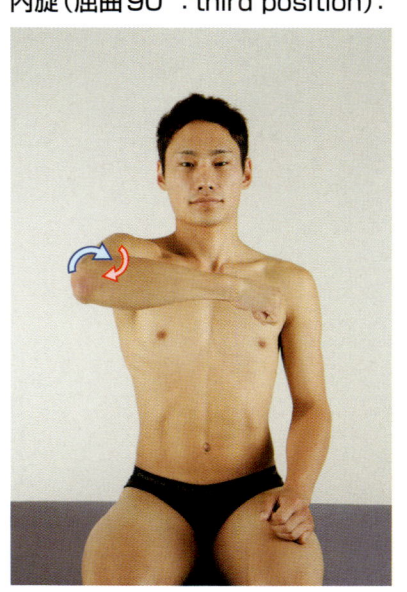

水平屈曲（水平内転）：

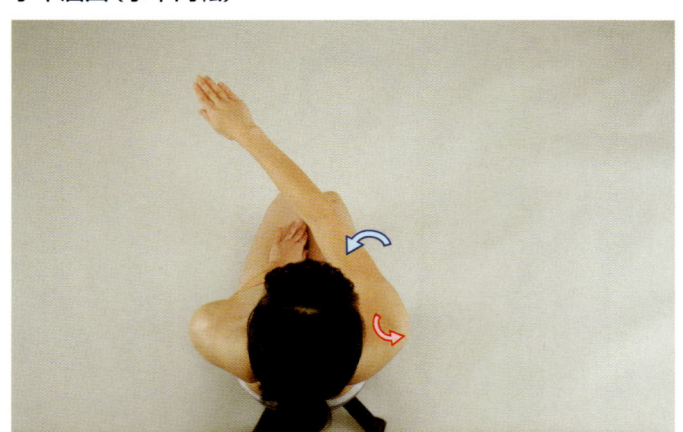

水平伸展（水平外転）：

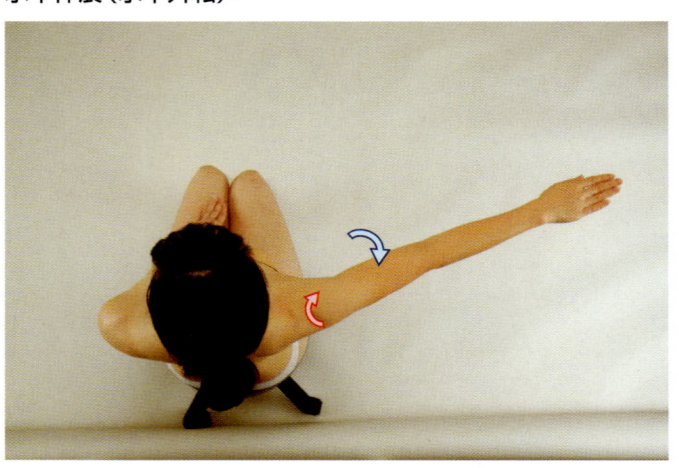

安静肢位：55°外転，30°水平内転位．
しまりの肢位：水平外転，外旋位．
関節包パターン：外旋が外転より制限，内旋と屈曲の制限は軽度．

▶ 触診方法

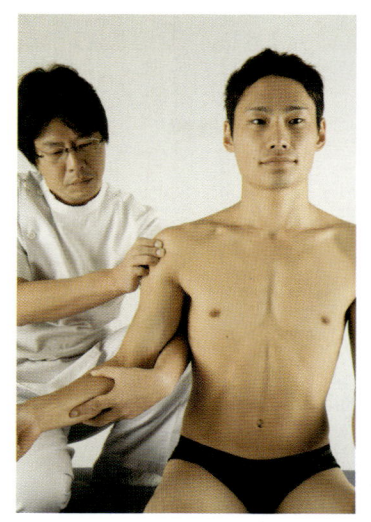

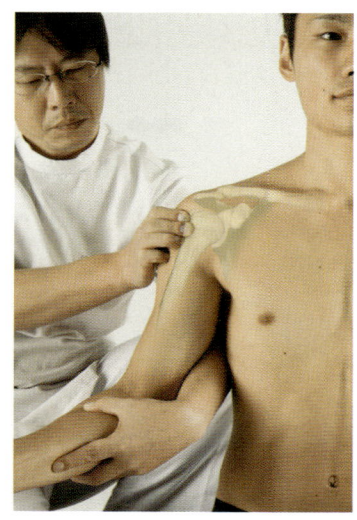

① 上腕骨頭を前（烏口突起と小結節の間）と後ろ（肩峰角直下）から挟み込み把持する．自動的あるいは他動的に肩関節を外旋させ，上腕骨頭が回転するのを確認する．

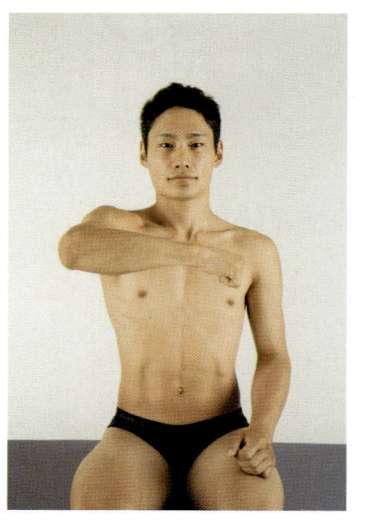

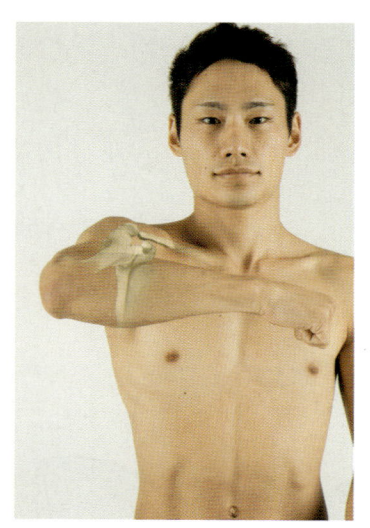

② 自動的あるいは他動的に肩関節を内旋させ，上腕骨頭が回転するのを，骨頭に触れながら確認する．

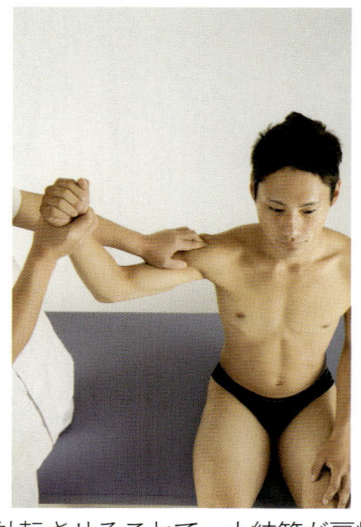

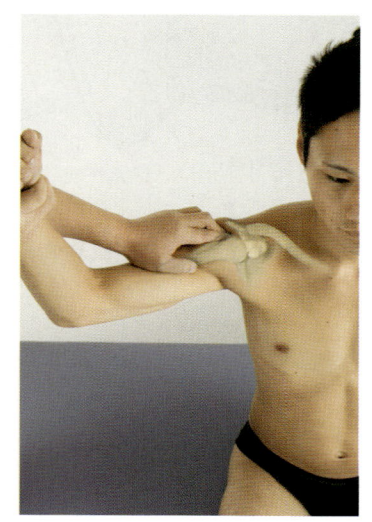

③ 肩関節を他動的に外転させることで，大結節が肩峰下に滑り込むのを確認する．

▶ クリニカルビューポイント

1．上腕骨頭は135°の頸体角と，30°の後捻角を有する．
2．烏口肩峰靱帯が関節の上面を保護し，機能的な関節面として働く（第2肩関節）．
3．関節包はゆるいが，関節包には上腕骨頭に付く筋が密接に結合している．

11 肘関節周囲〜前腕（肢位：座位）

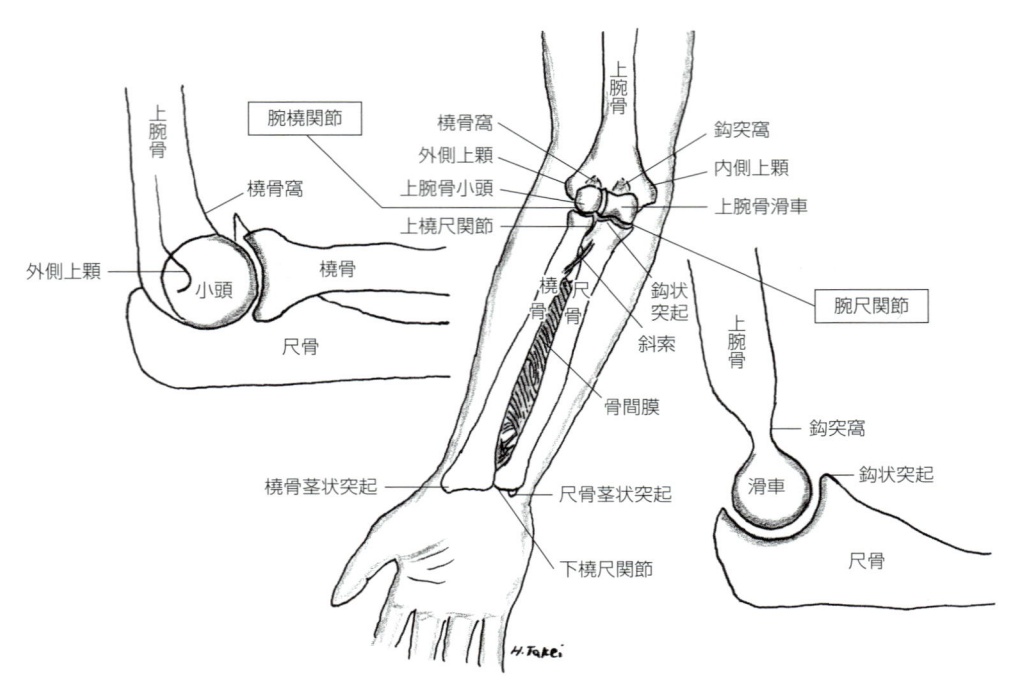

図3-66　肘関節周囲前面（右側）

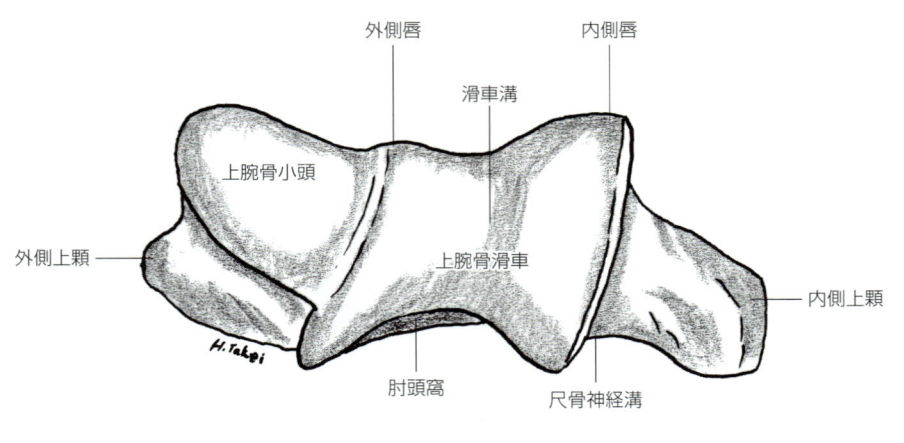

図3-67　上腕骨遠位端下面（右側）

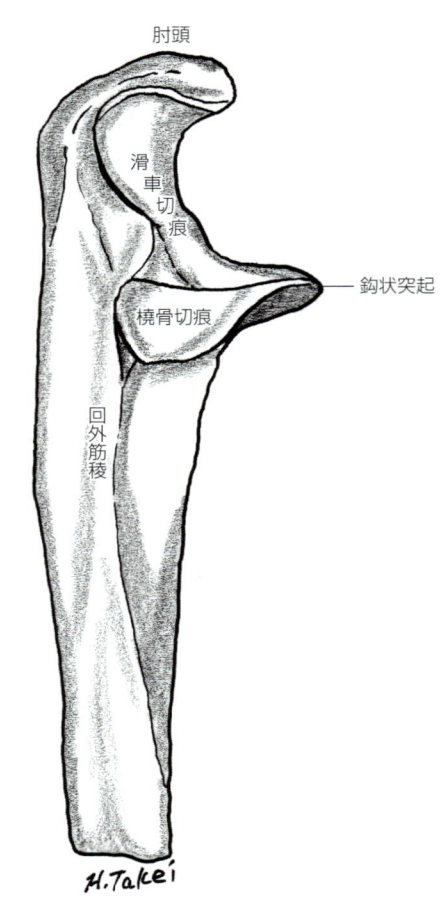

図3-68　尺骨近位外側面（右側）

図3-69　前腕前面（右側）

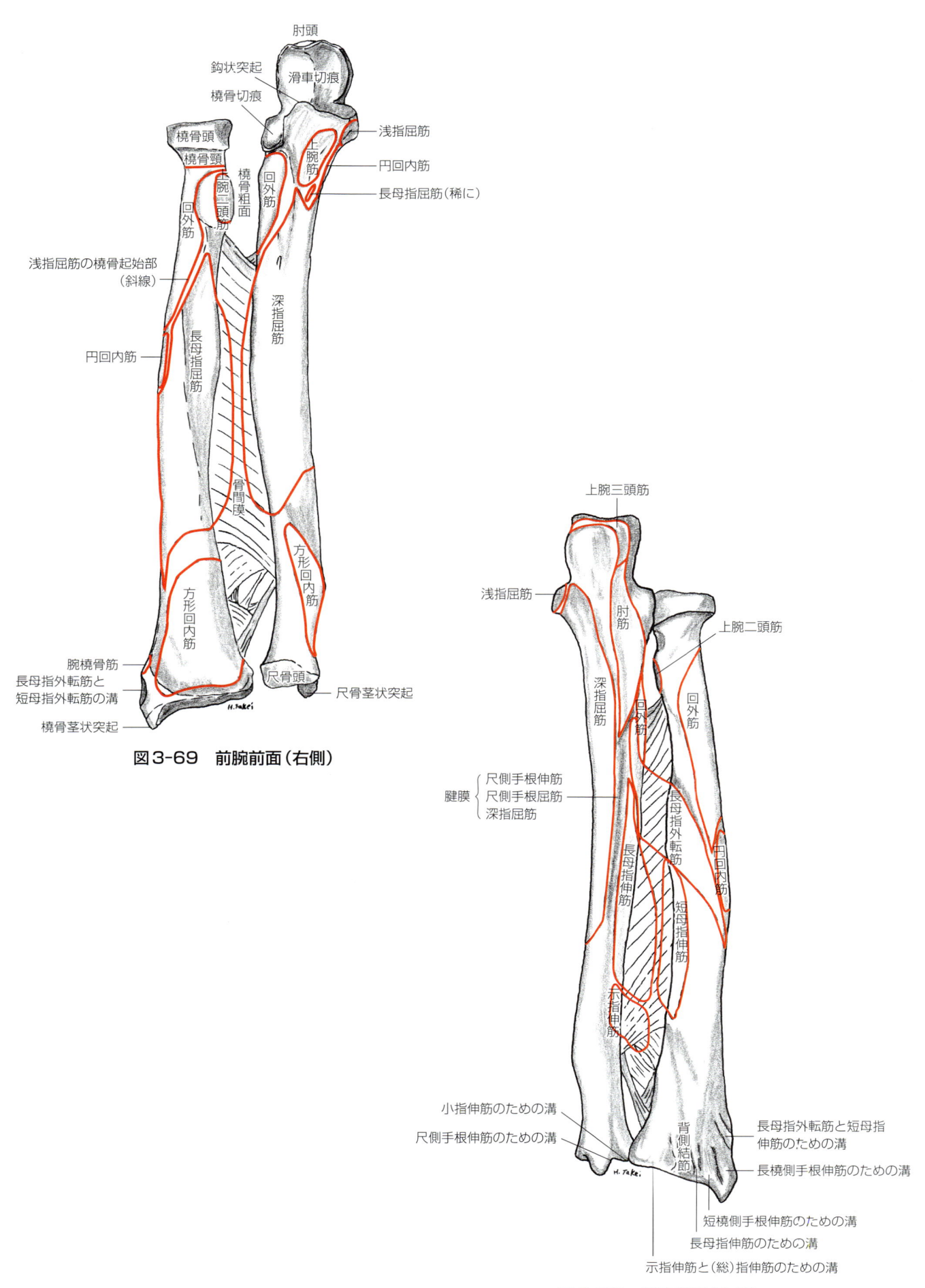

図3-70　前腕後面（右側）

上腕骨外側上顆 lateral epicondyle

▶ **触診方法**

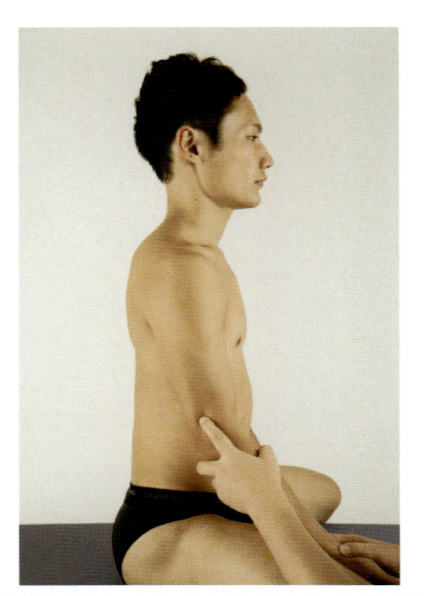

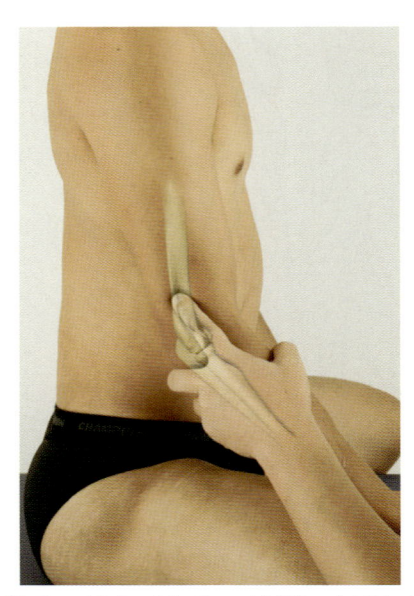

① 上腕骨下端で前後に平たく広くなり側方に突出する骨の一部分である．外側に突出した上顆を触れる．触れながら，肘関節を他動的に屈伸しても触れた部分が動かなければ外側上顆だが，触れた部分が動くならば，それは橈骨頭の可能性が高い．

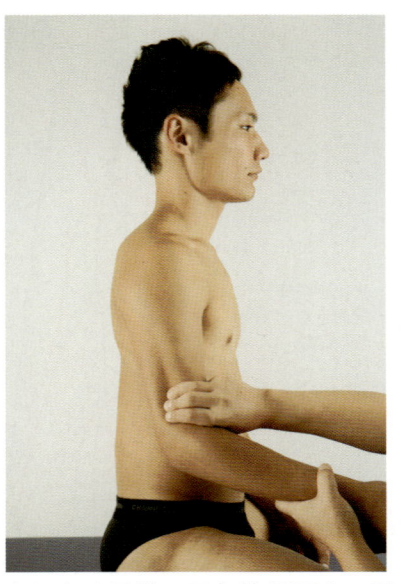

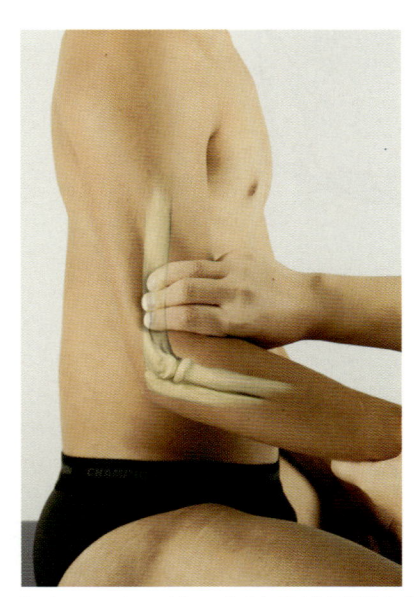

② 外側上顆より上方にある骨稜で三角筋粗面まで長く延びているのが，上腕骨外側顆上稜 lateral supra-epicondylar ridge（lateral supracondylar ridge）である．外側上顆から上方へたどると，粗くとがった感触として触れられる．

▶ **クリニカルビューポイント**

1. 外側上顆には外側側副靱帯が付き，回外筋と前腕伸筋群の共同腱が起始する．
2. 上腕骨外側顆上稜近位2/3には，腕橈骨筋が起始する．

上腕骨内側上顆 medial epicondyle

▶ 触診方法

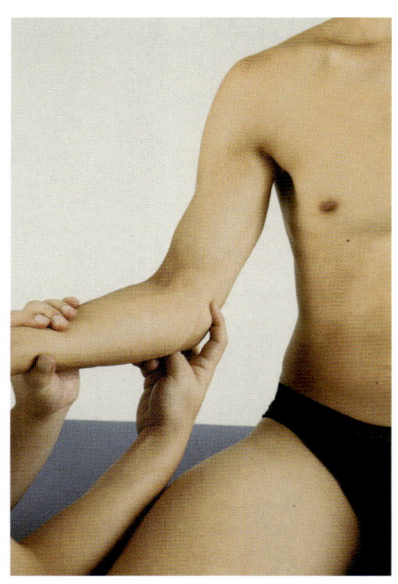

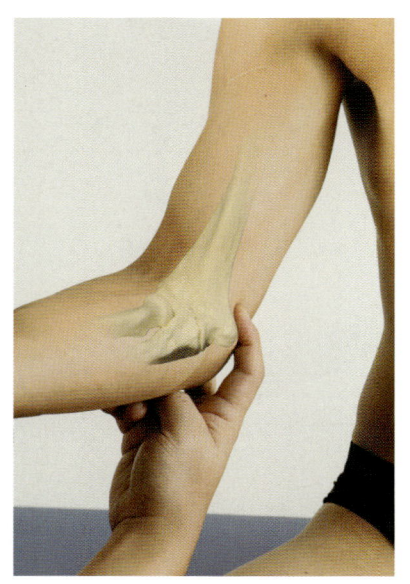

① 上腕骨下端で前後に平たく広くなっていて，側方に突出する骨の一部分である．周囲の組織から突出した，比較的大きな内側上顆を触れる．

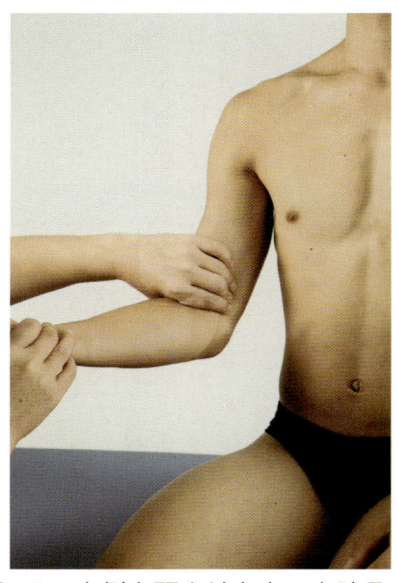

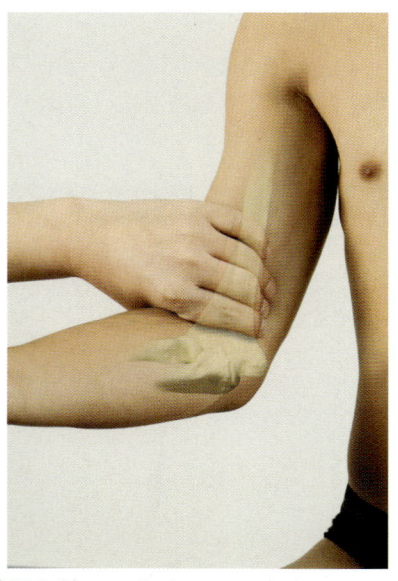

② 上腕骨遠位1/3で，内側上顆より上方の上腕骨内側顆上稜 medial supraepicondylar ridge（medial supracondylar ridge）を触れる．

▶ クリニカルビューポイント

1. 内側上顆は外側上顆よりも大きく突出している．
2. 内側上顆には内側側副靱帯が付き，円回内筋と前腕屈筋群の共同腱の起始となる．

肘頭 olecranon

▶ 触診方法

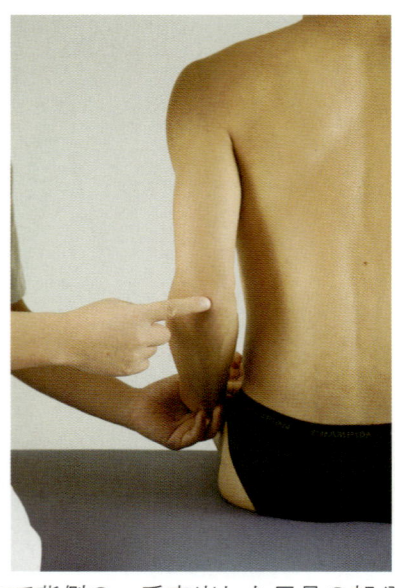

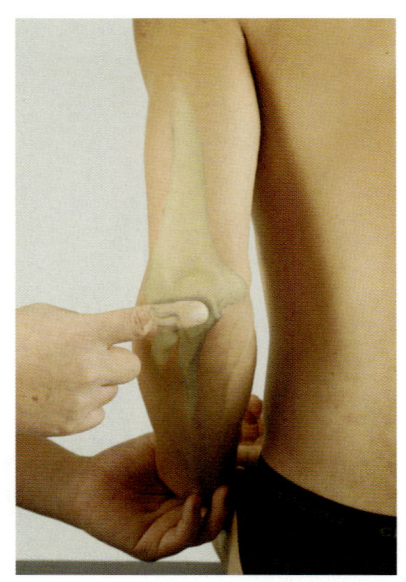

🟢 肘関節屈曲位にて背側の一番突出した尺骨の部分を触れる．屈伸に合わせて肘頭が移動することを確認する．また，肘関節自動伸展運動での上腕三頭筋の収縮を触れながら遠位にたどると肘頭を確認することもできる．

▶ クリニカルビューポイント

1．肘90°屈曲位で内外側上顆と肘頭は二等辺三角形をつくる（Hüter三角）．
2．肘伸展位では内外側上顆と肘頭を結ぶ線は直線となる（Hüter線）．

肘頭窩 olecranon fossa

▶ 触診方法

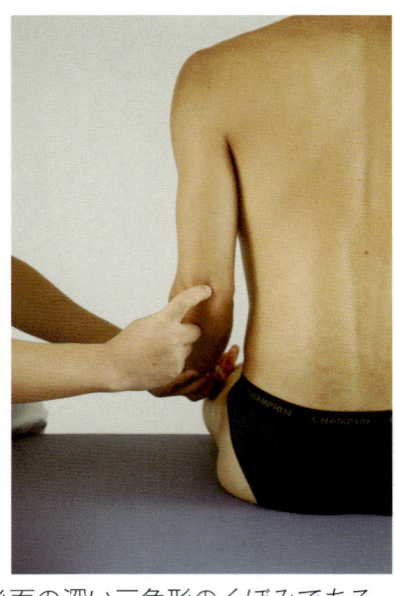

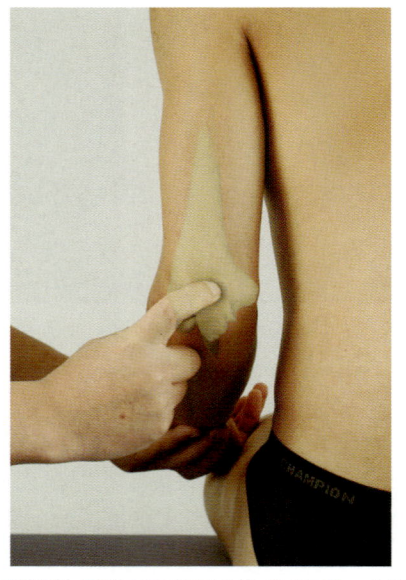

🟢 上腕骨後端の後面の深い三角形のくぼみである．肘関節伸展位で肘頭に指を当て，肘関節をゆっくりと屈曲させて，上腕骨後方で肘頭の近位にくぼみを触れる．肘関節伸展位では，肘頭窩に肘頭が収まるため触れられなくなる．

▶ クリニカルビューポイント

肘頭窩の間には薄い透明な骨板があり，しばしば孔があいていて，滑車上孔 supratrochlear foramen をつくる．

上腕骨滑車 trochlea of humerus

▶ 触診方法

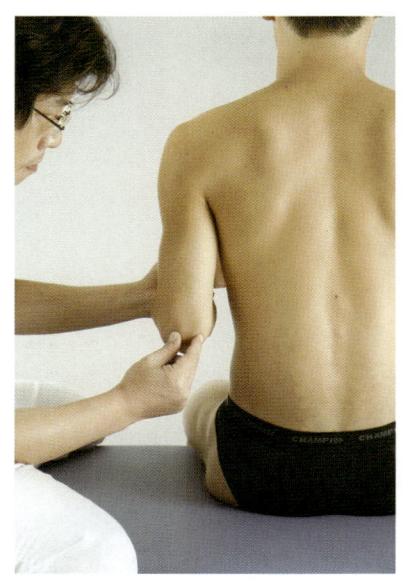

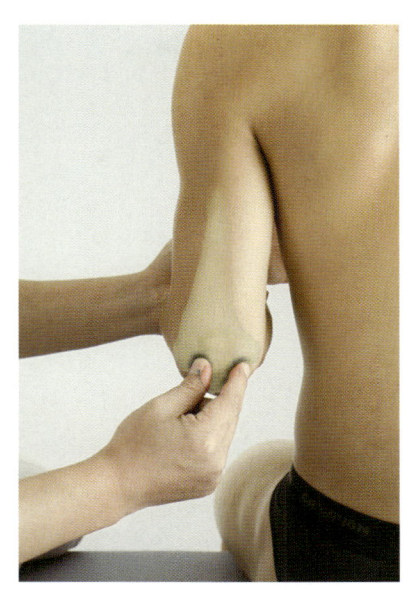

🟢 上腕骨滑車は，中央がくぼんだ円柱状で，内側縁は外側縁よりも厚くさらに遠位にある．肘関節を屈曲させ，肘頭の両脇で，肘頭窩の遠位で盛り上がる滑車の一部分を触れる．

▶ クリニカルビューポイント

1. 上腕骨滑車は，尺骨と腕尺関節を形成する．
2. 外側縁は橈骨頭の縁と関節する溝とは別になっている．
3. 外側縁と内側縁の間の溝は，尺骨の滑車切痕の中に正確に合わさり，前面より後面の方がより広く深い．
4. 滑車腹側近位の小さなくぼみが鈎突窩 coronoid fossa で，肘関節を屈曲したときに尺骨の鈎状突起 coronoid process を受け入れる．

尺骨神経溝 groove for ulnar nerve

▶ 触診方法

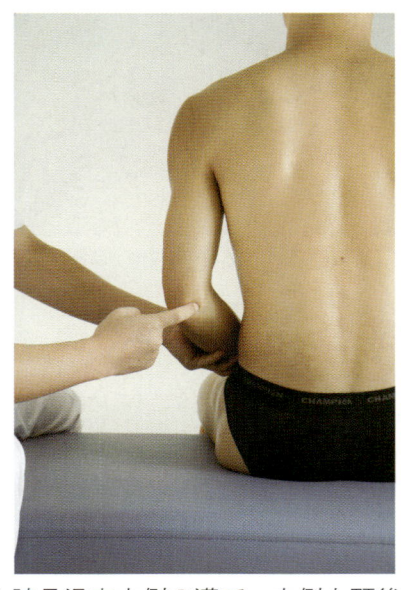

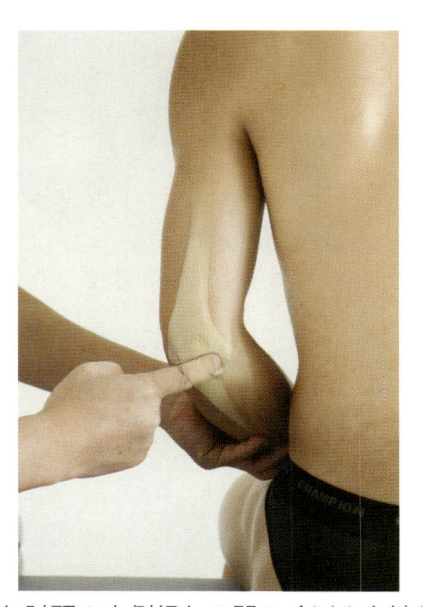

🟢 尺骨神経溝は上腕骨滑車内側の溝で，内側上顆後方と肘頭の内側縁との間のくぼみを触れる．

▶ クリニカルビューポイント

尺骨神経溝には，尺骨神経が走行する．

橈骨頭 head of radius

▶ **触診方法**

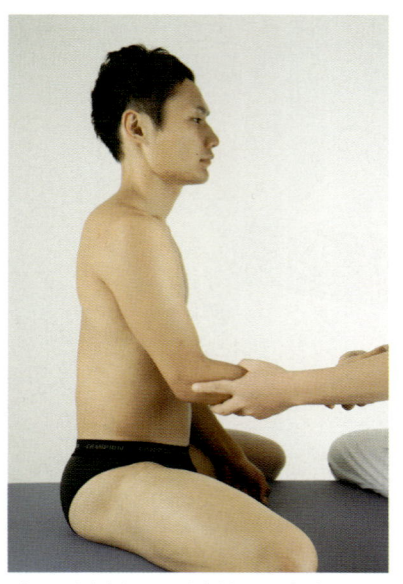

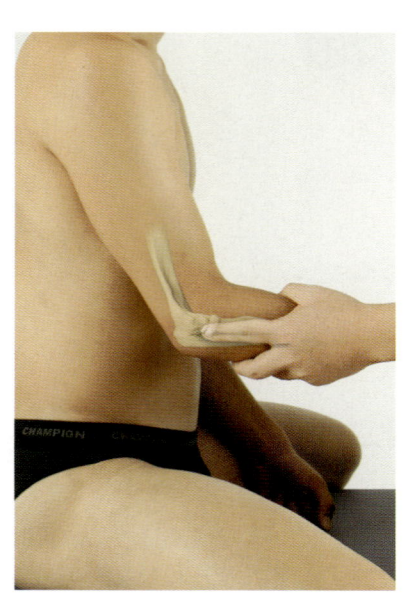

① 肘を屈曲し，上腕骨外側上顆の遠位をたどり，関節裂隙の溝を越えて，円柱状の橈骨頭を触れる．前腕の回内外を行い，橈骨頭の回旋を感じとる．

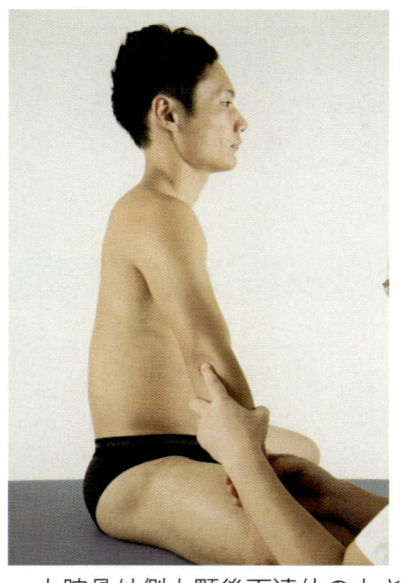

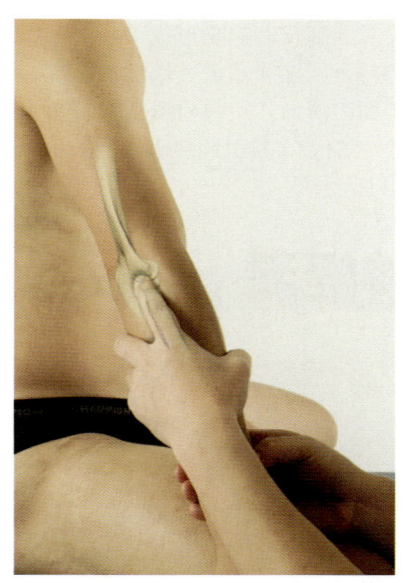

② 肘を伸展すると，上腕骨外側上顆後面遠位の小さいくぼみに，腕橈関節部の関節裂隙と橈骨頭を容易に触れる．

▶ **クリニカルビューポイント**

1. 橈骨頭は円柱状で，その近位には浅いくぼみの関節窩 articular facet があって，上腕骨小頭と腕橈関節を形成する．
2. 橈骨頭の周囲は滑らかで，内側は，尺骨の橈骨切痕 radial notch と近位橈尺関節（上橈尺関節）を形成し，その残りは橈骨輪状靱帯で包まれる．
3. 橈骨頭の下は橈骨頸 neck of radius で，頸の下方の内側への隆起が橈骨粗面 radial tuberosity である．

上腕骨小頭 capitulum of humerus

触診方法

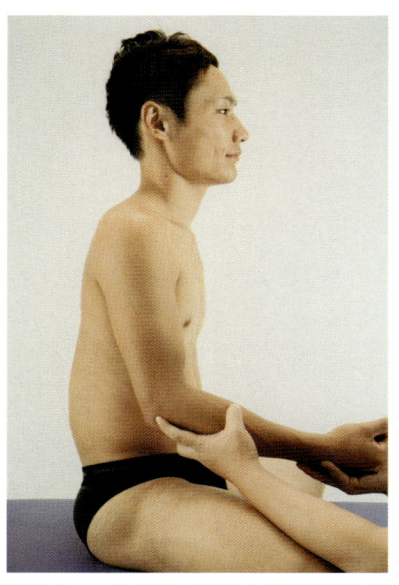

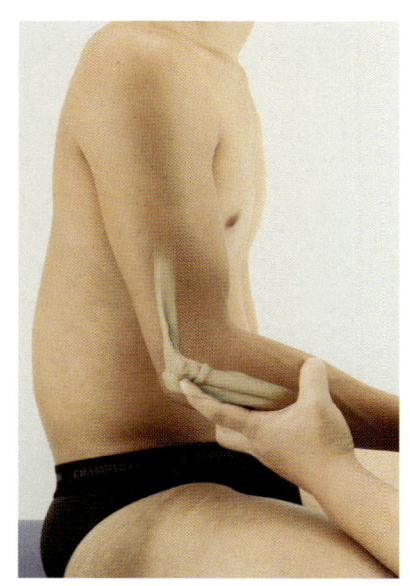

① 肘関節を約90°屈曲し，上腕骨外側上顆の遠位で，背側から丸い骨性隆起を触れる．

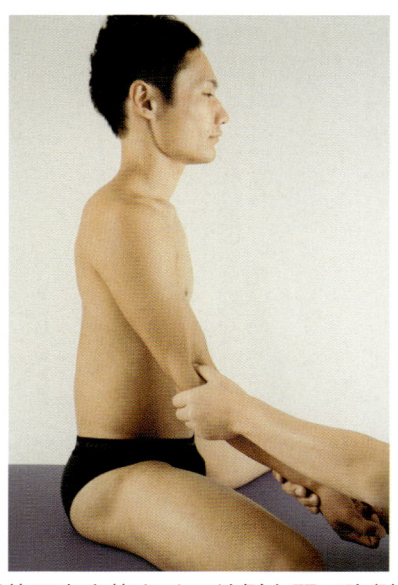

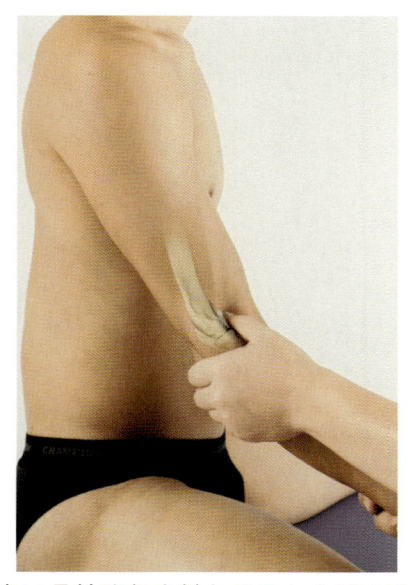

② 肘関節完全伸展位で力を抜かせ，外側上顆の腹側で丸い骨性隆起を触れることもできる．

クリニカルビューポイント

1. 上腕骨小頭は，橈骨頭にある窩と腕橈関節を形成する．
2. 上腕骨小頭の高まりの内側には肘関節を屈曲したときに橈骨頭の内側縁を受け入れる浅い溝がある．また，浅いくぼみの橈骨窩 radial fossa は橈骨頭の前縁を受け入れる．

尺骨鉤状突起 coronoid process

▶ 触診方法

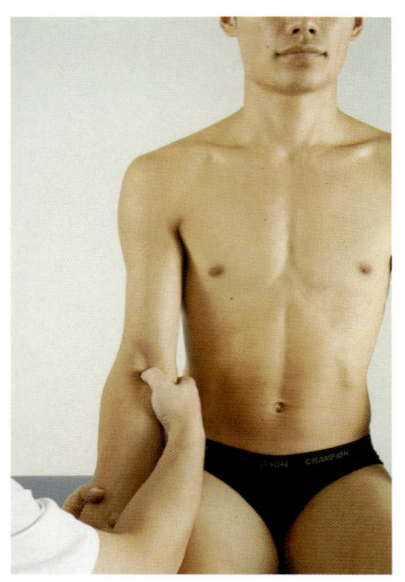

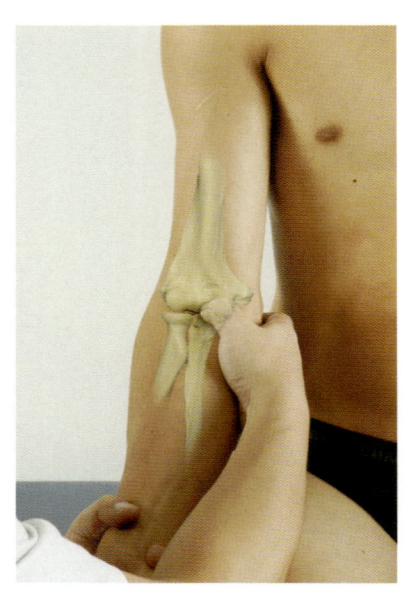

① 肘頭に示指を，肘関節腹側の上腕二頭筋腱遠位端内側に母指を置き，肘関節屈曲位からゆっくりと伸展させていき，母指の下で鉤状突起を触れる．触れにくく，非常に過敏な部位なので注意する．

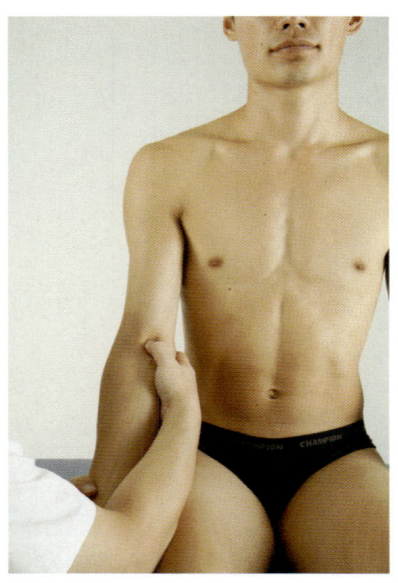

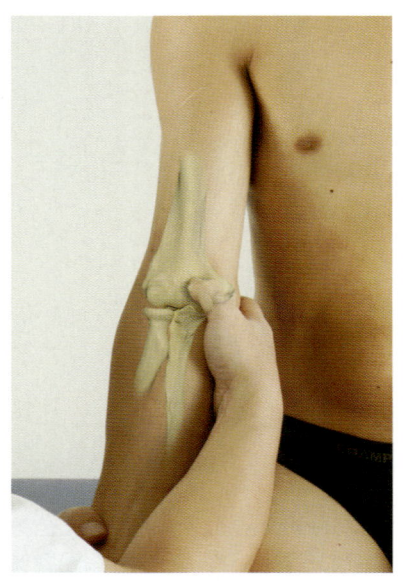

② 尺骨鉤状突起の上方には，丸みを帯びた上腕骨滑車があるので間違えないように注意する．写真は上腕骨滑車を触れている．

▶ クリニカルビューポイント

1. 肘関節を屈曲すると，鉤状突起が鉤突窩に入り込む．
2. 鉤状突起の遠位面で，骨体の前面に続く所には，粗い隆起の尺骨粗面 tuberosity of ulna があり，外側面には橈骨切痕 radial notch がある．

橈骨茎状突起 radial styloid process

▶ 触診方法

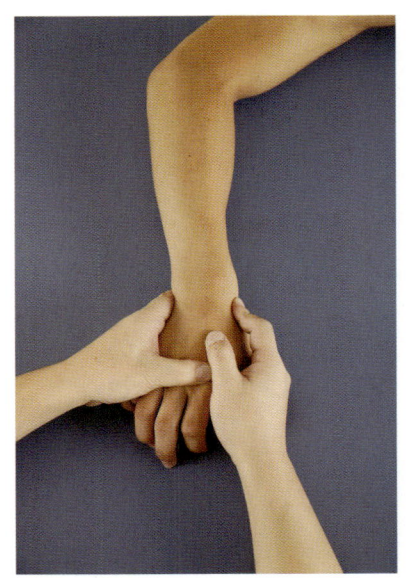

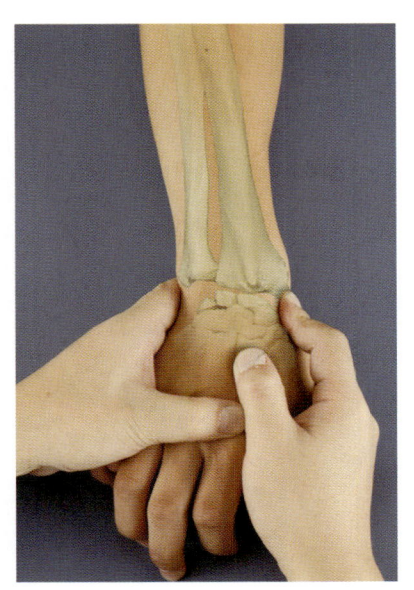

● 手関節を尺屈位にして橈骨尖端部と舟状骨との関節裂隙を触れ，裂隙の近位にある円錐状の骨性膨隆が橈骨茎状突起である．手関節橈屈運動で移動しなければ，橈骨茎状突起であると確認できる．

▶ クリニカルビューポイント

1. 橈骨は上腕骨，尺骨，舟状骨，月状骨と関節を形成する．
2. 橈骨茎状突起の基部には腕橈骨筋腱が，その尖端には外側手根側副靱帯が付く．外側面の平らな溝を長母指外転筋腱と短母指伸筋腱が通る．

尺骨茎状突起 ulnar styloid process

▶ 触診方法

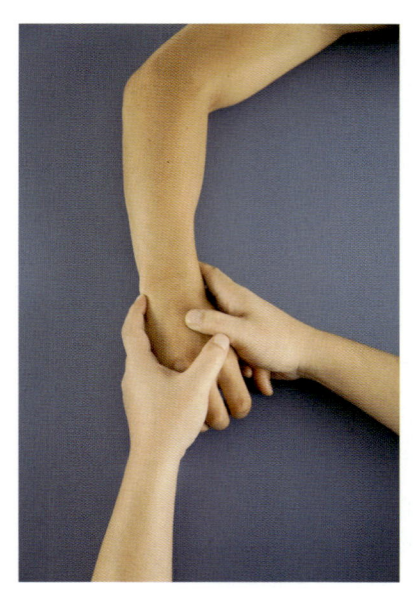

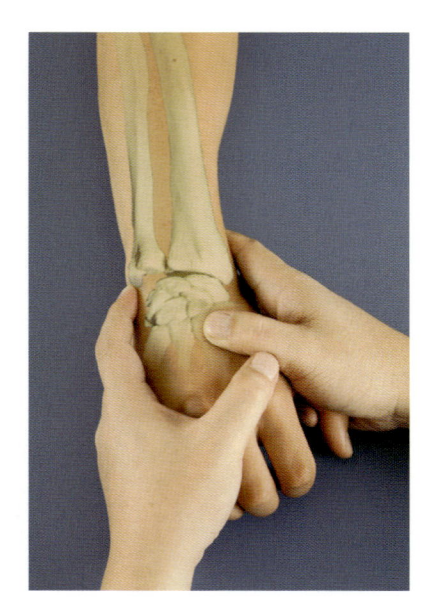

① 手関節を橈屈位にして尺骨尖端部と三角骨との関節裂隙を触れ，裂隙の近位にある細く突出した骨性隆起が尺骨茎状突起である．

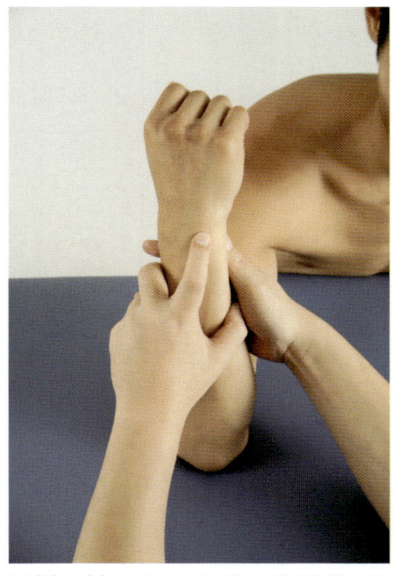

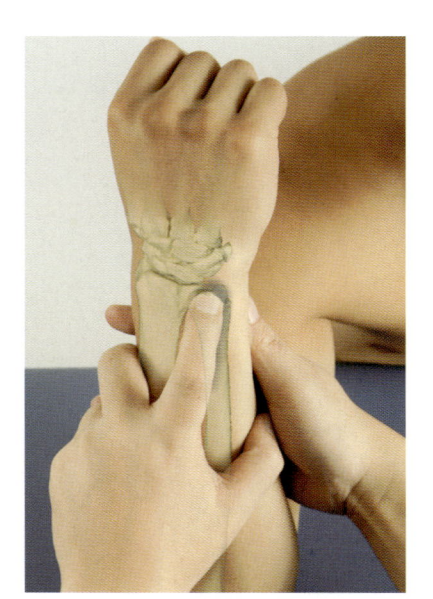

② 回内位では尺骨外側で触れられるが，回外位では尺骨背側で触れられる．尺骨頭と間違えないよう注意する．

▶ クリニカルビューポイント

1. 尺骨茎状突起よりも橈骨茎状突起の方が遠位（7～10mm）にある．
2. 尺骨は上腕骨および橈骨と関節を形成する．
3. 通常手根の関節では関節円板 articular disc が介在するため尺骨は関節から除外される．
4. 茎状突起の尖端には内側手根側副靱帯が付く．

尺骨頭 head of ulna

▶ 触診方法

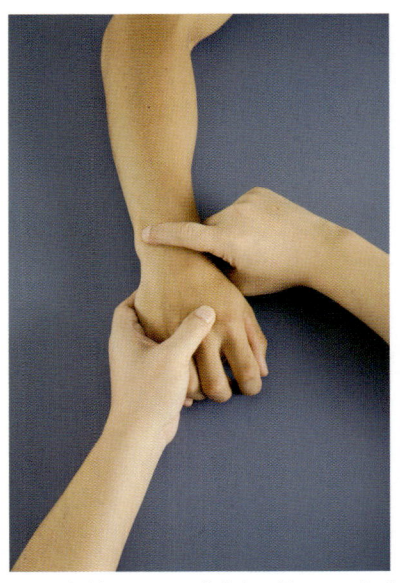

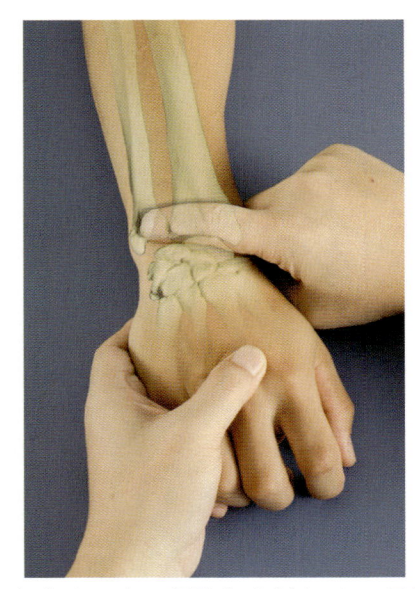

● 前腕を回外位から回内位にし，背側に著明に突出した丸みのある骨隆起を触れる．尺骨茎状突起と間違えないよう注意する．

▶ クリニカルビューポイント

1. 尺骨頭には関節面があり，その一部は手根関節の三角形の関節円板の近位面に接する．残りの部分は橈骨の尺骨切痕に入っている．
2. 尺骨後方では，尺骨頭と尺骨茎状突起は尺側手根伸筋腱の通る浅い溝で分けられている．

背側結節 dorsal tubercle（リスター結節 Lister's tubercle）

▶ **触診方法**

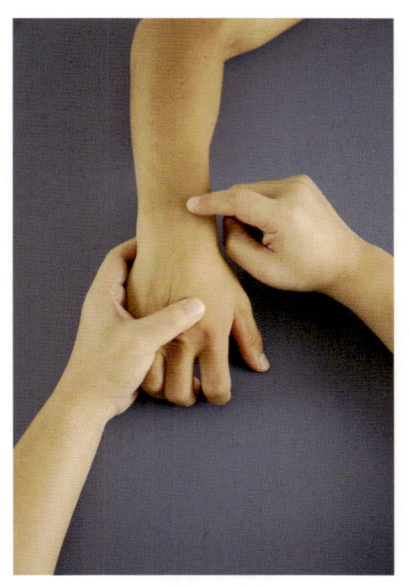

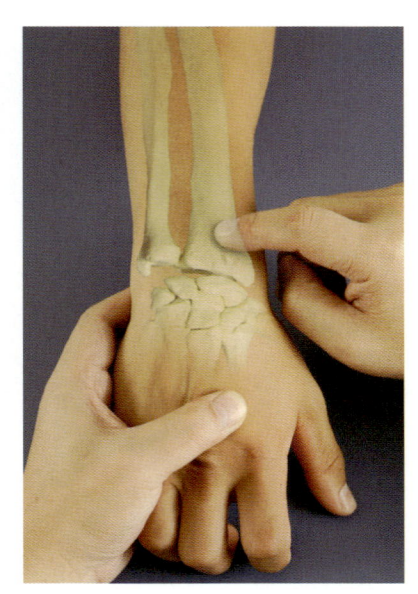

① 橈骨茎状突起より橈骨の背側約1/3の位置にある背側結節を触れる．

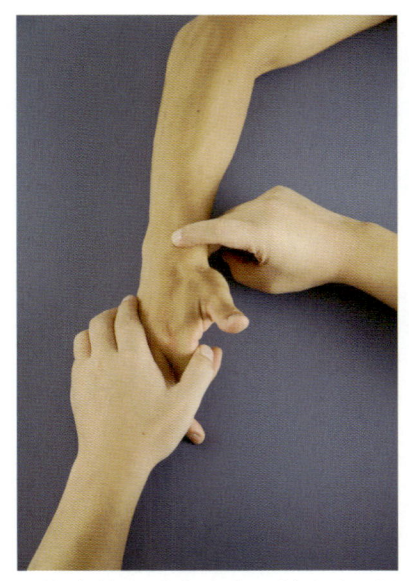

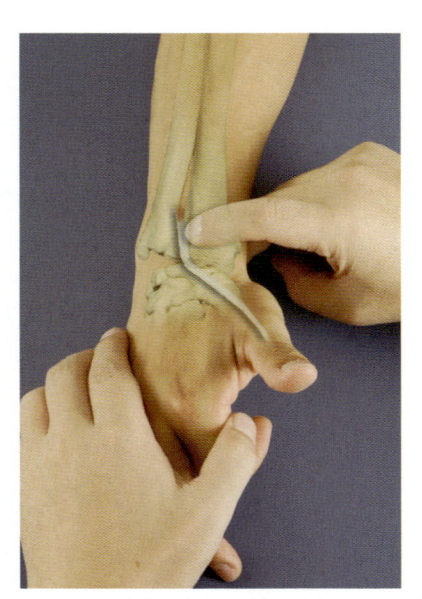

② 前腕回内位にて母指全体を垂直方向に持ち上げさせ，長母指伸筋腱を近位に触れていくと背側結節の尺側部にたどり着く．

▶ **クリニカルビューポイント**

背側結節の橈側を長・短橈側手根伸筋が通り，尺側を長母指伸筋が通る．

腕尺関節 humeroulnar joint

▶ **概要**

関節分類：らせん関節，1軸性．
凹凸形状：屈曲・伸展：上腕骨滑車：凸，滑車切痕：凹．外転・内転（随意運動ではなく，構成運動として，屈曲に内転が，伸展に外転がそれぞれわずかに伴う）：上腕骨滑車：凹，滑車切痕：凸．
関節運動：

屈曲： 伸展：

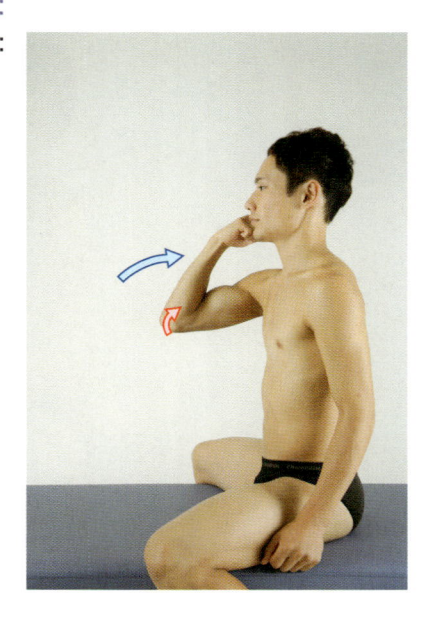

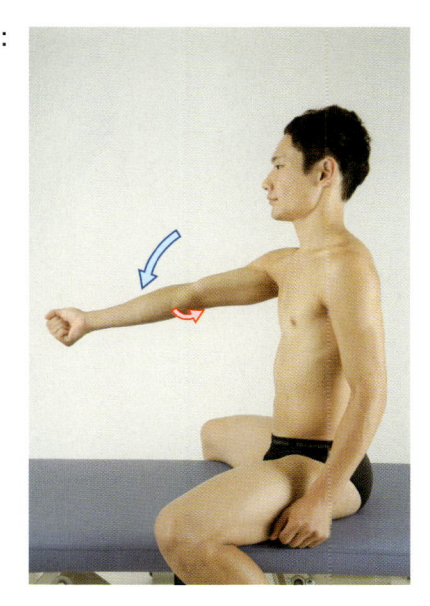

安静肢位：70°屈曲，10°回外位．
しまりの肢位：完全伸展位．
関節包パターン：屈曲が伸展より制限．

▶ **触診方法**

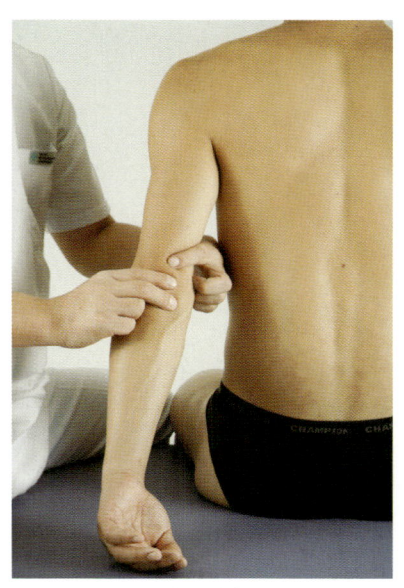

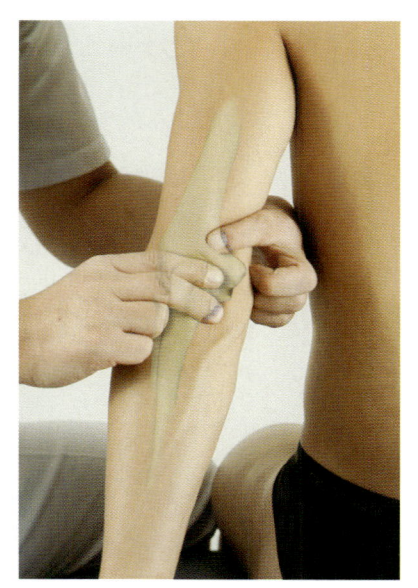

● 肘関節屈曲位にて肘頭と肘頭窩を触れてから，肘関節の伸展で肘頭が肘頭窩に入り込むのを確認する．

▶ **クリニカルビューポイント**

1．上腕骨滑車が斜めのため，生理的外反肘が170°（肘角あるいは運搬角10°）ある．
2．屈曲には内転と最終域でのわずかな回外を伴い，伸展には外転と最終域でのわずかな回内を伴う．

腕橈関節 humeroradial joint

▶ 概要

関節分類：球関節，多軸性．実際には橈骨輪状靱帯の制限により平面関節様．
凹凸形状：上腕骨小頭：凸，橈骨頭：凹．
関節運動：

屈曲：　　　　　　　　　　　　　　　　　　伸展：

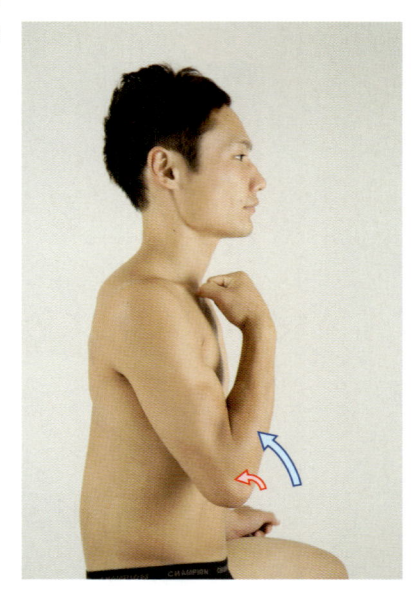

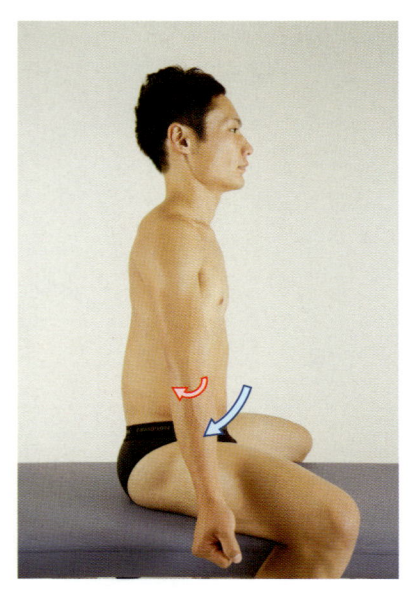

安静肢位：完全伸展，完全回外位．
しまりの肢位：90°屈曲，軽度回内位（あるいは回外5°）．
関節包パターン：屈曲と伸展が，回外と回内より制限．

▶ 触診方法

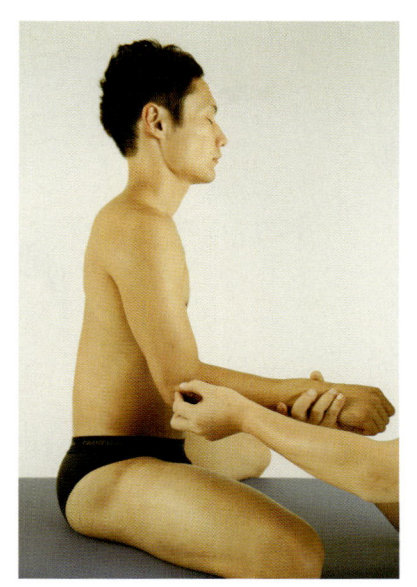

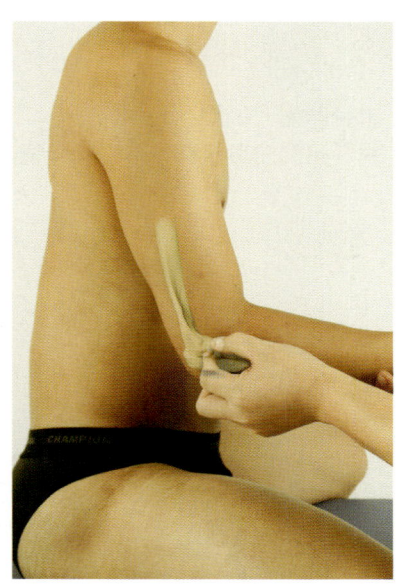

● 肘関節を約90°屈曲した状態で，橈骨頭と上腕骨小頭との関節裂隙を触れる．また，その遠位で橈骨頭を触れ，橈骨頭が前腕の回内外に伴い回旋することを確認する．

▶ クリニカルビューポイント

腕橈関節は，屈曲・伸展に関しては補助的な役割だが，外反力に対しては重要な骨性抵抗を付与する．

上橈尺関節（近位橈尺関節）proximal radio-ulnar joint

▶ 概要

関節分類：車軸関節（栓状），1軸性．
凹凸形状：橈骨頭関節環状面：凸，尺骨橈骨切痕：凹．
関節運動：

　　　回外：　　　　　　　　　　　　　　　　回内：

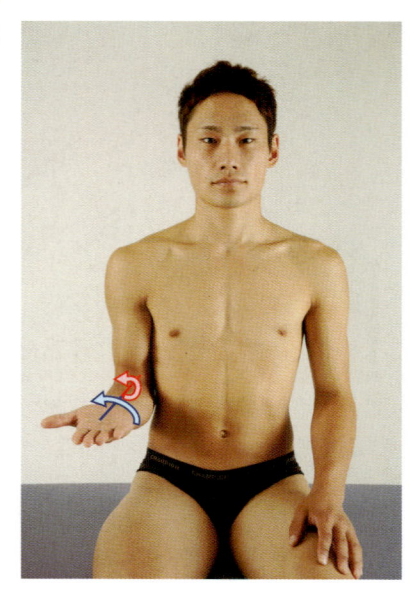

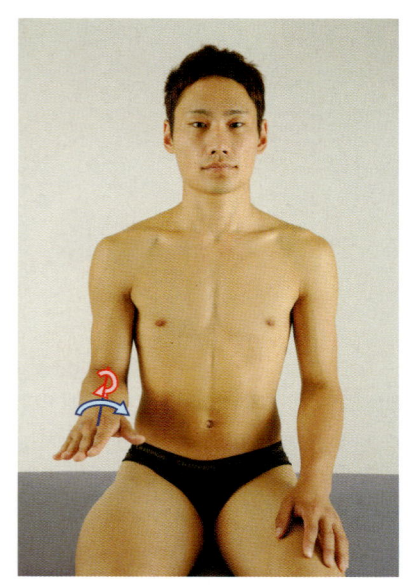

安静肢位：70°屈曲，35°回外位．
しまりの肢位：5°回外位．
関節包パターン：回外が回内より制限．

▶ 触診方法

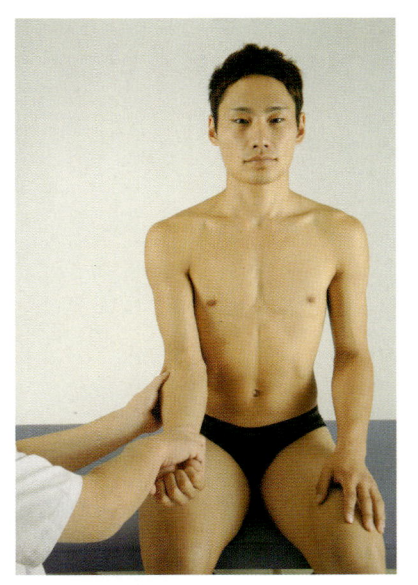

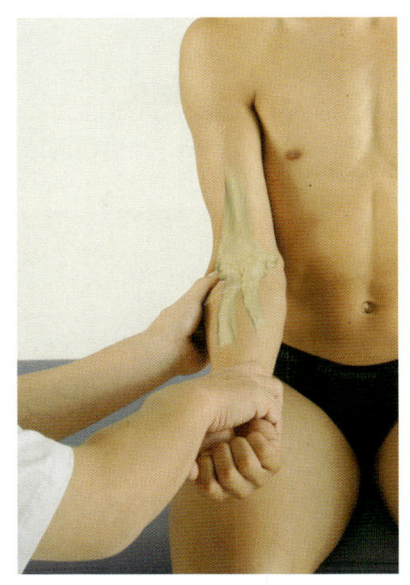

① 回外位にて，関節窩の位置を示すくぼみを肘後面で確認し，橈骨頭を把持する．

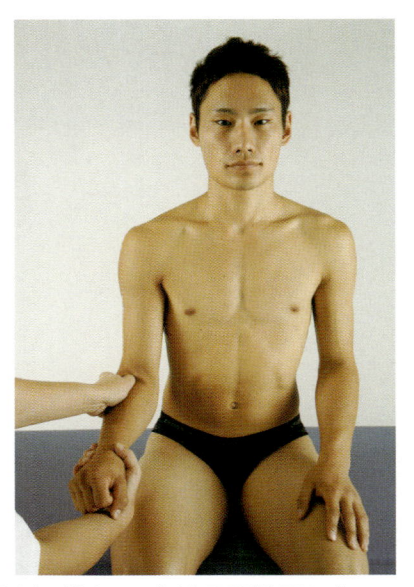

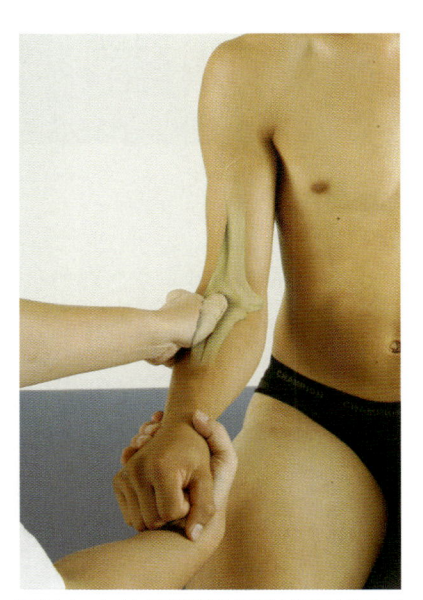

② 回内時には橈骨が回旋し，上橈尺関節面において，把持した橈骨頭関節環状面が尺骨の中に滑り込むのを感じる．

▶ クリニカルビューポイント

屈曲や伸展のどの位置でも，手を含めた橈骨は上橈尺関節で回旋する．

下橈尺関節（遠位橈尺関節） distal radio-ulnar joint

▶ 概要

関節分類：車軸関節（車輪状），1軸性．
凹凸形状：橈骨尺骨切痕：凹，尺骨頭関節環状面：凸．
関節運動：

回外：　　　　　　　　　　　　　回内：

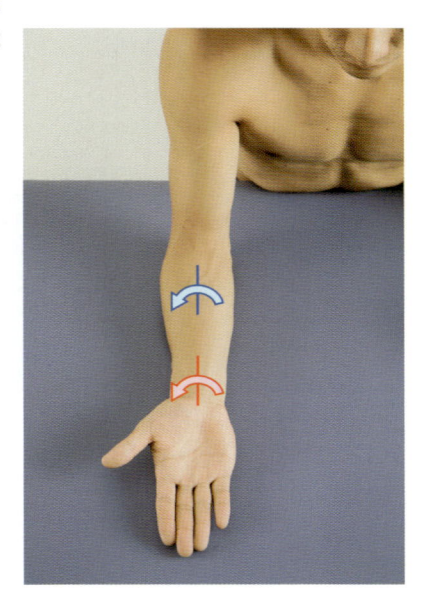

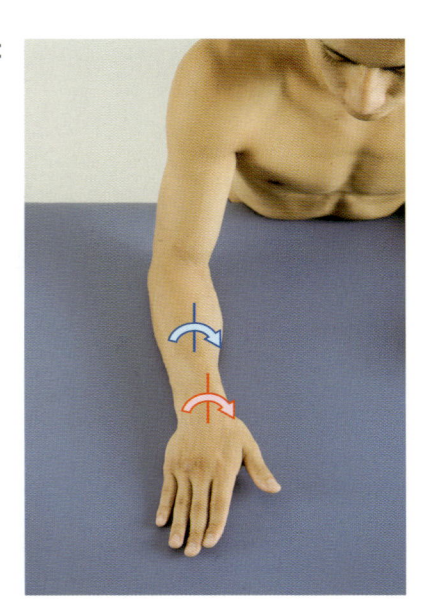

安静肢位：10°回外位．
しまりの肢位：5°回外位．
関節包パターン：制限は少ないが，過剰な回内外で疼痛．

▶ 触診方法

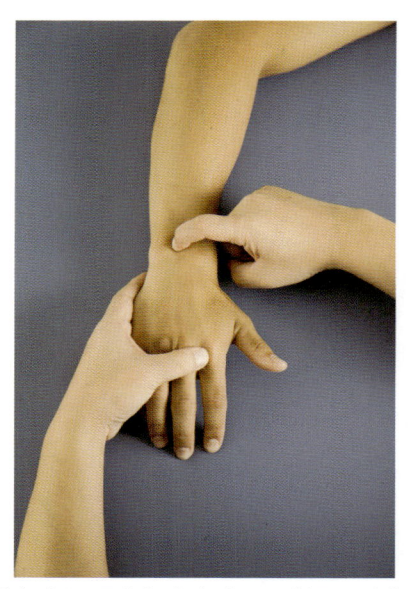

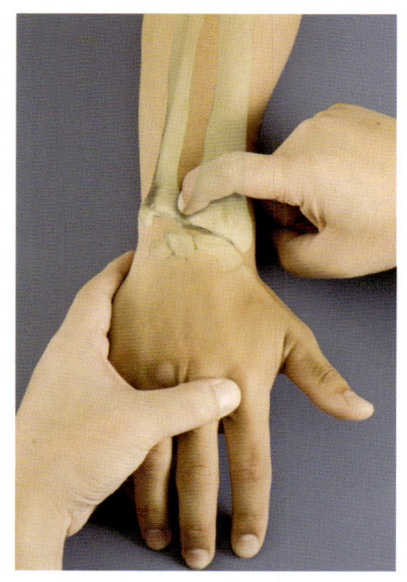

① 前腕をほとんど完全に回内したとき，手根の手背面で顕著な尺骨頭と橈骨下端との間に，浅い溝を触れて同定できる．

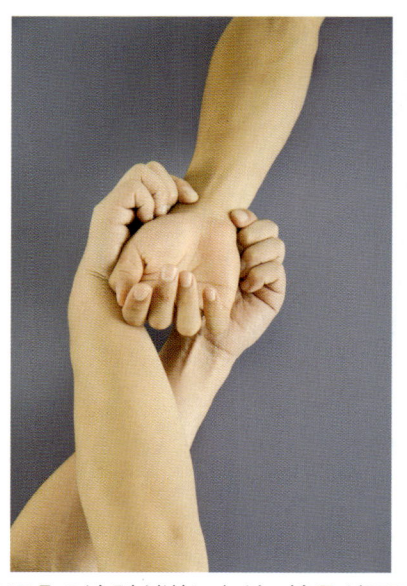

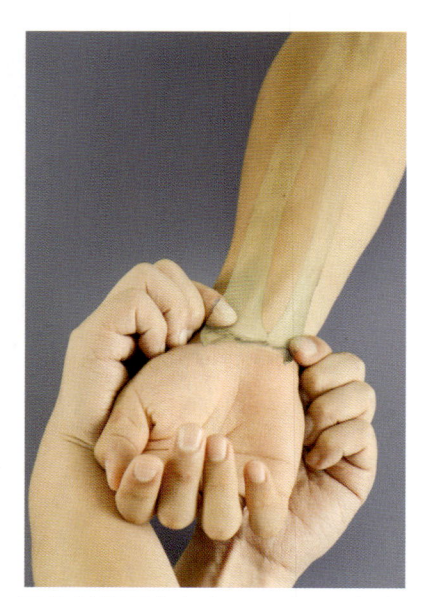

② 上橈尺関節とは凹凸の法則が逆になり，橈骨が凹面，尺骨が凸面をなす．回外・回内時には橈骨が回旋し，下橈尺関節面において，橈骨が尺骨を乗り越えるのを感じる．

▶ クリニカルビューポイント

1．近位手根骨は直接橈骨の下面だけと関節を形成していて，橈骨下端にある尺骨切痕は尺骨下端の周囲を回る．
2．尺骨は，関節円板によって橈骨手根関節から分離されている．ゆえに，上腕骨小頭の中心を通る軸を中心とする橈骨頭の回旋は，非常に大きな弧を描いて，回内・回外を行える．

12 手関節周囲（肢位：座位）

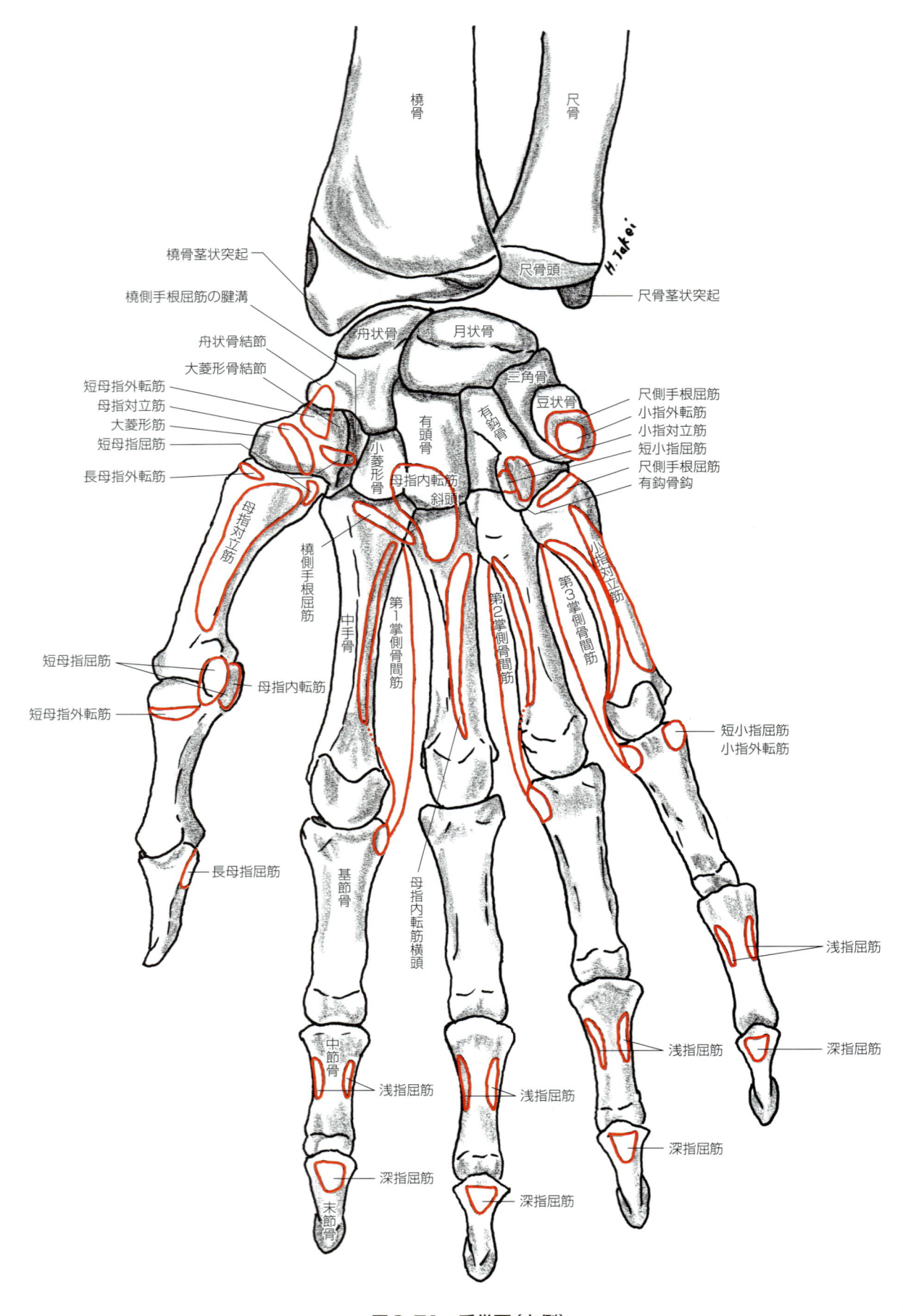

図3-71　手掌面（右側）

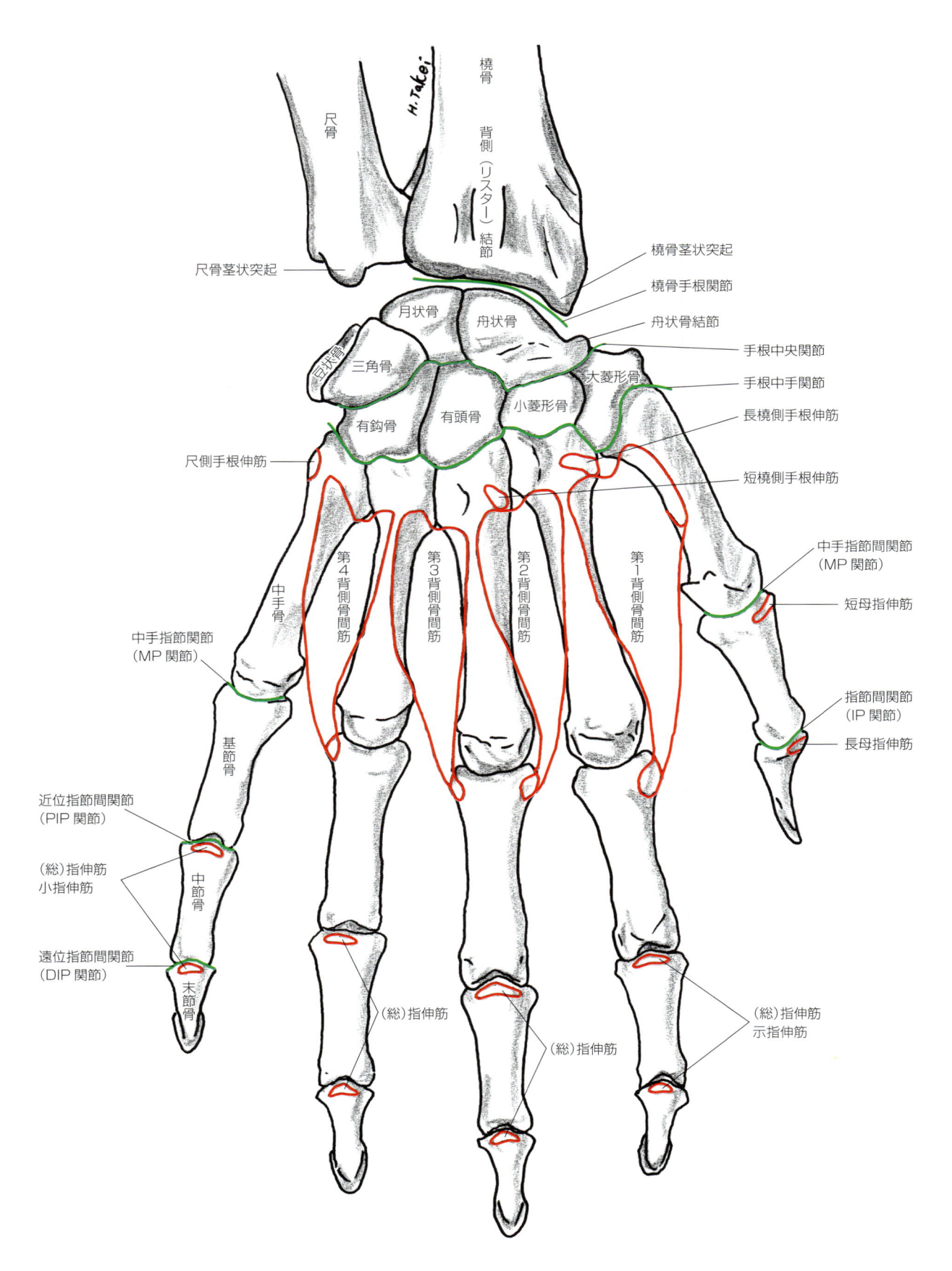

図3-72 手背面（右側）

図3-73　右橈骨と尺骨の下面

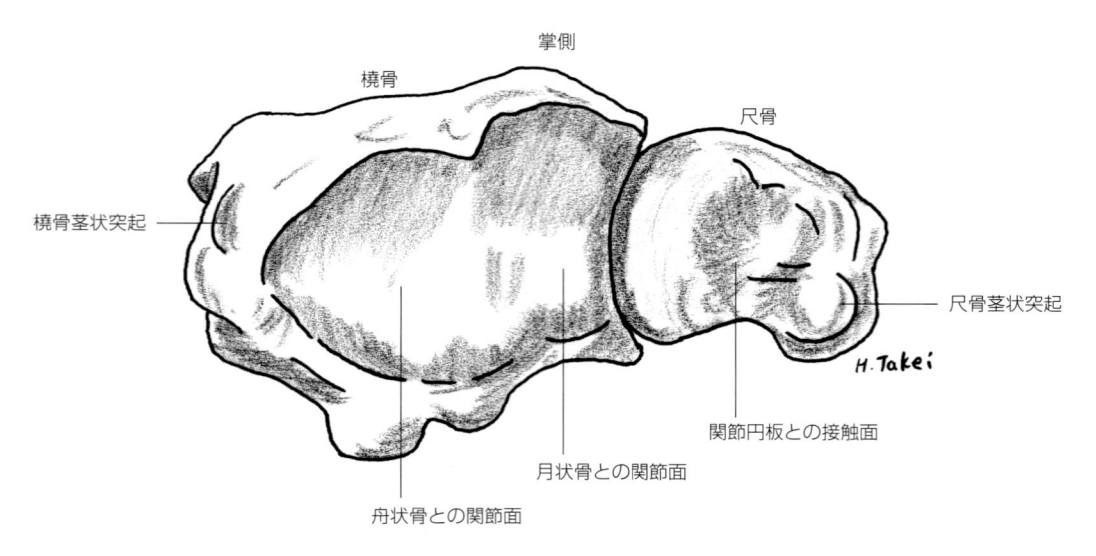

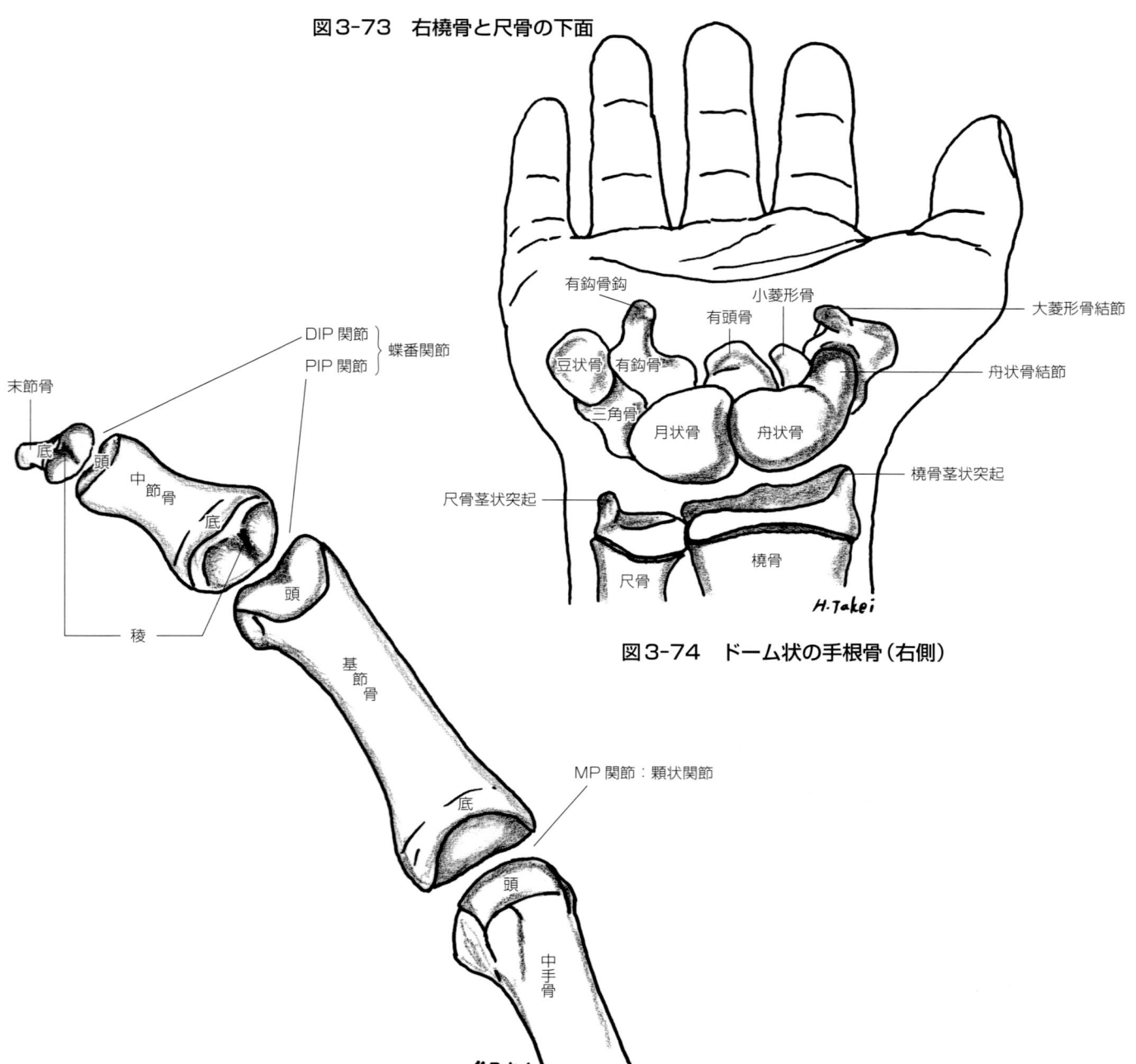

図3-74　ドーム状の手根骨（右側）

図3-75　MP・PIP・DIP関節の形状

舟状骨 scaphoid

▶ 触診方法

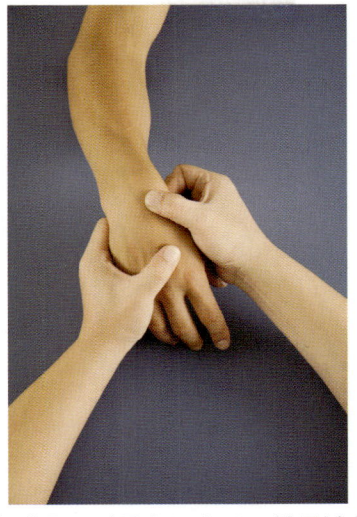

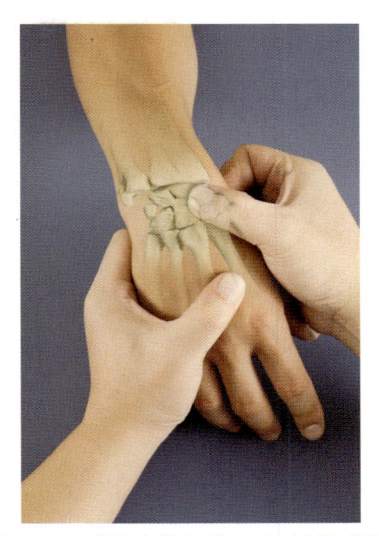

① 舟状骨はほぼ第2中手骨の延長上にある．橈骨遠位にて，手関節掌屈位で舟状骨背側面を触れる．

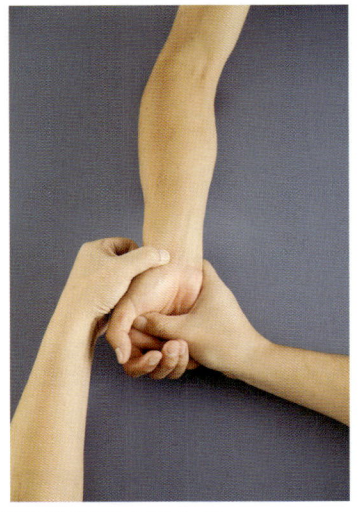

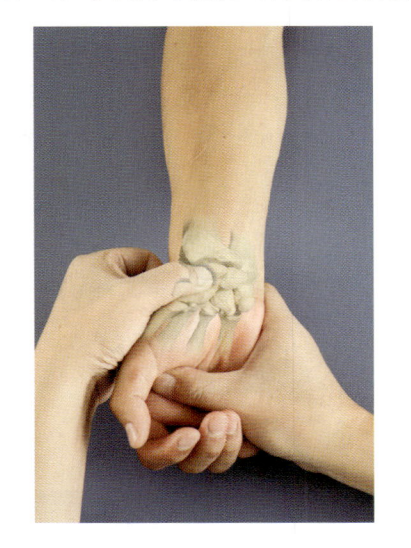

② 手関節背屈位で舟状骨掌側面を触れる．

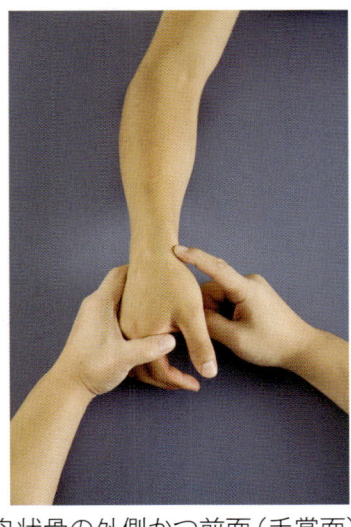

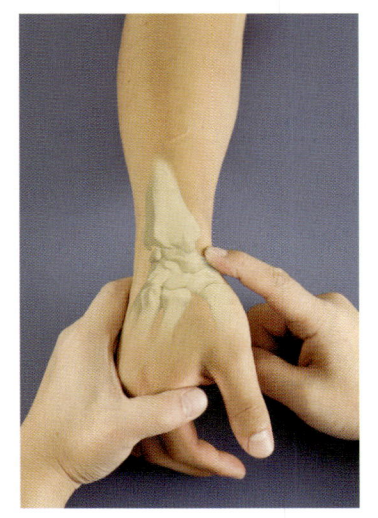

③ 手関節尺屈位で，舟状骨の外側かつ前面（手掌面）で舟状骨結節 tubercle of scaphoid を触れる．

▶ クリニカルビューポイント

1．舟状骨は，近位は橈骨，遠位は大菱形骨，小菱形骨，内側は有頭骨，月状骨と関節を形成する．
2．舟状骨結節には屈筋支帯がつき，しばしば短母指外転筋の一部が起こる．

月状骨 lunate

▶ 触診方法

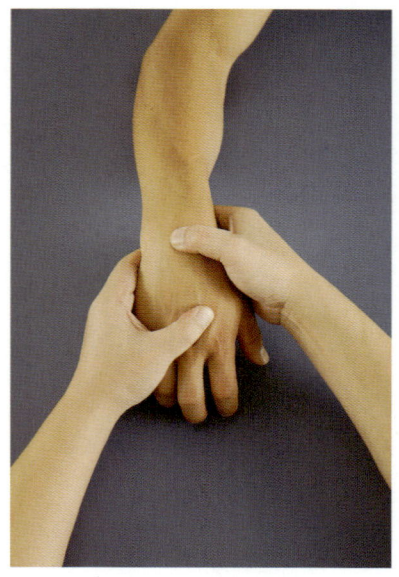

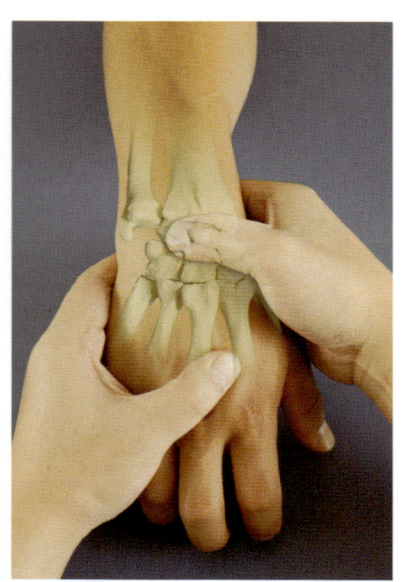

● 月状骨は，橈骨の背側結節，有頭骨，第3中手骨と直線上に配列する．橈骨の背側結節を確認後，その指を橈骨遠位端を越えて手根骨部に移動し，手関節を掌屈すると橈骨背面の遠位端から突出してくる月状骨を触れる．

▶ クリニカルビューポイント

月状骨は，近位は橈骨，遠位は有頭骨，有鈎骨，外側は舟状骨，内側は三角骨と関節を形成する．

三角骨 triquetrum

▶ 触診方法

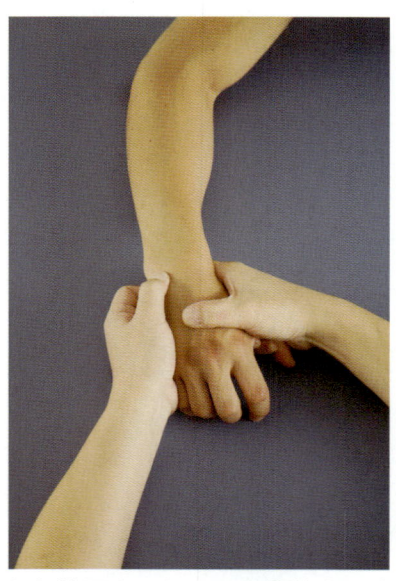

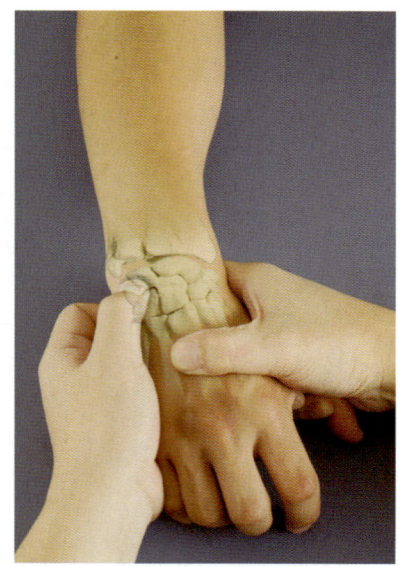

● 手関節を中間位から橈屈すると，尺骨茎状突起遠位にて，三角骨が突出するのを触れる．

▶ クリニカルビューポイント

1. 三角骨は，豆状骨の背側に位置するため，掌側からは直接触れにくい．
2. 尺骨と三角骨間は滑膜関節ではないが関節円板を介して三角骨と接しており，可動性は大きい．
3. 三角骨は，外側では月状骨，掌側は豆状骨，遠位は有鈎骨と関節を形成する．
4. 三角骨は，尺屈位では橈骨と接する．

豆状骨 pisiform

▶ 触診方法

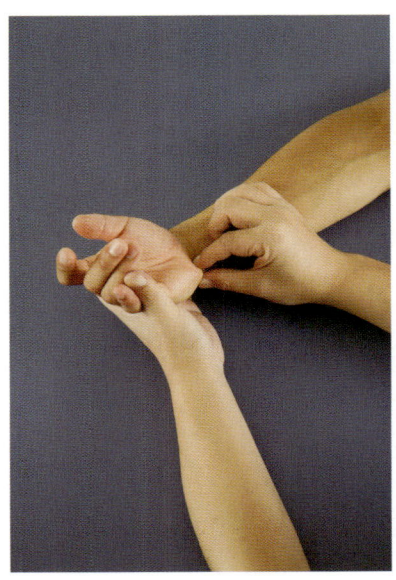

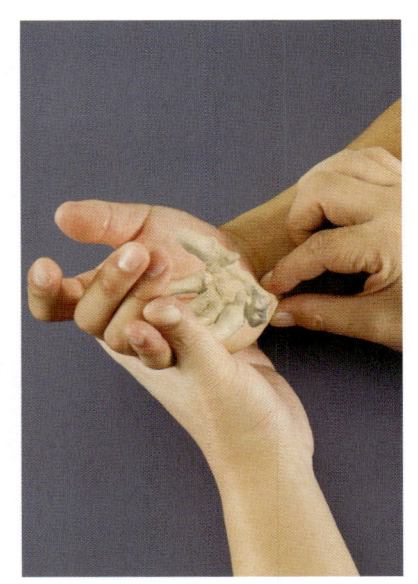

● 豆状骨の背側に位置する三角骨を確認した後，手関節を他動的に掌屈位に保持し，豆状骨を側方から触れる．また，尺側手根屈筋の収縮を遠位へたどっても触れられる．

▶ クリニカルビューポイント

1. 豆状骨は，三角骨とのみ関節を形成する．
2. 豆状骨の掌側面は円形で粗く，屈筋支帯と尺側手根屈筋と小指外転筋が付く．

大菱形骨 trapezium

▶ 触診方法

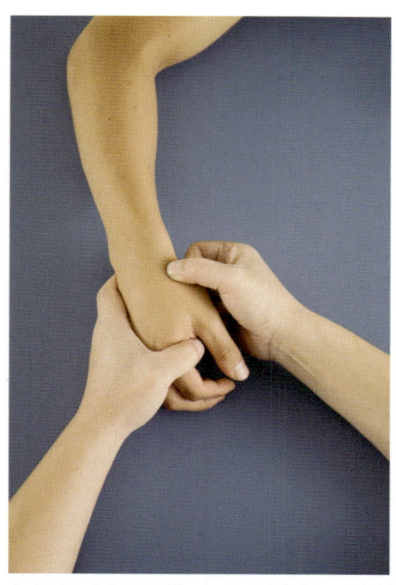

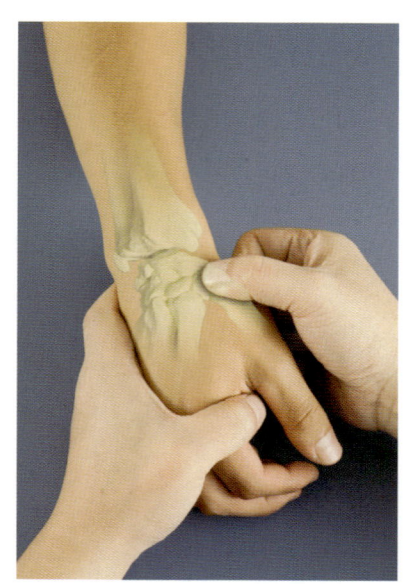

① 手関節を尺屈し舟状骨を確認後，その遠位で関節裂隙を越えて大菱形骨を触れる．また，第1中手骨基部に指先を当て，第1手根中手関節の屈曲伸展を行うことで関節裂隙が確認でき，その近位で大菱形骨を触れられる．

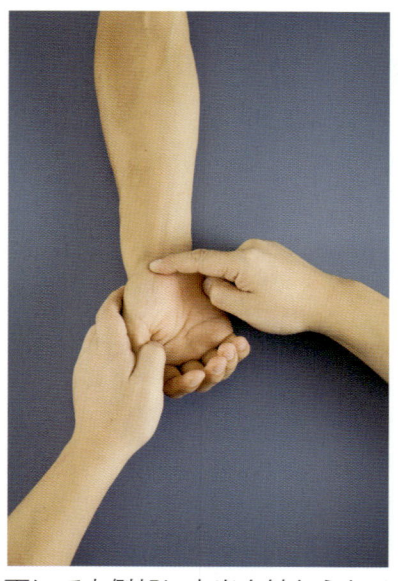

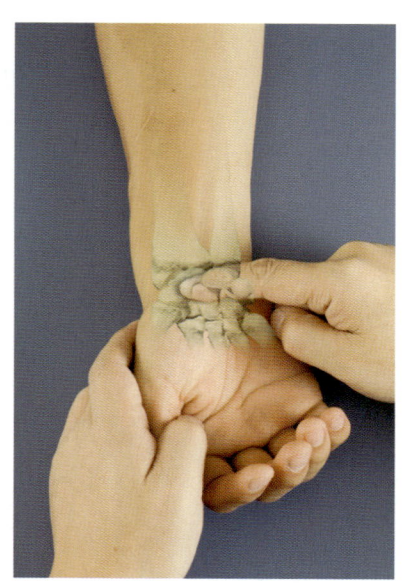

② 大菱形骨の手掌面にて内側部に突出を触れられるが，この結節が大菱形骨結節 tubercle of trapezium である．

▶ クリニカルビューポイント

1. 大菱形骨は，近位は舟状骨，遠位は第1中手骨，内側は小菱形骨と第2中手骨と関節を形成する．
2. 大菱形骨の手掌面内側の突起に，屈筋支帯の表層部が付着する．
3. 掌側面近位部には橈側手根屈筋腱が通る深い溝があり，斜めの稜が外側方の境界になっている．この面から母指対立筋，短母指外転筋および短母指屈筋が起こる．

小菱形骨 trapezoid

▶ 触診方法

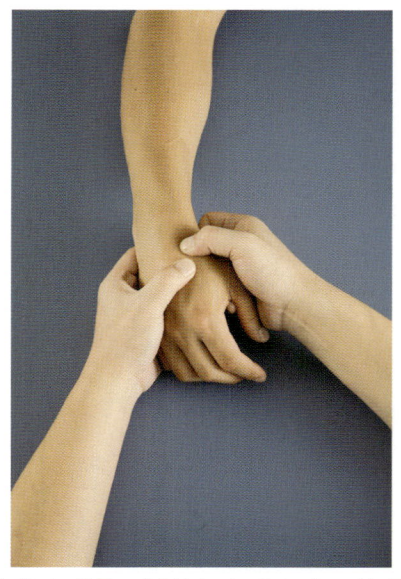

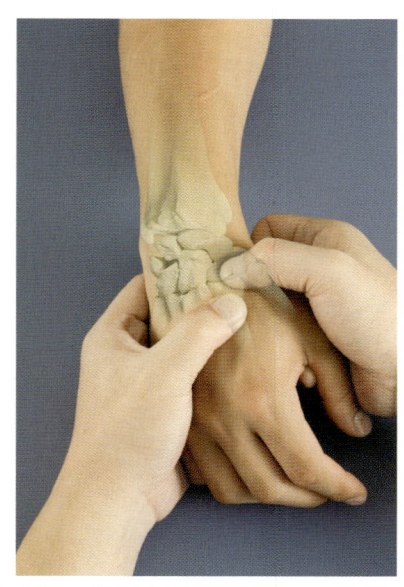

● 小菱形骨は，第2中手骨の近位にあるため，第2中手骨の背側を近位に向かって触れ，小菱形骨との間隙を確認し，さらに近位にたどり小菱形骨を触れる（写真は右母指が小菱形骨を触知）．この際，手背面で第2中手骨（左母指で触知）が手背面に突出し，小菱形骨は陥凹部にあることに注意する．

▶ クリニカルビューポイント

小菱形骨は，近位は舟状骨と，遠位は第2中手骨と，外側は大菱形骨と，内側は有頭骨と関節を形成する．

有頭骨 capitate

▶ 触診方法

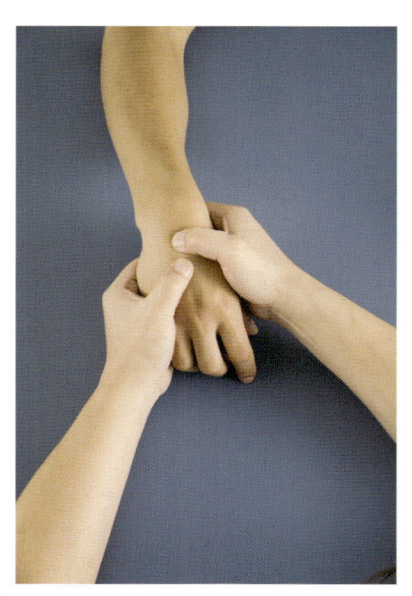

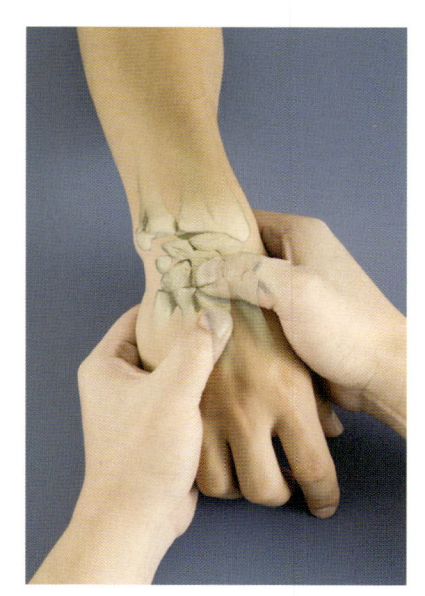

● 背側結節，月状骨，有頭骨，第3中手骨は直線上に配列する．手関節掌屈位で第3中手骨から背側結節に向かって触れていくと，第3中手骨底の近位部で触れられる陥凹部直下が有頭骨である（写真は右母指が有頭骨を触知）．陥凹部近位の突出部は月状骨である．

▶ クリニカルビューポイント

1. 有頭骨は，近位部は舟状骨と月状骨，遠位では第2・3・4中手骨，橈側では小菱形骨，尺側では有鈎骨と関節を形成する．
2. 有頭骨底は，背屈/掌屈，橈屈/尺屈の回転軸となる．

有鈎骨 hamate

▶ 触診方法

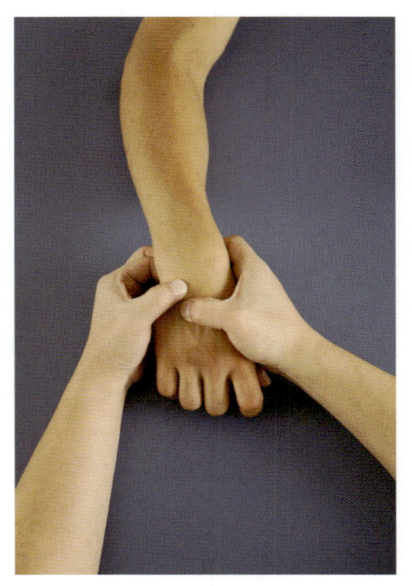

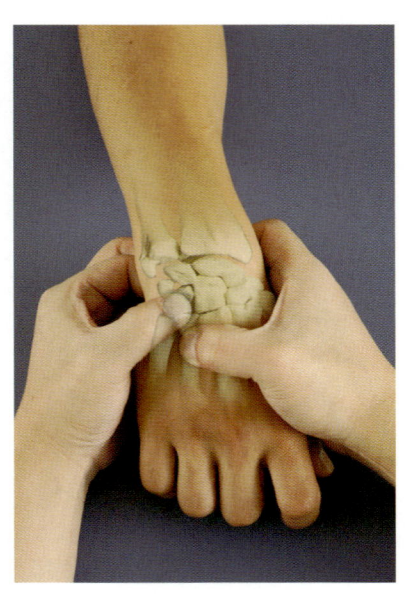

① 手背面では，第4・5中手骨底近位にて触れる（写真は左母指が有鈎骨を触知）．

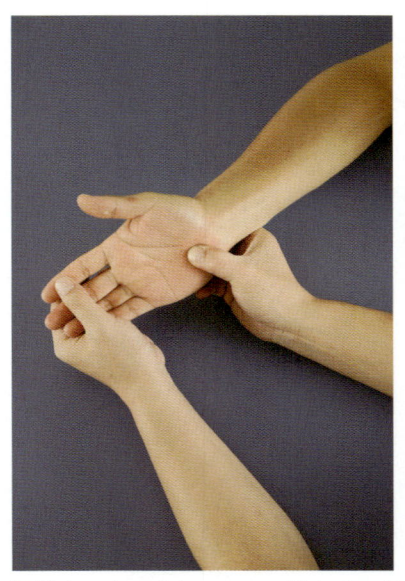

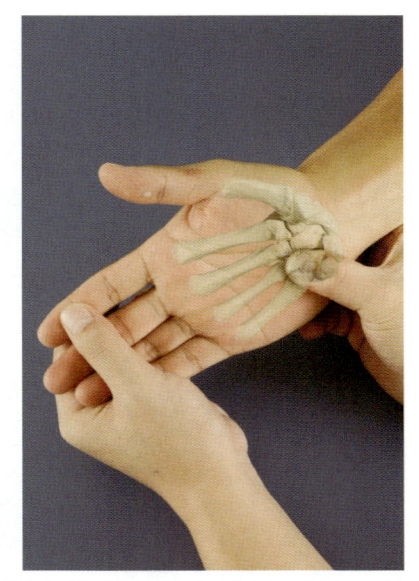

② 手掌面には有鈎骨鈎 hook of hamate がある．豆状骨と第2中手骨頭を結ぶ線と，第5中手骨の延長線の交点付近にて触れることができる．

▶ クリニカルビューポイント

1. 有鈎骨は，近位は月状骨，遠位は第4・5中手骨，内側は三角骨，外側は有頭骨と関節を形成する．
2. 有鈎骨鈎は豆状骨とともにGuyon管（ギヨン管：尺骨神経と尺骨動脈が通る）を形成する．
3. 有鈎骨鈎尖端には屈筋支帯と尺側手根屈筋が，内側面には短小指屈筋と小指対立筋が付く．外側は手掌へ行く屈筋腱が通るための溝になっている．

橈骨手根関節 wrist joint

▶ 概要

関節分類：楕円関節，2軸性．
凹凸形状：橈骨：凹，近位手根列：凸．
関節運動：

背屈： 掌屈：

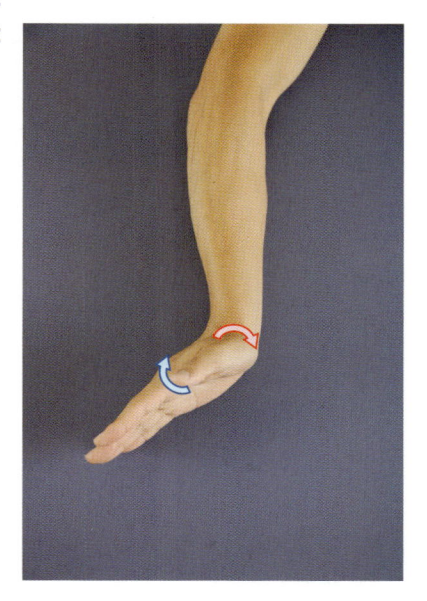

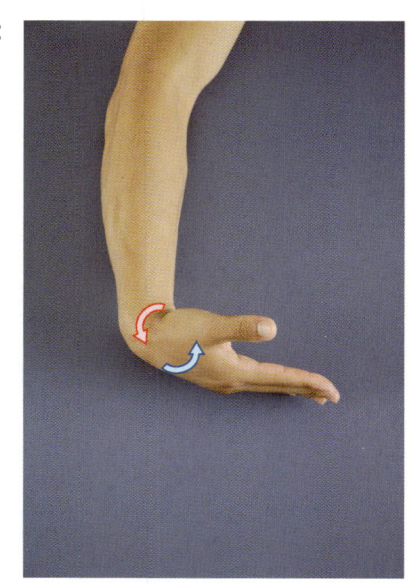

橈屈： 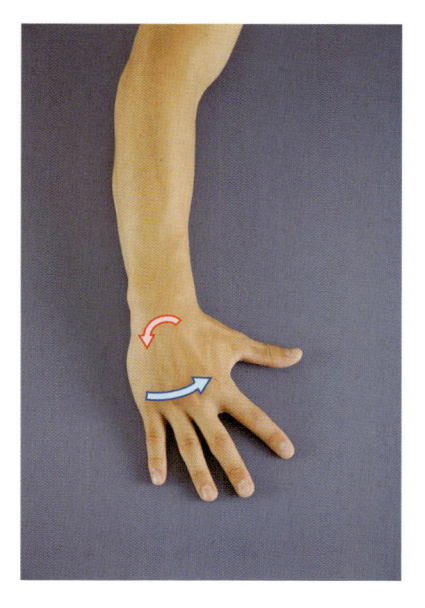 尺屈：

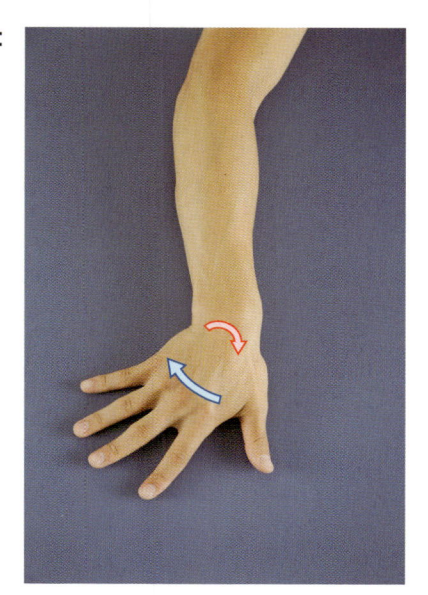

安静肢位：中間位に近い掌屈，やや尺屈位．
しまりの肢位：背屈，橈屈位．
関節包パターン：掌屈と背屈で制限．

196　第3章　骨・関節の触診　12. 手関節周囲（肢位：座位）

▶ 触診方法

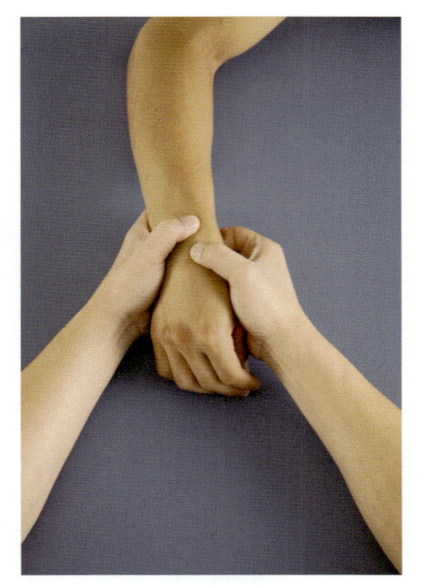

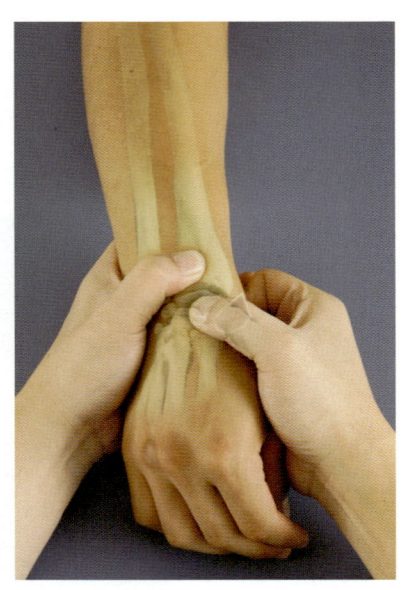

❶ 橈骨に対して舟状骨を，右手で背側に動かし，関節を確認する．

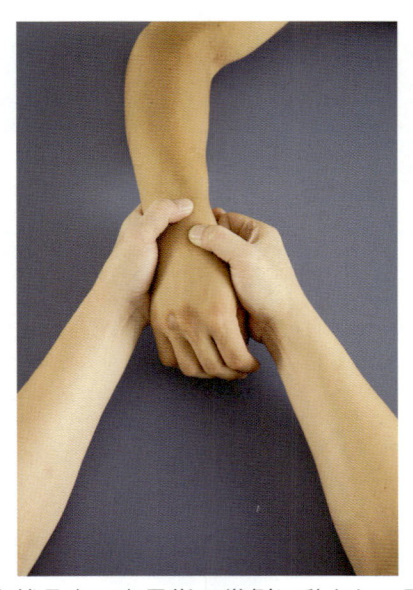

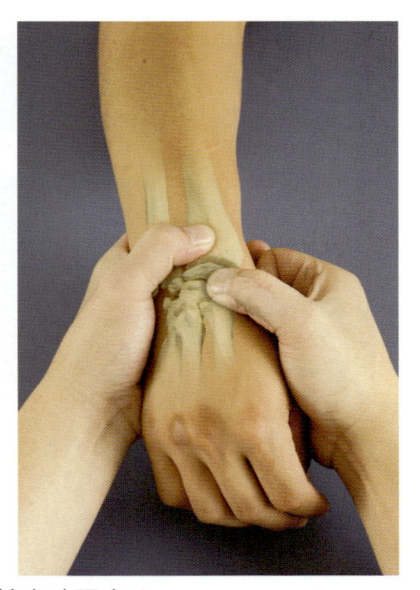

❷ 橈骨に対して舟状骨を，右母指で掌側に動かし，関節を確認する．

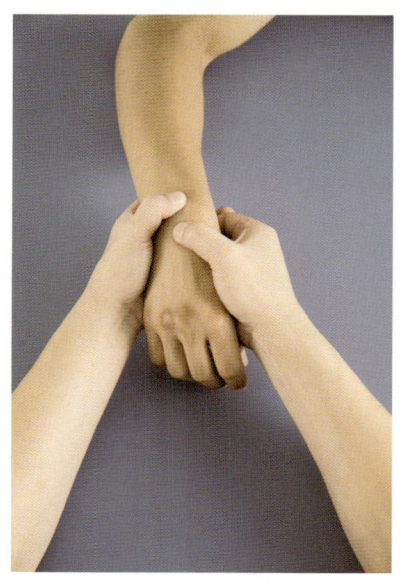

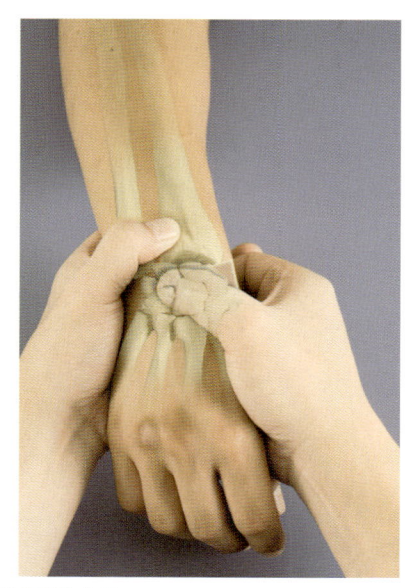

③ 橈骨に対して月状骨を，右手で背側に動かし，関節を確認する．

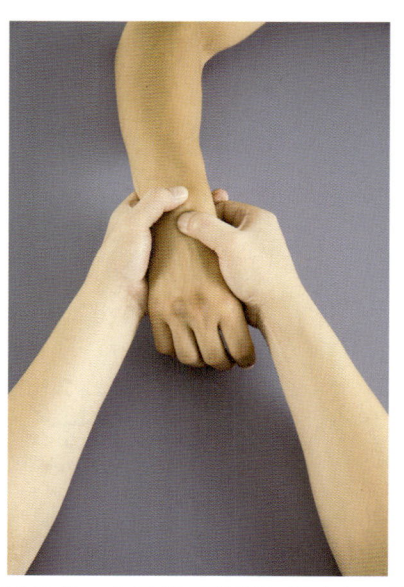

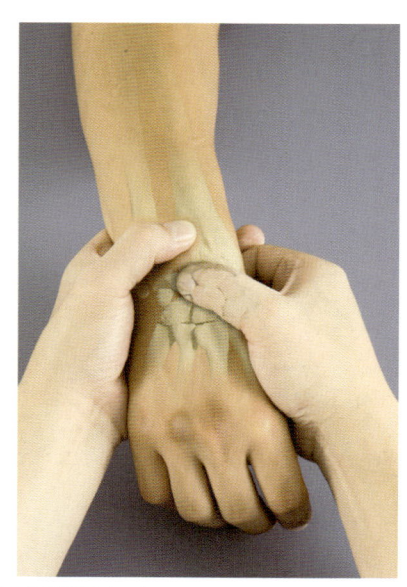

④ 橈骨に対して月状骨を，右母指で掌側に動かし，関節を確認する．

▶ クリニカルビューポイント

1. 手根関節部の前面に見られる3本のしわの中央のものは，かなり正確に橈骨手根関節に一致し，最も遠位のしわは手根中央関節の位置を示す．
2. 橈骨手根関節および手根関節 carpal joints（手根間関節 intercarpal joints，手根中央関節 midcarpal joint，豆状骨関節 pisiform joint）の動きは以下の様に確認する．

    橈骨－舟状骨，月状骨
       橈骨に対して舟状骨を，橈骨に対して月状骨を動かし関節を確認する．
    尺骨－三角骨
       関節円板と一緒に固定した尺骨に対する三角骨の動きを確認する．
    舟状骨－月状骨，大菱形骨，小菱形骨
       舟状骨に対する各骨の動きを確認する．
    有頭骨－小菱形骨，舟状骨，月状骨，有鈎骨
       有頭骨に対する各骨の動きを確認する．
    三角骨－月状骨，有鈎骨，豆状骨
       三角骨に対する各骨の動きを確認する．

第1手根中手関節 carpometacarpal joint of thumb

▶ 概要

関節分類：鞍関節，2軸性．
凹凸形状：橈側・尺側：大菱形骨：凸，第1中手骨底：凹．背側・掌側：大菱形骨：凹，第1中手骨底：凸．
関節運動：

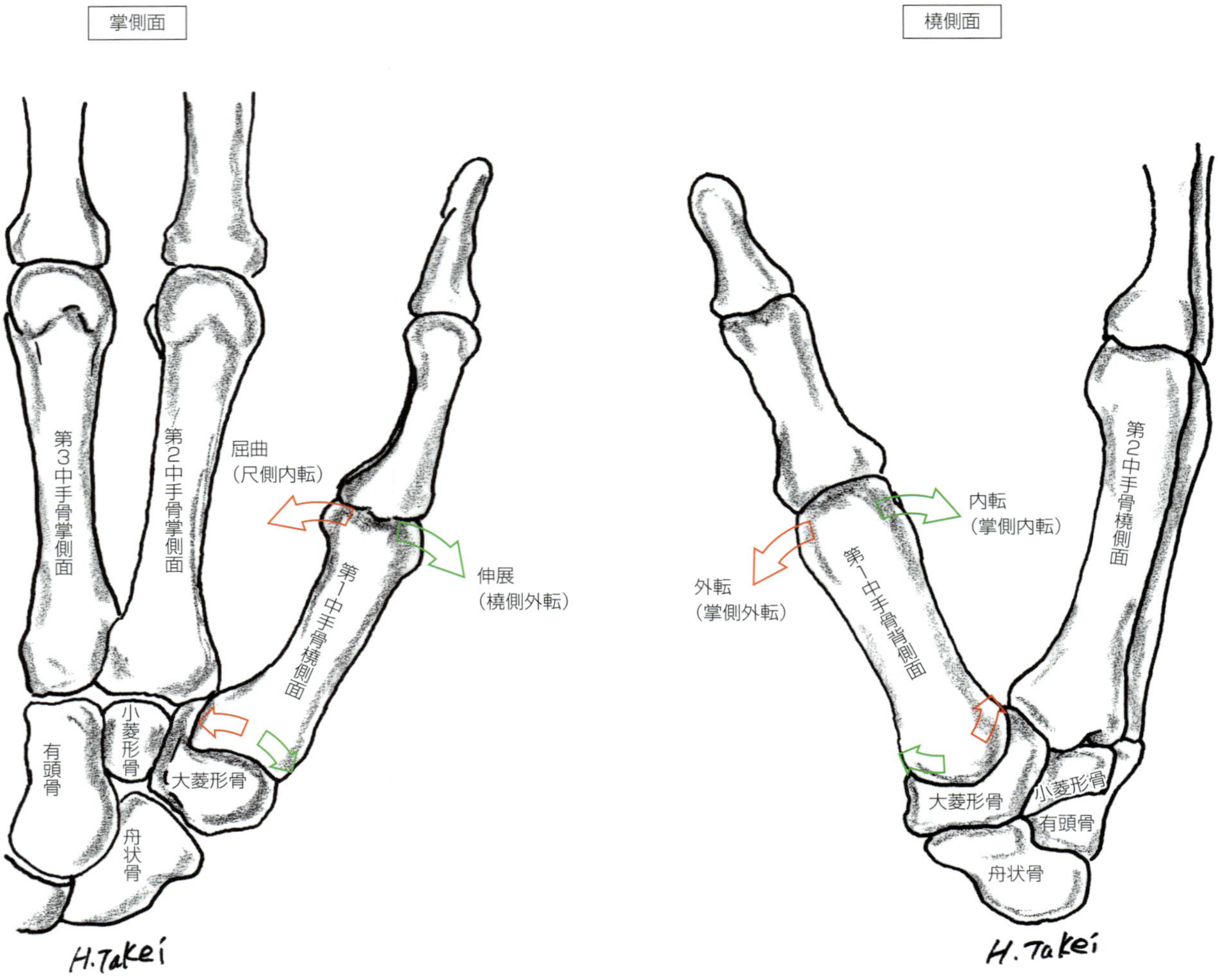

掌側面　　　　　　　　　　　　　　　　　　　　橈側面

図3-76　第1手根中手関節の動き（右側）

屈曲（尺側内転）：

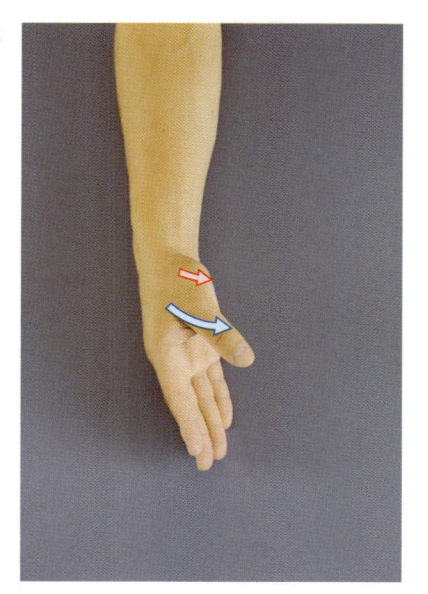

伸展（橈側外転）：

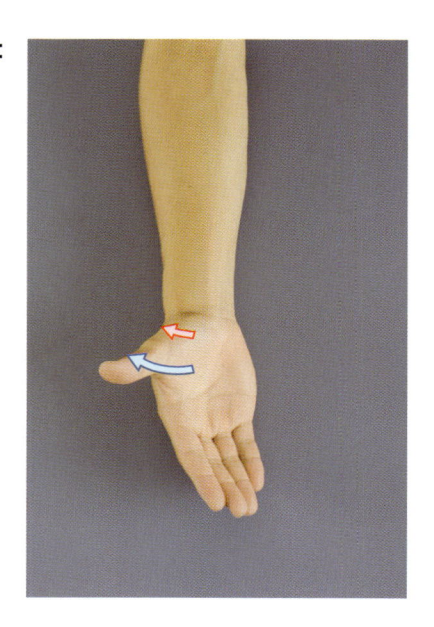

外転（掌側外転）：

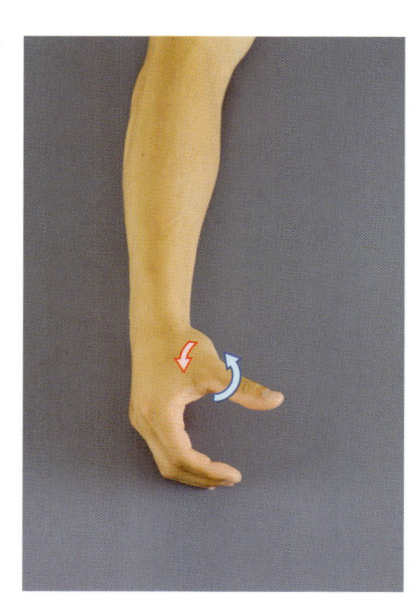

内転（掌側内転）：

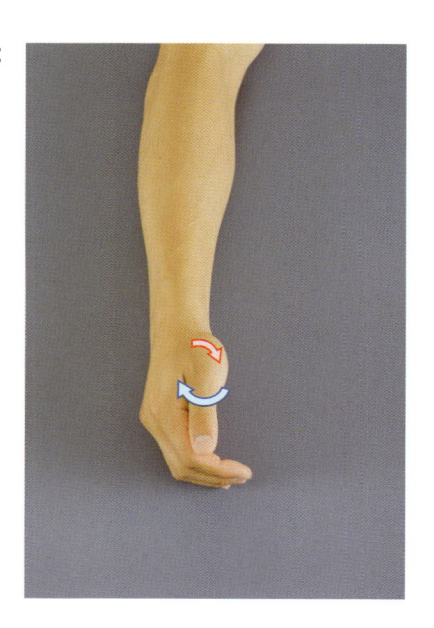

安静肢位：外内転と屈曲伸展の中間位．
しまりの肢位：完全対立位．
関節包パターン：外転と伸展で制限．

▶ 触診方法

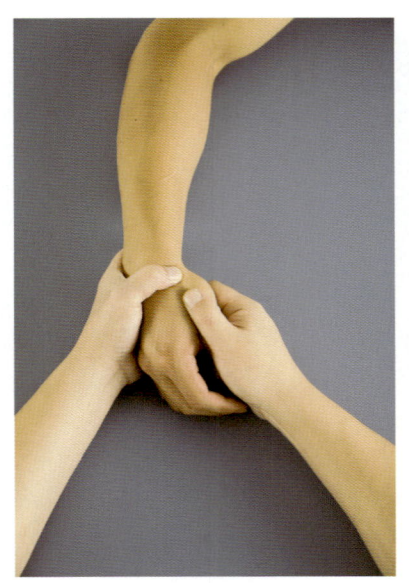

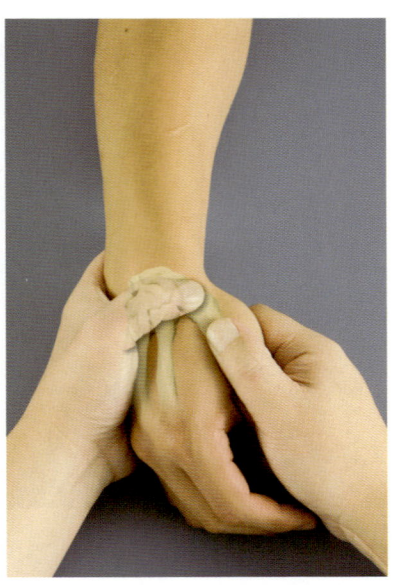

① 第1手根中手関節は，鞍関節で動きが大きく触れやすい．屈曲と伸展は第1中手骨が凹の法則で動く．大菱形骨に対して第1中手骨底を右手で尺側に動かしながら，屈曲運動を確認する．

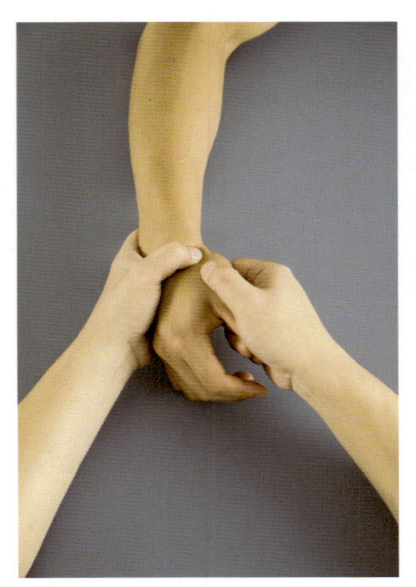

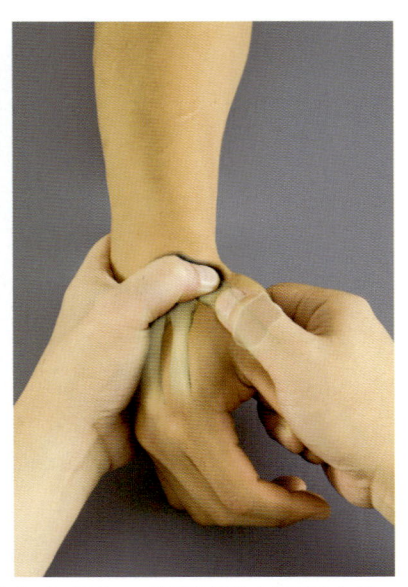

② 大菱形骨に対して第1中手骨底を，右手で橈側に動かしながら，伸展運動を確認する．

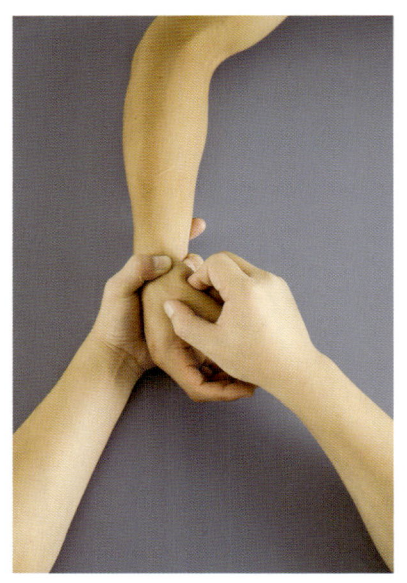

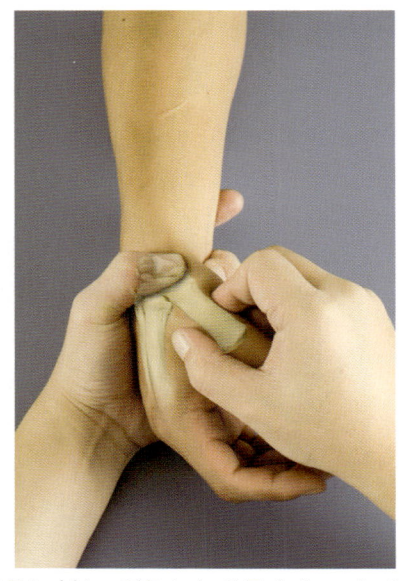

③ 外転と内転は第1中手骨が凸の法則で動く．大菱形骨に対して第1中手骨底を，右手で背側に動かしながら外転運動を確認する．

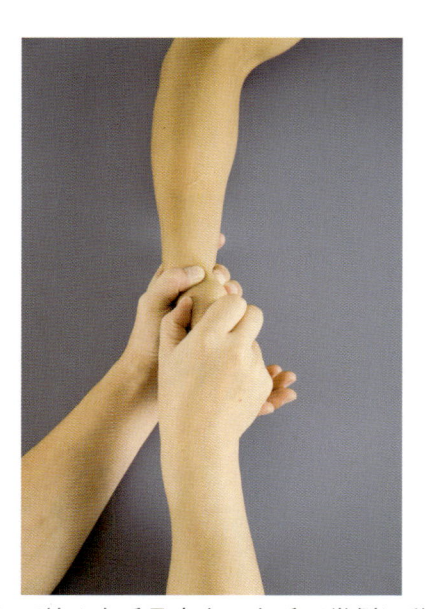

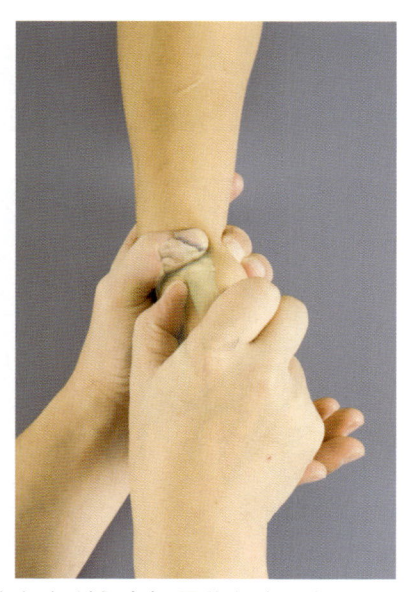

④ 大菱形骨に対して第1中手骨底を，右手で掌側に動かしながら内転運動を確認する．

▶ クリニカルビューポイント

1．第2・3手根中手関節は，中手骨底の突出部の近位で小菱形骨，有頭骨のくぼみとの境として感じられる．
2．第4・5手根中手関節は可動性が比較的大きいため，中手骨を他動的に屈曲伸展させると手根骨との間隙を触れやすい．

中手指節関節 metacarpophalangeal joints

▶ 概要

関節分類：顆状関節（第1中手指節関節は蝶番関節様），2軸性．
凹凸形状：中手骨頭：凸，基節骨底：凹．
関節運動：

屈曲： 伸展：

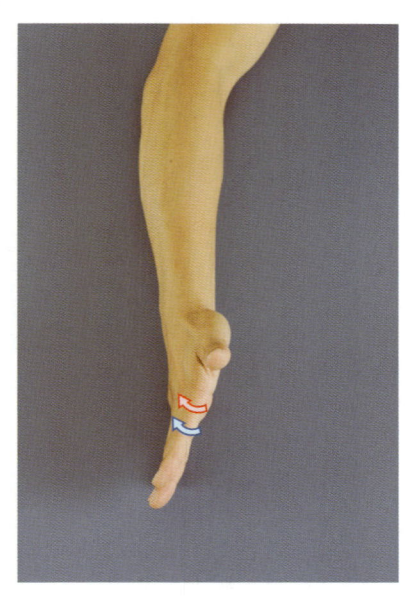

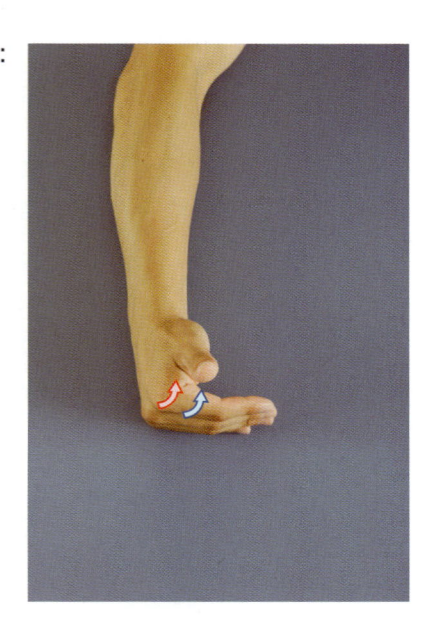

外転： 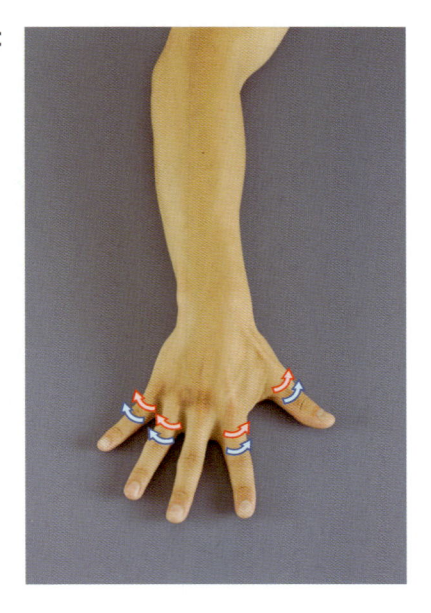 内転：

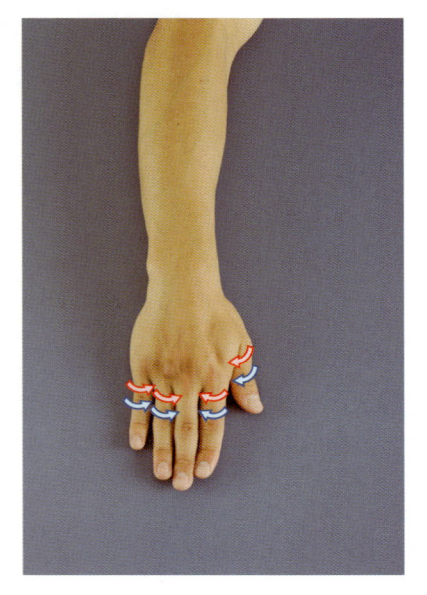

安静肢位：第1中手指節関節：軽度屈曲位．第2-5中手指節関節：軽度屈曲位，尺屈位．
しまりの肢位：第1中手指節関節：完全対立位（あるいは完全伸展位）．第2-5中手指節関節：完全屈曲位．
関節包パターン：屈曲が伸展より制限．

▶ 触診方法

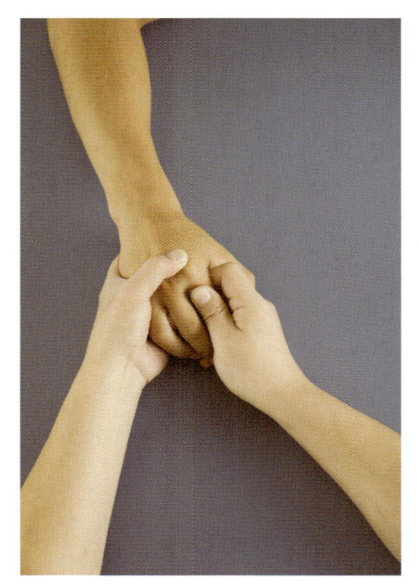

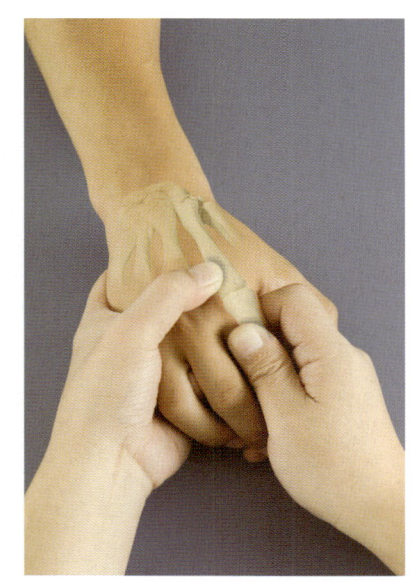

① 中手指節関節は拳をつくったときの突出部よりすぐ遠位にある．中手骨の背面で中手骨頭の丸さの遠位部に基節骨底部を触れ，関節裂隙を確認する．関節裂隙を触れたまま，中手骨に対して基節骨底を右手で掌側に動かしながら，屈曲運動を確認する．

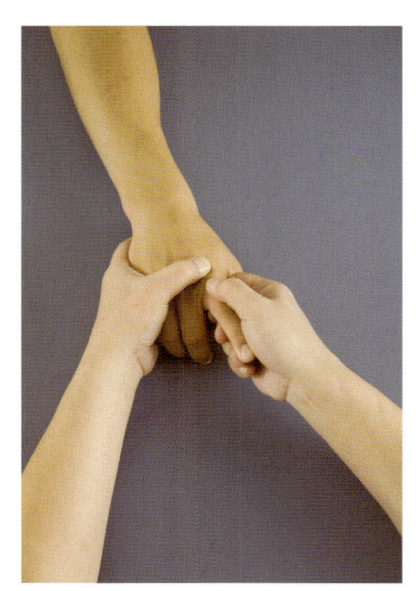

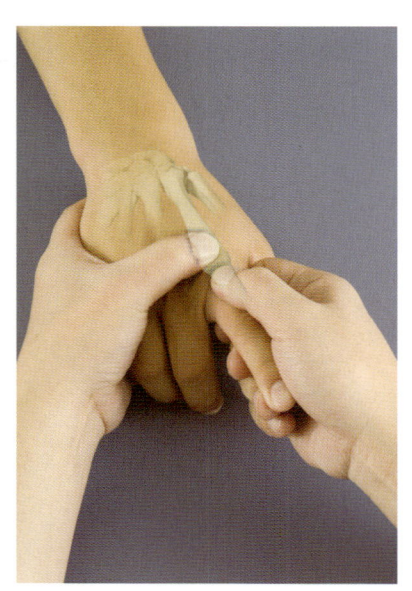

② 関節裂隙を触れたまま，中手骨に対して基節骨底を右手で背側に動かしながら伸展運動を確認する．

▶ クリニカルビューポイント

中手指節関節の側副靱帯は約70°屈曲位で緊張する．

指節間関節 interphalangeal joints of hand

▶ 概要

関節分類：蝶番関節，1軸性．
凹凸形状：近位の指節骨頭：凸，遠位の指節骨底：凹．
関節運動：
　　屈曲：　　　　　　　　　　　　　　　伸展：

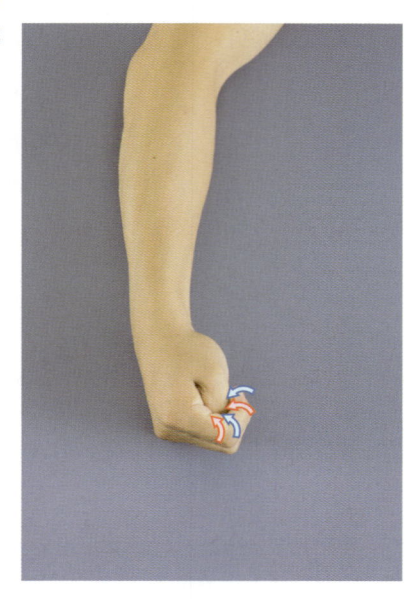

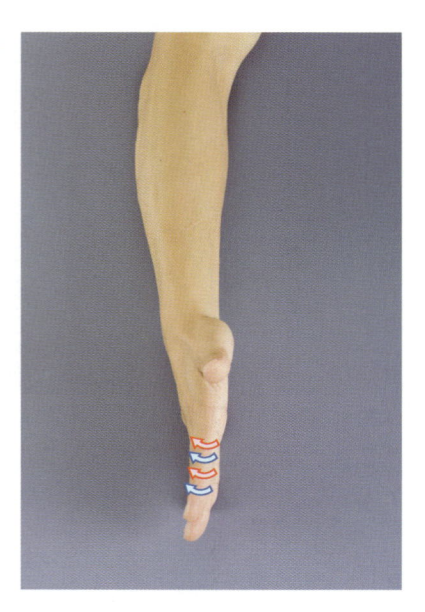

安静肢位：軽度屈曲位．
しまりの肢位：完全伸展位．
関節包パターン：伸展が屈曲より制限．

▶ 触診方法

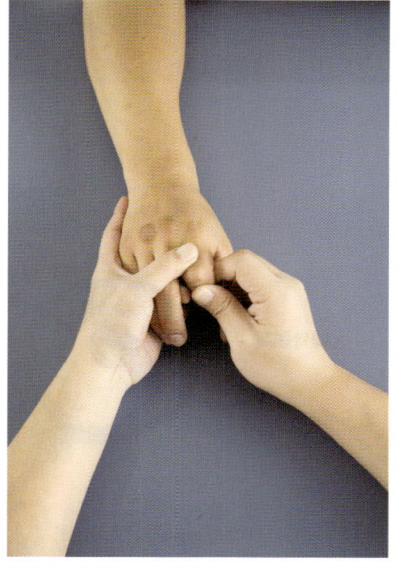

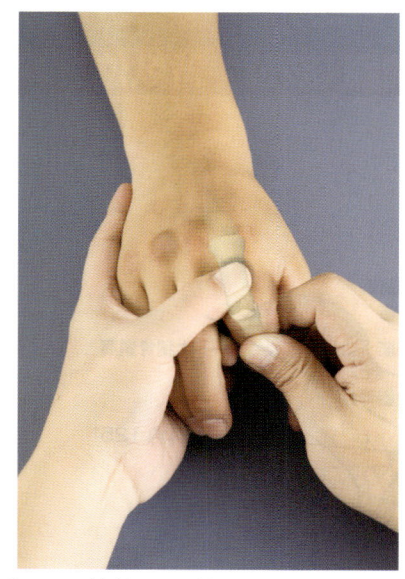

① 指節間関節は手掌側の溝と手背側のしわから同定できる．基節骨に対して中節骨底を右手で掌側に動かしながら，屈曲運動を確認する．

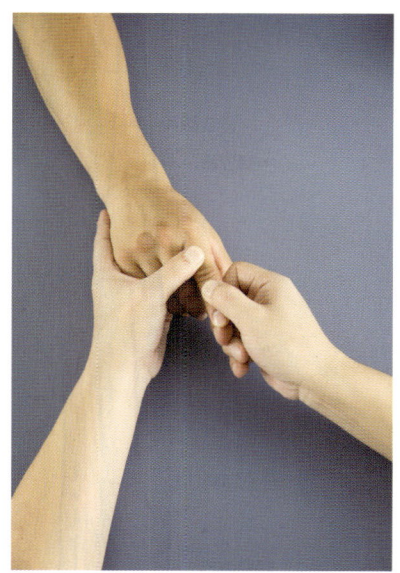

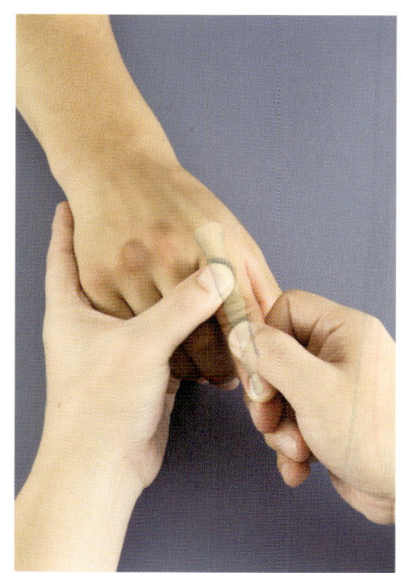

② 基節骨に対して中節骨底を右手で背側に動かしながら，伸展運動を確認する．

▶ クリニカルビューポイント

側副靱帯は，近位指節間関節は約30°で緊張し，遠位指節間関節は0°で緊張する．

下肢

大転子 greater trochanter

▶ 触診方法

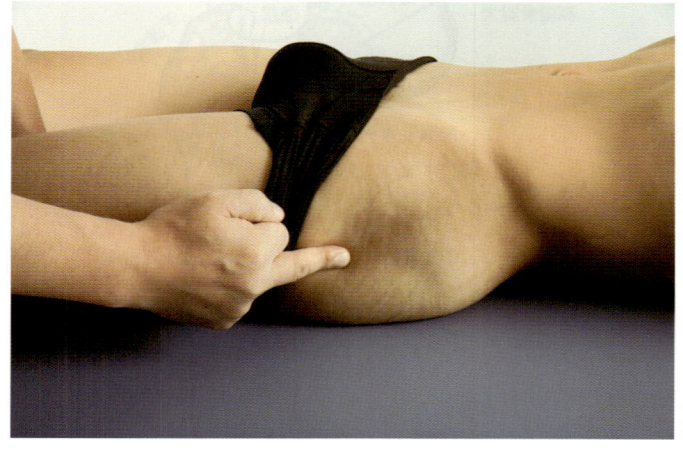

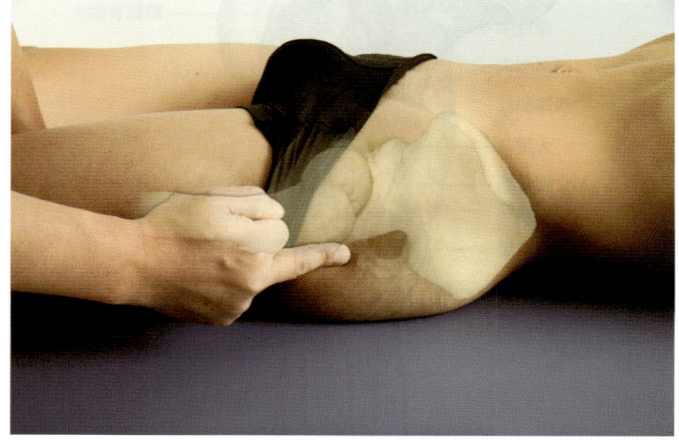

❶ 股関節中間位にて大腿外側部に出現する突出部を触れる．側臥位にすると，大腿外側部突出部が出現し，触れやすい．

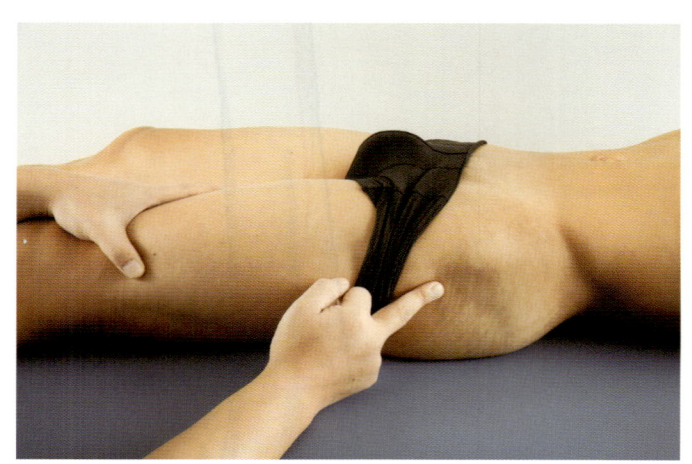

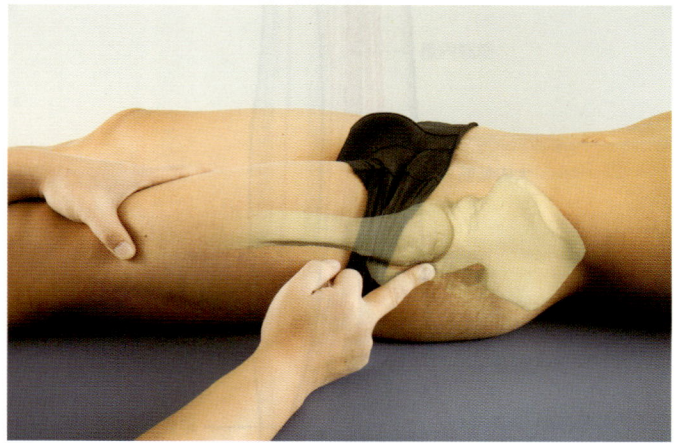

❷ 背臥位にて股関節を内旋させながら触れる．

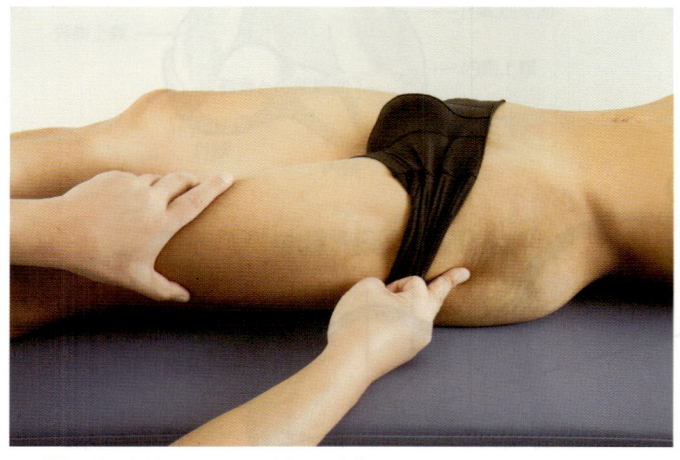

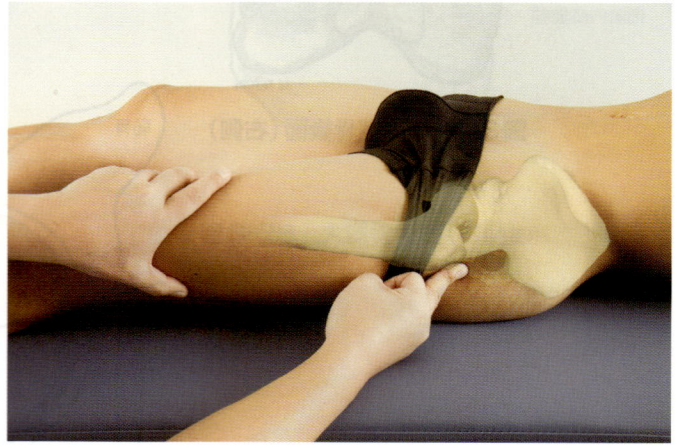

❸ 背臥位にて股関節を外旋させながら触れる．内外旋を他動的に反復することで，大転子が移動することを利用して触れてもよい．

大転子 greater trochanter

▶ 触診方法

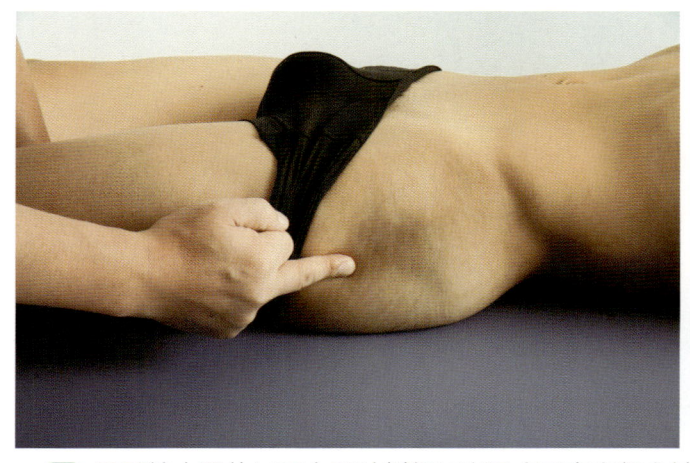

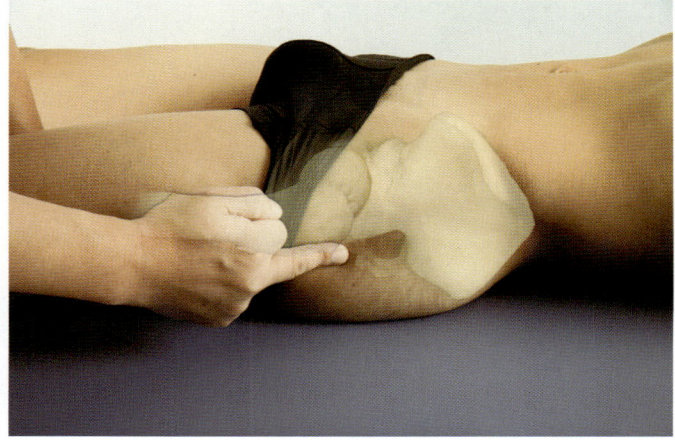

① 股関節中間位にて大腿外側部に出現する突出部を触れる．側臥位にすると，大腿外側部突出部が出現し，触れやすい．

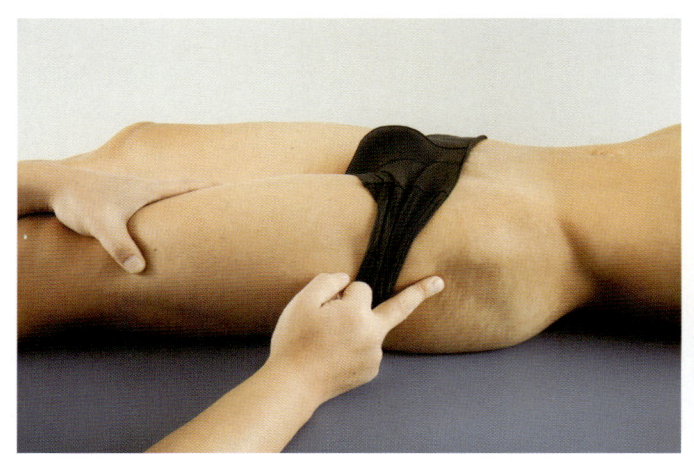

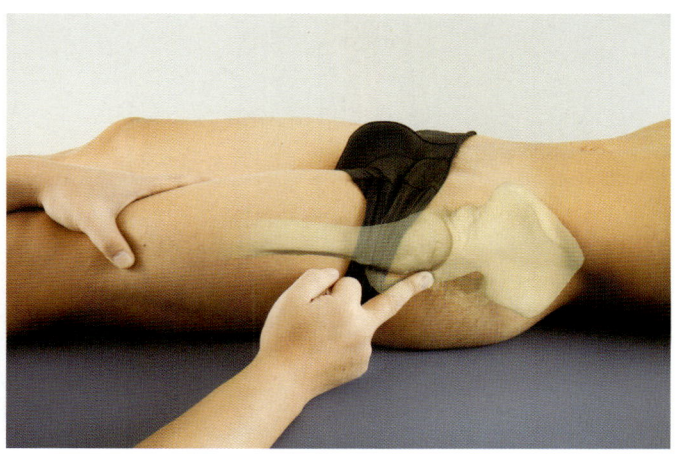

② 背臥位にて股関節を内旋させながら触れる．

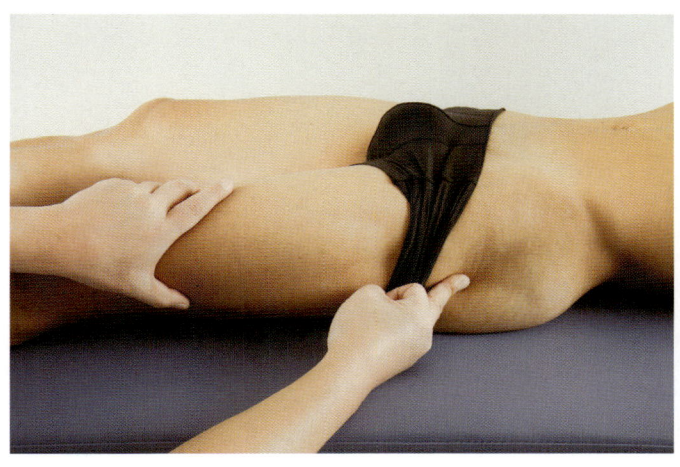

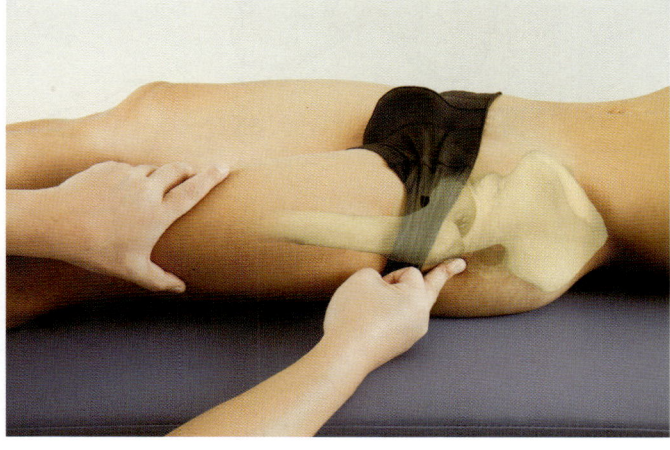

③ 背臥位にて股関節を外旋させながら触れる．内外旋を他動的に反復することで，大転子が移動することを利用して触れてもよい．

図3-79 大腿骨後面（右側）

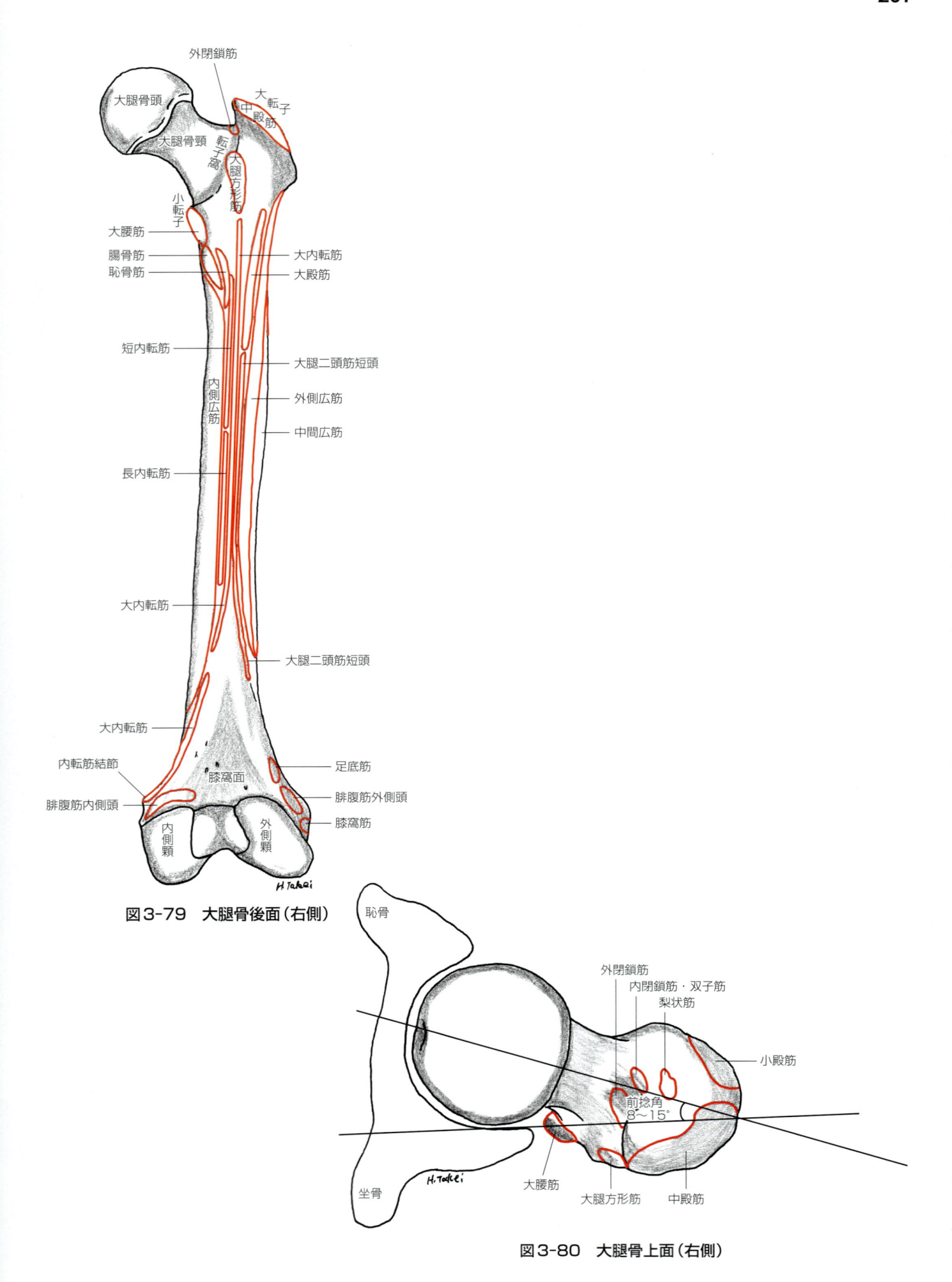

図3-80 大腿骨上面（右側）

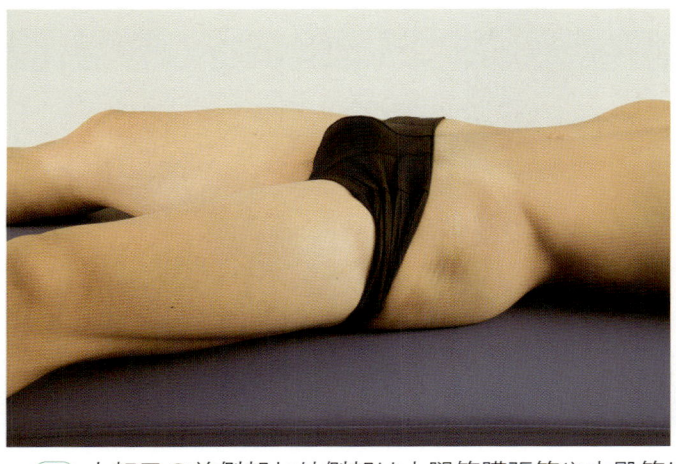

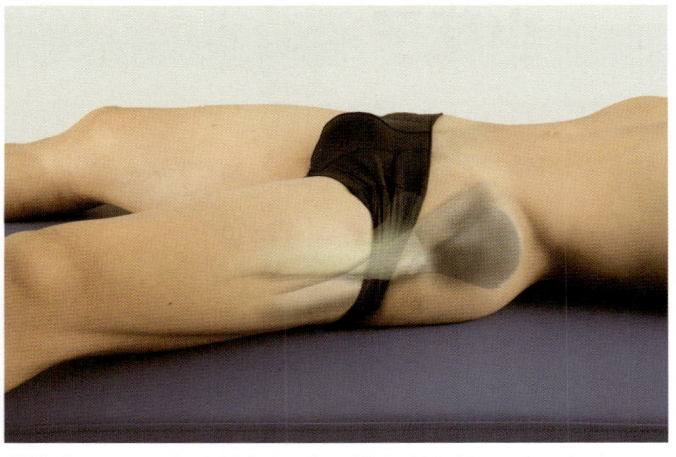

❹ 大転子の前側部と外側部は大腿筋膜張筋や中殿筋に覆われているため触れにくい場合があり，そのときは股関節を外転位にすると股関節周囲筋がゆるみ，皮膚がくぼんだ部分で大転子を触れる．

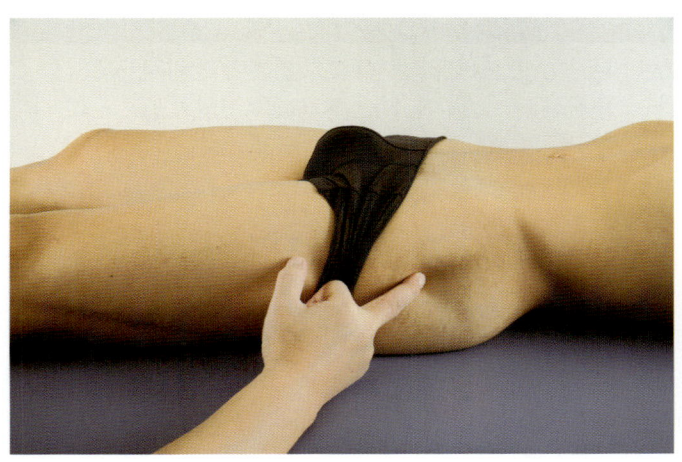

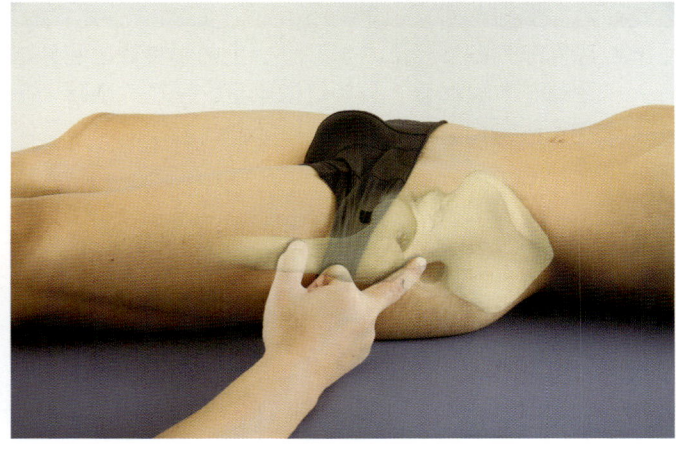

❺ 大転子のふくらみがわかれば，頭側に指をたどり，大転子尖を触れる．

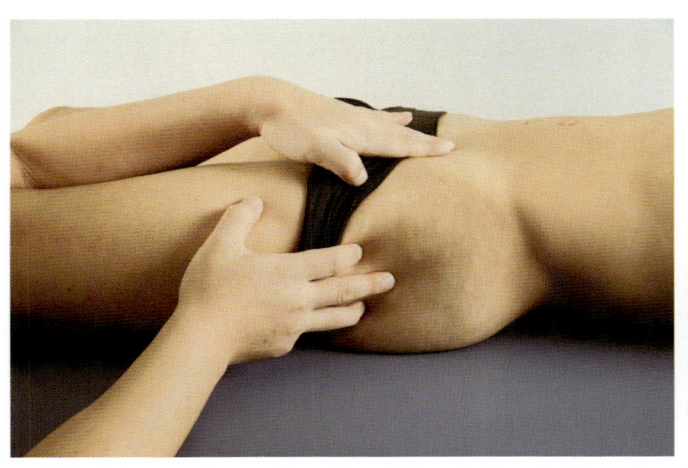

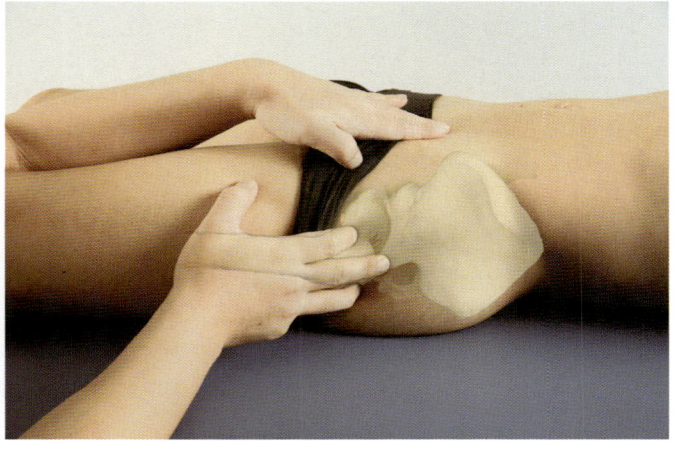

❻ 大転子の背面は筋の厚みが薄い部分であり，そのくぼみで大転子後縁を触れる．写真は示指が大転子前縁，中指が大転子尖，環指が大転子後縁を示す．また，大腿外側面を下方から上にたどると骨の盛り上がりを触れる，そこが大転子下縁である．

▶ クリニカルビューポイント

1. 大転子は大きく，不規則な四辺形の隆起である．
2. 背臥位では，左右大転子の最上部は恥骨結節とほぼ同一垂直面上にある．
3. 大転子内側面には転子窩 trochanteric fossa がある．

小転子 lesser trochanter

▶ **触診方法**

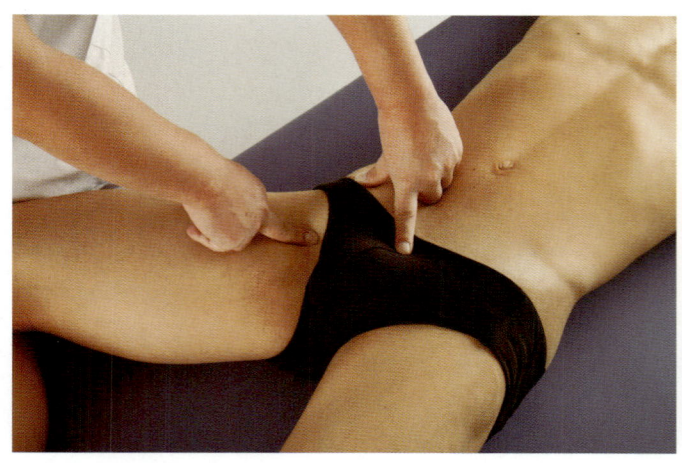

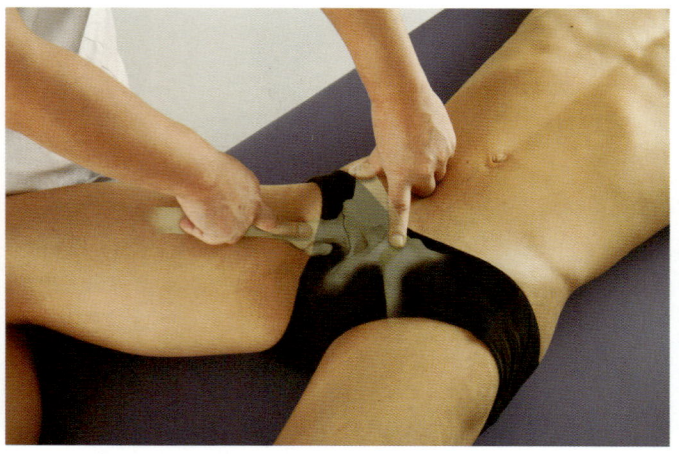

① 股関節外転外旋位にすると，上前腸骨棘と恥骨結節と小転子が正三角形の関係になることを利用して，小転子を触れる．外旋位にすることで，小転子を前方に移動させ，長内転筋と薄筋の間で触れることになる．

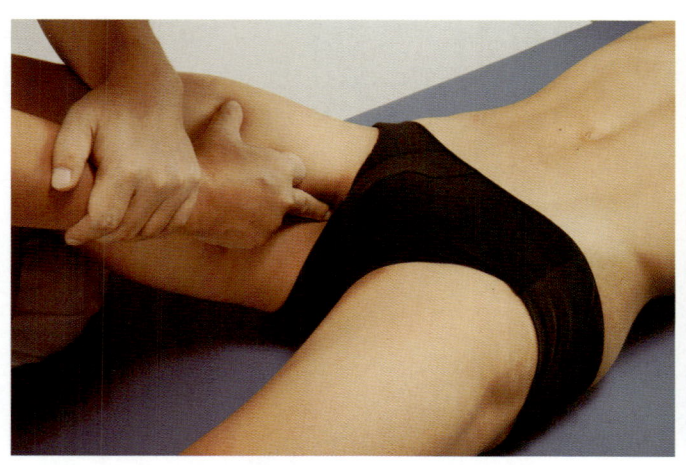

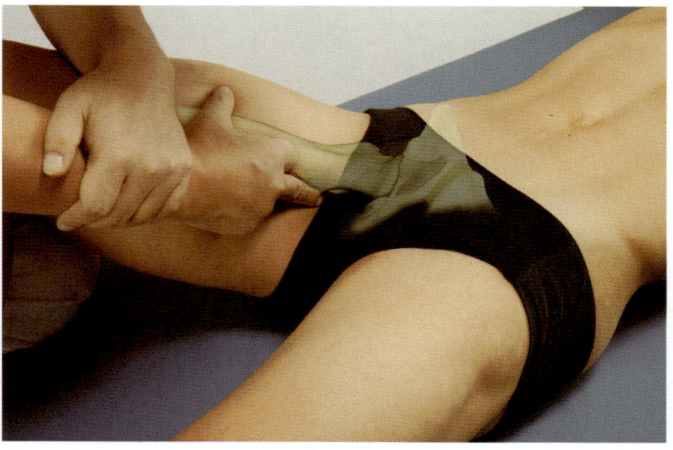

② 背臥位にて股関節を屈曲位とし，股関節内転に軽い抵抗を加え，長内転筋と薄筋を収縮させ，その両筋の間のくぼみで小転子を触れる．

▶ **クリニカルビューポイント**

1. 小転子は坐骨結節と同じ高さにある．
2. 小転子は円錐形の隆起で大きさには個人差がある．
3. 小転子には大腰筋腱が停止し，その外側に腸骨筋が停止する．
4. 後面にある小転子から大転子に至る稜が，転子間稜 intertrochanteric crest で，大腿方形筋が付着し，大内転筋の一部が起始する．
5. 前面にある小転子から大転子に至る線が，転子間線 intertrochanteric line で，近位半分には腸骨大腿靱帯が付着し，遠位半分から内側広筋の上部が起こる．

股関節 hip joint

▶ 概要

関節分類：臼状関節，多軸性．
凹凸形状：寛骨臼：凹，大腿骨頭：凸．
関節運動：

屈曲：

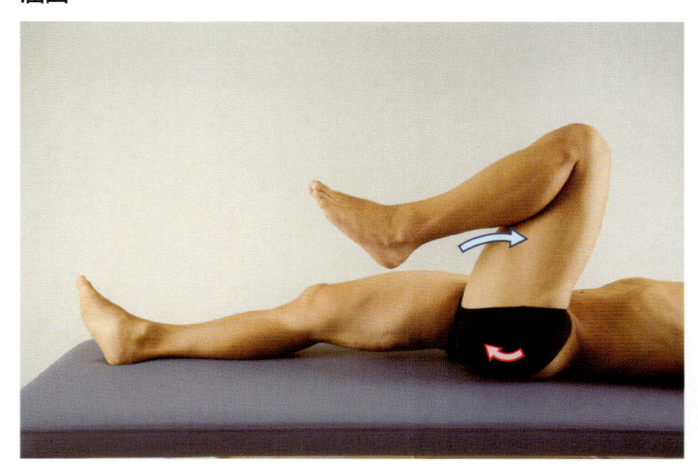

伸展：

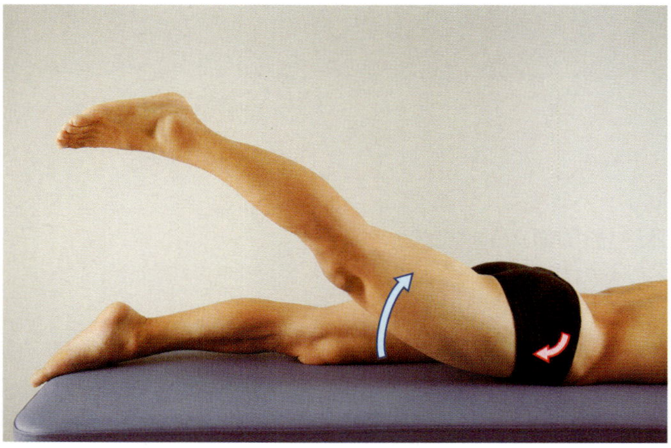

外転：

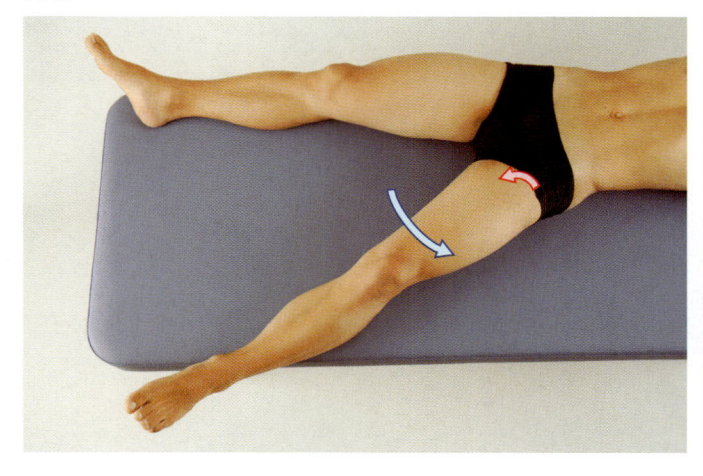

内転：

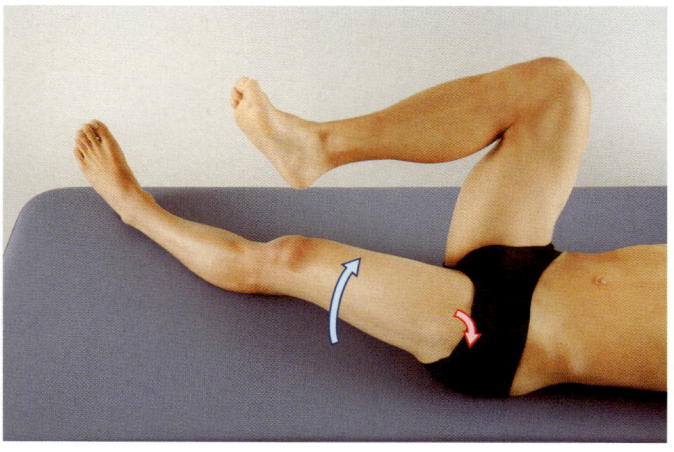

外旋（中間位）：

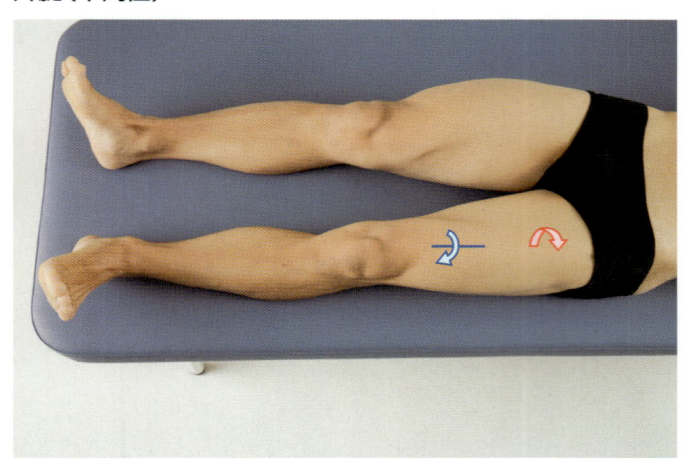

内旋（中間位）：

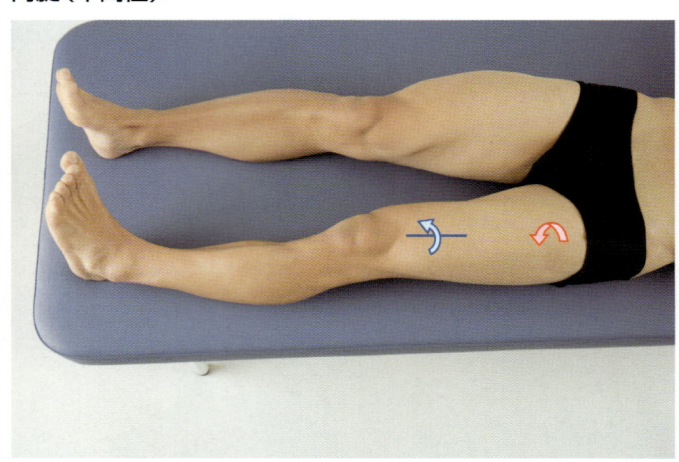

外旋（股関節90°屈曲位）：

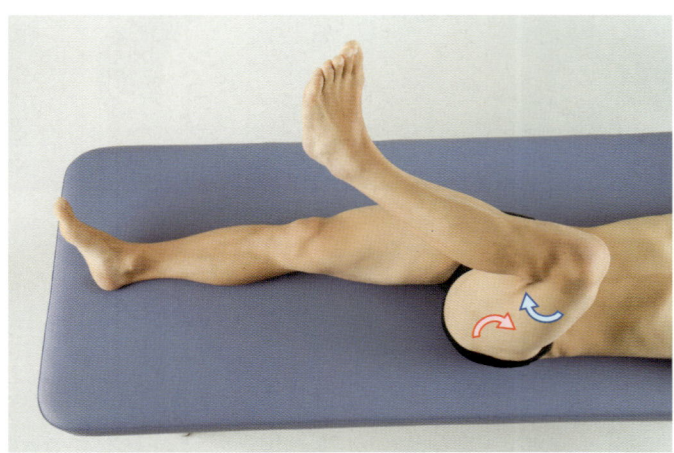

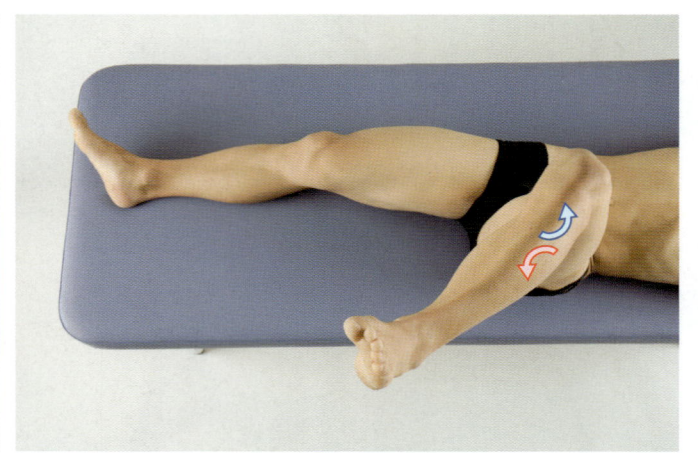

内旋（股関節90°屈曲位）：

安静肢位：30°屈曲，30°外転，軽度外旋位．
しまりの肢位：外転と伸展を伴う内旋位．
関節包パターン：内旋と外転が屈曲より制限され，屈曲が伸展よりも制限．あるいは屈曲と外転と内旋が伸展より制限．

▶ **触診方法**

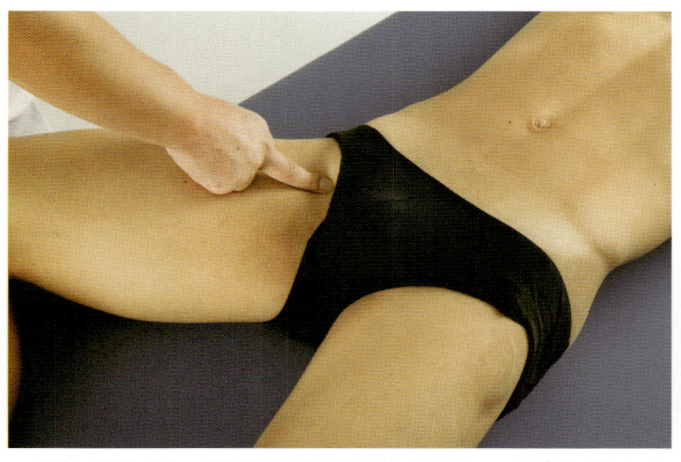

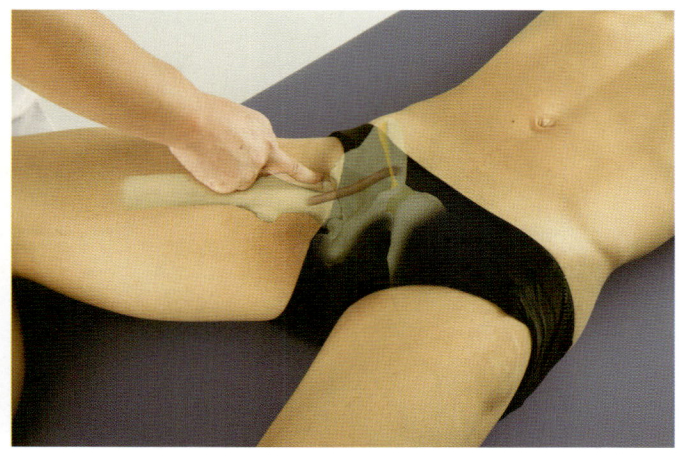

① 背臥位にて股関節を屈曲外転させ，鼠径靱帯中央のやや尾側で臼蓋前縁を触れる．このやや内側を大腿動脈が通るため，強い圧迫は避ける．腸腰筋が覆っているためにわかりづらいが，厚い靱帯を触れている感じになる．

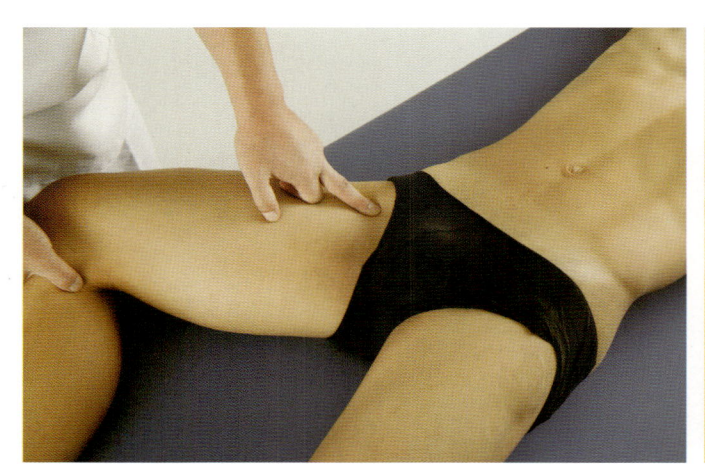

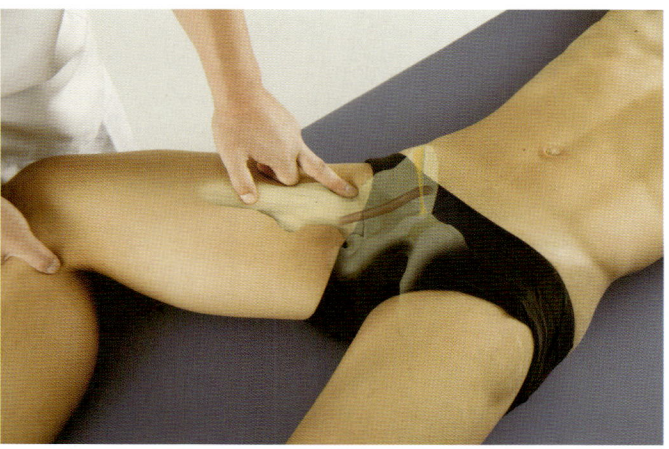

② 鼠径靱帯と大腿動脈の交点真下から，下方，外側に2横指ずらした部分で，大腿骨頭を触れる．

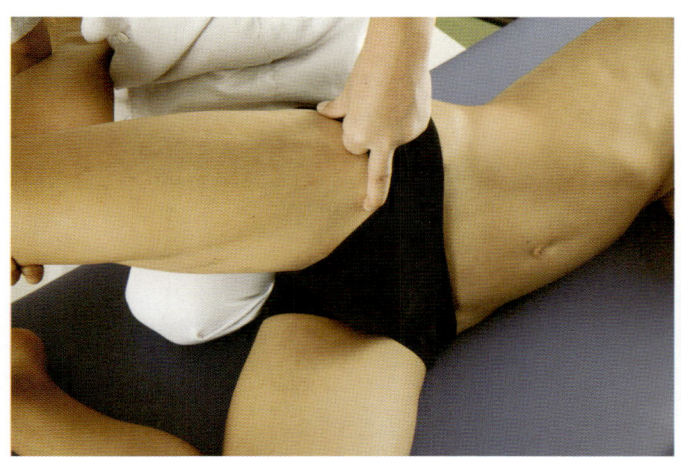

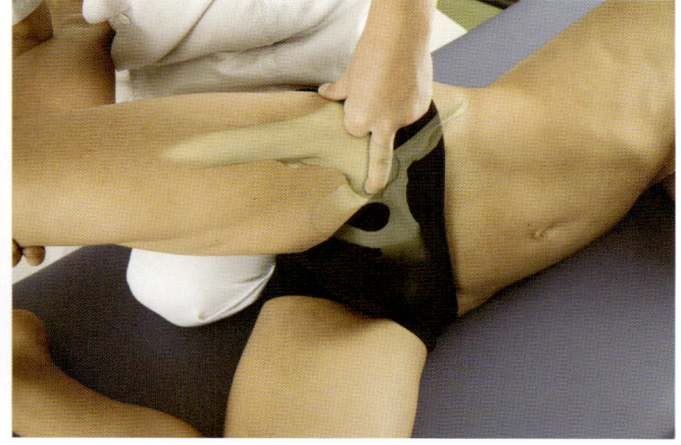

③ 側臥位にて股関節を伸展させると，骨頭が徐々に前方に押し出されるのが感じられる．また，腹臥位にて膝屈曲位で，骨頭を後ろへ押し上げるように股関節を何回か内旋させると，大転子と腸骨外側面の間で，大殿筋の上から骨頭を触れられる．

▶ **クリニカルビューポイント**

大腿骨頭は125°の頸体角と，8〜15°の前捻角を有する．過度の前捻では股関節内旋可動域が大きくなり，正常よりも後捻していると股関節外旋可動域が大きくなる．

14 膝関節周囲（肢位：背臥位・座位）

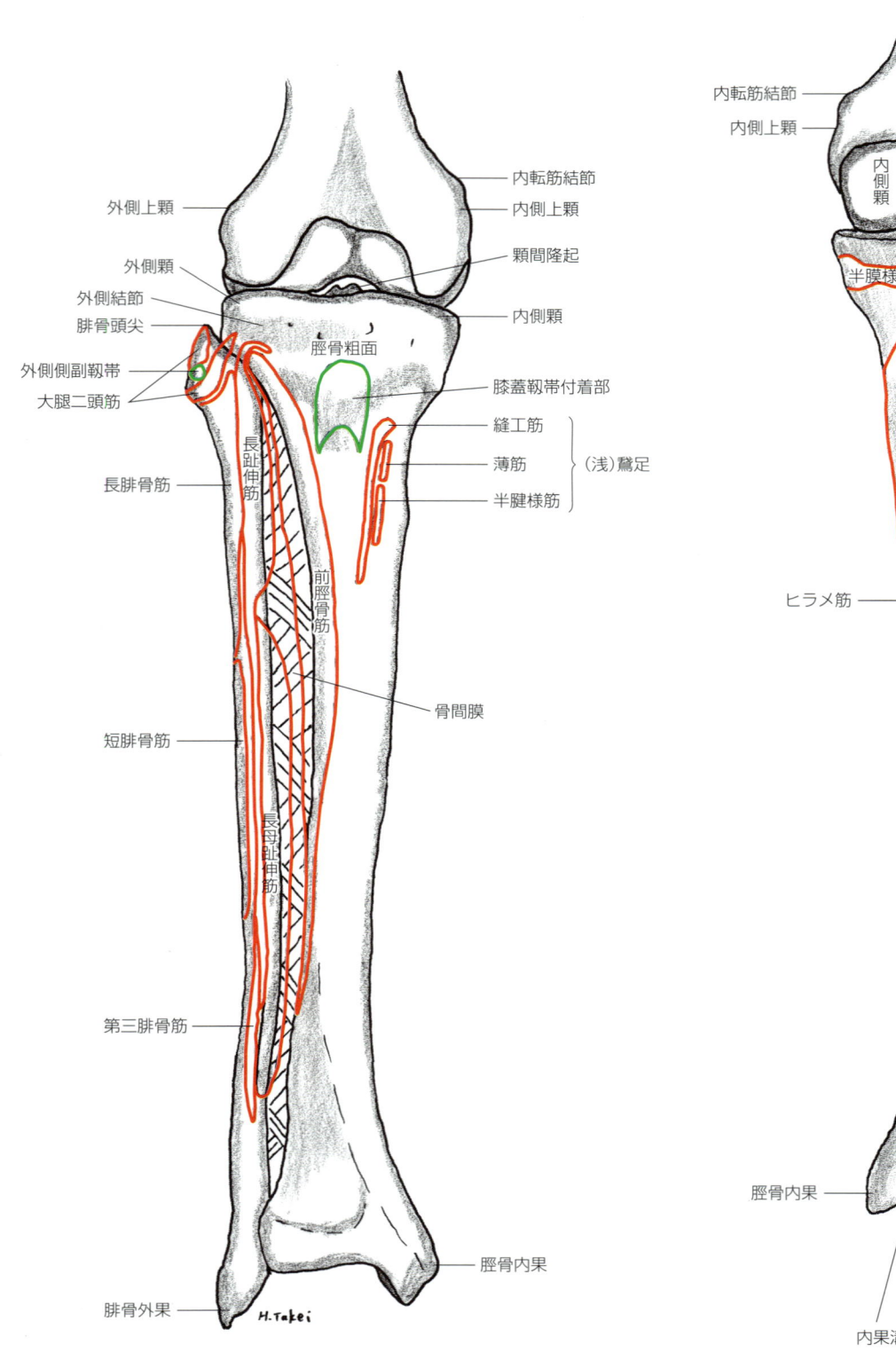

図3-81　下腿前面（右側）

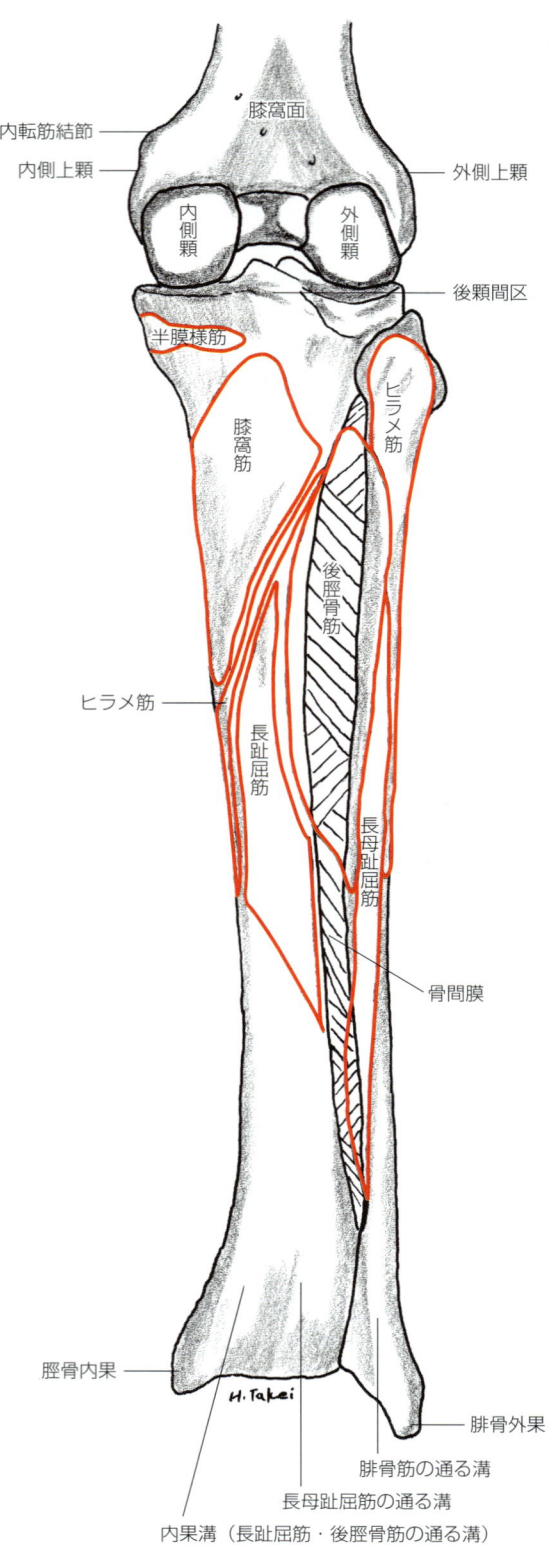

図3-82　下腿後面（右側）

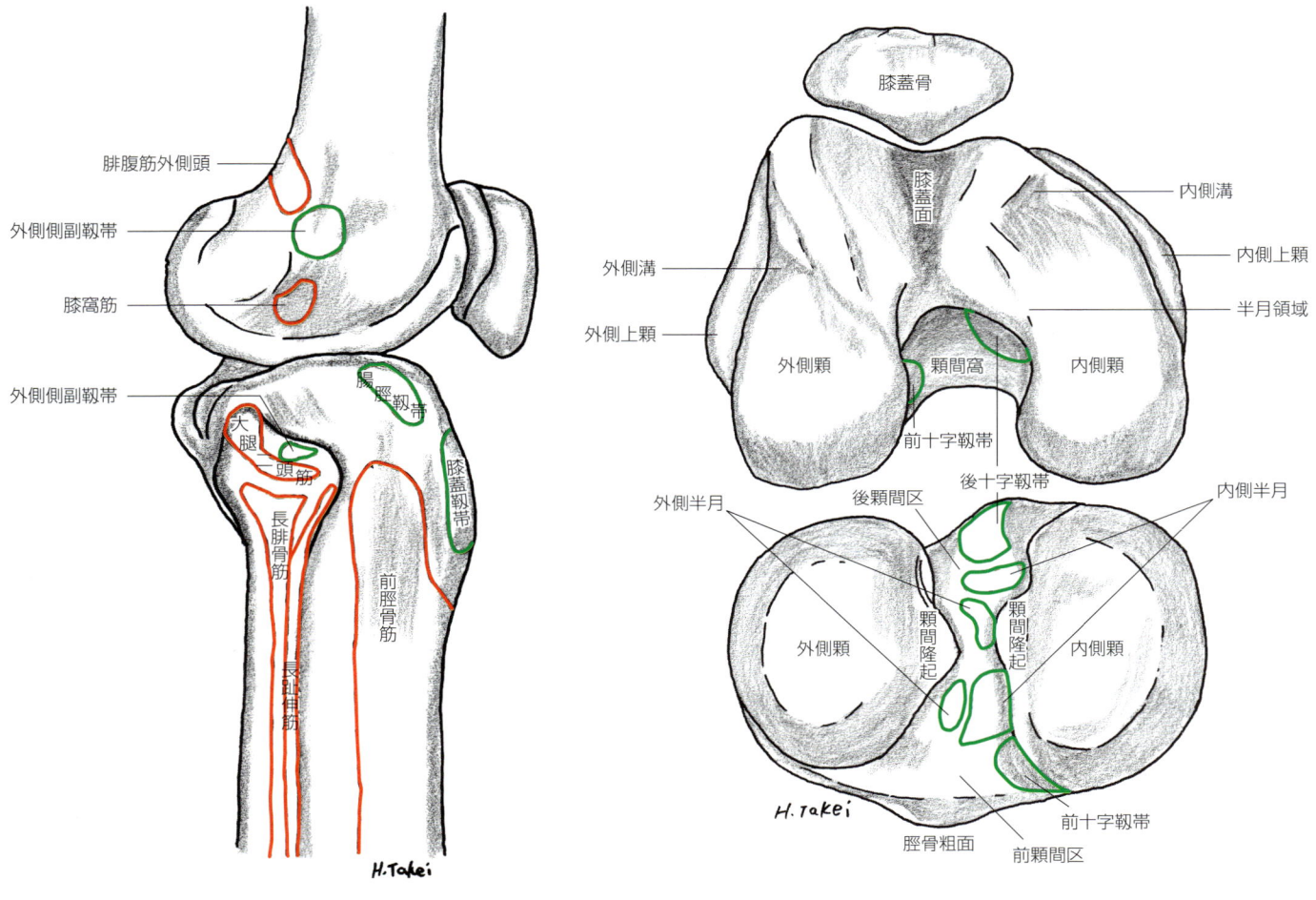

図 3-83 膝関節周囲外側面（右側）

図 3-84 膝関節面（右側）

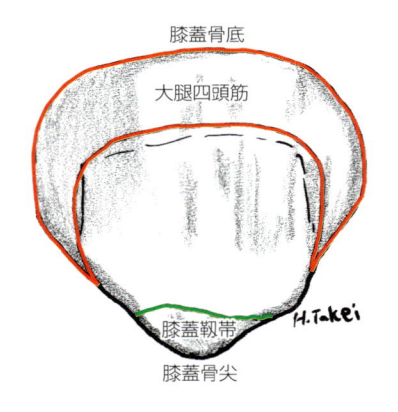

図 3-85 膝蓋骨前面（右側）

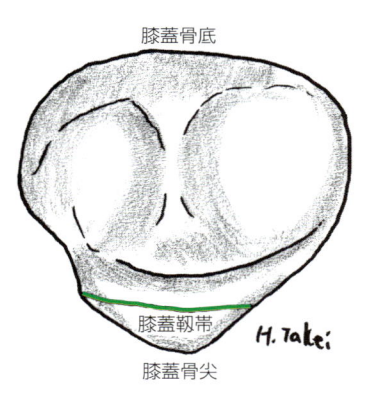

図 3-86 膝蓋骨後面（右側）

膝蓋骨 patella

▶ 触診方法

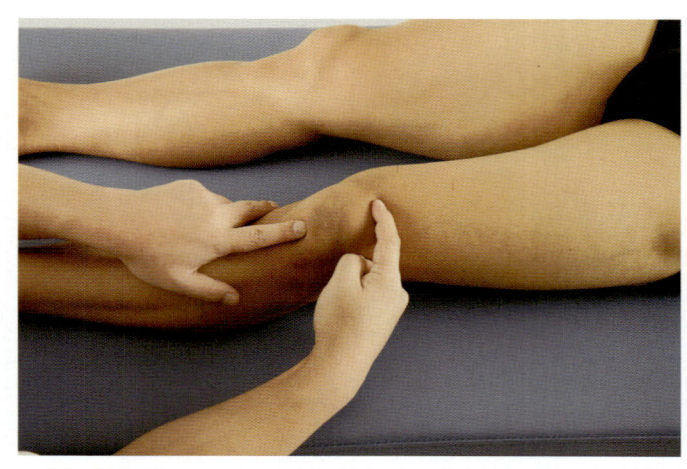

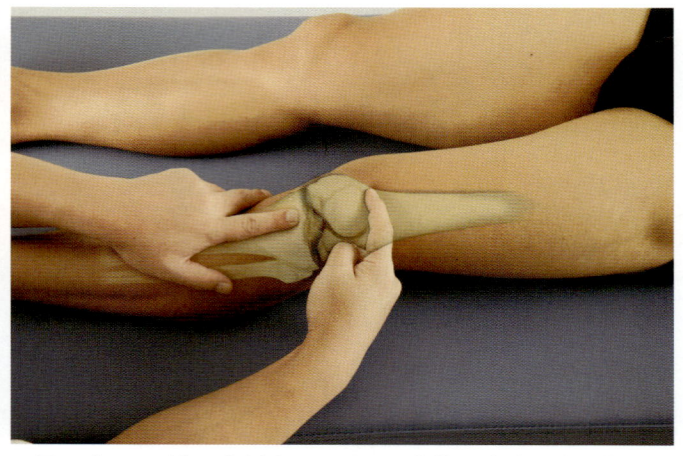

① 扁平な角の丸い三角形の骨で膝関節の前方に位置する骨である．前面を触れてから，膝蓋骨底（近位縁）を触れる．続いて，膝蓋骨尖を触れる．

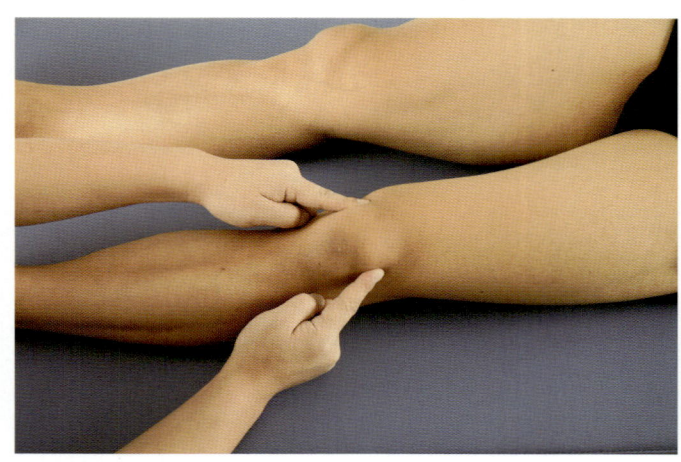

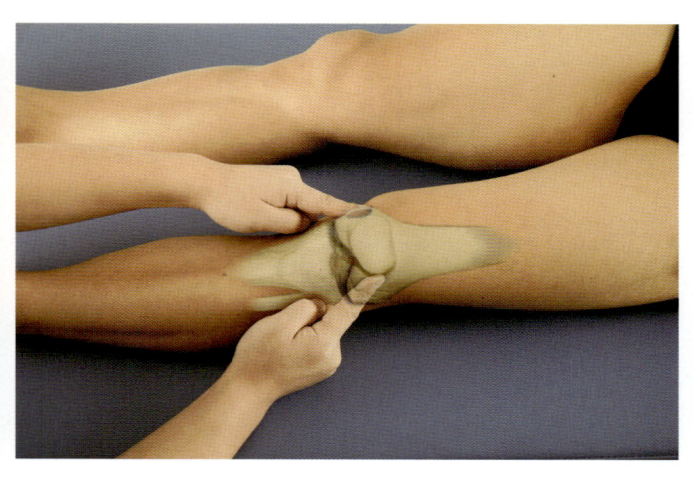

② 続いて，内側縁と外側縁を触れる．

▶ クリニカルビューポイント

1. 膝関節伸展位では，膝蓋骨を外方に動かすことで膝蓋骨後面の大腿骨との関節面（膝蓋大腿関節 patello-femoral joint，膝蓋骨：凸，大腿骨：凹）の一部を触れることができる．
2. 膝関節屈曲に合わせて膝蓋骨は尾側に移動し，膝関節伸展に合わせて膝蓋骨は頭側に移動する．

大腿骨内側顆 medial condyle

▶ 触診方法

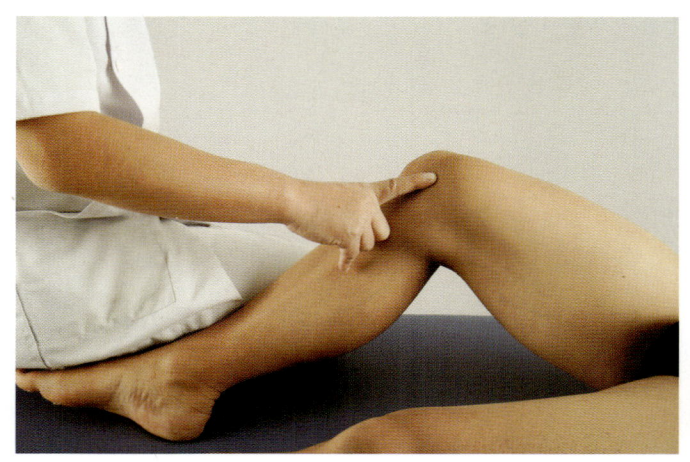

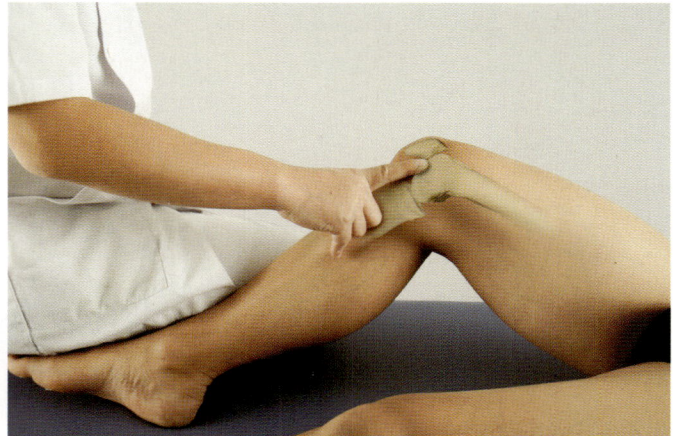

- 膝90°屈曲位で，膝蓋骨のすぐ内側にて触れる．90°以上屈曲するとさらに触れやすくなる．脛骨大腿関節部まで，鋭い内側顆縁の間に沿って触れる．

▶ クリニカルビューポイント

1．内側顆は，外側顆に比べて狭く，前方に約1.2cm長い．
2．また，外側顆に比べて凸面の張り出しが下方に強い．そのため，脛骨の内側・外側顆の上に同一水平面上に位置するために，大腿骨体は膝から殿部に向かって上外側へ斜めに走る．

大腿骨内側上顆 medial epicondyle

▶ 触診方法

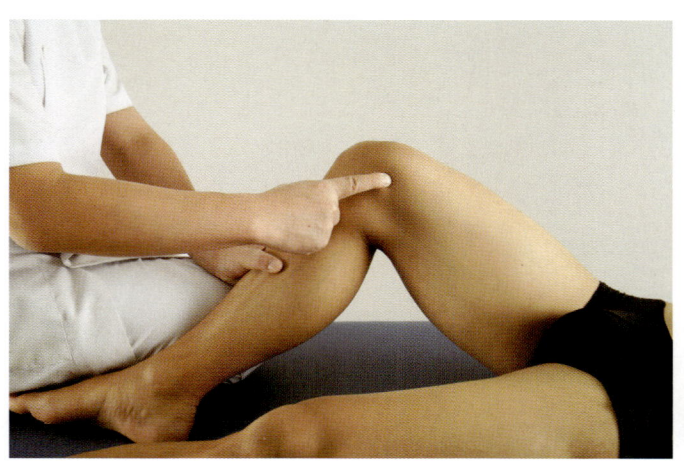

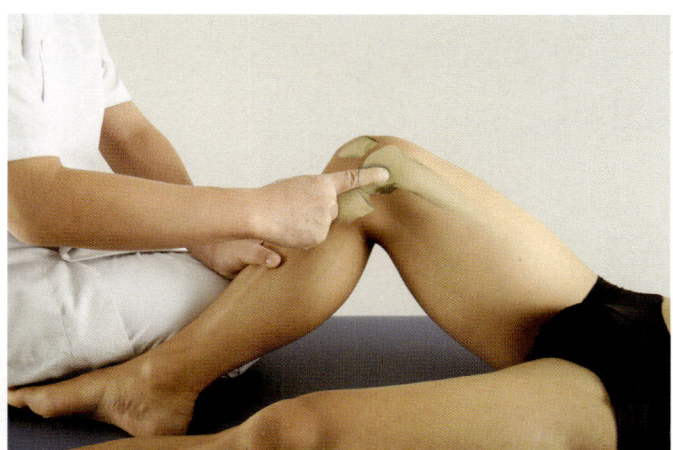

- 膝90°屈曲位で，大腿骨内側顆の内側面の後ろから1/3ほどの突出部を触れる．膝関節伸展位では縫工筋が関節側面を覆うため，屈曲位の方が触れやすい．

▶ クリニカルビューポイント

内側上顆の後面の浅いくぼみには，膝関節の内側側副靱帯が付く．

内転筋結節 adductor tubercle

▶ 触診方法

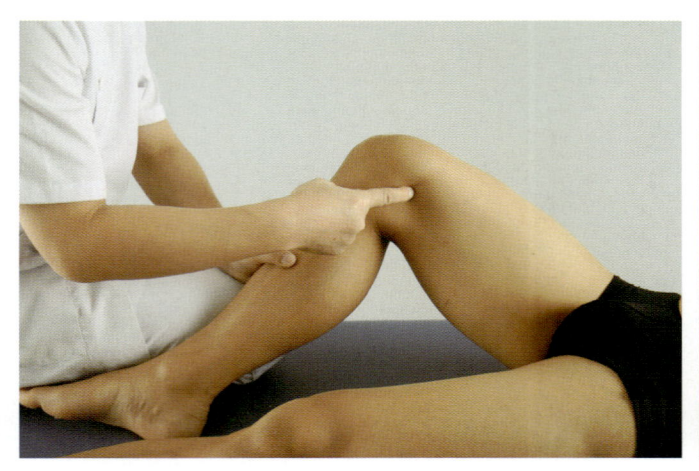

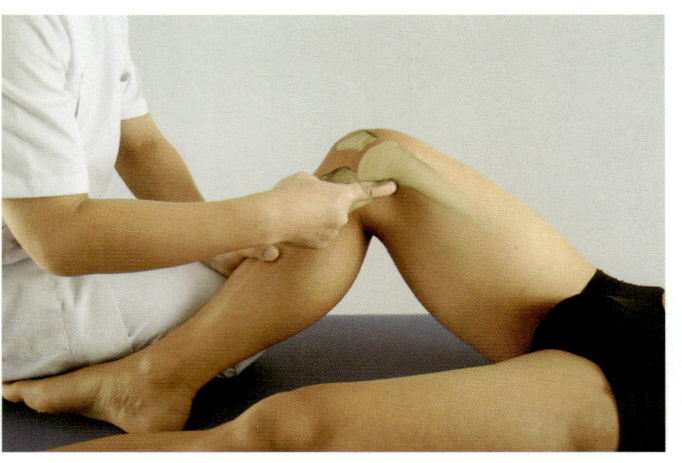

● 膝90°屈曲位で，大腿骨内側上顆の約1横指後上方にある上方への突出部を触れる．股関節の内転に抵抗をかけると，内転筋結節にて大内転筋腱が盛り上がるのを感じる．

▶ クリニカルビューポイント

内転筋結節は，内側広筋と内側ハムストリングスの間の筋溝の遠位部に位置する．

大腿骨外側顆 lateral condyle

▶ 触診方法

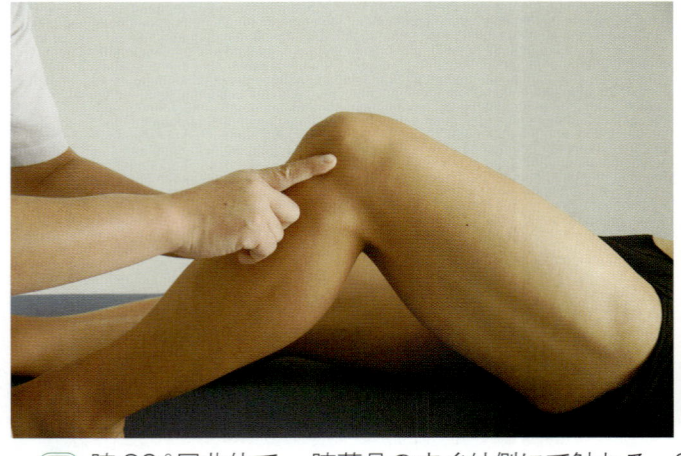

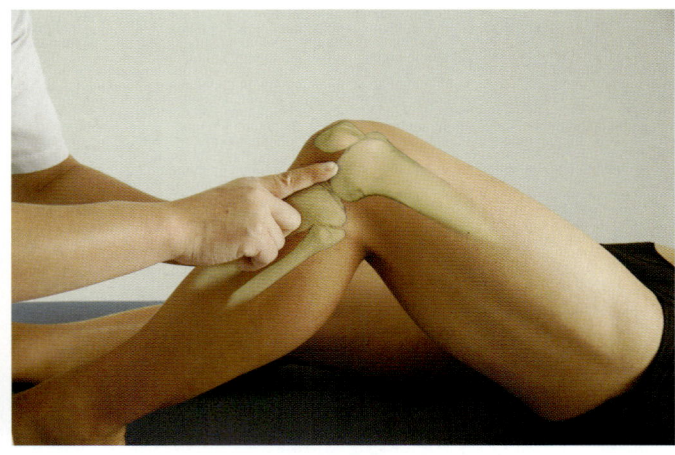

● 膝90°屈曲位で，膝蓋骨のすぐ外側にて触れる．90°以上屈曲するとさらに触れやすくなる．脛骨大腿関節部まで，鋭い外側顆縁の間に沿って触れる．

▶ クリニカルビューポイント

1. 外側顆は，内側顆に比べて幅が広くやや平坦．
2. 外側顆は膝蓋骨により広く覆われているので，内側顆よりも触れられる範囲が少ない．
3. 内側顆と外側顆の両顆は前面では膝蓋面 patellar surface によってつながるが，後面では顆間窩 intercondylar fossa によって境される．

大腿骨外側上顆 lateral epicondyle

▶ 触診方法

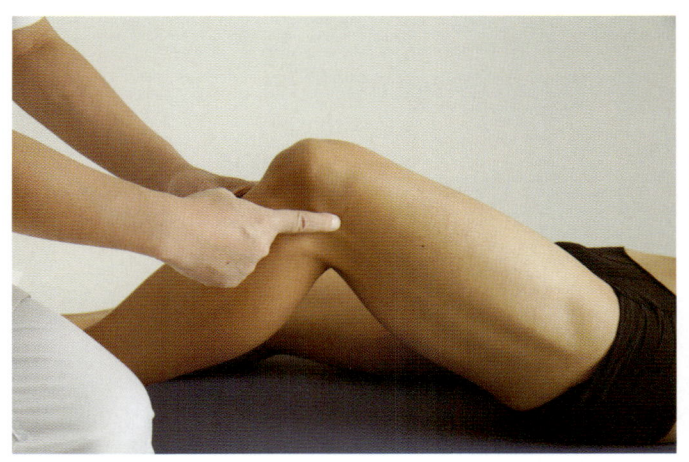

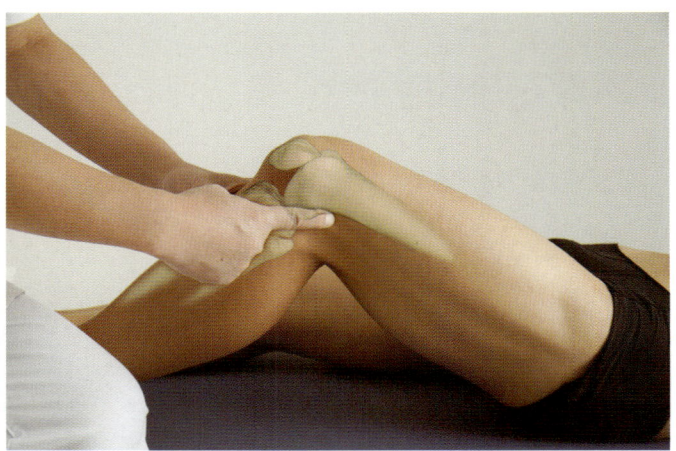

- 膝90°屈曲位で，大腿骨外側顆の外側面の後ろから1/3ほどの突出部を触れる．膝関節伸展位では大腿筋膜張筋が関節側面を覆うため，屈曲位の方が触れやすい．

▶ クリニカルビューポイント

外側上顆は内側上顆よりも小さく，突出も軽度で，膝関節の外側側副靱帯が付く．

腓骨頭 head of fibula

▶ 触診方法

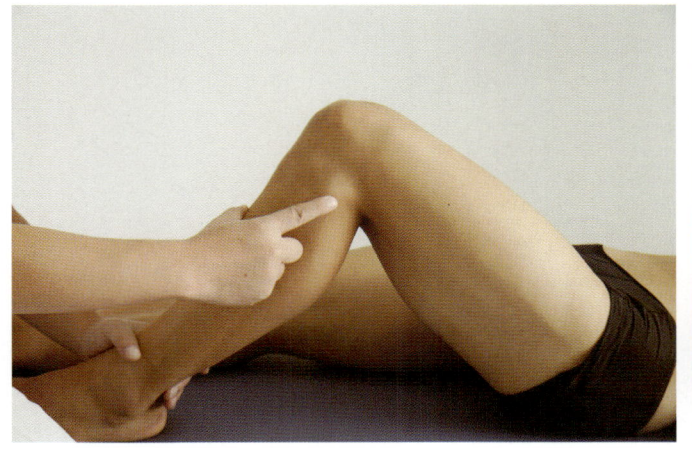

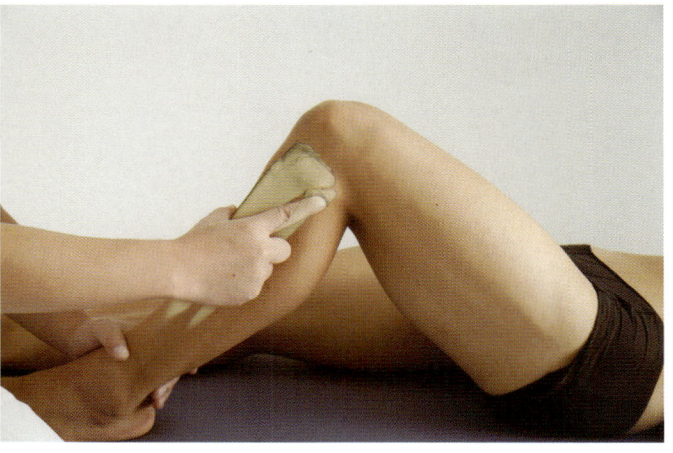

- 脛骨粗面とほぼ同じの高さで，下腿の外側後方にある腓骨頭を触れる．

▶ クリニカルビューポイント

1. 腓骨頭は，足関節の背屈で頭側に，底屈で尾側に動く．
2. 腓骨頭尖 apex of head には，大腿二頭筋，外側側副靱帯が付着する．

脛骨粗面 tibial tuberosity

▶ 触診方法

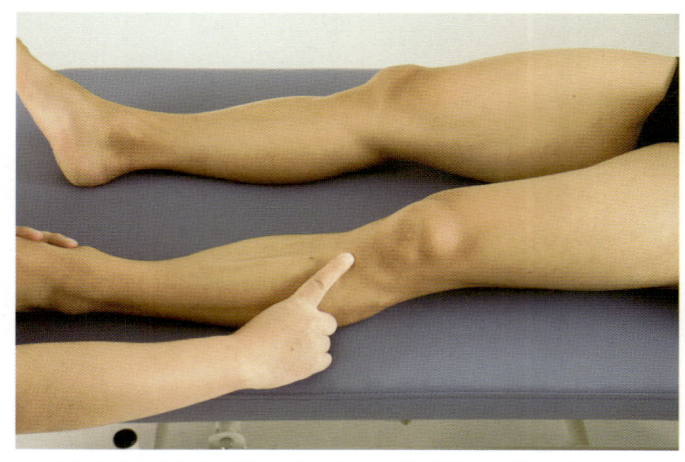

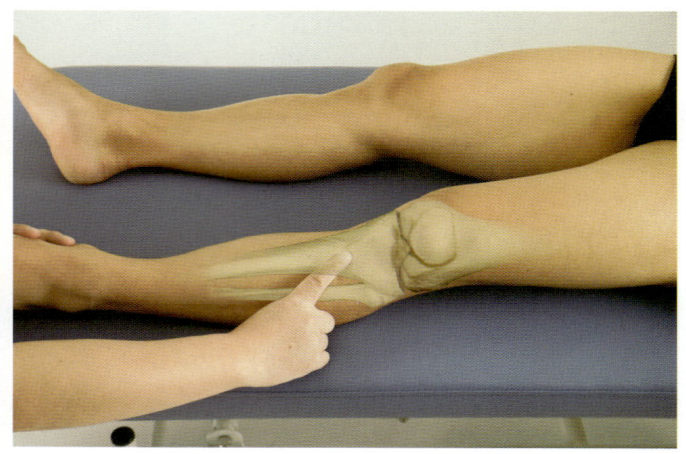

● 膝蓋骨遠位（背臥位では2横指下，端座位では8〜10cm下）で，脛骨前縁やや外側に潜在性の長方形の隆起を触れる．膝蓋靱帯が付着するため，膝を伸展してもらうと，その収縮を確認できる．

▶ クリニカルビューポイント

オスグッドシュラッター病では，脛骨粗面が突出する．

脛骨内側顆 medial condyle

▶ 触診方法

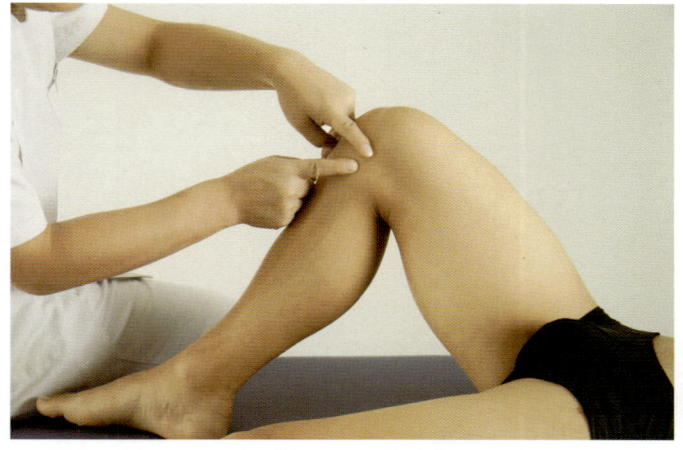

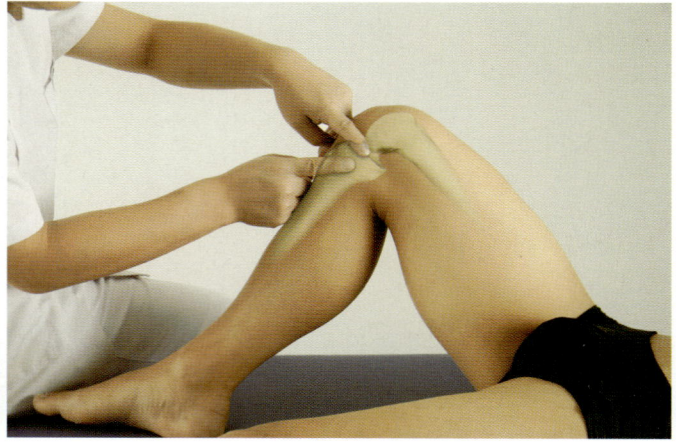

● 内側顆は，膝関節脛骨近位内側の隆起である．膝90°屈曲位で，上端の内側脛骨プラトーと内側顆下縁を触れ，膝蓋靱帯内側から脛骨大腿関節の後方までそれぞれたどる．

▶ クリニカルビューポイント

後方では，脛骨プラトーと内側顆下縁の間に，半膜様筋が付着する深い横走する溝がある．

脛骨外側顆 lateral condyle

▶ 触診方法

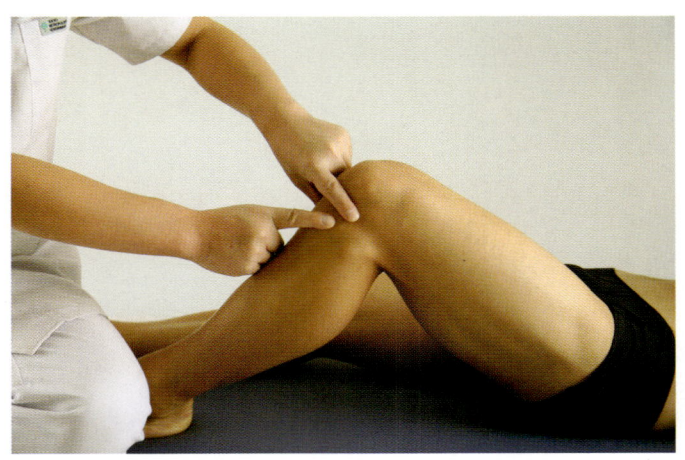

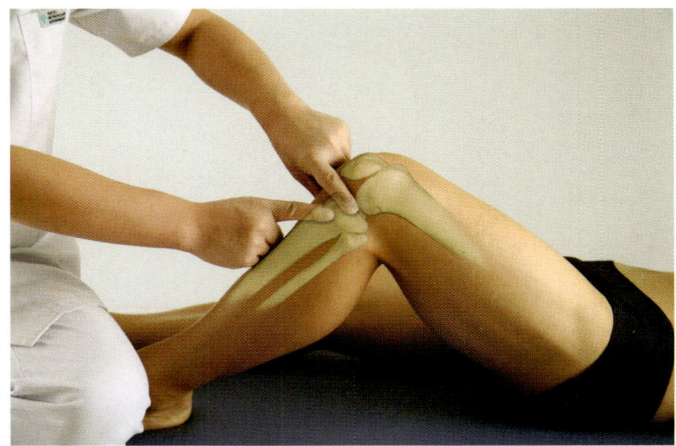

● 外側顆は，膝関節脛骨近位外側の隆起である．膝90°屈曲位で，上端の外側脛骨プラトーと外側顆下縁を触れ，膝蓋靱帯外側から脛骨大腿関節の後方までそれぞれたどる．

▶ クリニカルビューポイント

外側顆後方に，腓骨頭尖がある．

脛骨外側結節 lateral tubercle of tibia（ガーディ結節 Gerdy's tubercle）

▶ 触診方法

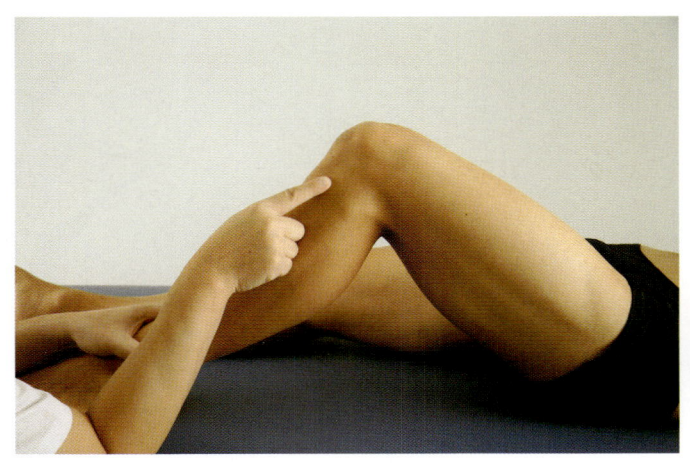

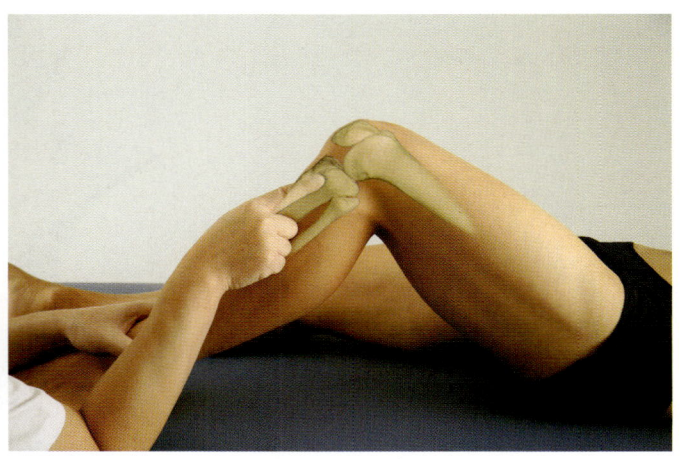

● 膝90°屈曲位で，脛骨粗面の外側から外側顆に向かって上外側に走る斜稜を触れ，斜稜の前面と外側面の合流部で，粗な隆起を触れる．

▶ クリニカルビューポイント

脛骨外側結節には腸脛靱帯が付着し，このすぐ下から長趾伸筋の一部が起始する．

内側半月 medial meniscus

▶ 触診方法

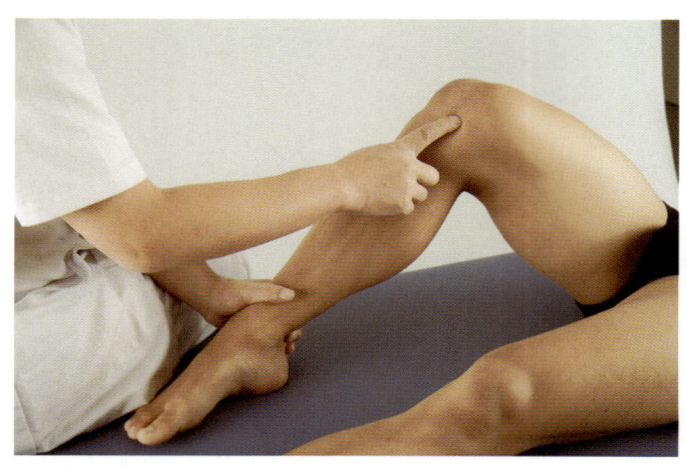

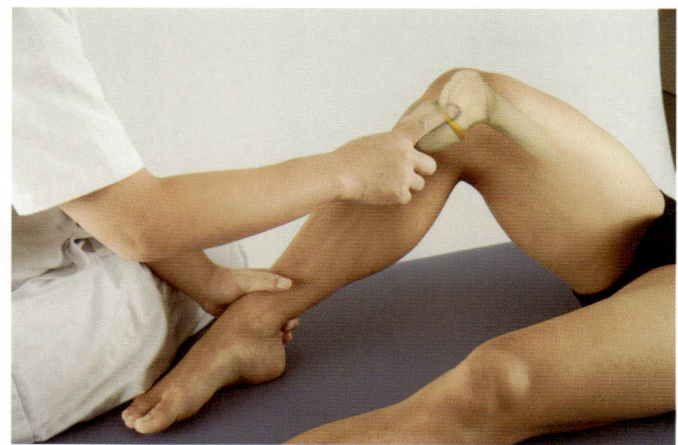

● 内側半月は半月状を呈する．膝屈曲位にて，内側半月の内縁が関節裂隙内の深部でわずかに触れる．脛骨を内旋すると内側縁が裂隙部分で突出するので触れやすい．

▶ クリニカルビューポイント

内側・外側半月は屈曲時に後退し，伸展時に前進する．下腿の内旋時（写真）には内側半月は前進し，外側半月は後退する．

外側半月 lateral meniscus

▶ 触診方法

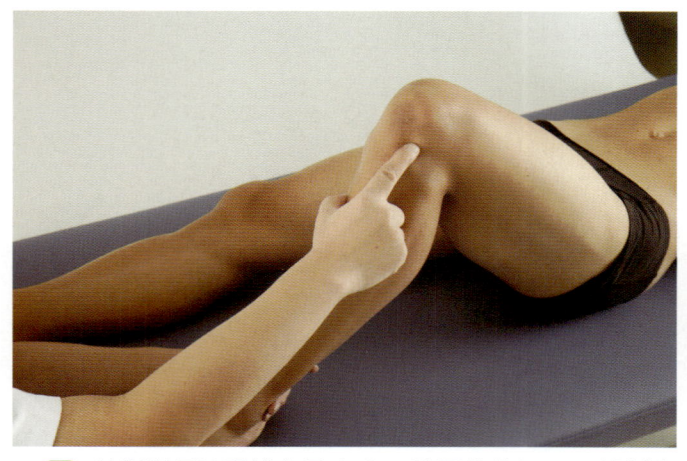

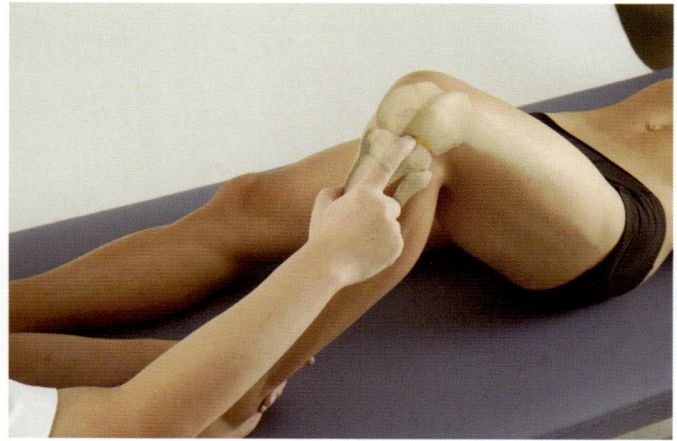

● 外側半月は環状を呈する．膝屈曲位にて，外側半月の前縁が関節裂隙内の深部でわずかに触れる．脛骨を外旋すると前縁が裂隙部分で突出するので触れやすい．

▶ クリニカルビューポイント

下腿の外旋時（写真）には外側半月は前進し，内側半月は後退する．

膝関節 knee joint

▶ 概要

関節分類：二重顆状関節，二軸性．
凹凸形状：大腿骨：凸，脛骨：凹．
関節運動：
　　屈曲：

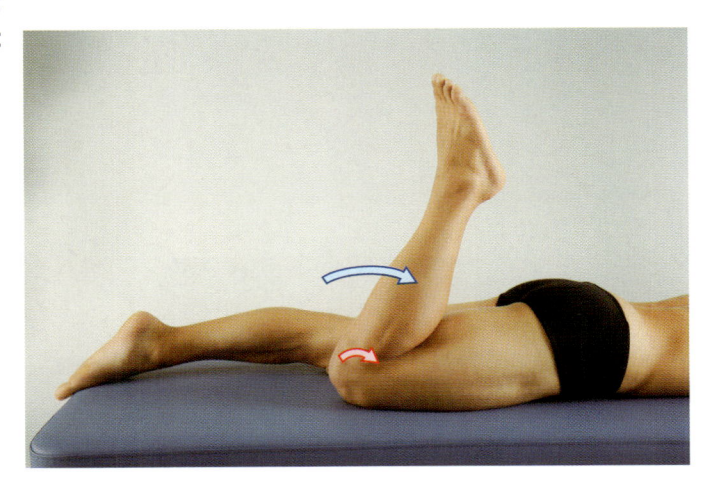

　　伸展：

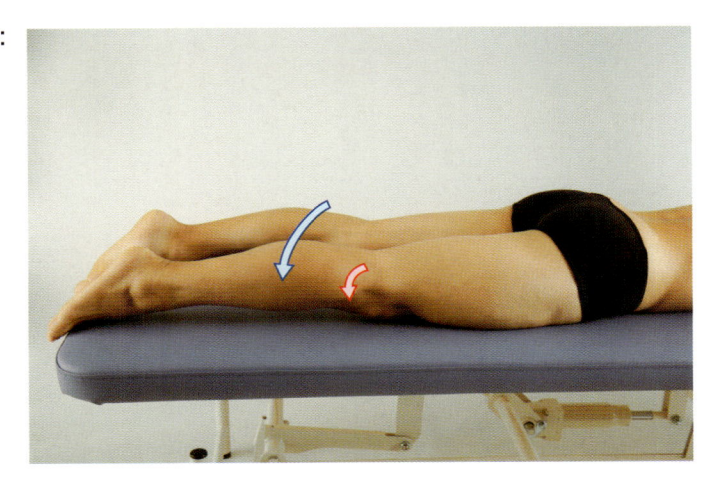

外旋（膝関節屈曲位）：

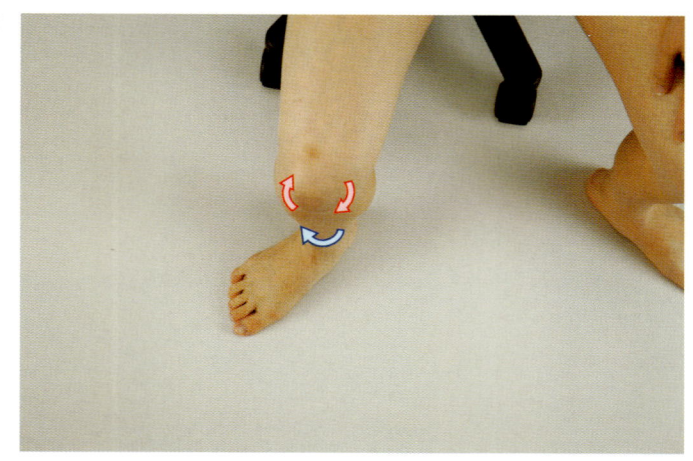

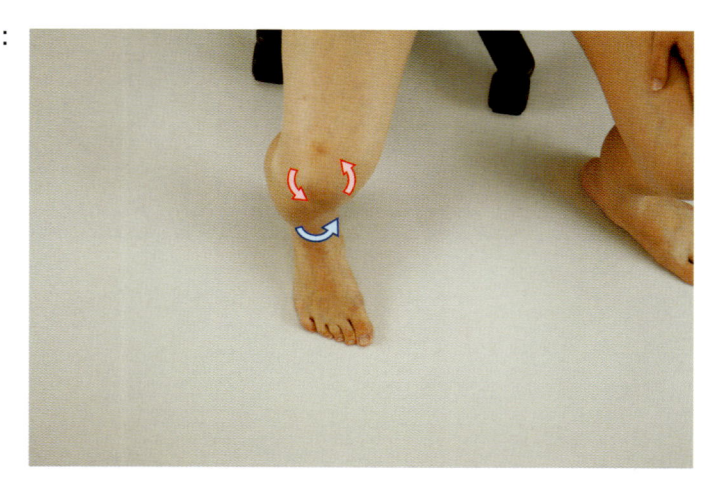

内旋（膝関節屈曲位）：

安静肢位：25°屈曲位．
しまりの肢位：脛骨外旋を伴う完全伸展位．
関節包パターン：屈曲が伸展よりも制限．

▶ 触診方法

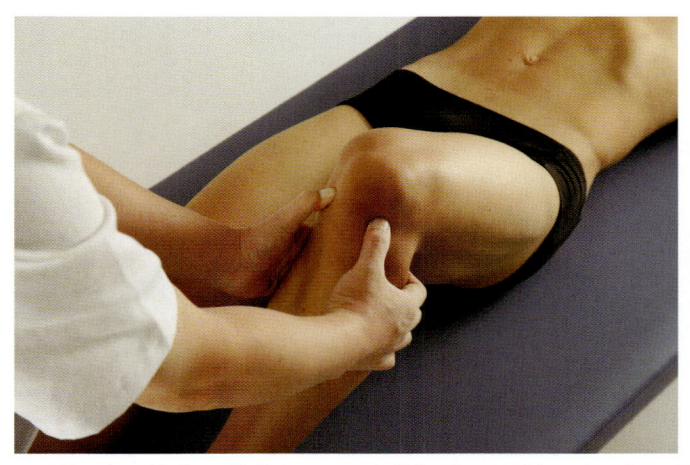

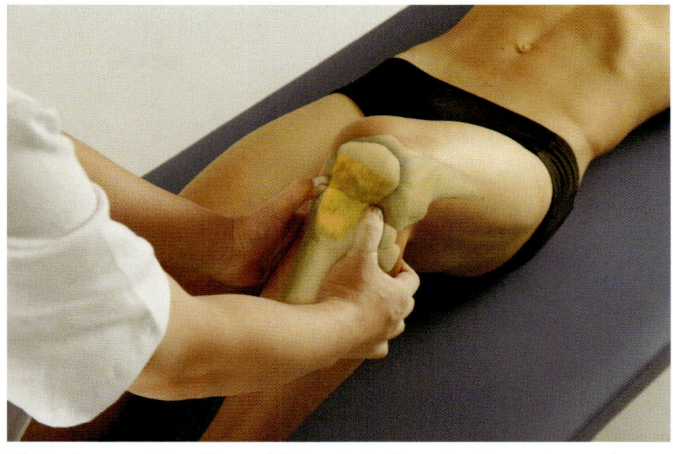

① 膝関節を屈曲位とし，膝蓋靱帯の両側の陥凹部に母指を当て，他の指は膝側面から後面を覆うように手を置く．陥凹部には膝関節裂隙 split line of knee joint があり母指を上方へ圧迫すると大腿骨顆部，下方へ圧迫すると脛骨顆に触れることができる．大腿骨と脛骨の境を注意深く触れながら後方へ向かっていくと，側副靱帯を越えた後方部分でも裂隙の一部を触れられる．

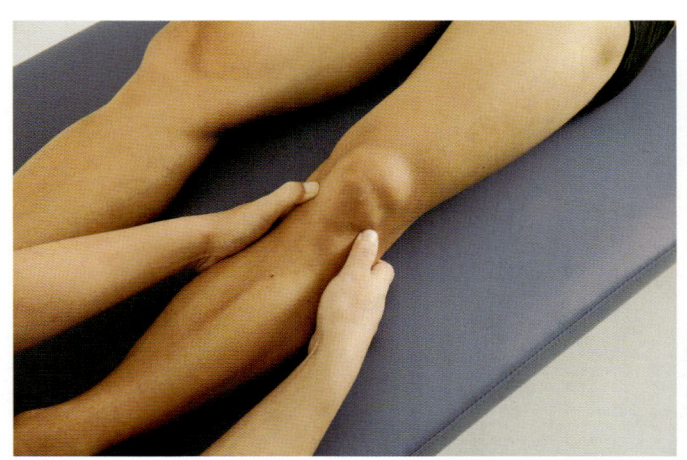

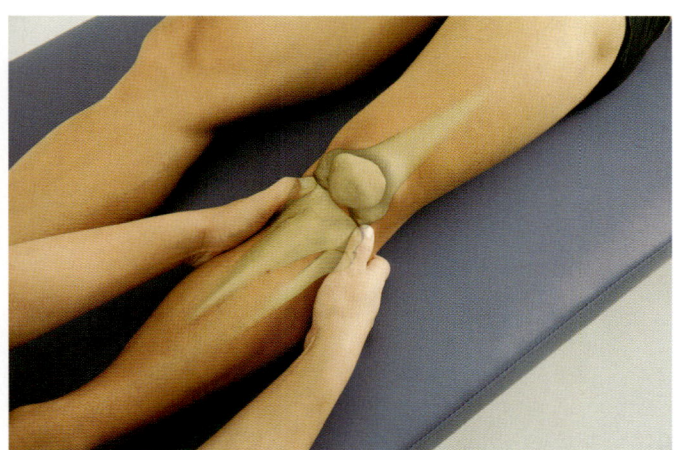

② 裂隙は，膝関節伸展位では膝蓋骨尖より高位にあるが，わずかに曲げるとそのすぐ後方にくる．

▶ クリニカルビューポイント

1. 膝関節伸展位では，大腿骨と脛骨のなす角度（femorotibial angle：FTA）は外側で170～175°で，これを膝関節の生理的外反という．
2. O脚，X脚とは，本来は両膝が同じように変形し，膝がアルファベットのOあるいはXに見えることを意味する．一方だけの膝の変形の場合には，O脚ではなく内反膝（FTAが大きい）が正しく，X脚ではなく外反膝（FTAが小さい）が正しい．O脚あるいは内反膝，X脚あるいは外反膝，いずれにせよ，片足立ちになったときにその変形が増加して見える場合は変形性膝関節症が考えられる．
3. 端座位で膝関節を伸展する際には，最終伸展域で脛骨の外旋運動を伴う（終末強制回旋運動 screw-home movement）．椅子からの立ち上がりでは，脛骨上で大腿骨が内旋する．大腿骨内側顆が外側顆よりも長いことや，前十字靱帯による誘導，大腿四頭筋の牽引などがその因子として作用する．
4. 端座位で膝関節を完全伸展した状態から，膝関節のロッキングを解除するときは，膝窩筋によって脛骨の内旋と屈曲が生じる．立位から椅子に座る初期には，脛骨上で大腿骨を外旋させる．

近位脛腓関節 tibiofibular joint/superior tibiofibular joint

▶ 概要

関節分類：平面関節，多軸性．
凹凸形状：脛骨の腓骨関節面：凸，腓骨頭関節面：凹．
関節運動：
足関節背屈に伴い挙上：

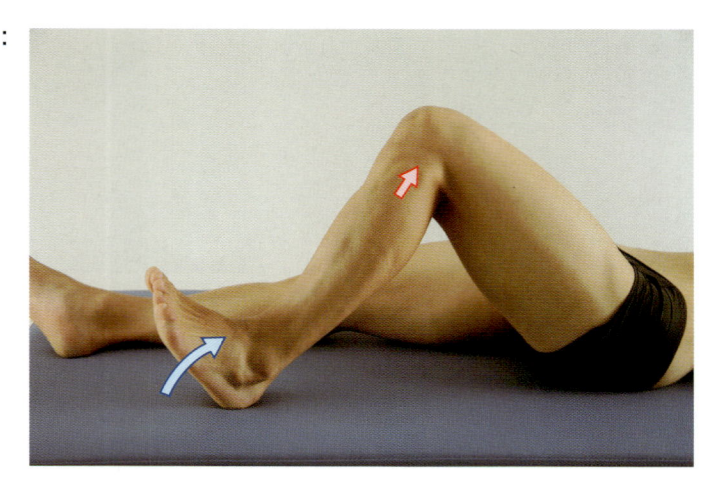

底屈に伴い下制：

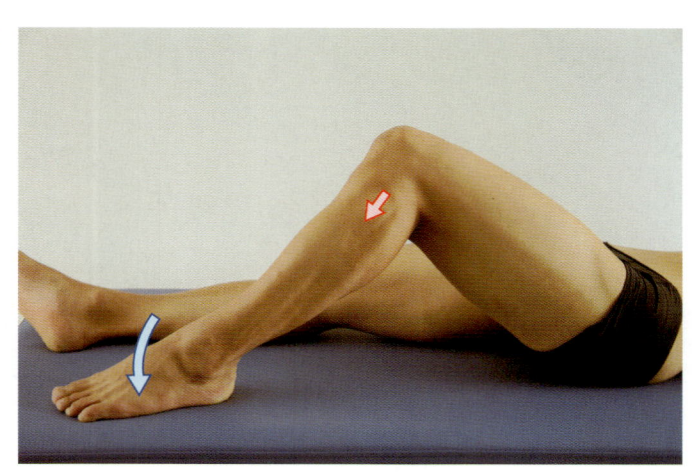

関節包パターン：関節にストレスがかかると疼痛．

▶ **触診方法**

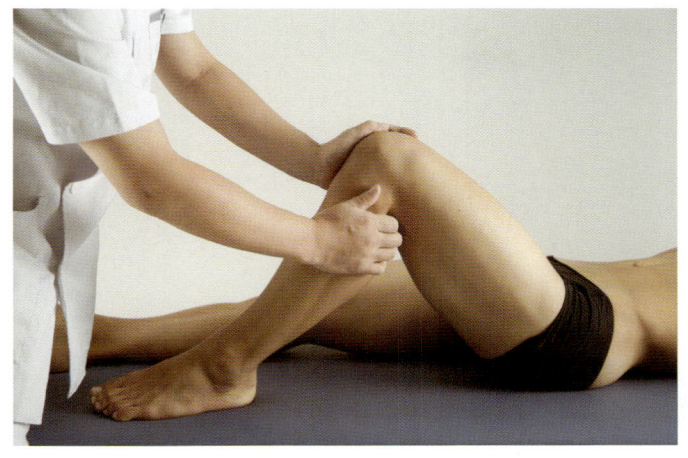

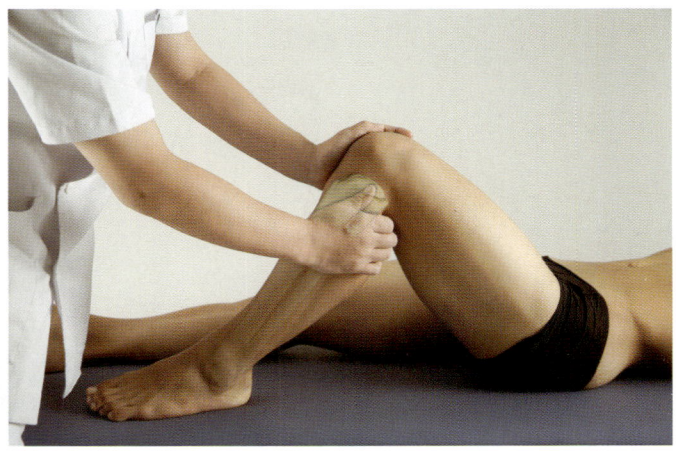

① 膝関節屈曲位にて，腓骨頭を後内側に動かす．

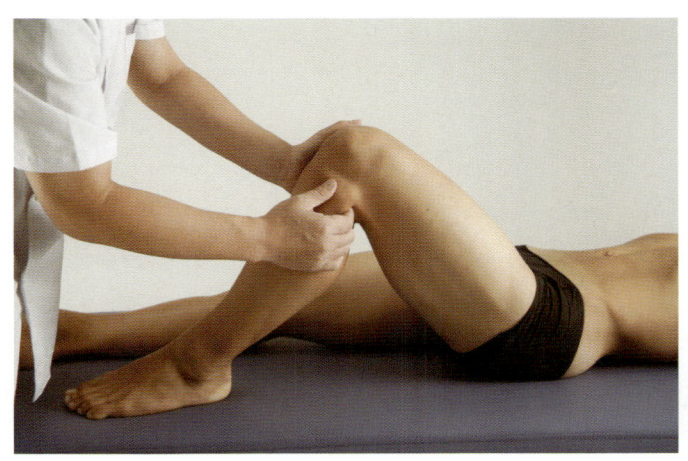

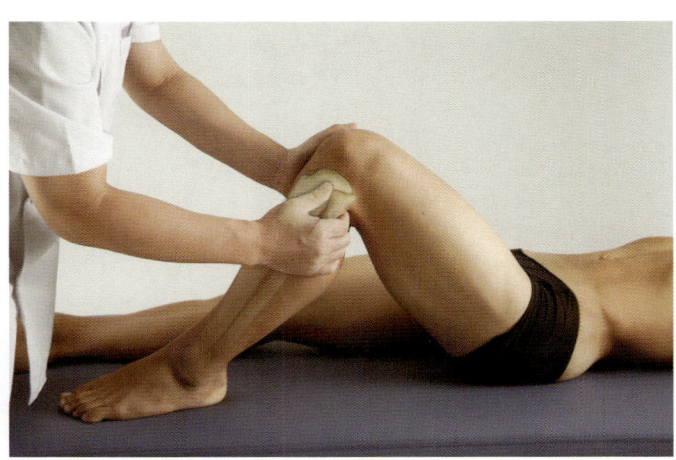

② 膝関節屈曲位にて，腓骨頭を前外側に動かす．

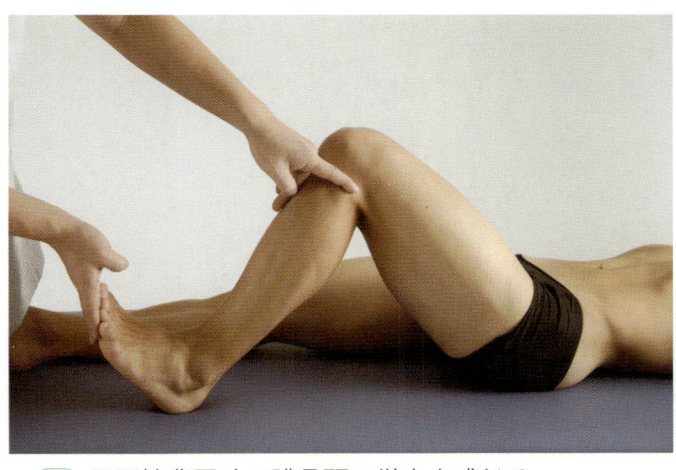

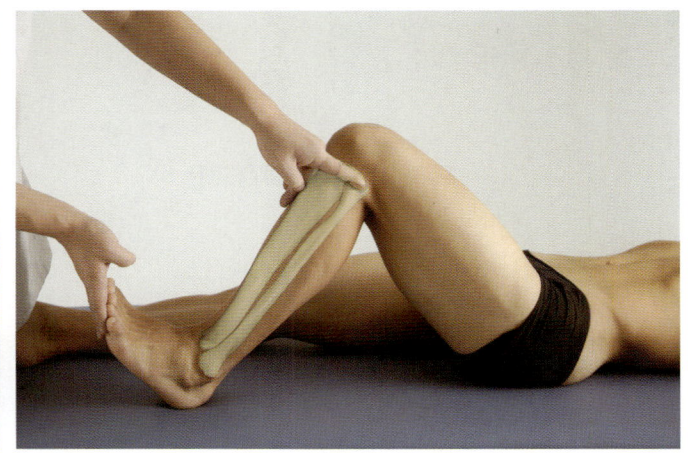

③ 足関節背屈時の腓骨頭の挙上を感じる．

▶ **クリニカルビューポイント**

1. 近位脛腓関節は，足関節の底・背屈以外にも，股関節屈曲位での膝関節最終伸展運動時に大腿二頭筋によって腓骨頭が頭側に牽引され，腓骨が挙上する．背屈時には腓骨が挙上・内旋し，底屈時には下制・外旋する．
2. 遠位の脛腓関節は滑膜関節ではなく，前・後脛腓靱帯，下横脛腓靱帯，骨間靱帯による脛腓靱帯結合 tibiofibular syndesmosis（inferior tibiofibular joint）である．脛骨腓骨切痕が凹，腓骨下端が凸面をなす．足関節の動きに合わせて動く．背屈時には腓骨が挙上・内旋し，底屈時には下制・外旋する．
3. 足関節内反捻挫受傷時に，膝折れを防ぐために膝を伸展しようとした瞬間に，大腿二頭筋が伸張反射で収縮し，腓骨頭を頭背側に引き上げて機能異常を生じさせることがある（筋のp.498参照）．

15 足関節周囲（肢位：背臥位・座位・腹臥位）

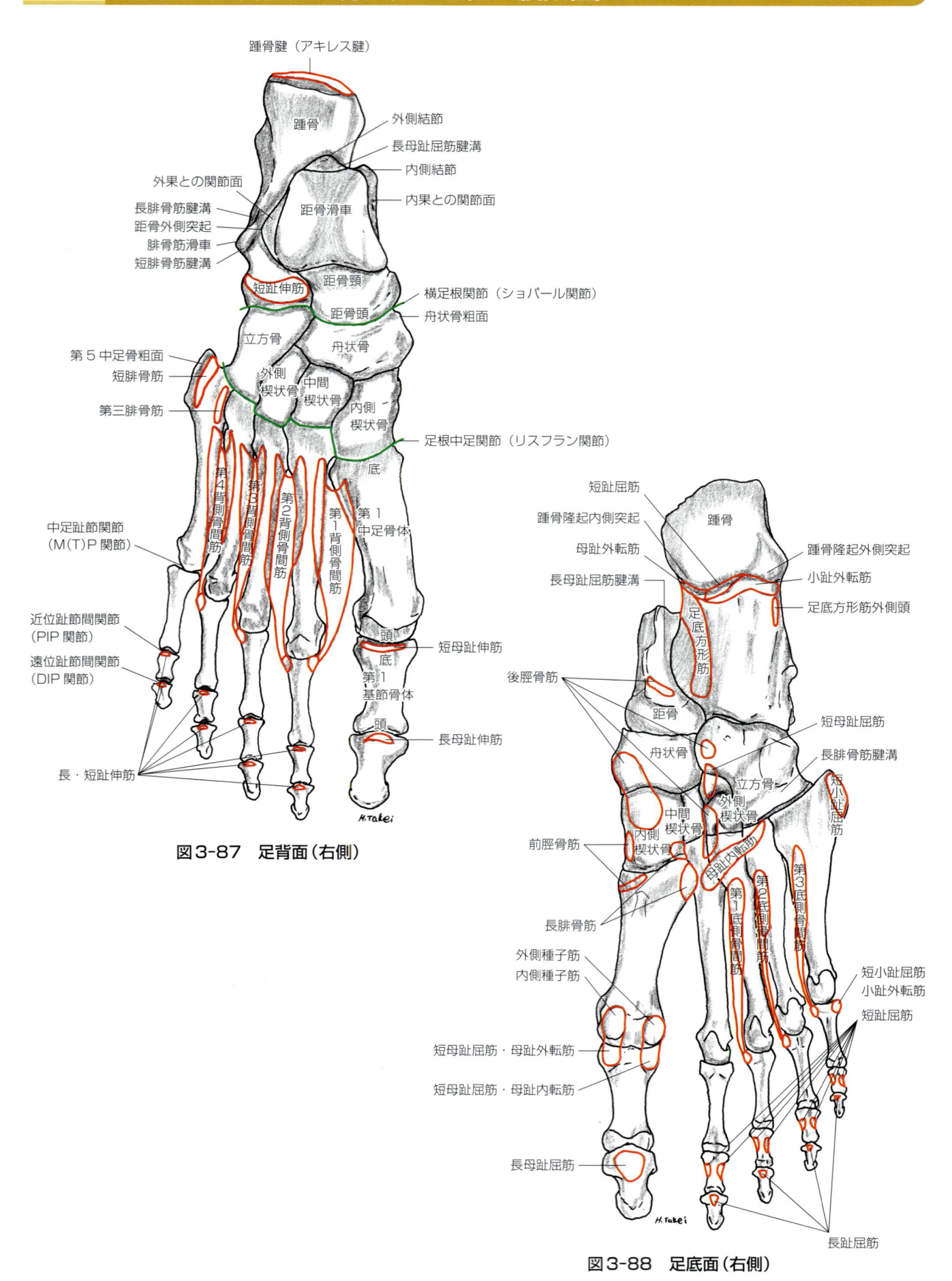

図3-87 足背面（右側）

図3-88 足底面（右側）

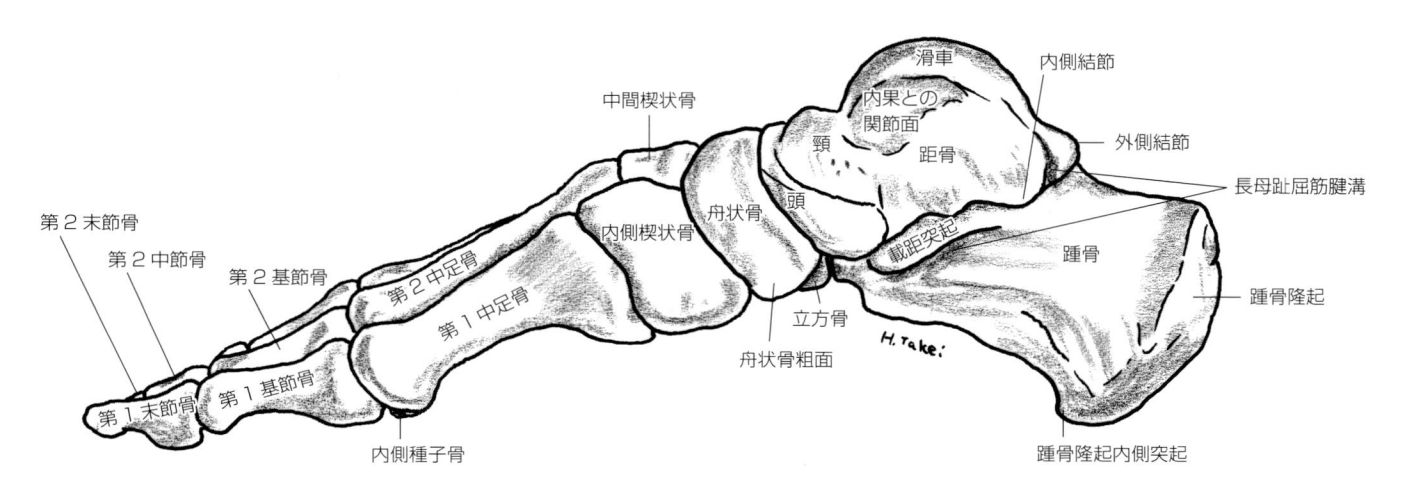

図3-89　足内側面（右側）

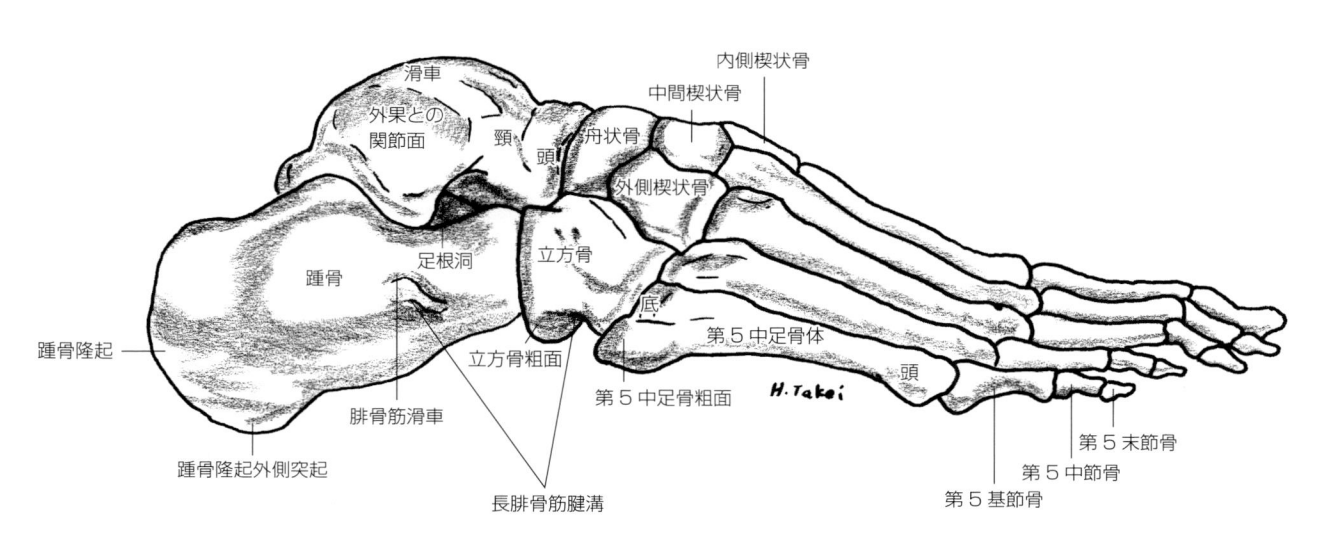

図3-90　足外側面（右側）

外果 lateral malleolus

▶ **触診方法**

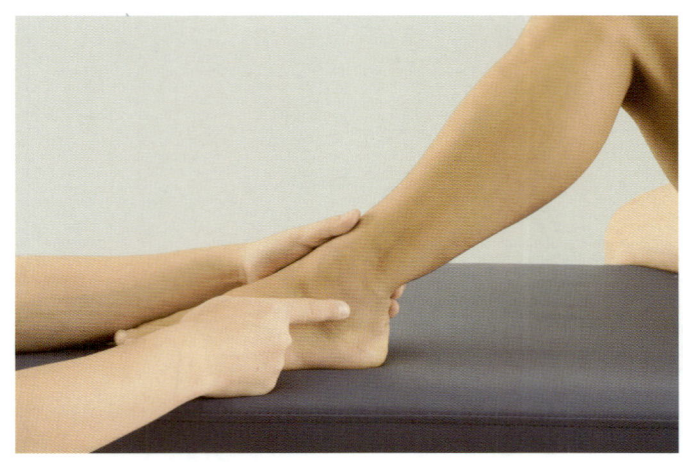

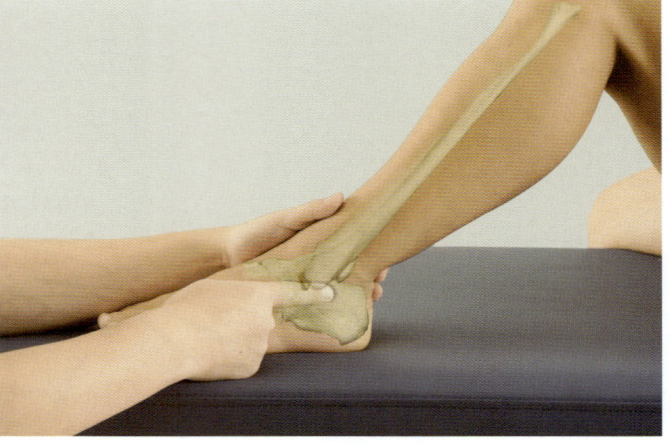

① 外果は腓骨のふくらんだ下部であり，その外側に突出した外果を触れる．他動的に足関節の底屈・背屈を行い，外果と距骨との裂隙部を触れながらたどることで外果の全縁を確認することができる．

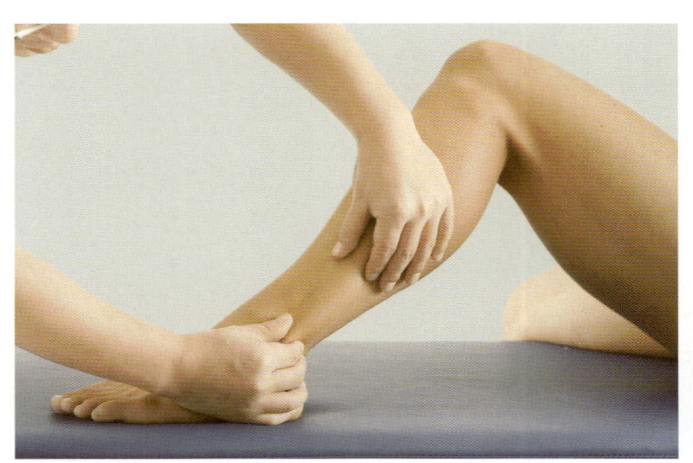

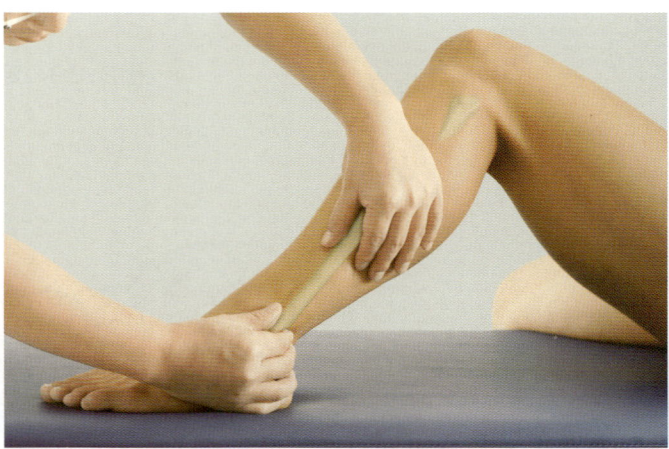

② 外果から，腓骨体の外側面を下1/3ないし1/2上方までたどれる．

▶ **クリニカルビューポイント**

1. 前縁は厚く粗く，前距腓靱帯が付着するくぼみがある．尖端は丸みを帯び，踵腓靱帯が付く．外側関節面の後方の粗いくぼみには後距腓靱帯が付く．後縁は広く，長・短腓骨筋腱の通路になる浅い外果溝がある．
2. 内側面は前方に滑らかな卵円形の面で，距骨の外側にある面と関節をつくる．

内果 medial malleolus

▶ 触診方法

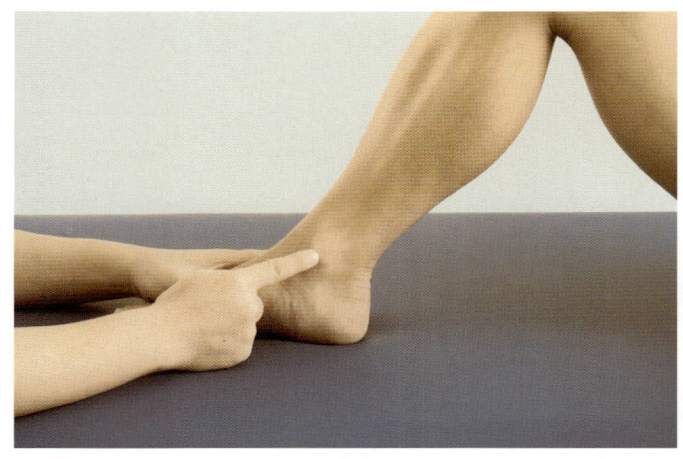

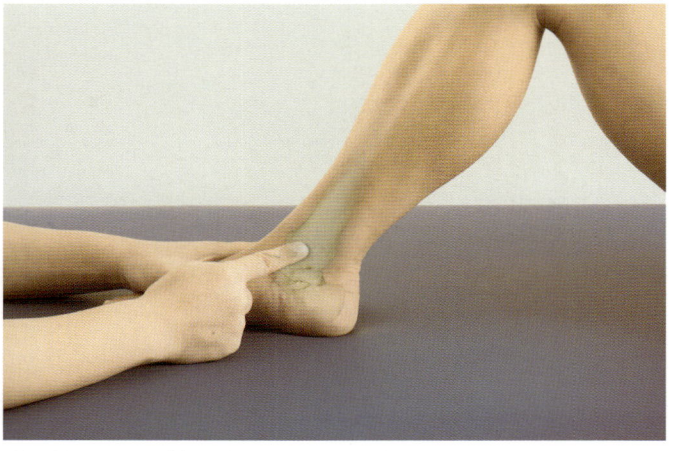

① 脛骨の下部で，より内側に突出した内果を触れる．他動的に足関節の底屈・背屈を行い，内果と距骨との裂隙部を触れながらたどることで内果の全縁を確認することができる．

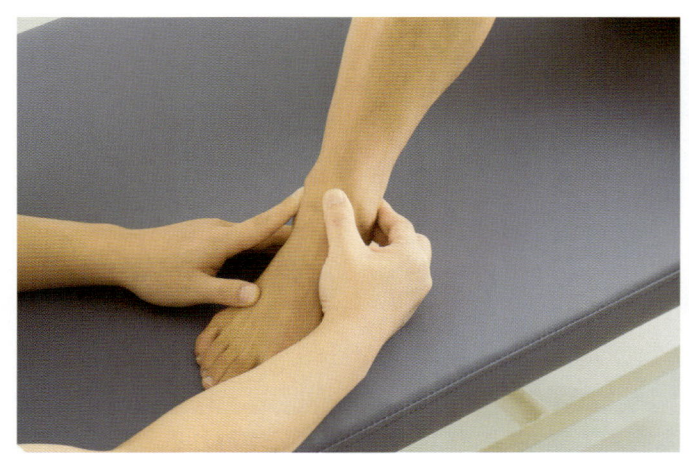

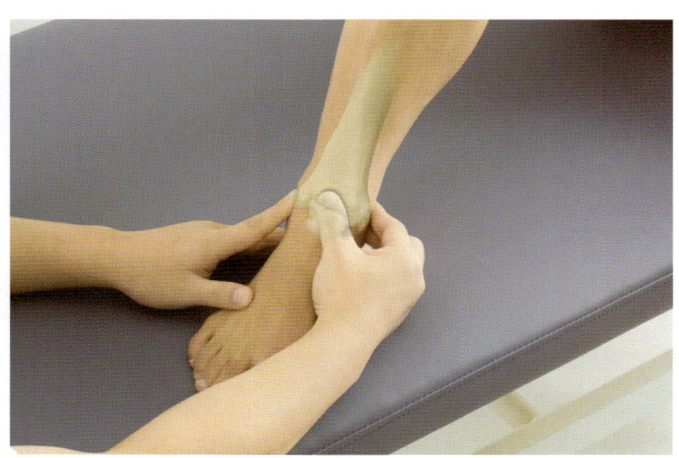

② 内果は隆起が広く，外果よりも位置が高く，やや前方に位置する．

▶ クリニカルビューポイント

1．脛骨下端の関節面は，滑らかな凹面で，距骨と関節をつくる．
2．内果の尖端から前・下縁には，三角靱帯（脛舟部・脛踵部・後脛距部・前脛距部）が付着する．
3．内果後縁は広い溝で，内果溝 malleolar groove があり，後脛骨筋と長趾屈筋が通る．

踵骨 calcaneum

触診方法

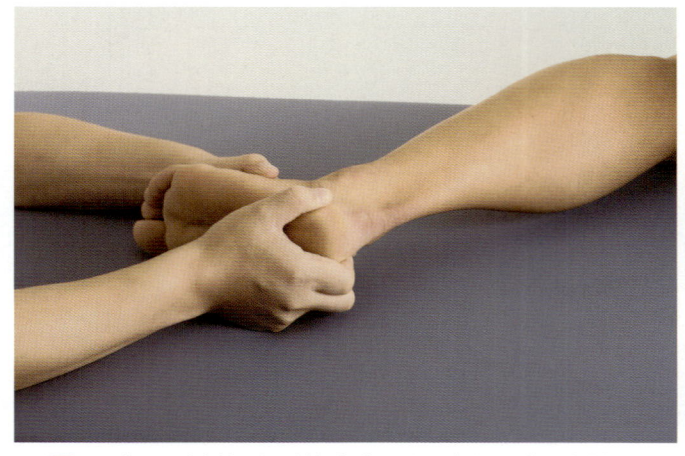

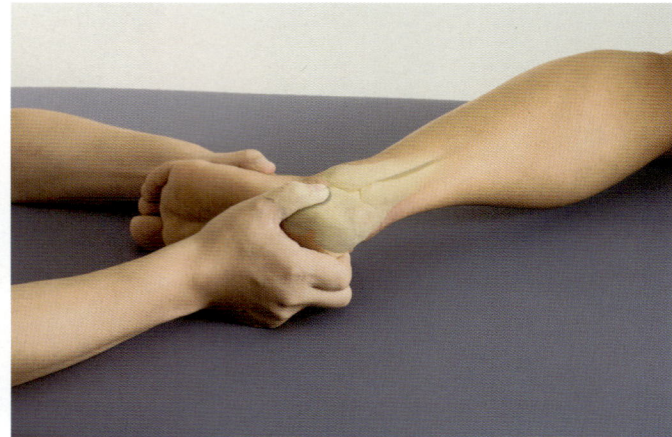

① 足部の外側縁を近位方向にたどり，踵骨を触れる．

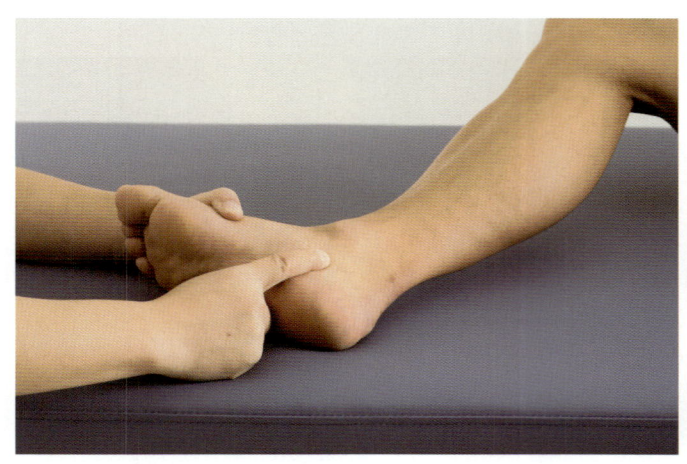

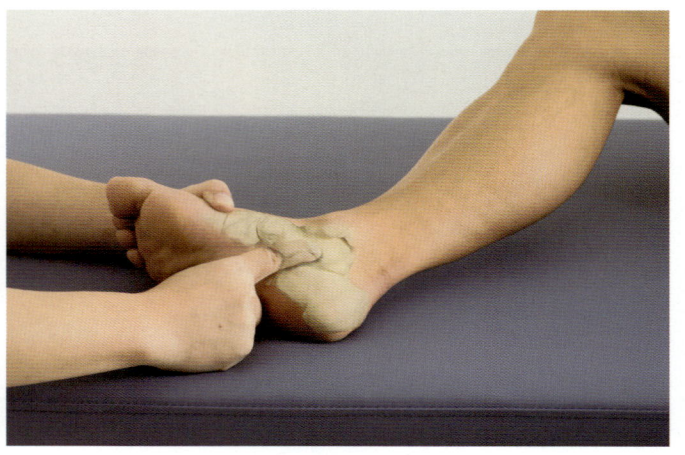

② 載距突起 sustentaculum tali（talar shelf）は，水平な隆起で，内果の直下1横指の部分で触れる．また，載距突起の上方で，距骨と踵骨の関節裂隙を触れる．

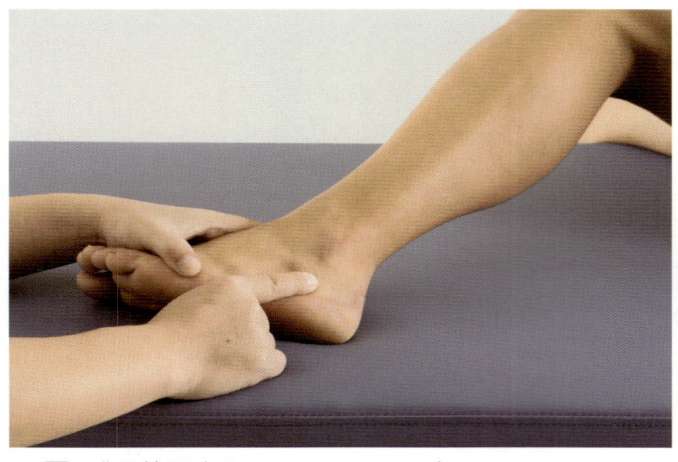

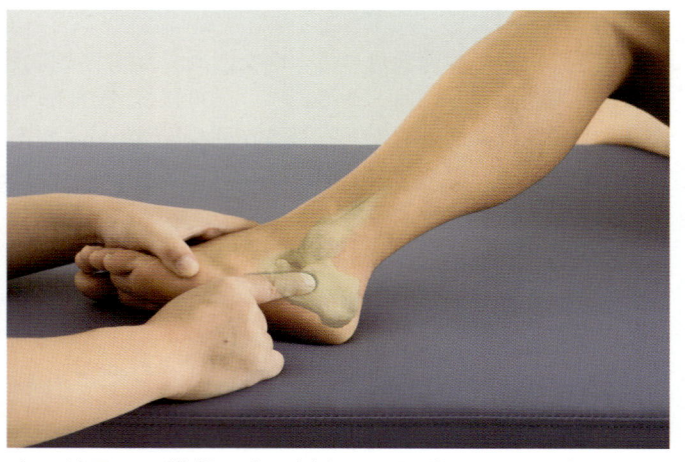

③ 腓骨筋滑車 fibular trochlea（peroneal trochlea）を，外果の1横指下方で触れる．通常0.6cmの幅があるが，個人差がある．腓骨筋滑車の1横指後上方45°の方向に，踵腓靱帯が付着する結節がある．

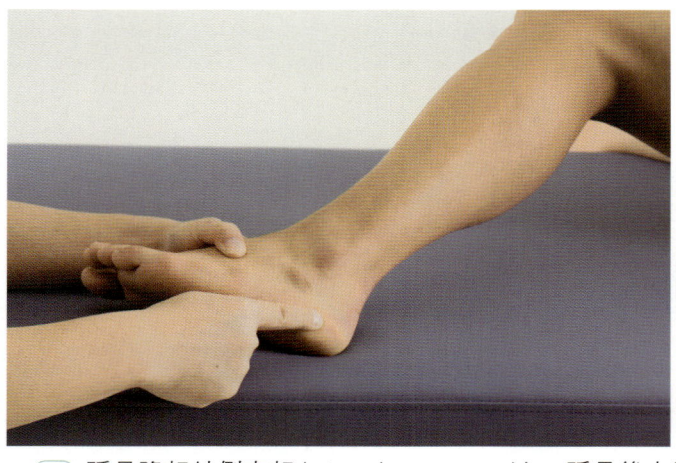

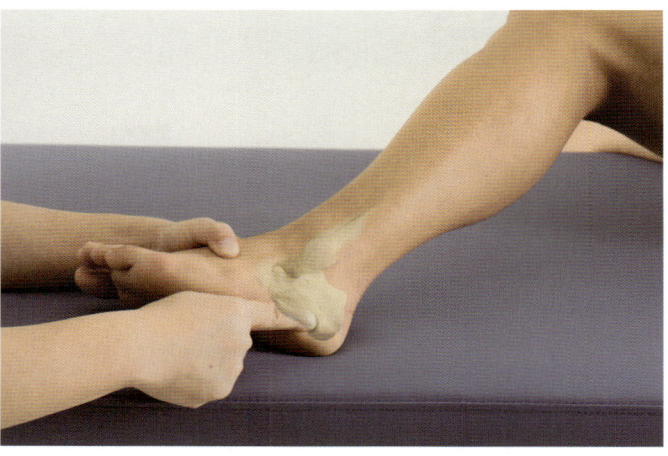

④ 踵骨隆起外側突起 lateral process は，踵骨後方足底面外側の最下方にあり，小さく丸みがある隆起を触れる．

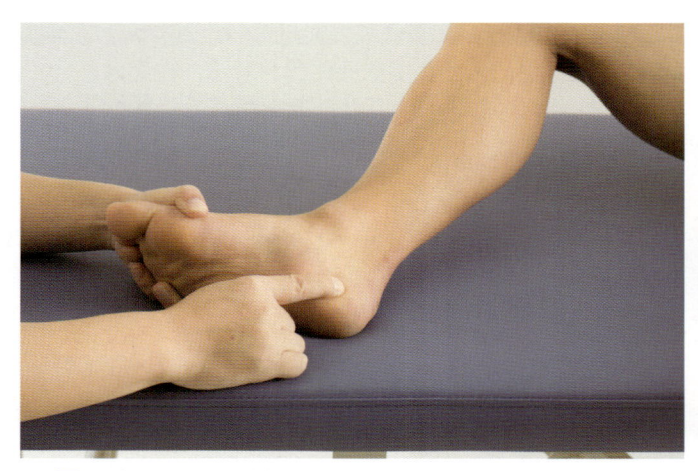

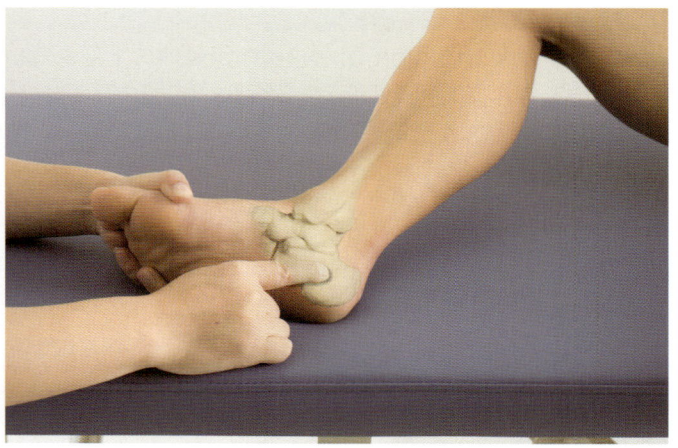

⑤ 踵骨隆起内側突起 medial process は，踵骨後方足底面内側の最下方にあり，広く大きい隆起を触れる．

▶ クリニカルビューポイント

1. 載距突起には，三角靱帯の脛踵部が付着する．
2. 載距突起の下面には，長母趾屈筋腱が通る溝があり，その前縁には底側踵舟靱帯が付着する．
3. 腓骨筋滑車の上の溝は短腓骨筋腱が，下の溝は長腓骨筋腱が通る．
4. 踵骨隆起外側突起には小趾外転筋が，内側突起には母趾外転筋，短趾屈筋，足底腱膜が起始する．突起間の陥凹は小趾外転筋が起始し，突起の前の粗面は長足底靱帯が付き，足底方形筋が起始する．
5. 踵骨隆起内側突起は荷重部だが，外側突起は非荷重部である．
6. 踵骨は，距骨と立方骨と関節を形成する．

距骨 talus

触診方法

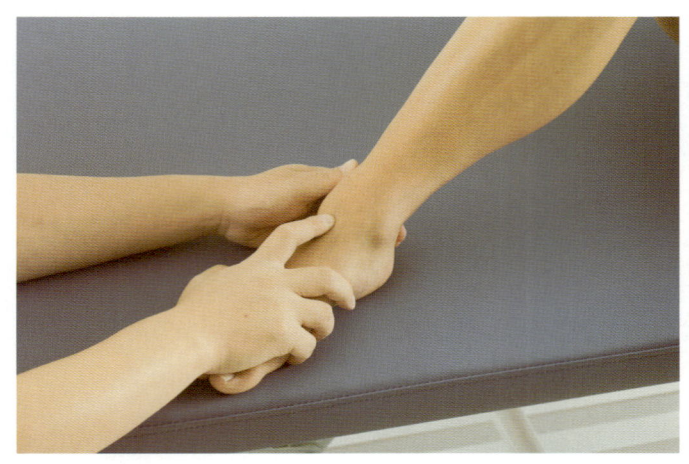

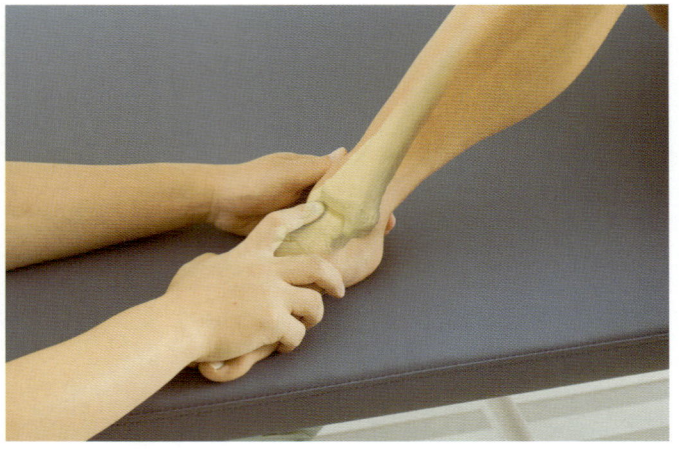

① 距骨滑車 trochlea of talus は距骨体の上部あるいは近位部で，なめらかな関節面に覆われる．上面は凸面をなし，脛骨と関節をつくる．底屈内反位にて，内果と外果を結ぶ線の中心から下を触れる．内側より外側の方が広範囲で触れられる（写真）．

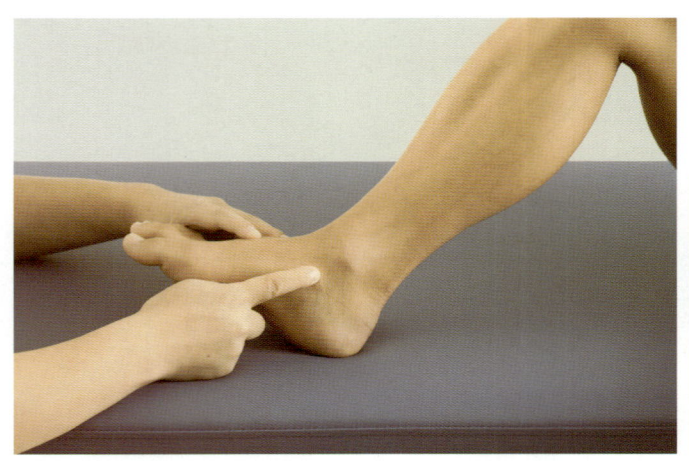

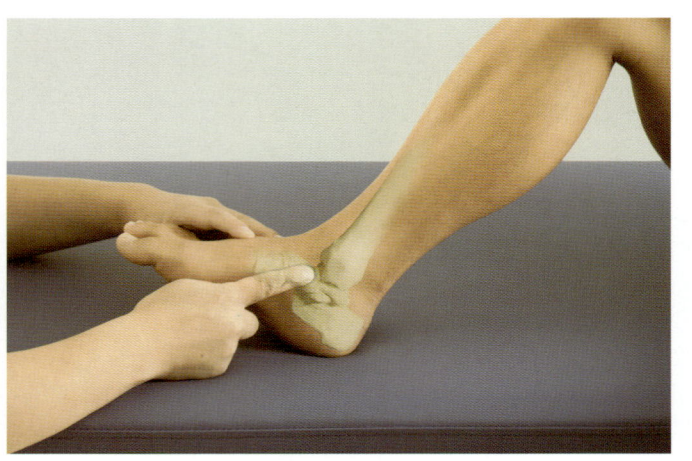

② 距骨頭 head of talus の内側は舟状骨の近位部に接しており，内果と舟状骨粗面を結ぶ線上にある．足部の外がえしにより，内側に突出する距骨頭を舟状骨粗面の後方で触れる．

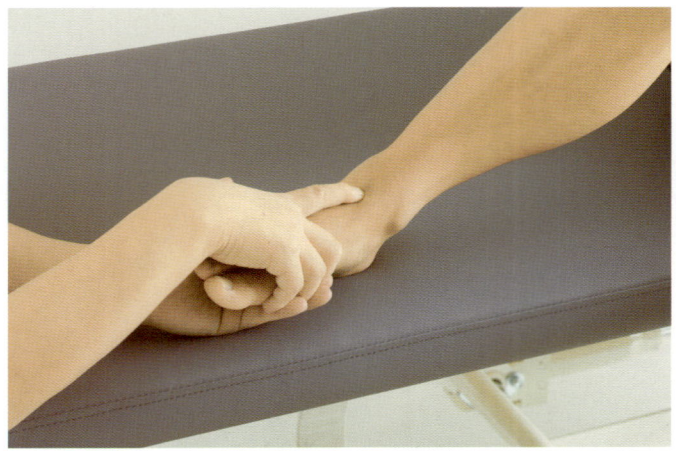

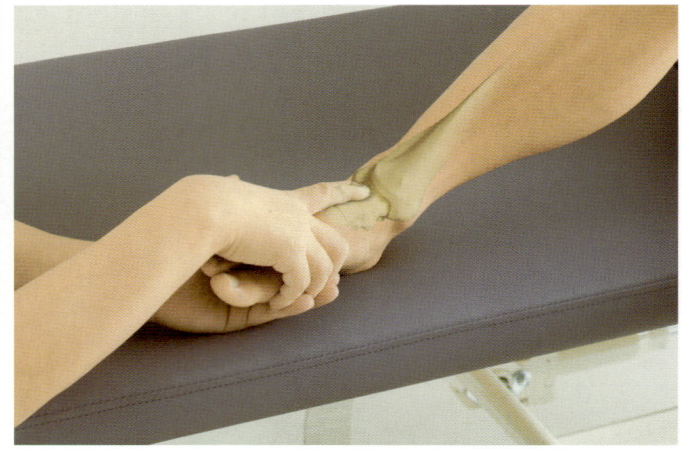

③ 距骨頸 neck of talus を，距骨体と距骨頭の間のくびれで触れる．

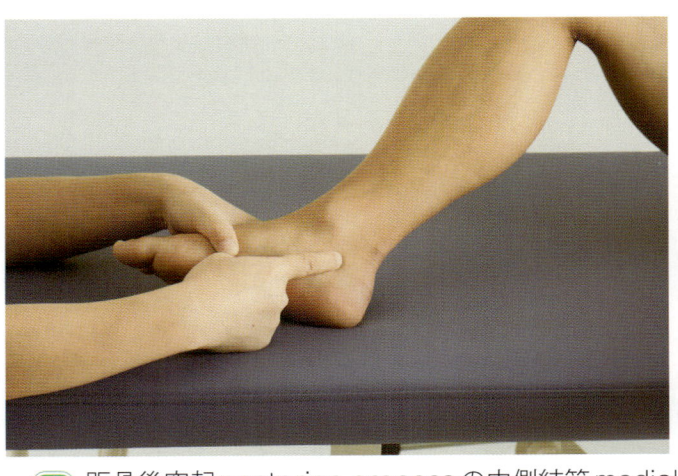

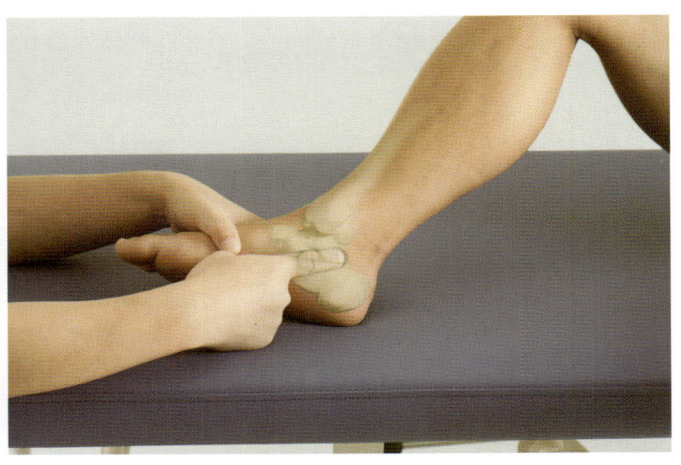

❹ 距骨後突起 posterior process の内側結節 medial tubercle は，載距突起の1横指後方やや上方を触れる．内果からは45°後下方に位置する．

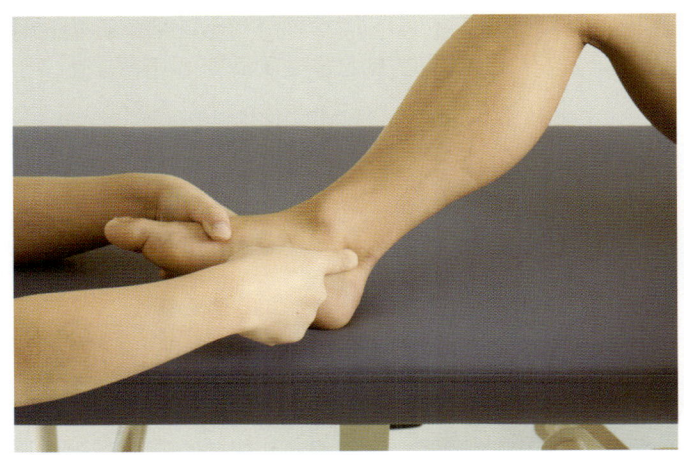

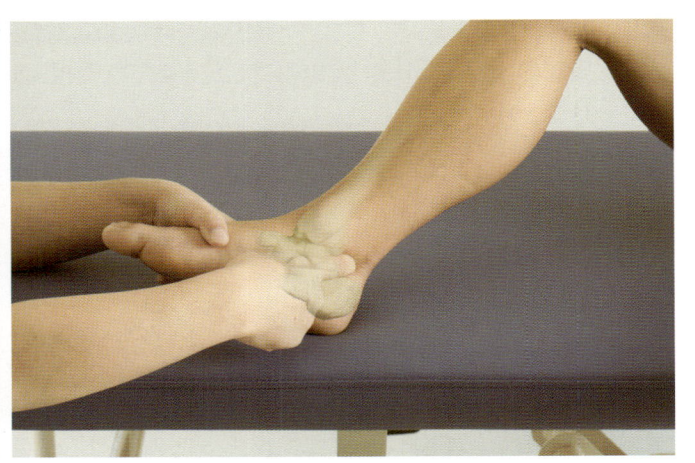

❺ 距骨後突起の外側結節 lateral tubercle は，内側結節の1横指外側やや後方で触れる．深部にあるので触れにくい．

▶ クリニカルビューポイント

1. 三角靱帯の後脛距部は，内側結節に付く．内側結節の後方に長母趾屈筋腱が通る．
2. 後距腓靱帯は，外側結節に付く．
3. 載距突起，内側結節，外側結節は，ほぼ同一面上に並ぶ．
4. 距骨は，脛骨，腓骨，踵骨，舟状骨と関節を形成する．

舟状骨 navicular

▶ 触診方法

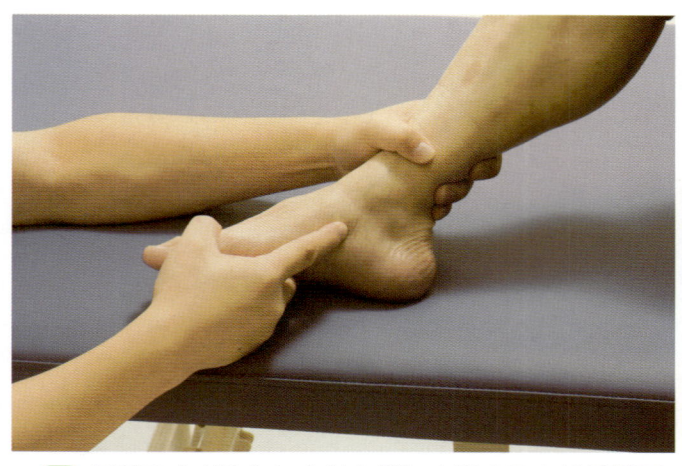

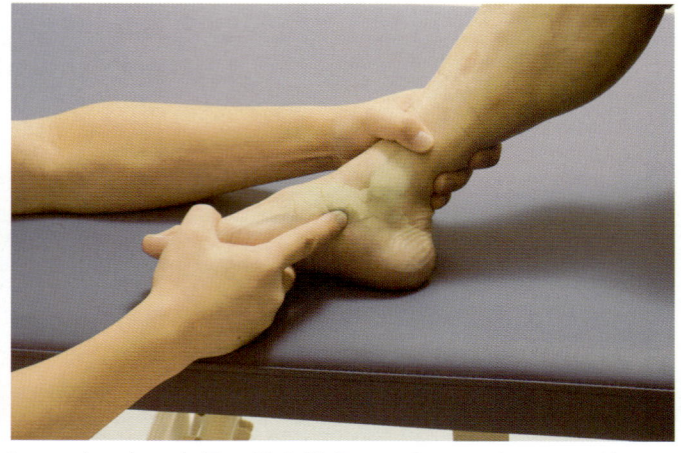

① 足部の内がえしにより内側に突出する舟状骨粗面 tuberosity を，内果の前方約2.5〜3cmのところに触れる．

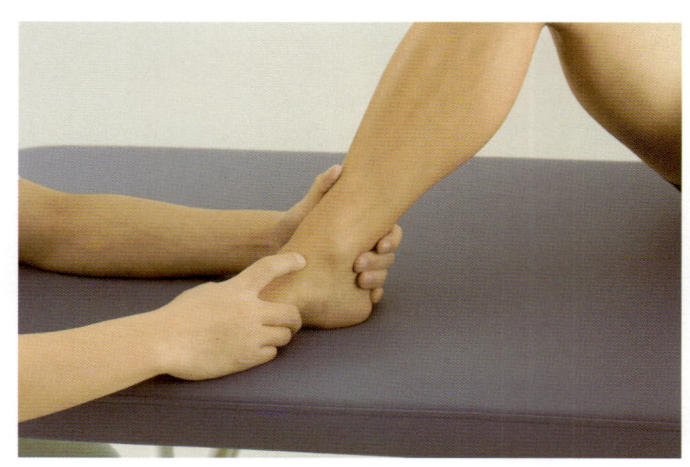

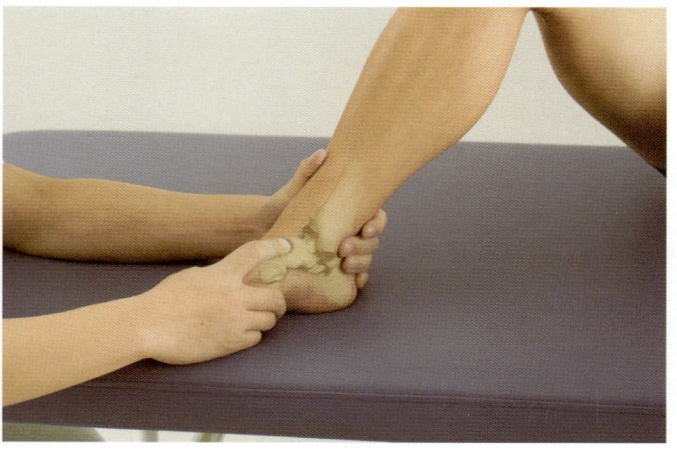

② 内果前縁より約1横指前方にて距踵舟関節 talocalcaneonavicular joint の距骨と舟状骨との関節裂隙を触れる．

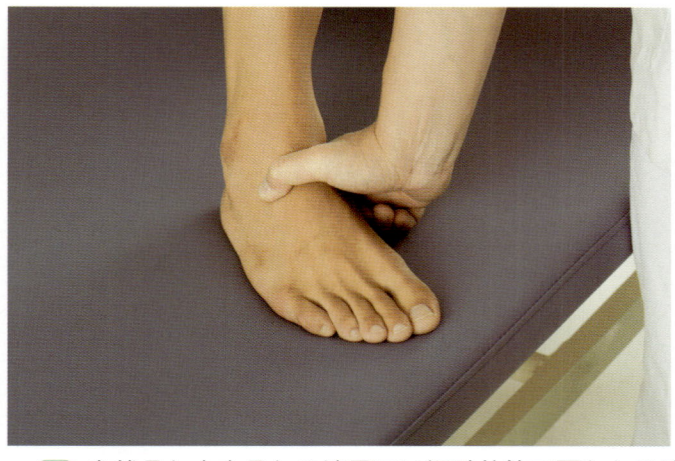

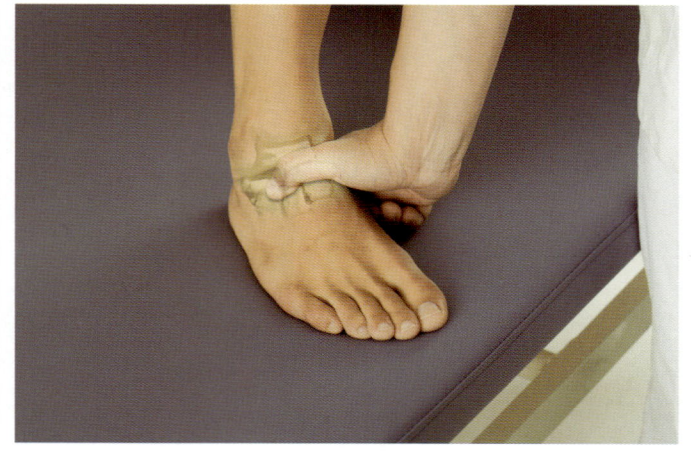

③ 舟状骨と立方骨との境界には短趾伸筋で覆われる陥凹があり，足背部を舟状骨粗面から3：2に分けたあたりに舟状骨外側縁を触れる．

▶ クリニカルビューポイント

1. 舟状骨粗面の底側面には，後脛骨筋が付着する．
2. 舟状骨は，近位では距骨頭と，遠位では3つの楔状骨と，外側では立方骨と関節を形成する．
3. 荷重により，距舟関節において，舟状骨は距骨に対して凹の法則で背側に滑る．

中足骨 metatarsals

▶ 触診方法

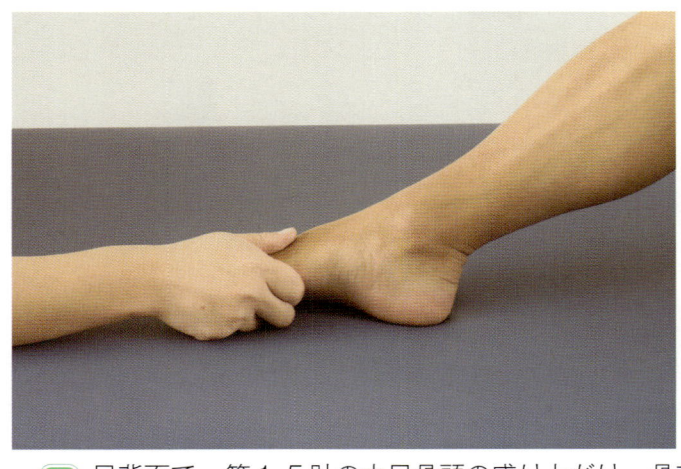

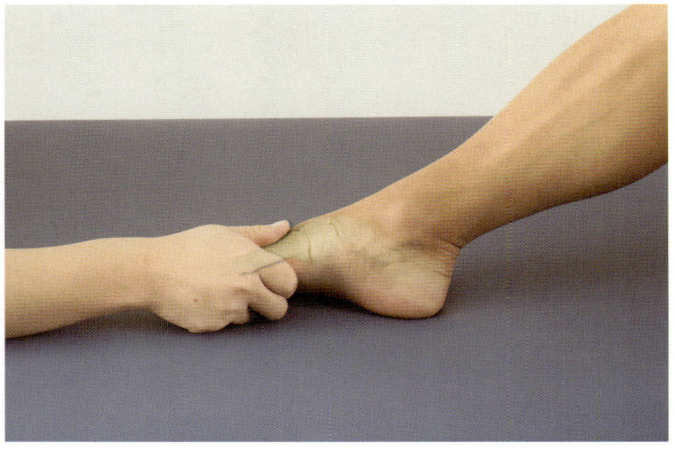

① 足背面で，第1-5趾の中足骨頭の盛り上がり，骨幹部の体，近位の底の盛り上がりを触れる．写真は第1中足骨の体と底を，足背と足底から挟んでいる．

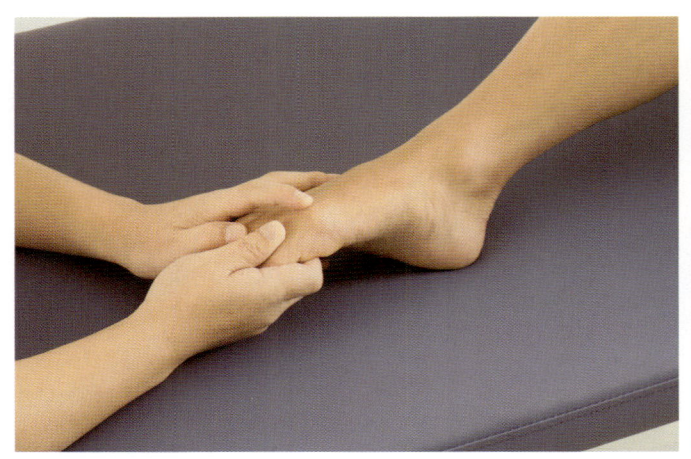

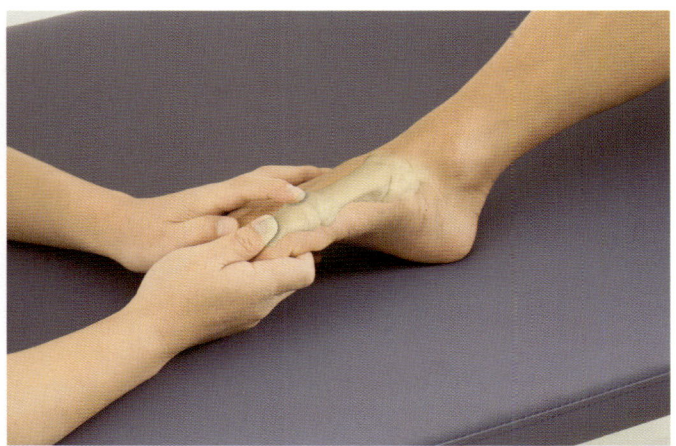

② 足底面から，第1-5趾の中足骨頭を触れる．写真は第1中足骨頭を左示指で触れている．

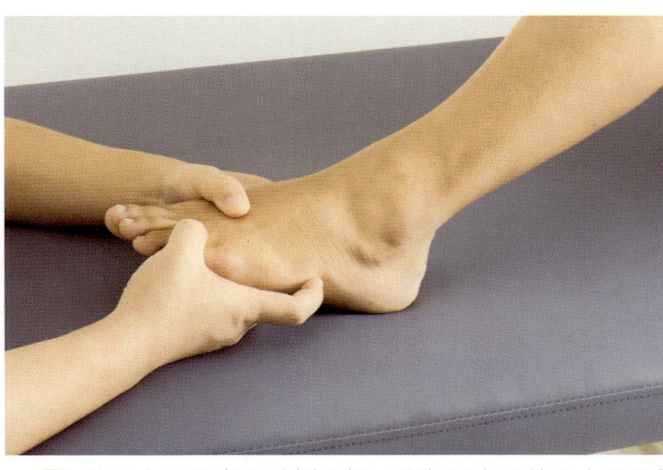

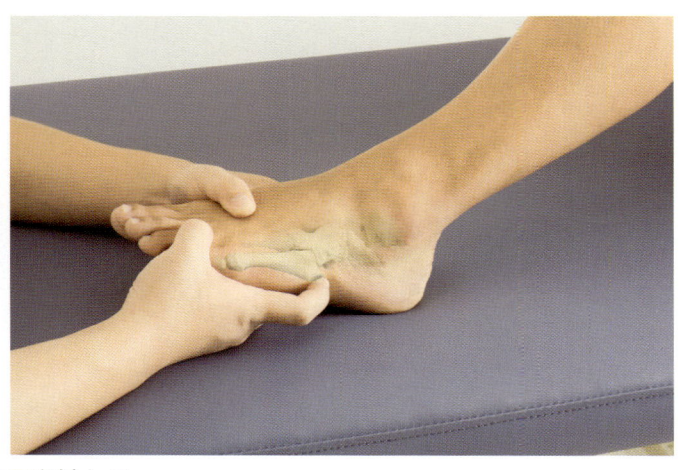

③ 第5中足骨底の外側の粗い隆起である第5中足骨粗面を触れる．

▶ クリニカルビューポイント

第1中足骨底は内側楔状骨（時に第2中足骨とも）と関節を形成する．第2中足骨底は，内側・中間・外側楔状骨と第3中足骨と関節を形成する．第3中足骨底は，外側楔状骨と第2・4中足骨と関節を形成する．第4中足骨底は，立方骨と外側楔状骨と第3・5中足骨と関節を形成する．第5中足骨底は，立方骨と第4中足骨と関節を形成する．

種子骨 sesamoid bones

▶ 触診方法

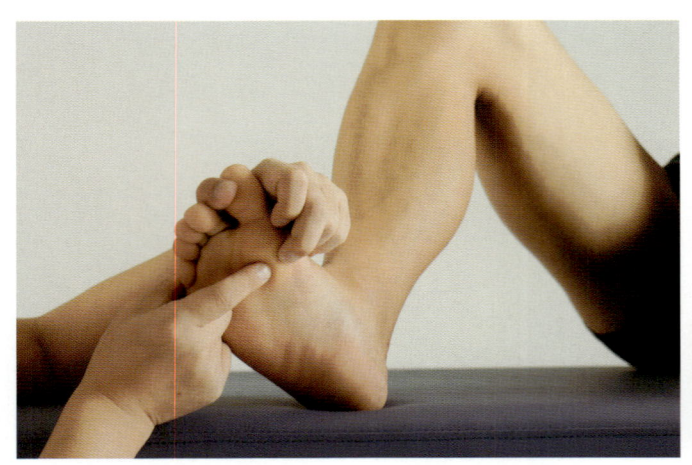

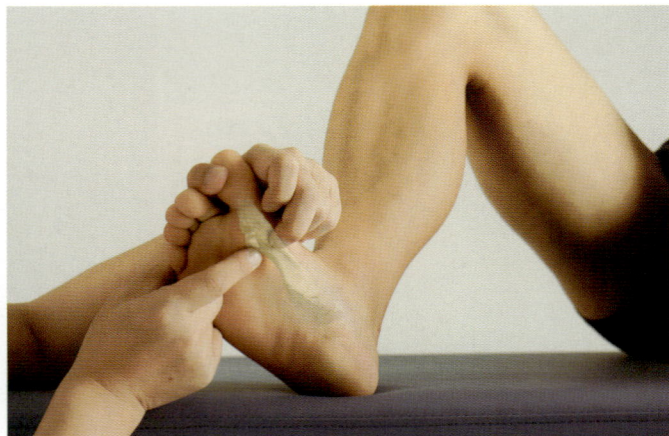

● 母趾を伸展位にし，第1中足骨頭底側を押し，2つの種子骨を触れる．外側種子骨の方が内側種子骨よりも大きい．

▶ クリニカルビューポイント

1．第1中足骨の内側種子骨と基節骨底内側には短母趾屈筋内側頭が，外側種子骨と基節骨底外側には短母趾屈筋外側頭が付く．その間を長母趾屈筋が抜ける．
2．人体で，最も大きな種子骨は膝蓋骨である．

内側楔状骨 medial cuneiform

▶ 触診方法

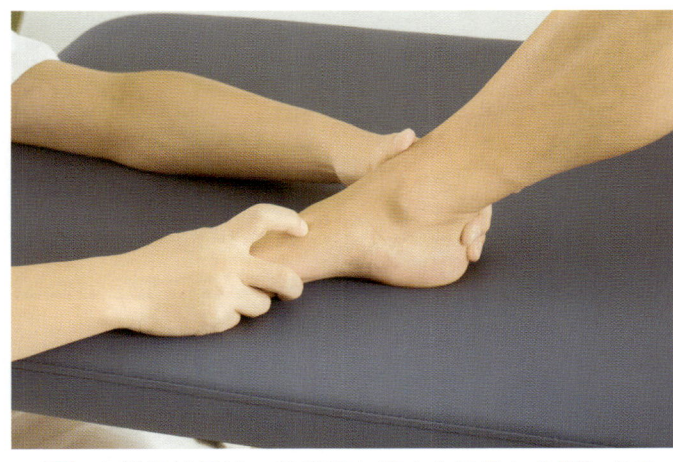

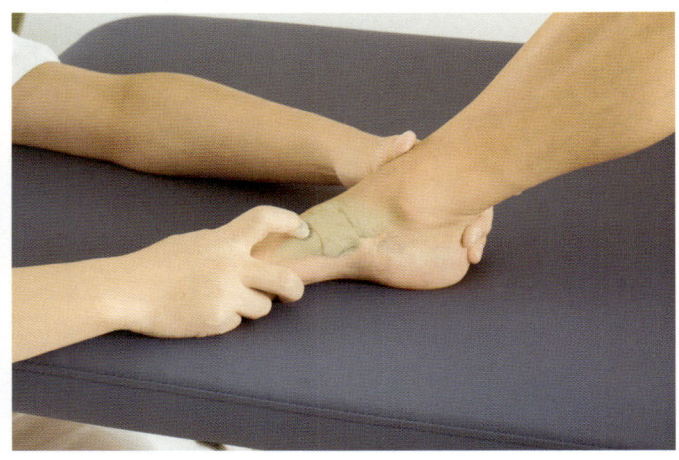

① 内側楔状骨は，舟状骨と第1中足骨との間にある．第1中足骨を近位にたどり，内側楔状骨の高まりを触れた後，第1中足骨と内側楔状骨との足根中足関節 tarsometatarsal joint の関節裂隙（写真）を触れる．前脛骨筋が両骨に停止することから前脛骨筋腱をたどり，足根中足関節の関節裂隙を触れることもできる．

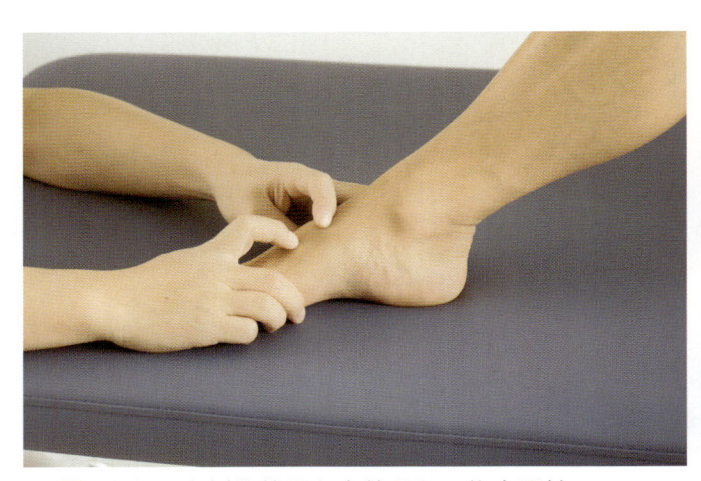

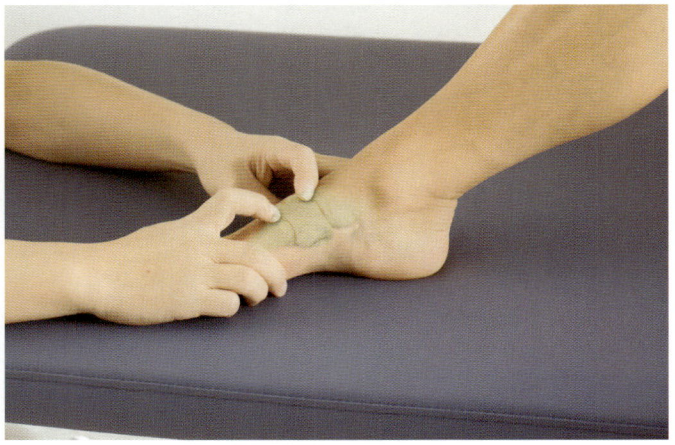

② さらに内側楔状骨と舟状骨との楔舟関節 cuneonavicular joint の関節裂隙を触れる．写真は，右示指が第1足根中足関節，左示指が楔舟関節を示し，その間が内側楔状骨である．

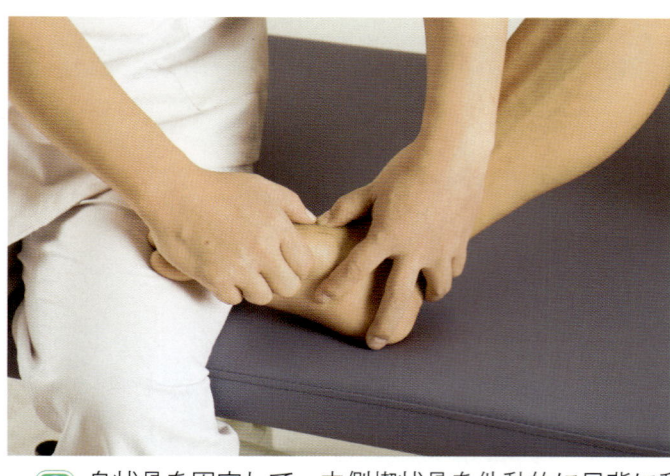

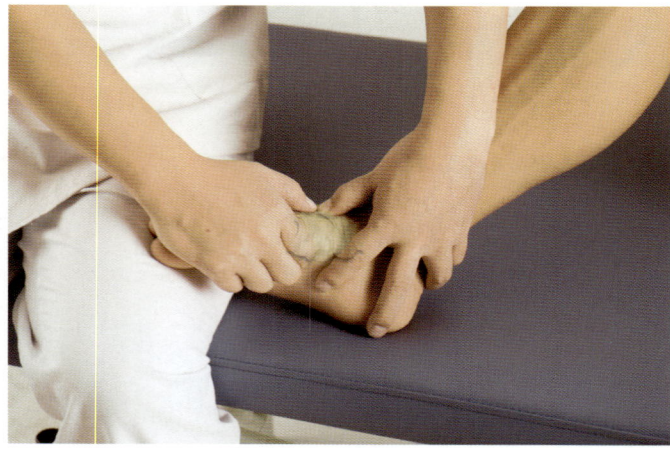

❸ 舟状骨を固定して，内側楔状骨を他動的に足背に動かして動きを確認する．

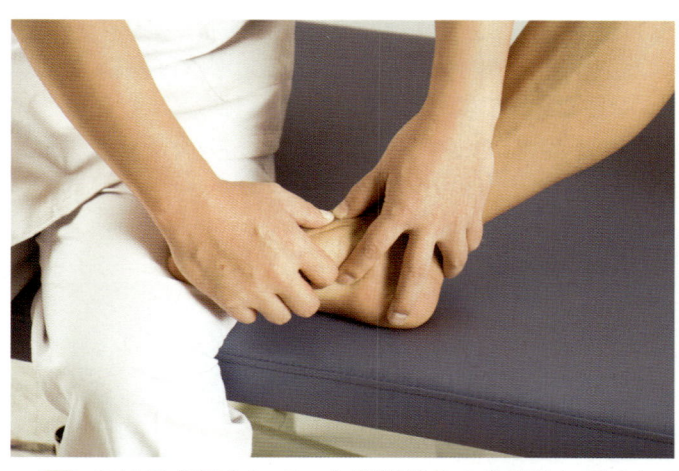

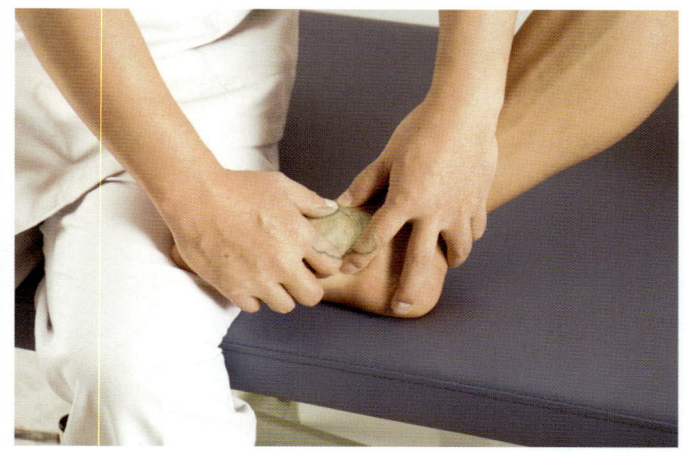

❹ 舟状骨を固定して，内側楔状骨を他動的に足底に動かして動きを確認する．

▶ **クリニカルビューポイント**

1．内側楔状骨は3楔状骨中最大である．
2．内側楔状骨と第1中足骨との関節裂隙は中間楔状骨と第2中足骨の裂隙よりも約8mm前にある．
3．前足底角には前脛骨筋腱が付着する滑らかな卵円形の圧痕がある．足底面近位には後脛骨筋が付着する．
4．内側楔状骨は，舟状骨，中間楔状骨，第1中足骨，第2中足骨と関節を形成する．

中間楔状骨 intermediate cuneiform/middle cuneiform

▶ 触診方法

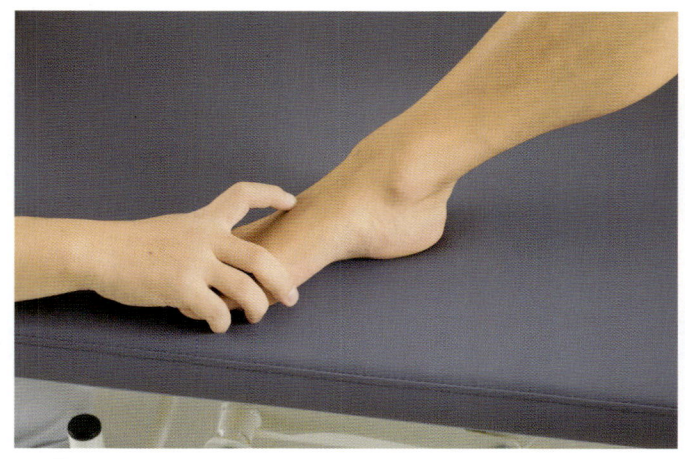

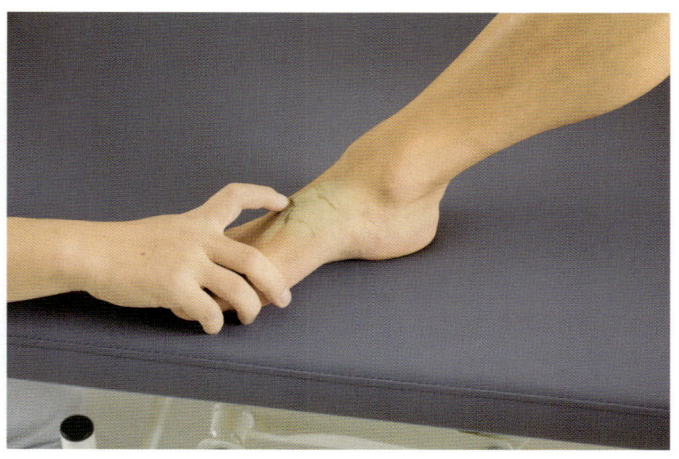

① 中間楔状骨は，舟状骨と第2中足骨との間にある．第2中足骨を近位にたどり，中間楔状骨の高まりを触れた後，両骨の足根中足関節の関節裂隙（写真）を注意深く触れる．

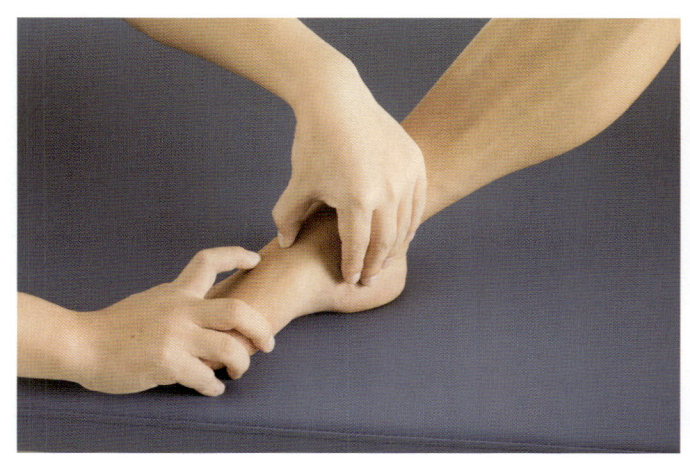

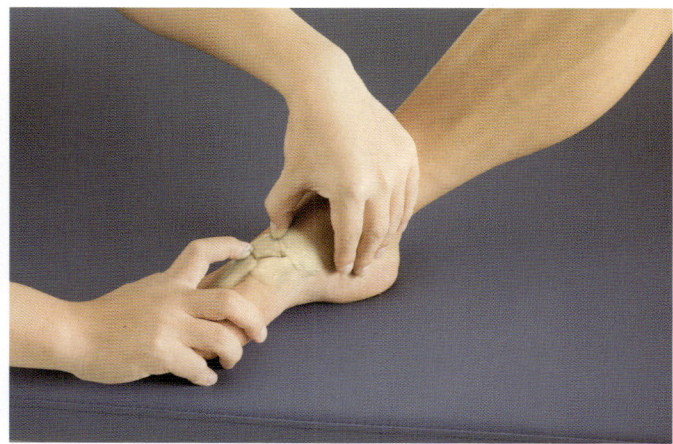

② さらに中間楔状骨と舟状骨との楔舟関節の関節裂隙を触れる．写真は，右示指が第2足根中足関節，左母指が楔舟関節を示し，その間が中間楔状骨である．

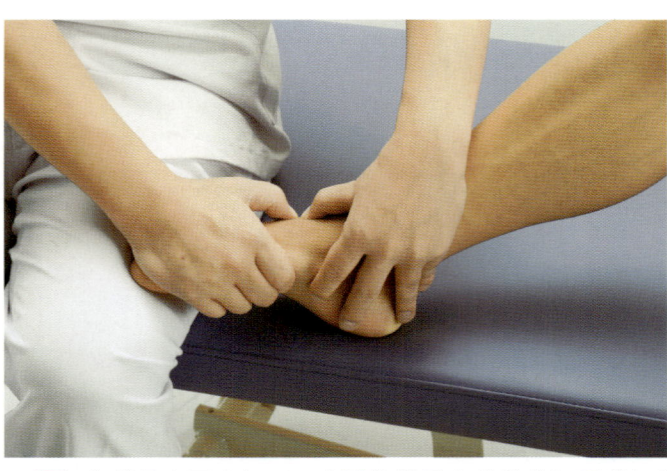

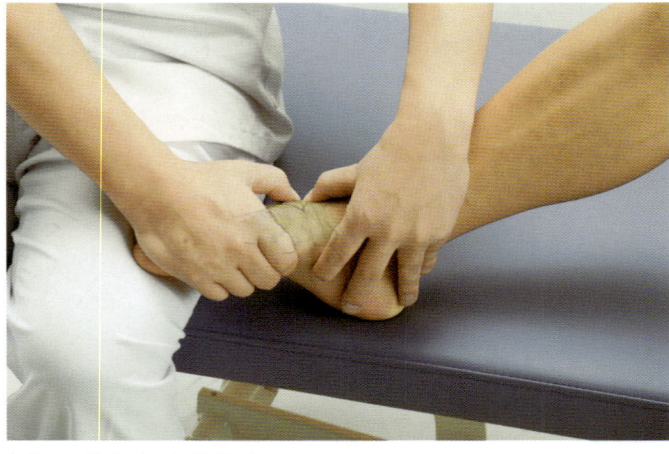

❸ 舟状骨を固定して，中間楔状骨を他動的に足背に動かして動きを確認する．

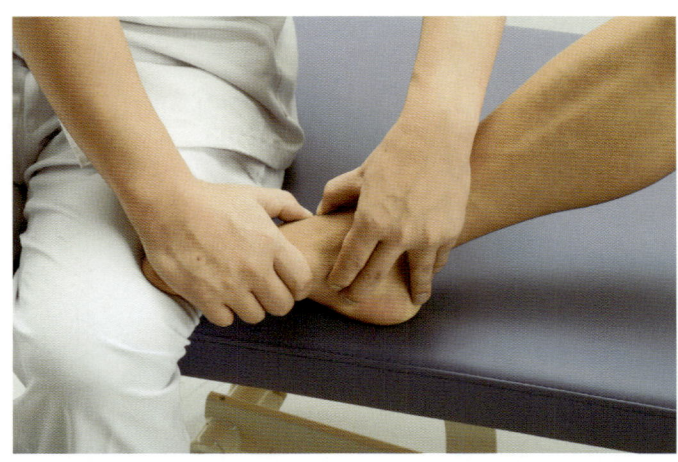

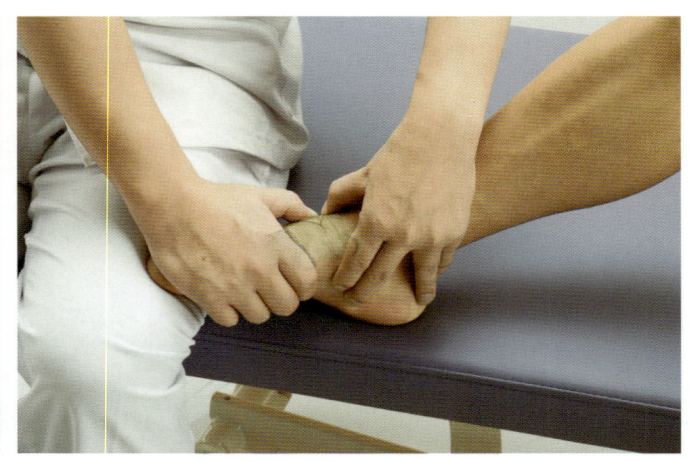

❹ 舟状骨を固定して，中間楔状骨を他動的に足底に動かして動きを確認する．

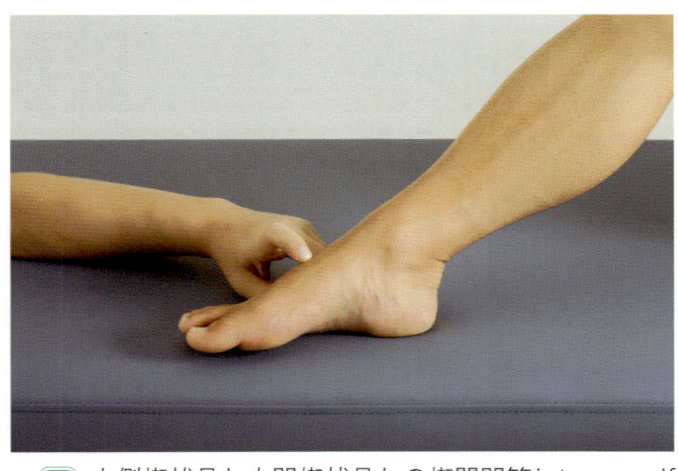

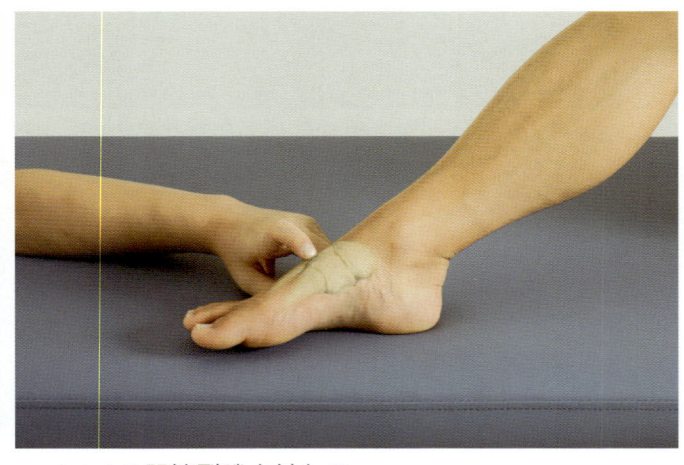

❺ 内側楔状骨と中間楔状骨との楔間関節 intercuneiform joint の関節裂隙を触れる．

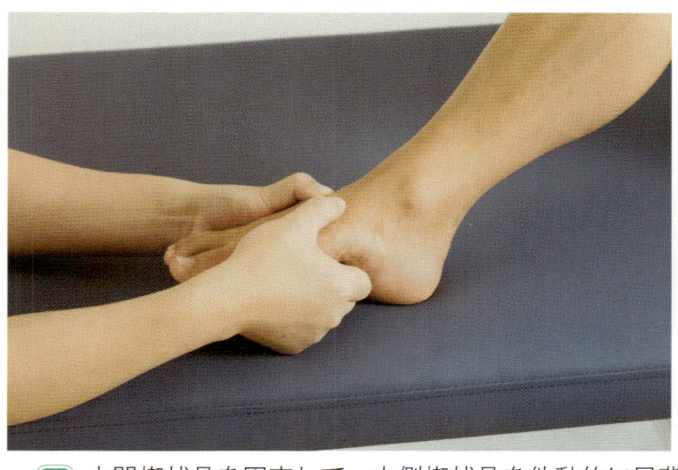

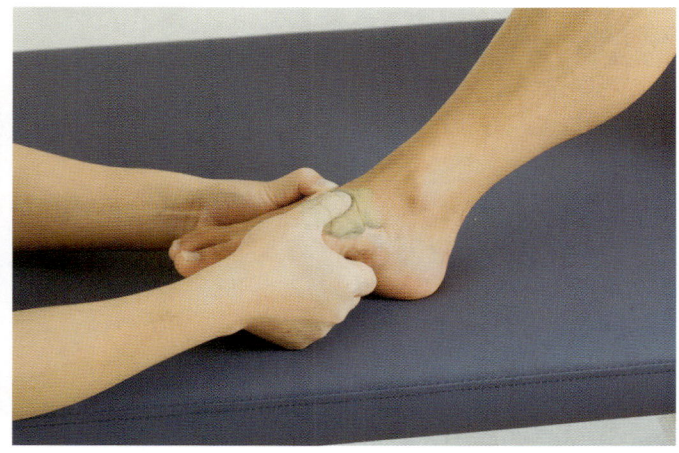

❻ 中間楔状骨を固定して，内側楔状骨を他動的に足背に動かして動きを確認する．

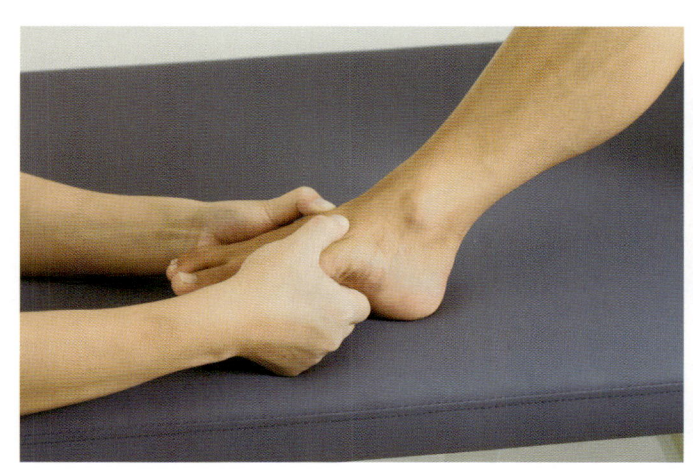

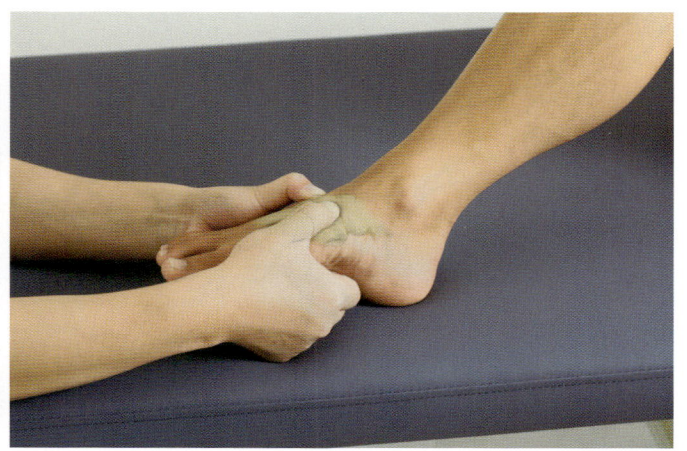

❼ 中間楔状骨を固定して，内側楔状骨を他動的に足底に動かして動きを確認する．

▶ クリニカルビューポイント

1. 中間楔状骨は3楔状骨中最小で，足底面に向かって楔形をなす．
2. 中間楔状骨と第2中足骨の裂隙は，内側楔状骨と第1中足骨の裂隙よりも約8mm後ろ，かつ外側楔状骨と第3中足骨の裂隙よりも約4mm後ろにある．
3. 中間楔状骨は，舟状骨，内側楔状骨，外側楔状骨，第2中足骨と関節を形成する．

外側楔状骨 lateral cuneiform

▶ 触診方法

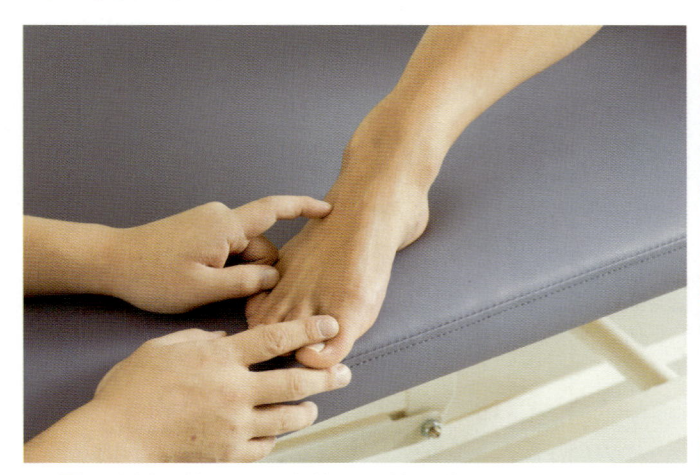

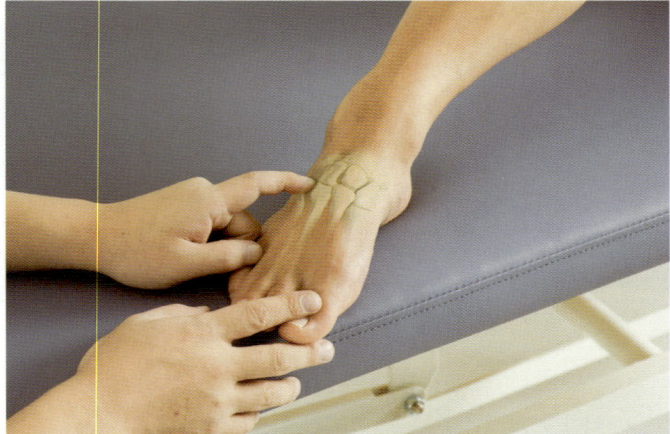

① 外側楔状骨は，舟状骨と第3中足骨との間にある．第3中足骨を近位にたどり，第3中足骨と外側楔状骨との足根中足関節の関節裂隙を触れる．

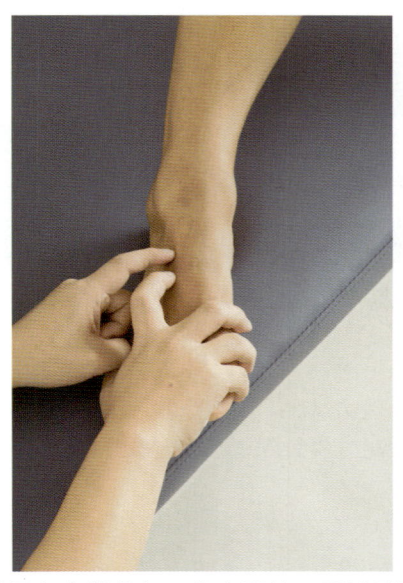

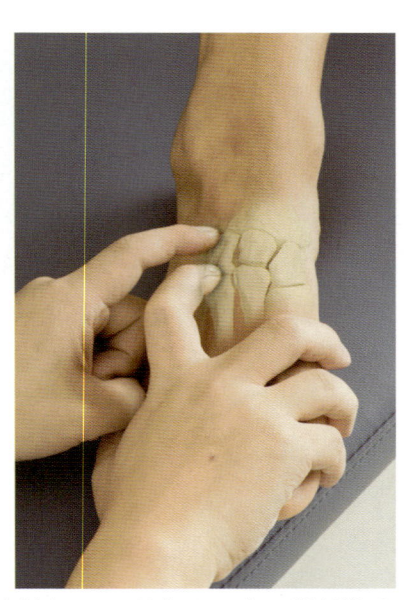

② さらに外側楔状骨と舟状骨との楔舟関節の関節裂隙を触れる．写真は，右示指が第3足根中足関節，左示指が楔舟関節を示し，その間が外側楔状骨である．

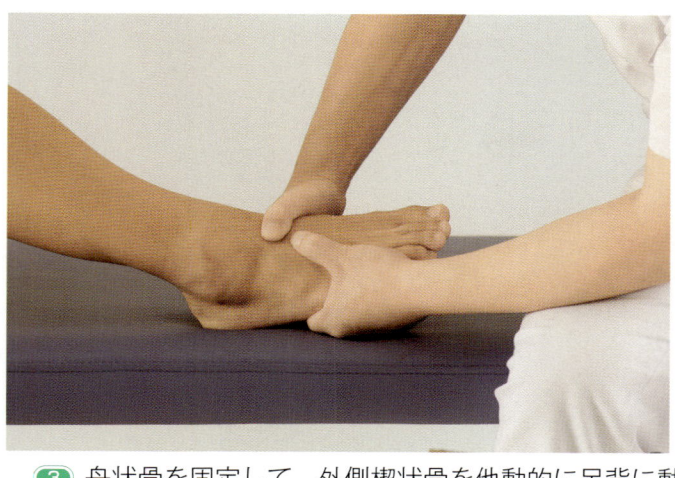

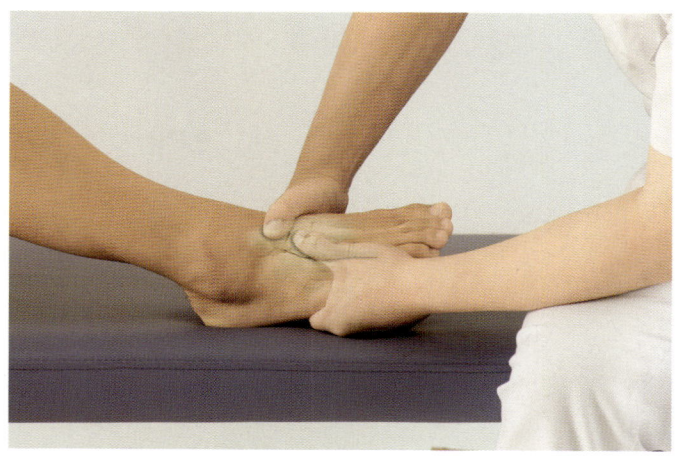

③ 舟状骨を固定して，外側楔状骨を他動的に足背に動かして動きを確認する．

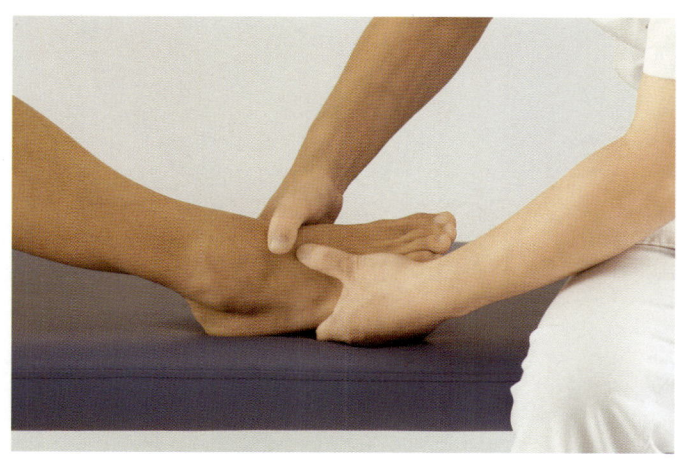

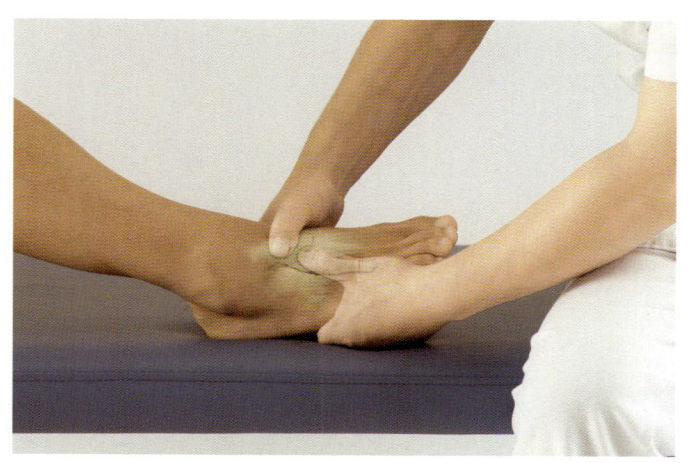

④ 舟状骨を固定して，外側楔状骨を他動的に足底に動かして動きを確認する．

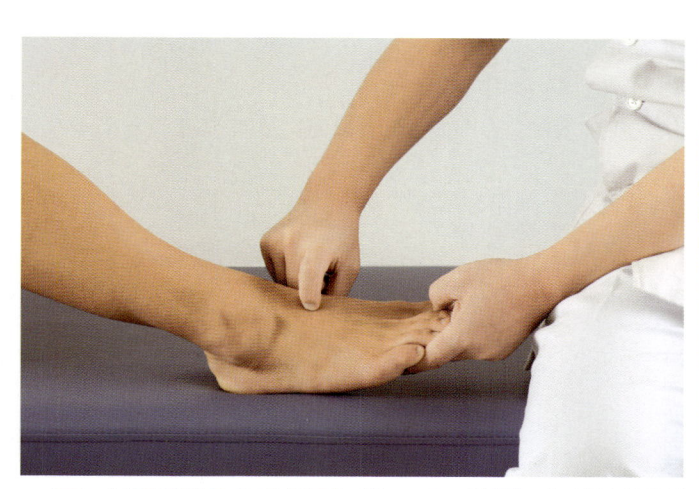

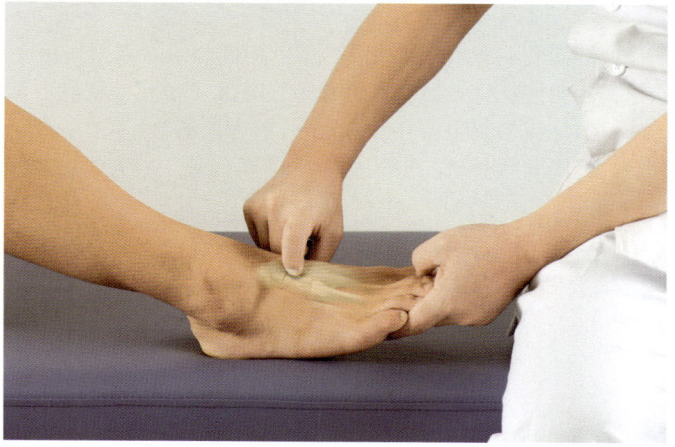

⑤ 中間楔状骨の背側面に沿って，外側にたどり外側楔状骨を触れ，楔間関節の関節裂隙を触れる．

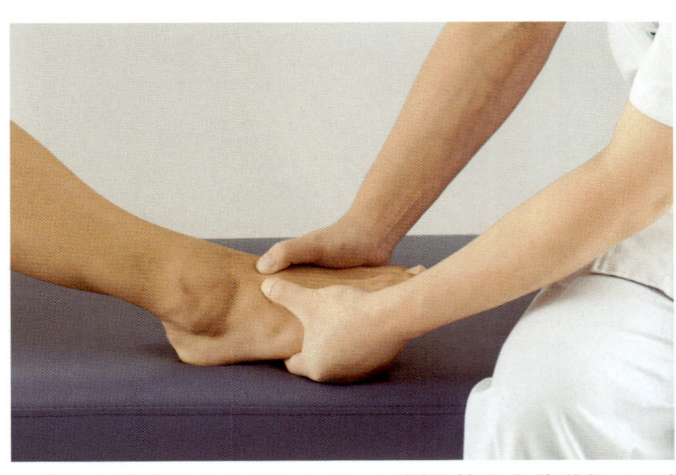

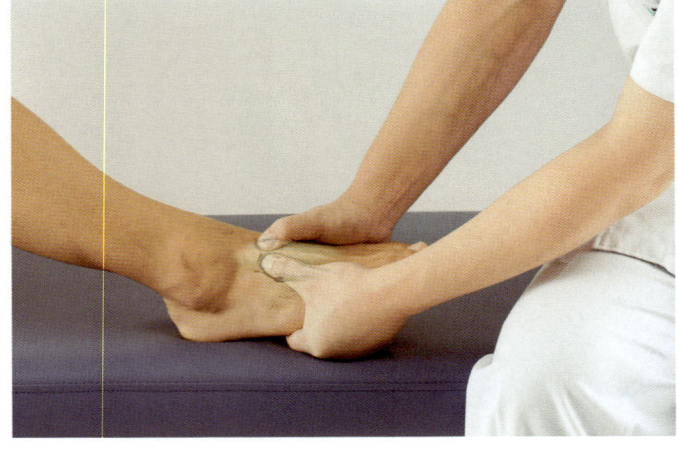

❻ 中間楔状骨を固定して，外側楔状骨を他動的に足背に動かして動きを確認する．

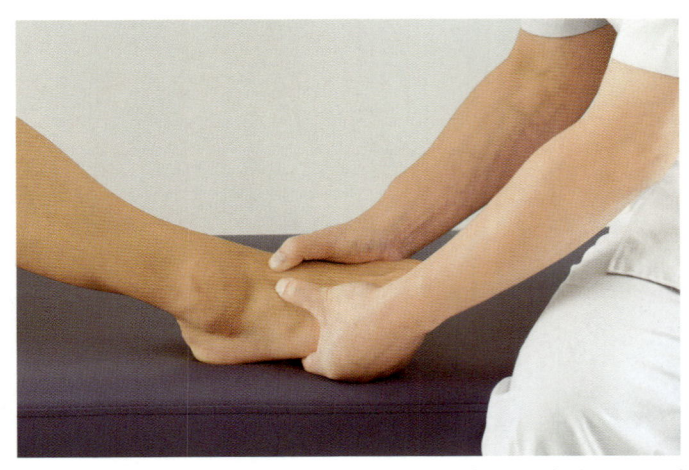

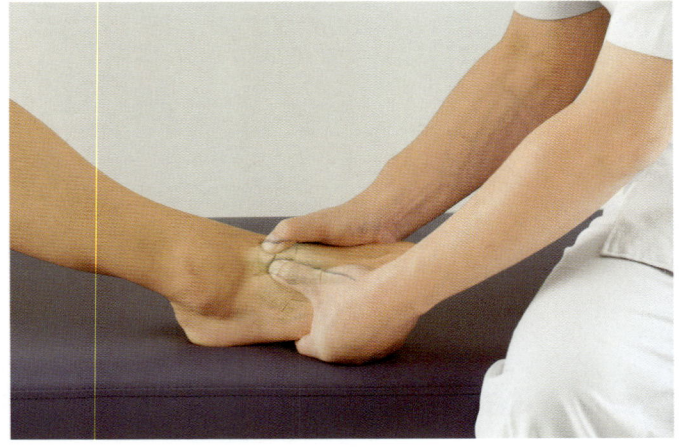

❼ 中間楔状骨を固定して，外側楔状骨を他動的に足底に動かして動きを確認する．

▶ クリニカルビューポイント

1. 外側楔状骨は3楔状骨の中で中間の大きさで，足底面に向かってやや楔形をなす．
2. 外側楔状骨と第3中足骨の裂隙は，中間楔状骨と第2中足骨の裂隙よりも約4mm前方，かつ立方骨と第4中足骨の裂隙よりも約2mm前方にある．
3. 外側楔状骨は，舟状骨，中間楔状骨，立方骨，第2・3・4中足骨と関節を形成する．

立方骨 cuboid

▶ 触診方法

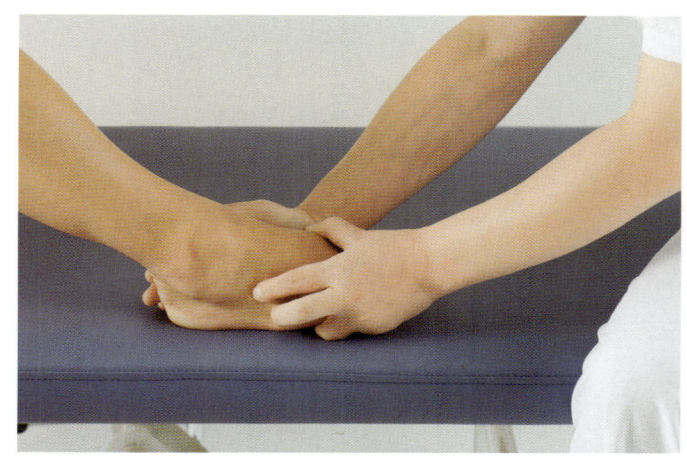

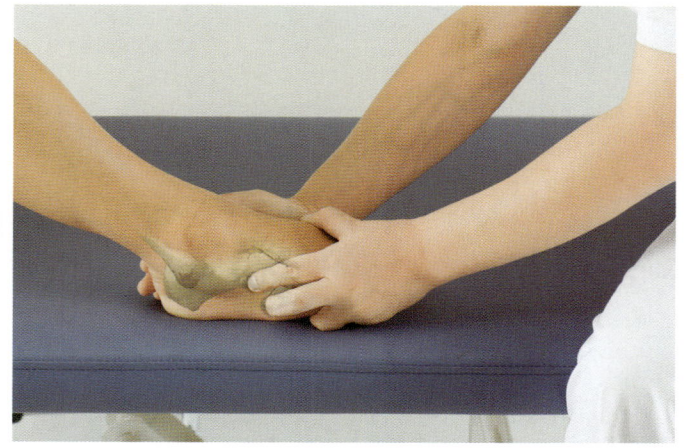

① 腓骨前縁の直下で踵骨を触れ，足部を内がえしにすると踵骨の前外側縁の突出まで確認でき，この踵骨の突出部前方（第5中足骨粗面と外果を結ぶ線上で，中足骨粗面近位1横指のところ）に踵立方関節 calcaneocuboid joint の関節裂隙を触れる．写真は左示指で関節裂隙を触れている．

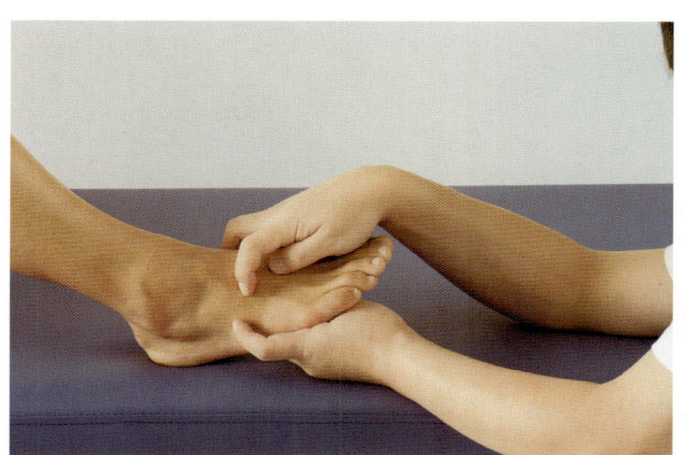

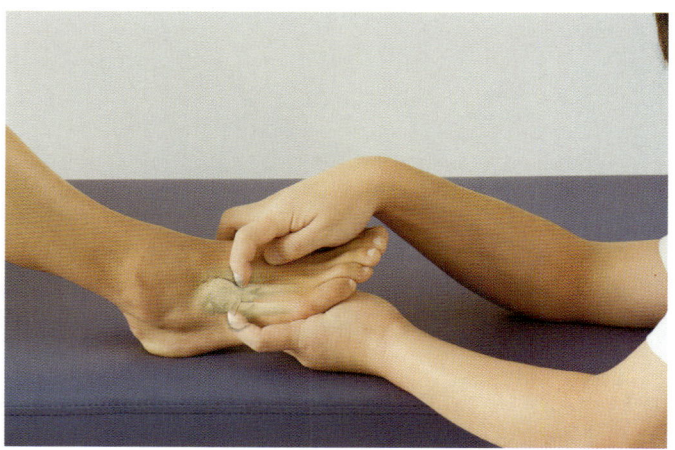

② 第4・5中足骨底を触れ，足根中足関節の関節裂隙を触れる．写真は，左示指が第5足根中足関節の関節裂隙，右示指が第4足根中足関節の関節裂隙を触れている．

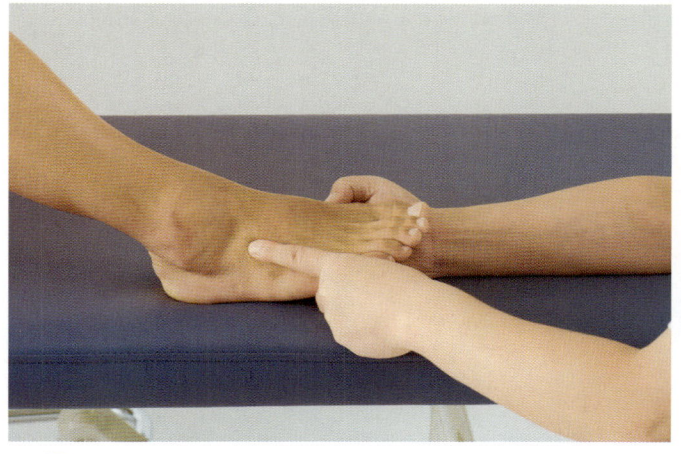

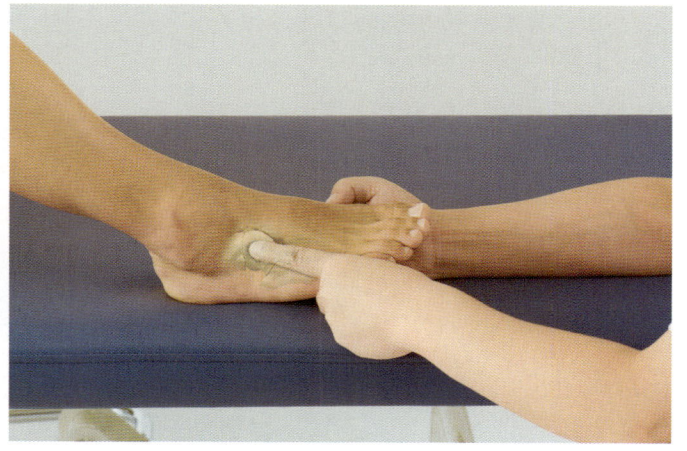

③ 関節裂隙からさらに近位にたどり，立方骨背側面を触れる．

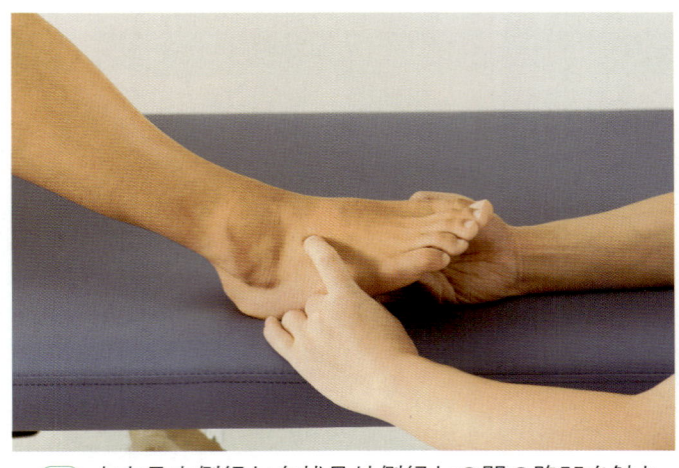

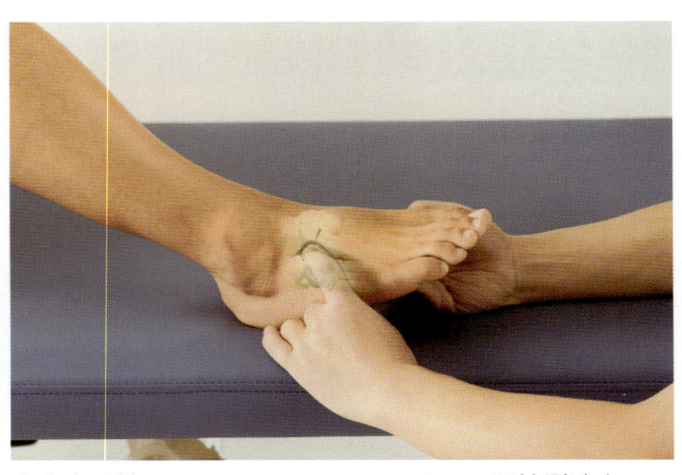

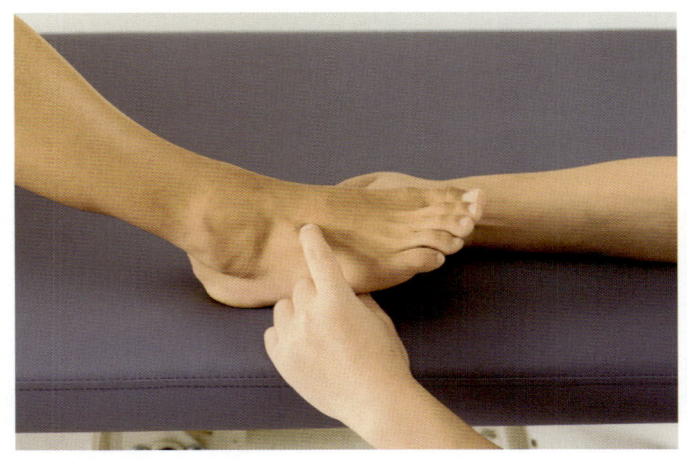

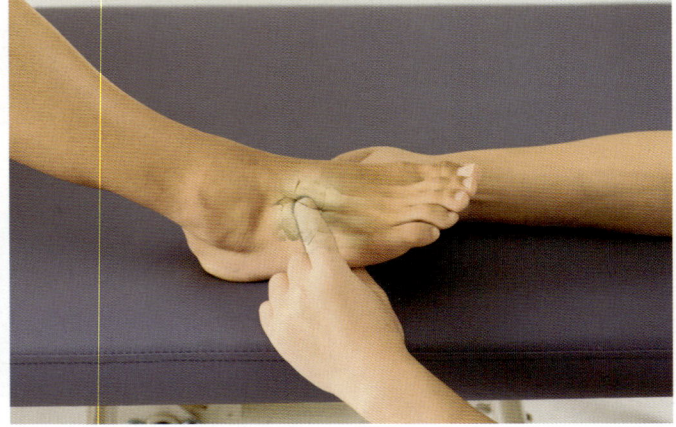

❹ 立方骨内側縁と舟状骨外側縁との間の陥凹を触れ，立方舟関節 cuboideonavicular joint の関節裂隙を触れる．

❺ 立方骨と外側楔状骨との楔立方関節 cuneocuboid joint の関節裂隙を触れる．

▶ クリニカルビューポイント

1. 立方骨は，近位では踵骨と，内側では舟状骨・外側楔状骨と，遠位では第4中足骨・第5中足骨と関節を形成する．
2. 踵骨前背側面から立方骨内側に踵立方靱帯が付き，踵骨前背側面から舟状骨外側に踵舟靱帯が付く．2つを合わせて二分靱帯という．
3. 足関節内反捻挫受傷時に，立方舟関節において立方骨が足背外側へ変位することがある．その際には，舟状骨と外側楔状骨に対して立方骨を足底内側に戻す関節モビライゼーションが有効となる（骨・関節のp.227，筋のp.498参照）．

距腿関節 ankle joint

▶ 概要

関節分類：らせん関節.
凹凸形状：背屈・底屈では，脛骨・腓骨：凹，距骨：凸．外転・内転では，脛骨・腓骨：凸，距骨：凹．
関節運動：

背屈：　　　　　　　　　　　　　　　　底屈：

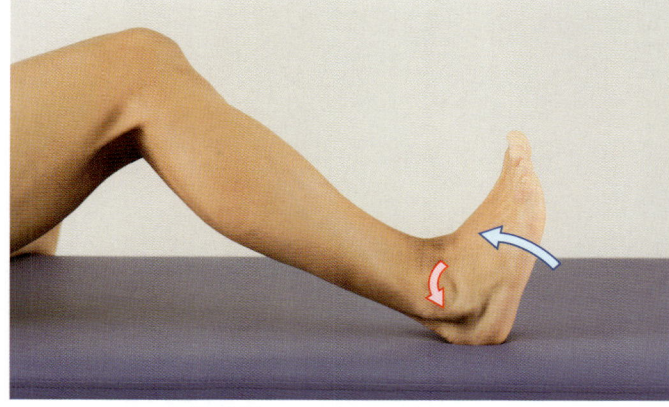

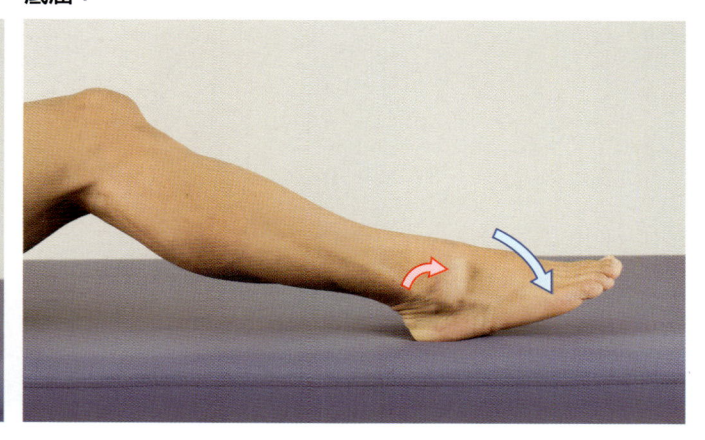

安静肢位：10°底屈，内外反中間位．
しまりの肢位：完全背屈位．
関節包パターン：底屈がいくらか背屈よりも制限．

▶ 触診方法

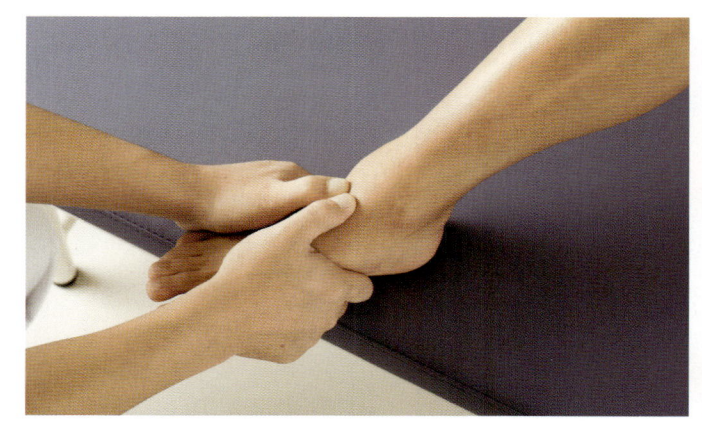

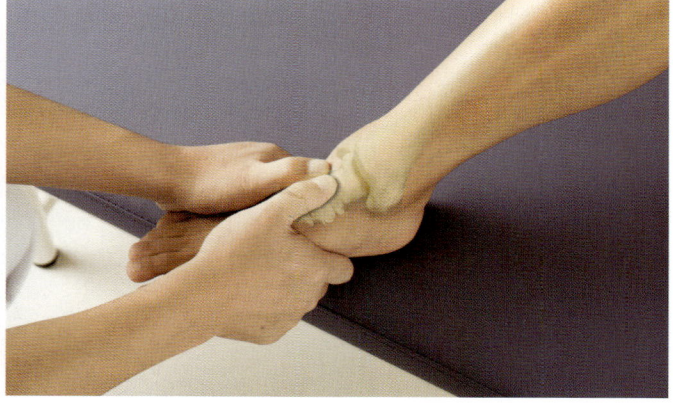

① 底屈時に，脛骨の下端前縁の下に出てくる距骨滑車の上関節面を触れる．

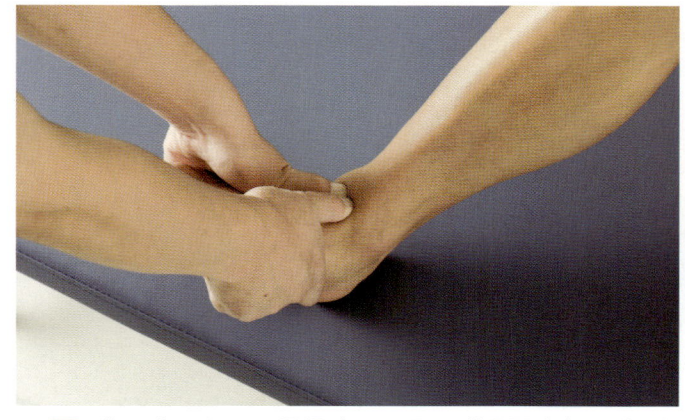

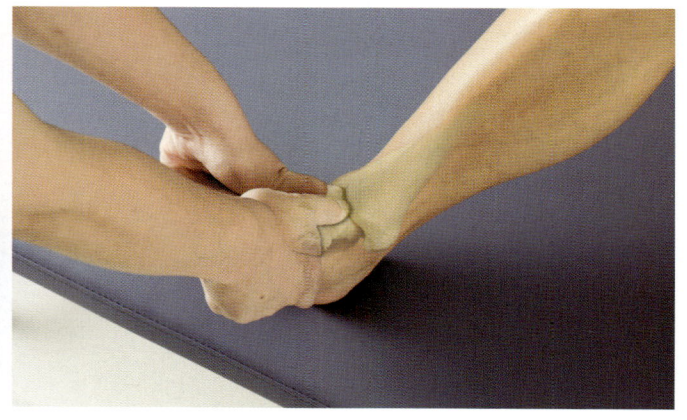

② 背屈すると，距骨滑車は脛骨・腓骨間を押し広げながら滑り込む．

▶ クリニカルビューポイント

背屈には，わずかな外転と外がえしを伴い，底屈には，わずかな内転と内がえしを伴う．

距骨下関節 subtalar joint/talocalcaneal joint

▶ 概要

関節分類：平面関節.
凹凸形状：距骨：後関節面－凹，前・中関節面－凸．踵骨：後関節面－凸，前・中関節面－凹．
関節運動：

外反：　　　　　　　　　　　　内反：

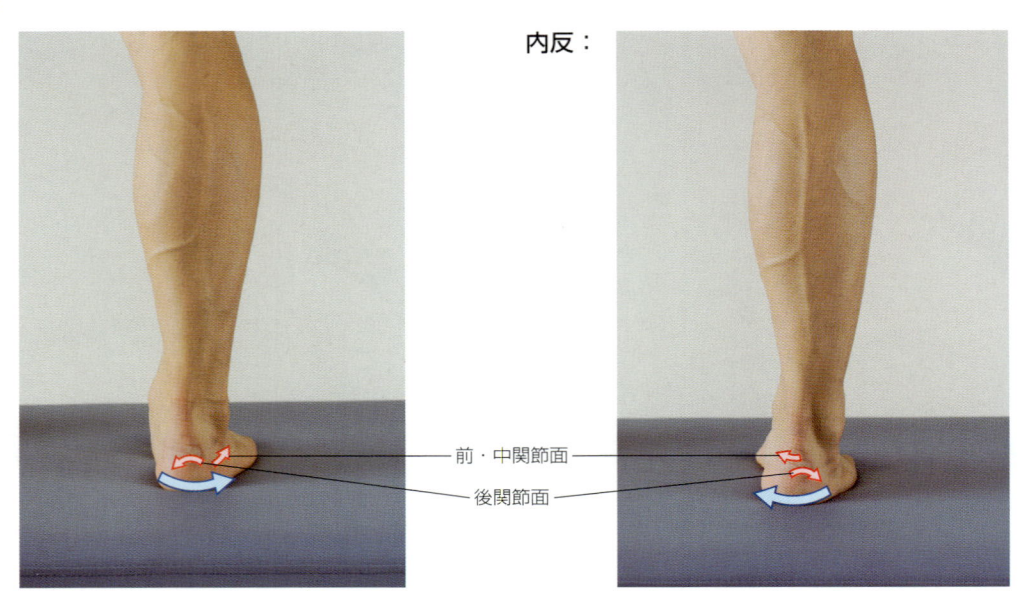

　　　　　　　　　　前・中関節面
　　　　　　　　　　後関節面

外転：

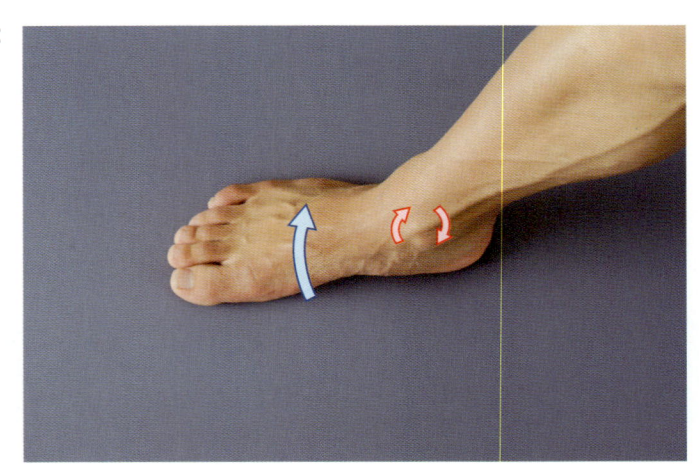

内転：

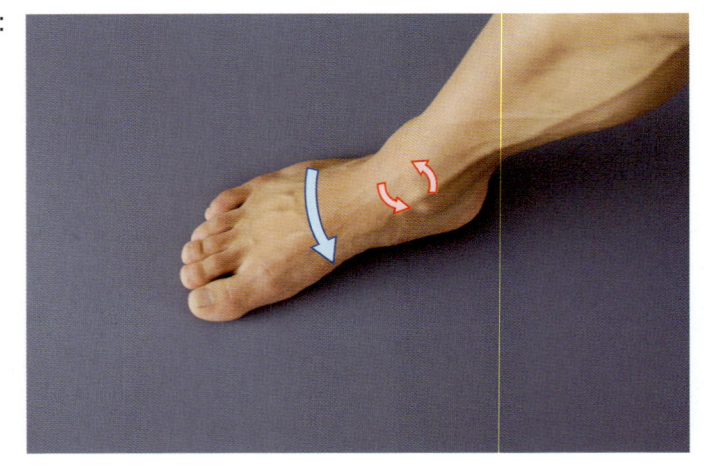

組み合わせとしての回内
（外反・外転）：

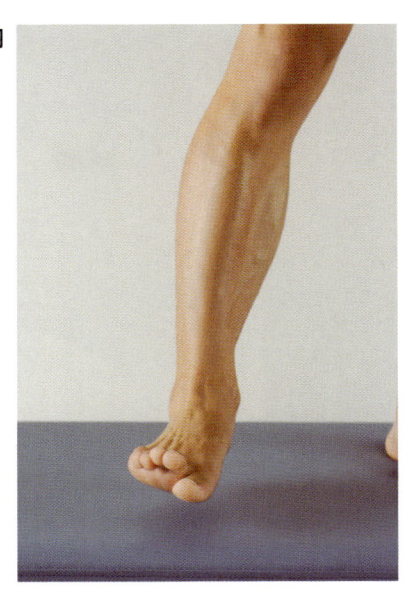

組み合わせとしての回外
（内反・内転）：

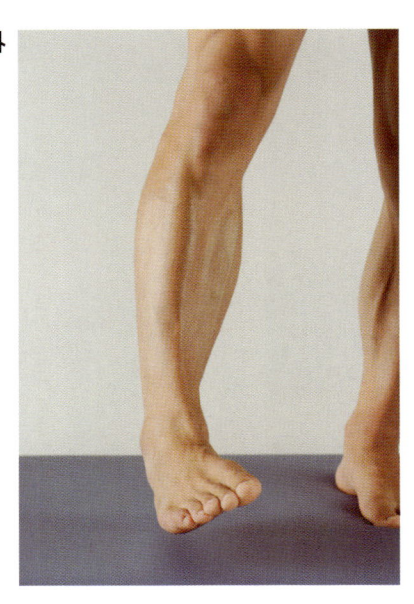

安静肢位：底背屈中間位での内外反中間位.
しまりの肢位：内反位.
関節包パターン：内反が外反より制限.

触診方法

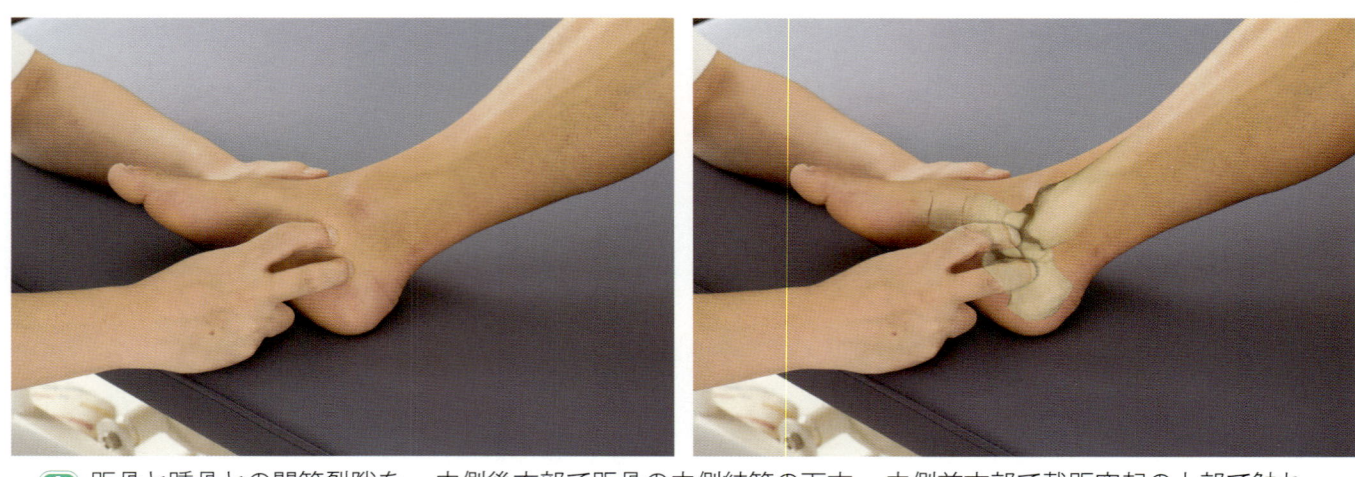

① 距骨と踵骨との関節裂隙を，内側後方部で距骨の内側結節の下方，内側前方部で載距突起の上部で触れる．

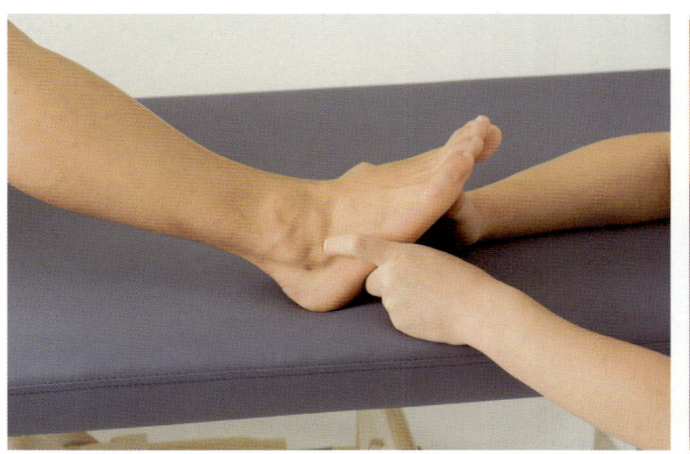

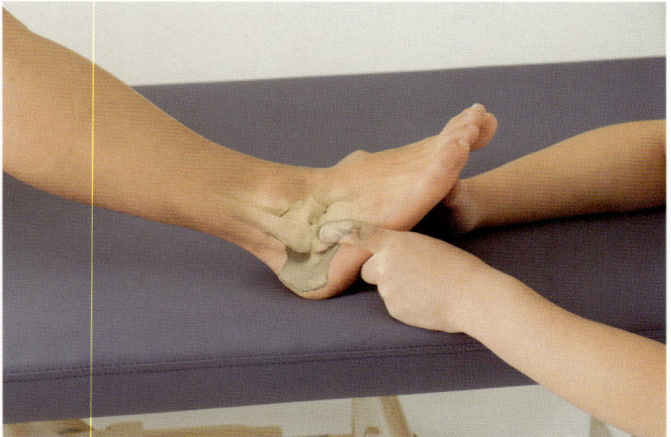

② さらに，腓骨筋滑車の上方で触れる．

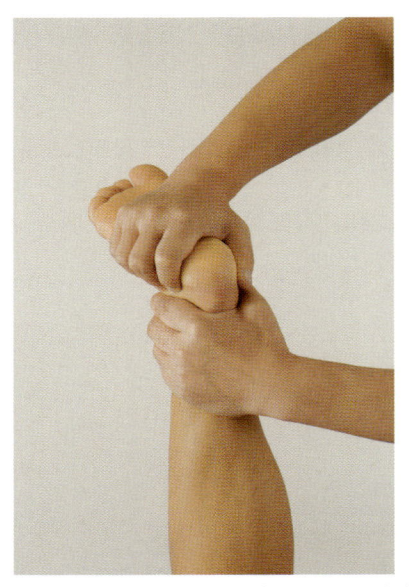

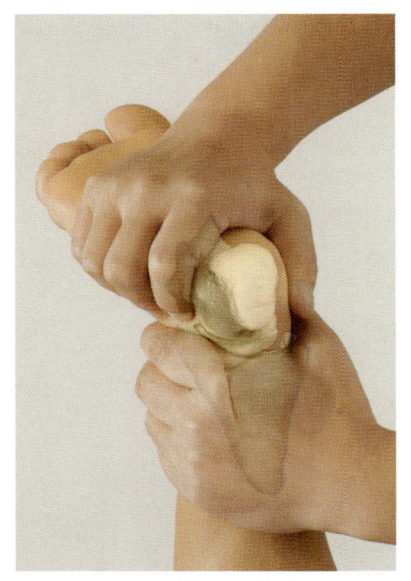

③ 内果と外果の直下で距骨を固定し，踵骨の外反を行わせ，距骨下関節の動きを確認する．

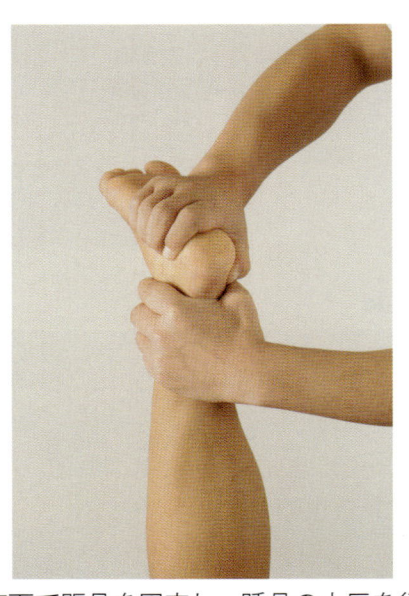

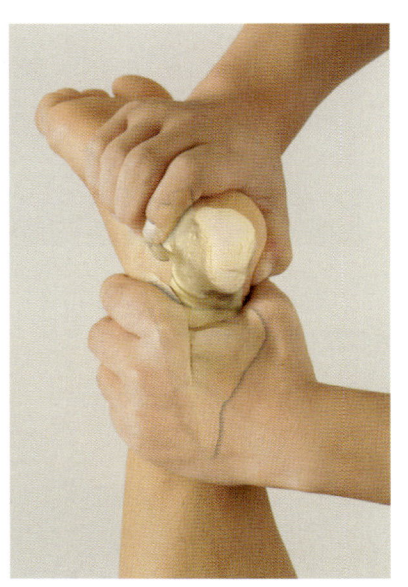

④ 内果と外果の直下で距骨を固定し，踵骨の内反を行わせ，距骨下関節の動きを確認する．

▶ クリニカルビューポイント

1. 実際の足部の動きに距腿関節の動きが加わると，回内＋底屈あるいは回内＋背屈，回外＋背屈あるいは回外＋底屈の複合運動を生じる．
2. 立脚初期には距骨下関節は回外位から回内位になり，踵骨は外反する．立脚後期では，距骨下関節は回内位から回外位になり，踵骨は内反する．
3. 閉鎖運動連鎖での足部の回内は，固定された踵・足複合体上に対して，距骨下関節における距骨の内側底側への回旋を生じ，付随して脛骨は内旋する．回外では，距骨は外側背側へ回旋し，付随して脛骨は外旋する．
4. 歩行時には，アキレス腱は立脚初期に内側に，立脚後期に外側に移動する．距骨下関節の回内・回外の動きが過剰なほど，アキレス腱は内側・外側へとむち打ち作用を生じてしまう．過度な回内が生じると，過度に腱が引き伸ばされ，腱の血流が乏しい部分にストレスが集中し，腱の機械的摩耗あるいは断裂のリスクが生じる（下巻の512頁参照）．

横足根関節 transverse tarsal joint（ショパール関節 Chopart's joint）

▶ 概要

関節分類：距踵舟関節 talocalcaneonavicular joint：楕円関節．踵立方関節 calcaneocuboid joint：不完全な鞍関節．

凹凸形状：距舟関節は，距骨：凸，舟状骨：凹．踵立方関節は，背屈・底屈では，踵骨：凹，立方骨：凸．回内・回外では，踵骨：凸，立方骨：凹．

関節運動：

外反：　　　　　　　　　　　　　　　内反：

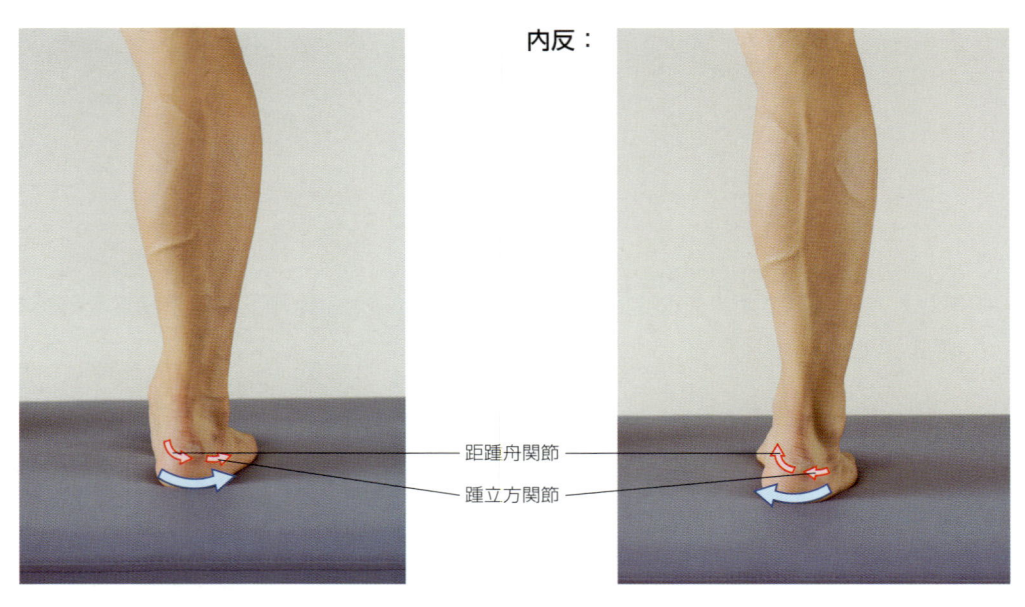

距踵舟関節
踵立方関節

外転： 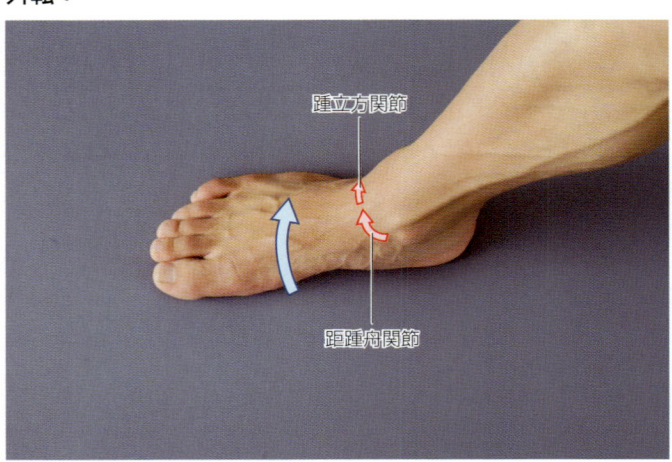　　　　　　　　　　　　　　　内転：

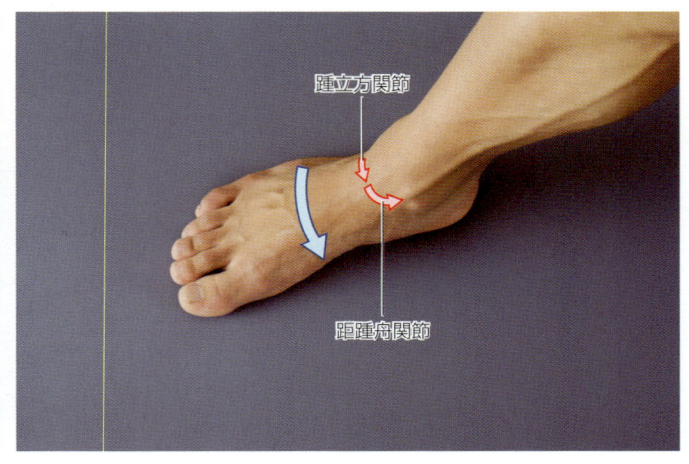

踵立方関節
距踵舟関節

背屈： 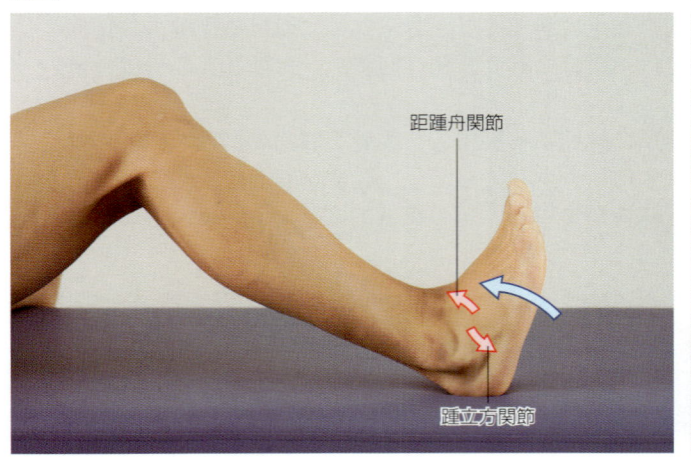　　　　　　　　　　　　　　　底屈：

距踵舟関節
踵立方関節

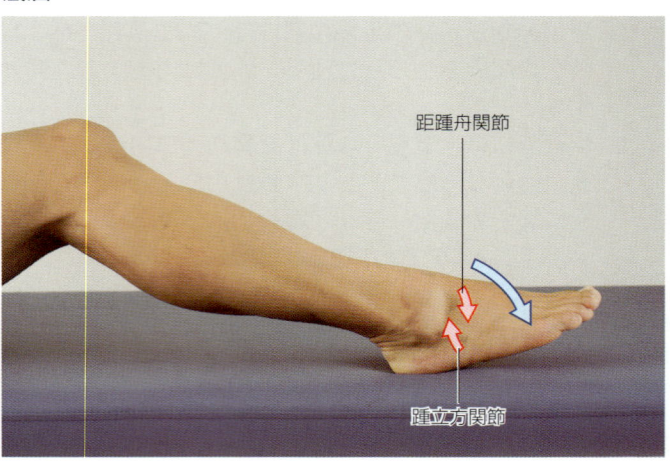

全体の組み合わせとしての
回内（外反・外転・背屈）：

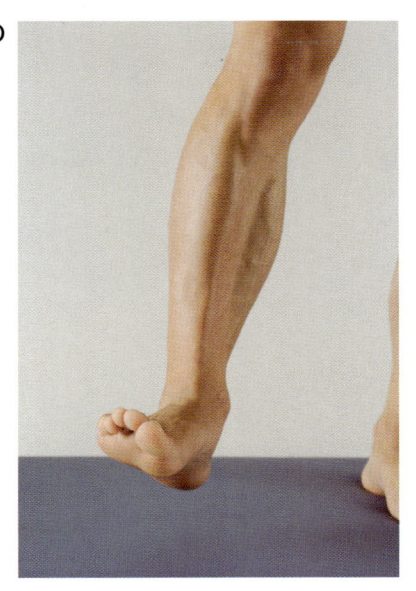

全体の組み合わせとしての
回外（内反・内転・底屈）：

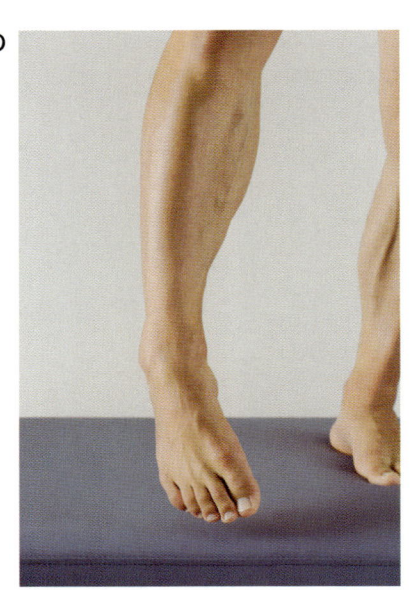

安静肢位：回内外中間位．
しまりの肢位：縦アーチを減少させる回外位．
関節包パターン：回内（あるいは背屈と底屈と内転と内旋）で制限．

▶ 触診方法

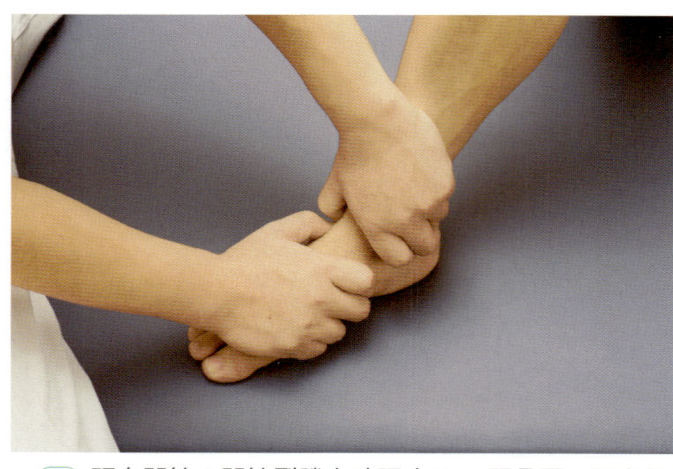

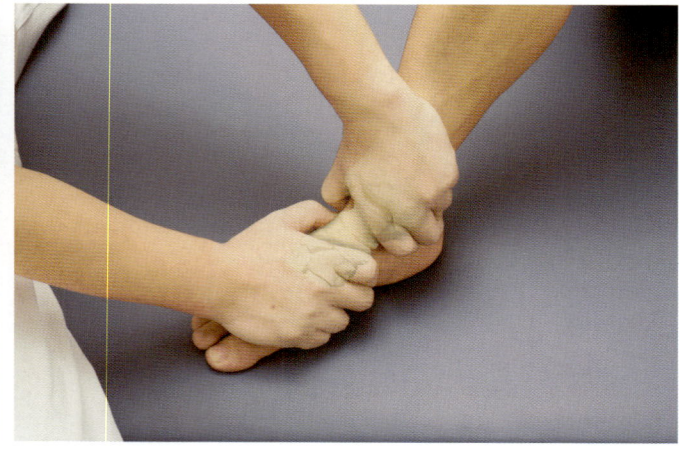

① 距舟関節の関節裂隙を確認する．距骨頸・頭を母指と示指で固定して，舟状骨を左右から把持し，他動的に弧を描くように，外後方に動かす．

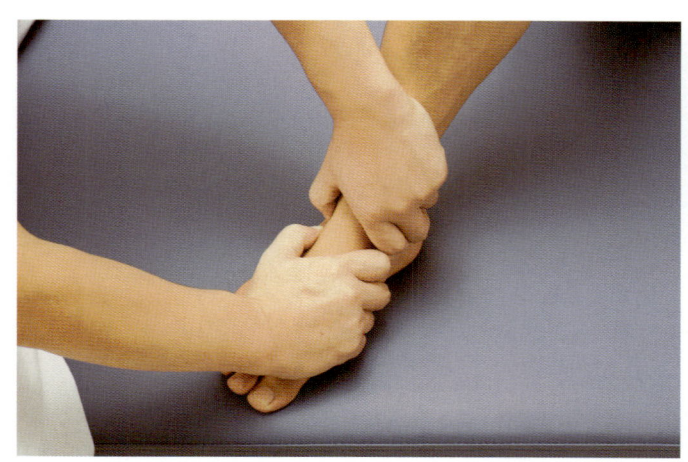

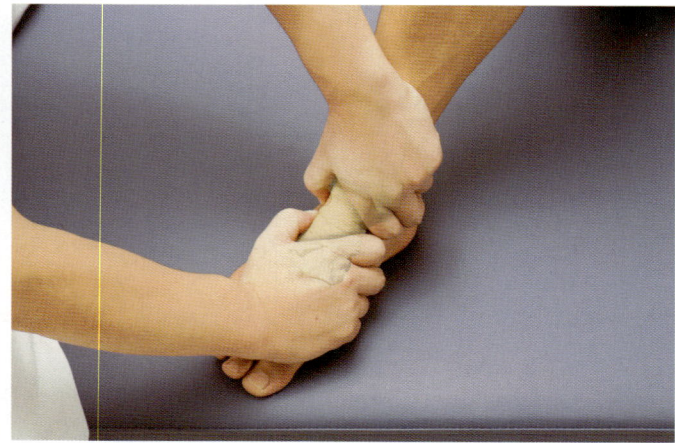

② 同様に内後方に動かす．

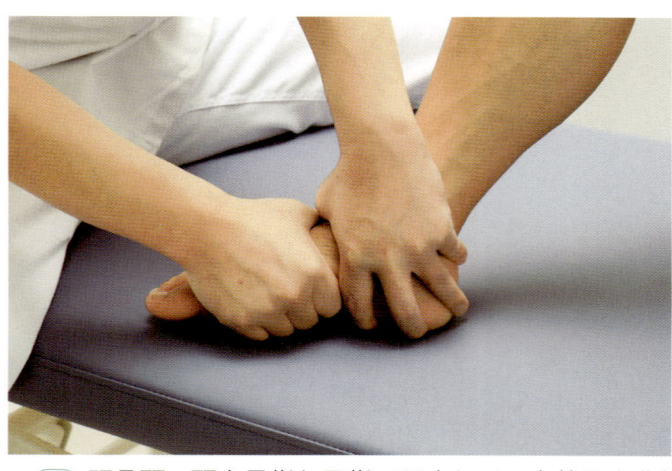

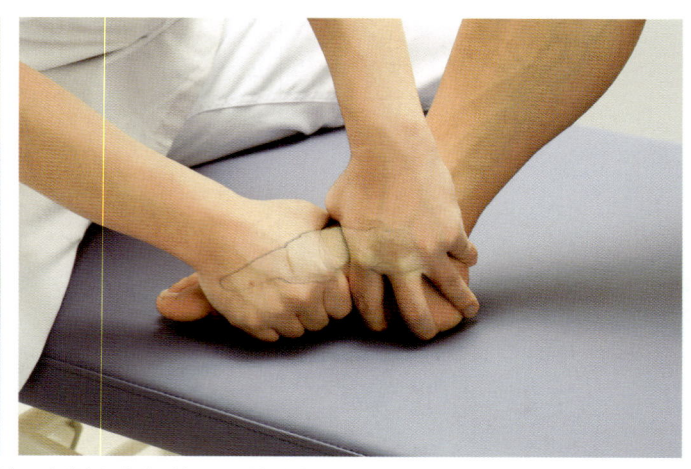

③ 距骨頸・頭を母指と示指で固定して，舟状骨を背側・底側から把持し，他動的に足背に動かす．

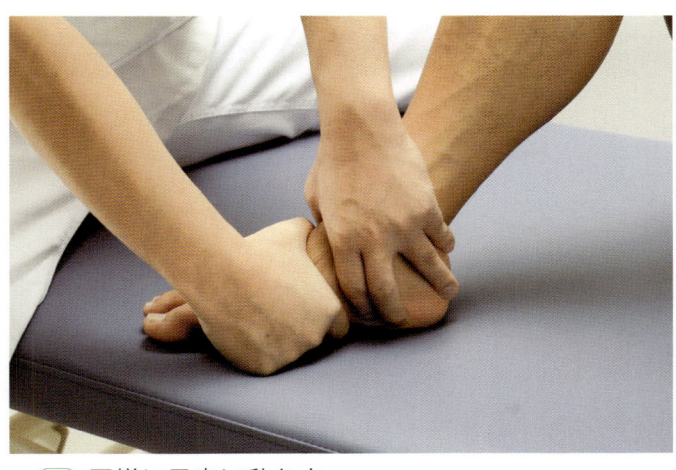

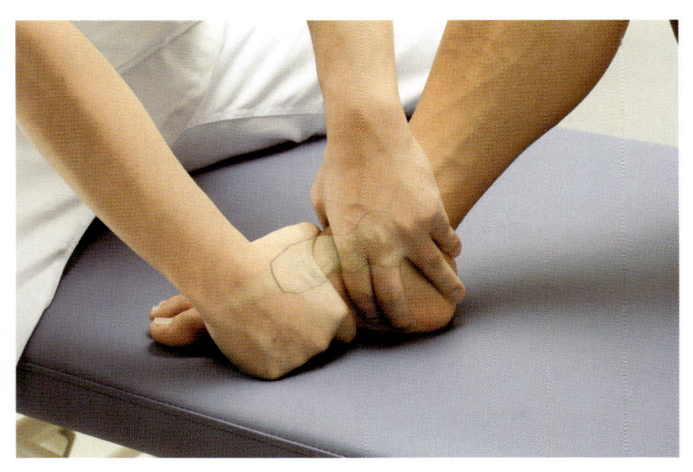

④ 同様に足底に動かす．

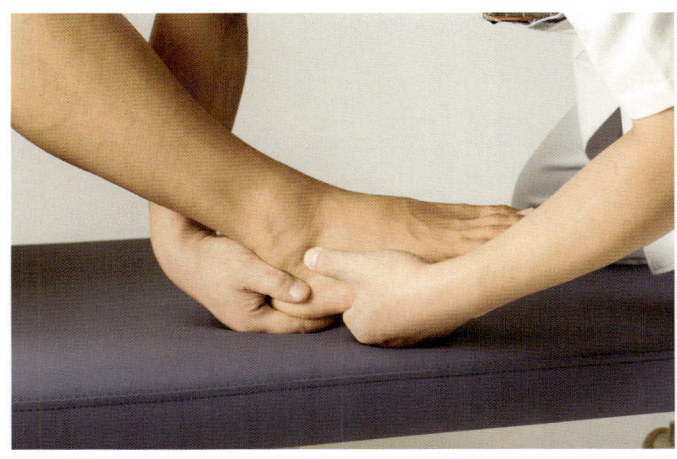

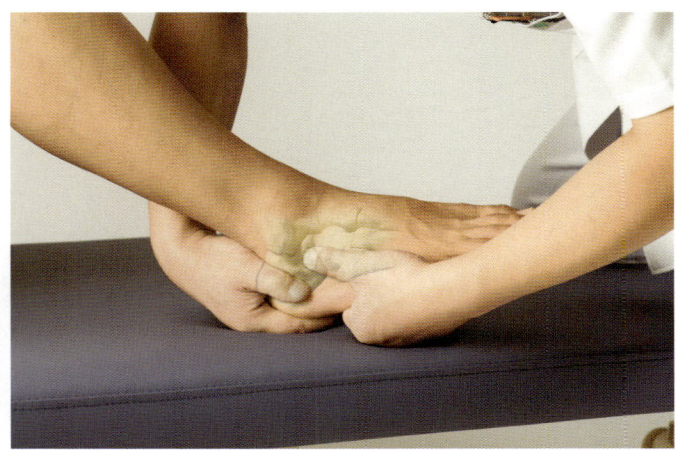

⑤ 踵立方関節の関節裂隙を確認する．踵骨前面を母指と示指で固定して，立方骨を背側・底側から把持し，他動的に足背に動かす．

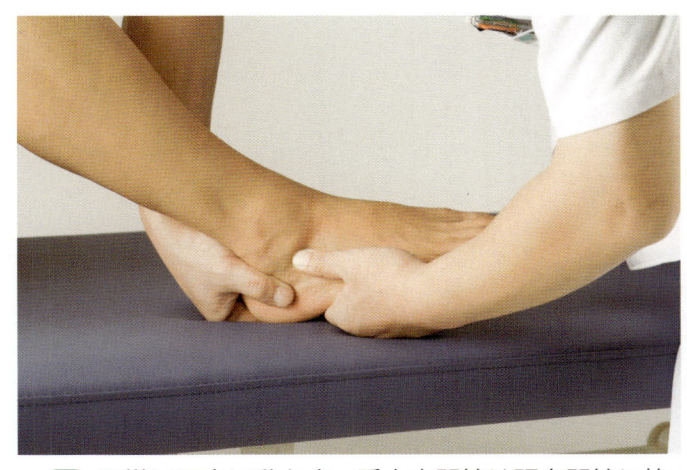

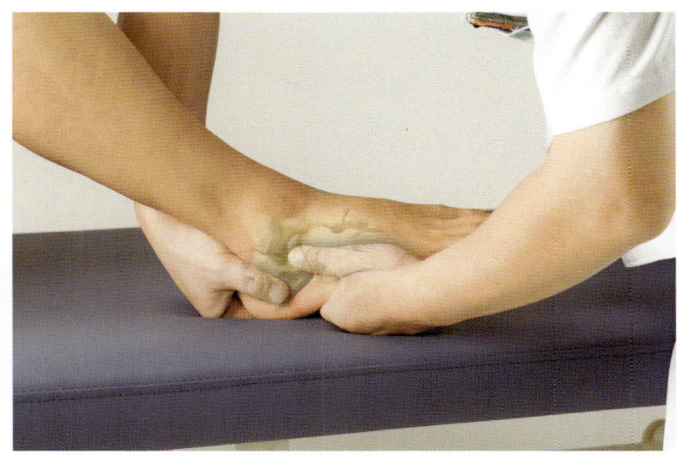

⑥ 同様に足底に動かす．踵立方関節は距舟関節に比べて可動性は少ない．

▶ クリニカルビューポイント

横足根関節では，荷重時に中足部の回内・回外によって足部を様々な地形に対応させる．ただし，横足根関節単独の動きは少なく，距骨下関節などと連動して機能する．

足根中足関節 tarsometatarsal joints（リスフラン関節 Lisfranc's joint）

▶ 概要

関節分類：平面関節.
凹凸形状：足根骨：凸，中足骨底：凹.
関節運動：
内反を伴う背屈：　　　　　　　　　　　　外反を伴う底屈：

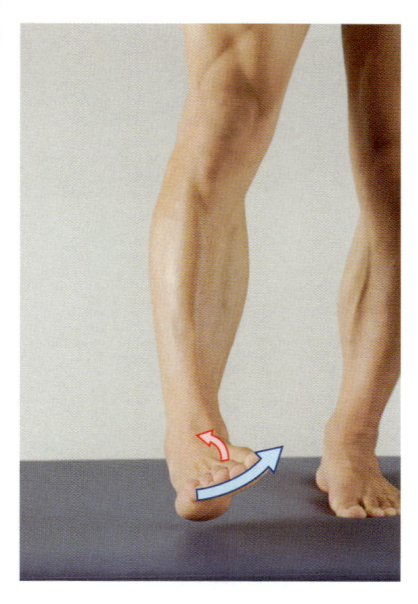

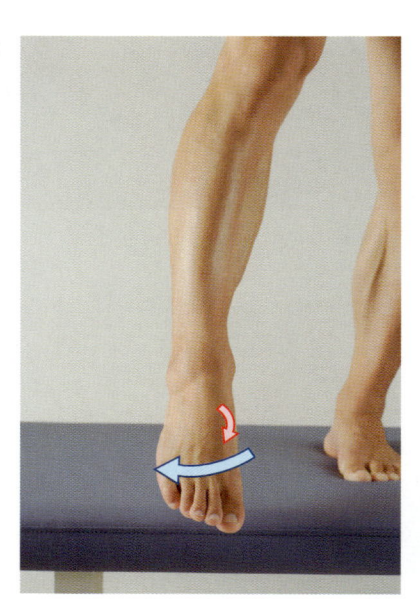

安静肢位：回内外中間位.
しまりの肢位：回外位.

▶ **触診方法**

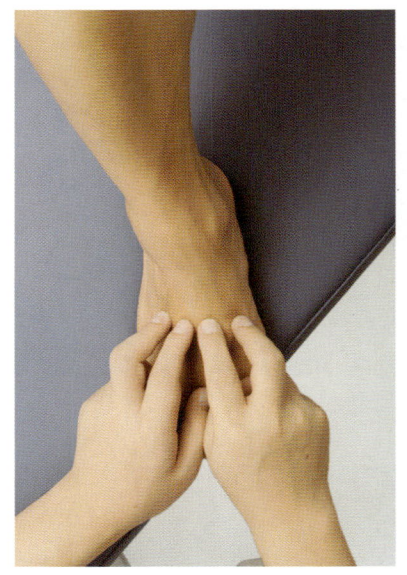

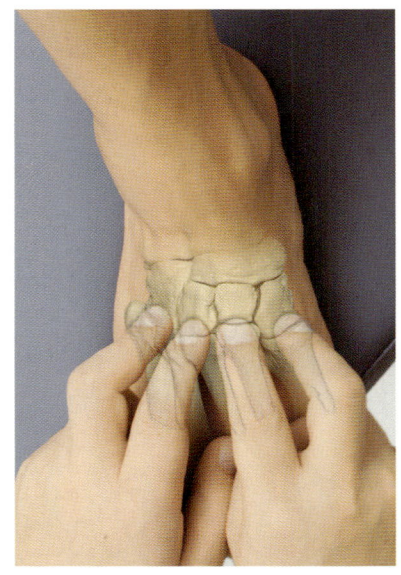

① 中足骨足背を遠位からたどり，関節裂隙を触れる．位置の目安としては，立方骨より外側楔状骨が約2mm前，外側楔状骨より中間楔状骨が約4mm後ろ，中間楔状骨より内側楔状骨が約8mm前に位置している．

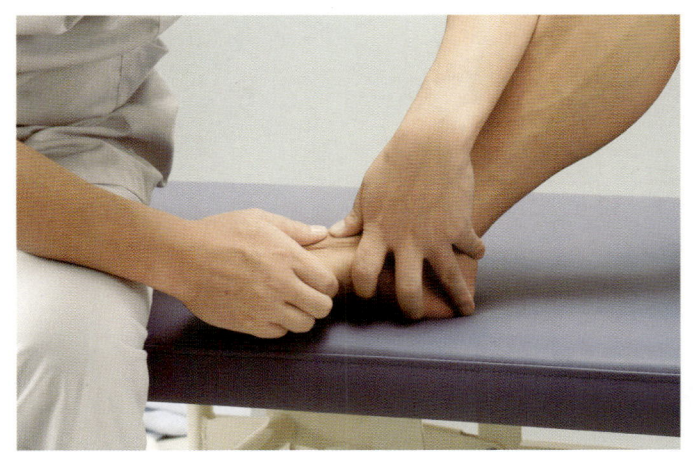

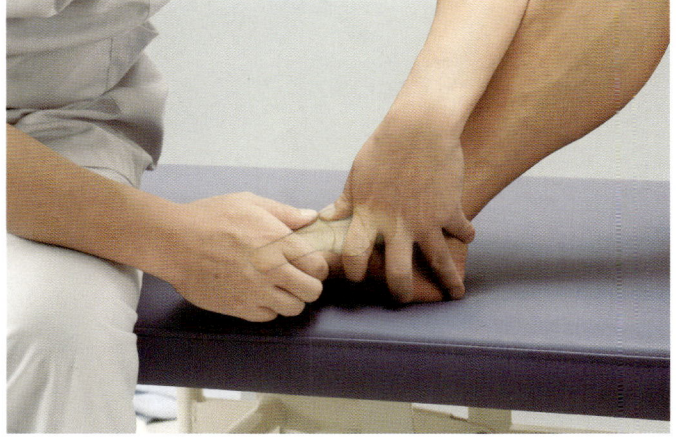

② 内側楔状骨を固定して，第1中足骨底を他動的に足背に動かす．

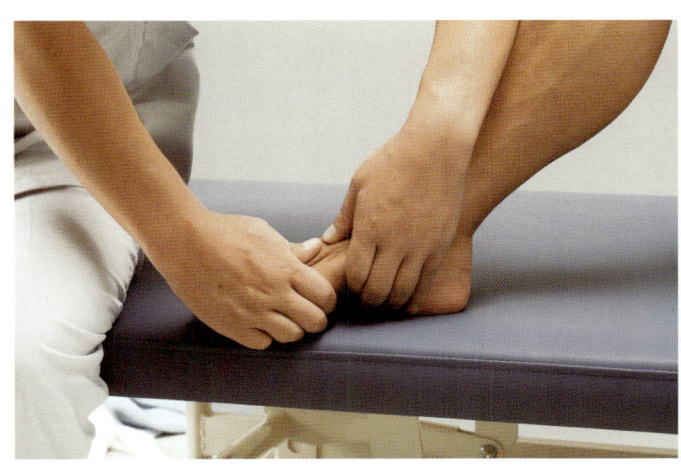

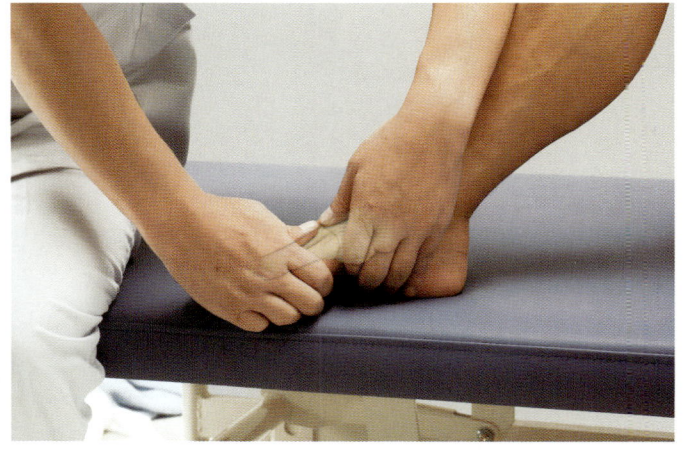

③ 内側楔状骨を固定して，第1中足骨底を他動的に足底に動かす．

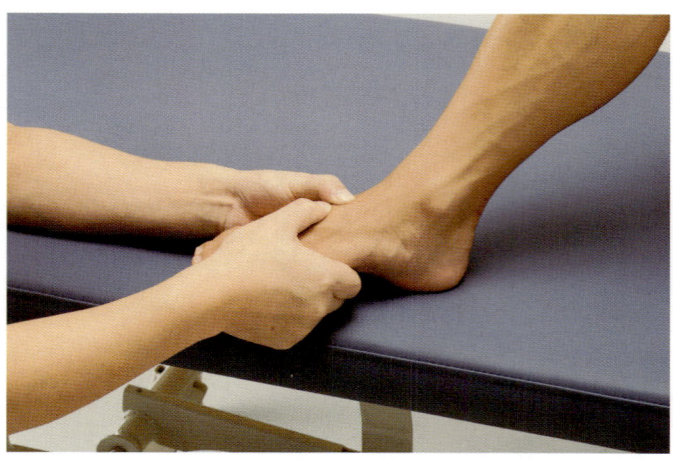

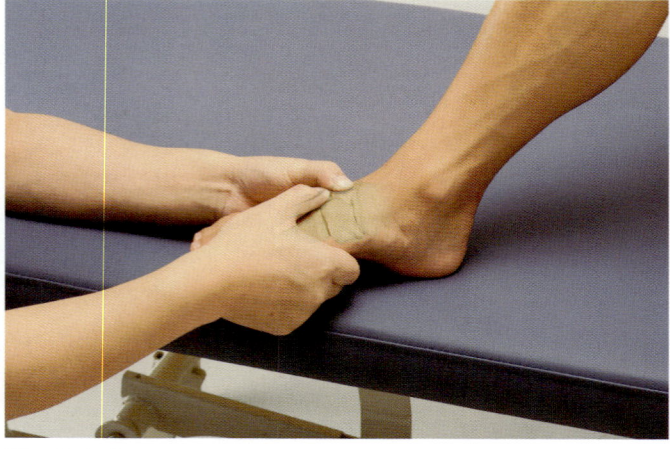

❹ 中間楔状骨を固定して，第2中足骨底を他動的に足背に動かす．

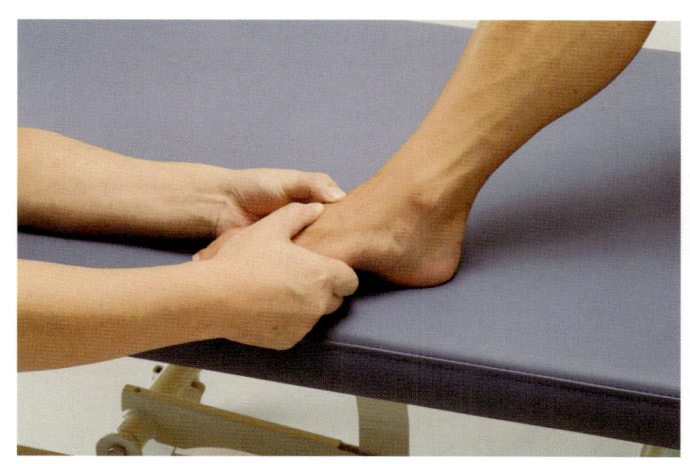

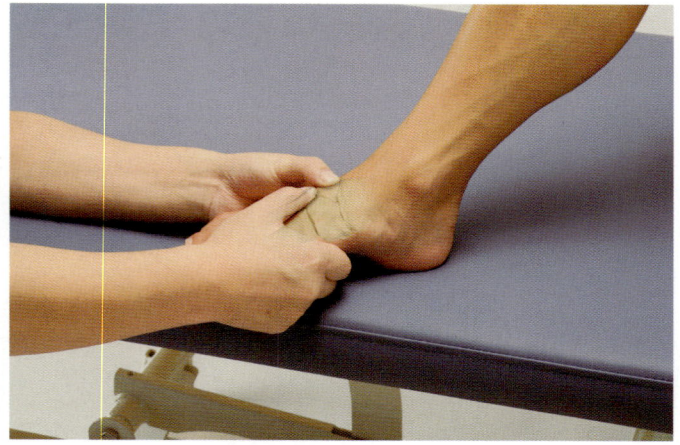

❺ 中間楔状骨を固定して，第2中足骨底を他動的に足底に動かす．中間楔状骨は外側楔状骨と内側楔状骨に挟まれているため，第2足根中足関節は最も動きが少ない．

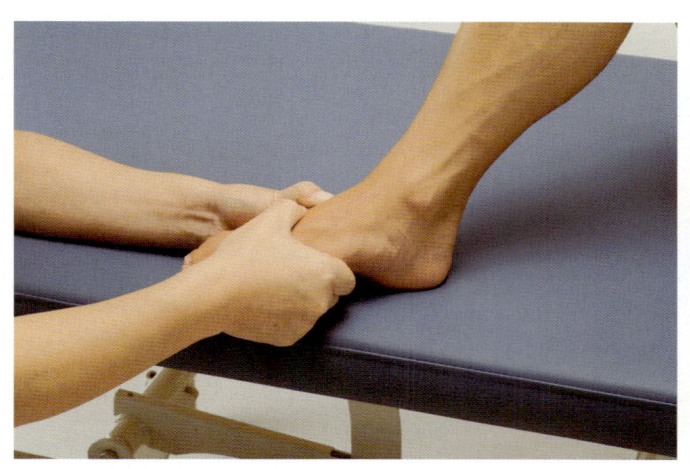

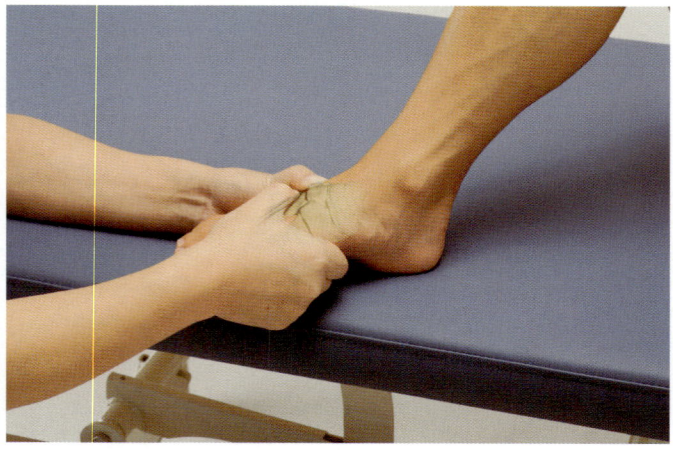

❻ 外側楔状骨を固定して，第3中足骨底を他動的に足背に動かす．

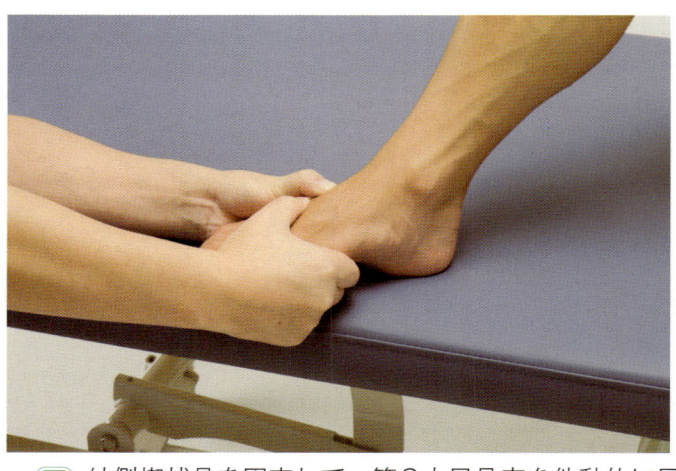

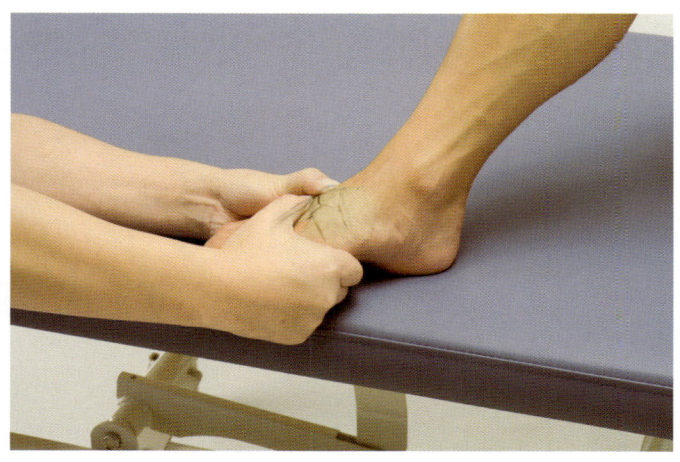

⑦ 外側楔状骨を固定して，第3中足骨底を他動的に足底に動かす．

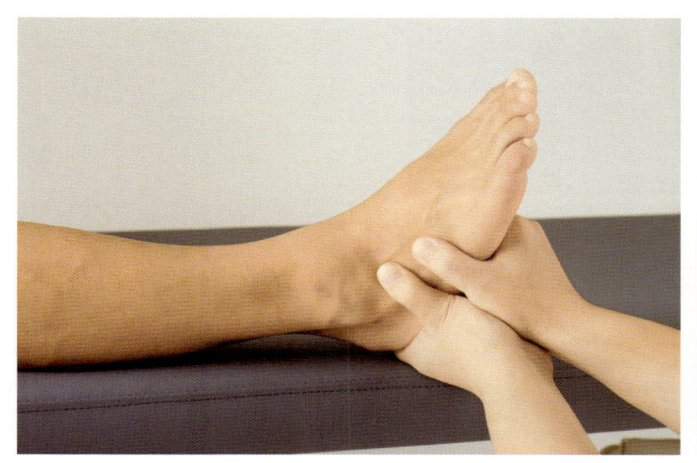

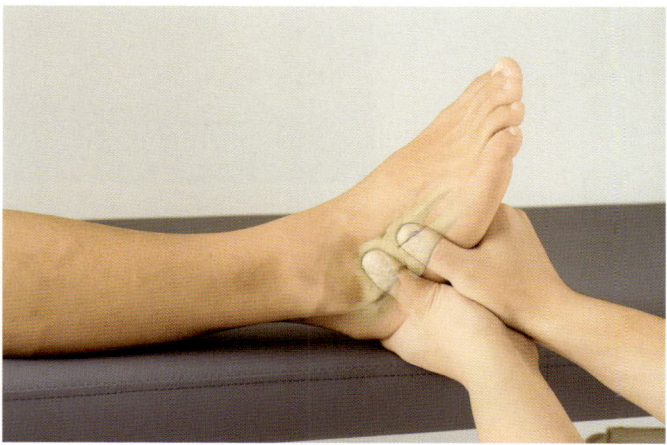

⑧ 立方骨を固定して，第4と5中足骨底を他動的に足背に動かす．

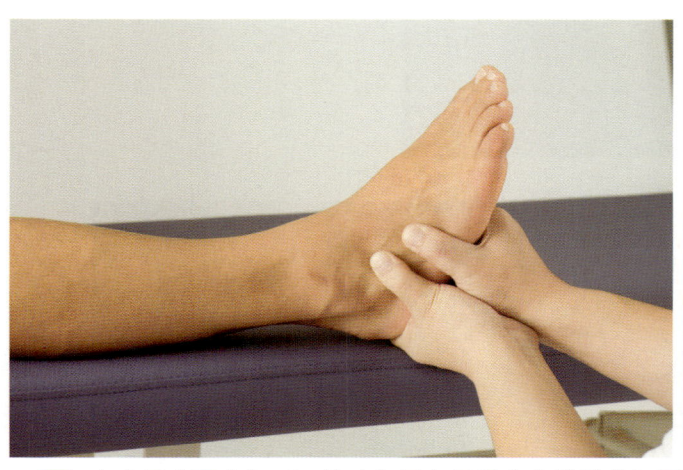

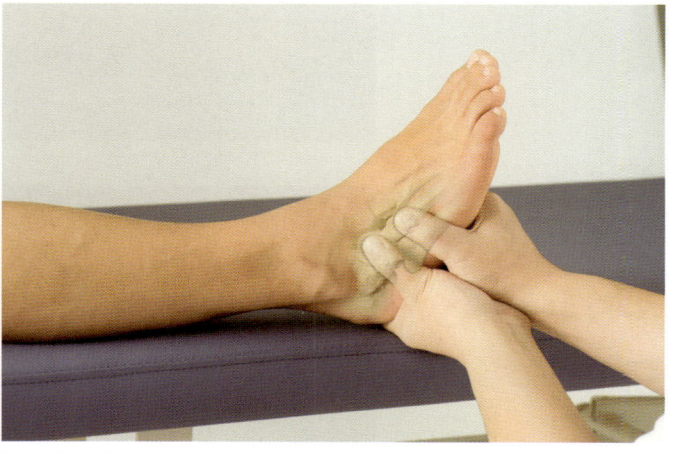

⑨ 立方骨を固定して，第4と5中足骨底を他動的に足底に動かす．

▶ クリニカルビューポイント

内側楔状骨と第1中足骨間のみ独立した関節であり，残りの4つの関節は関節包を共有する複関節である．

中足趾節関節 metatarsophalangeal joints

▶ 概要

関節分類：顆状関節．
凹凸形状：中足骨頭：凸，基節骨底：凹．
関節運動：
　屈曲：

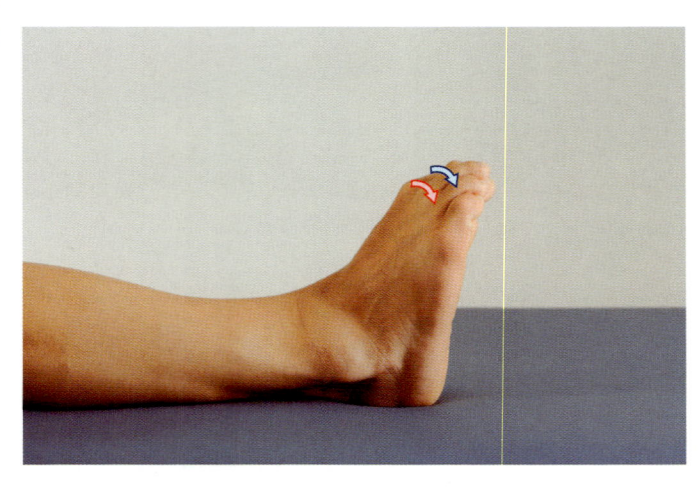

　伸展：

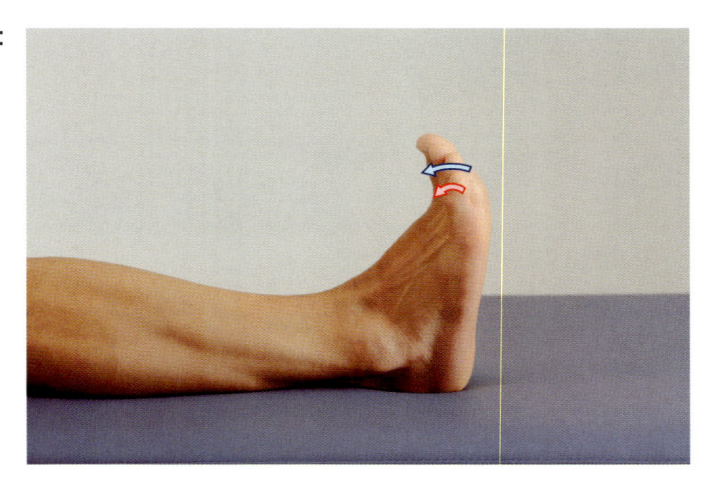

　外転： 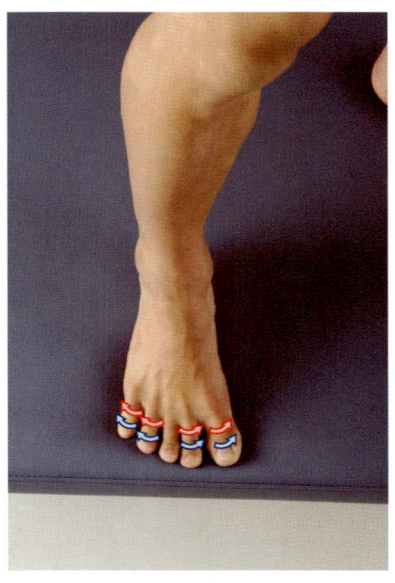　　　　　　　　　　　　　　内転：

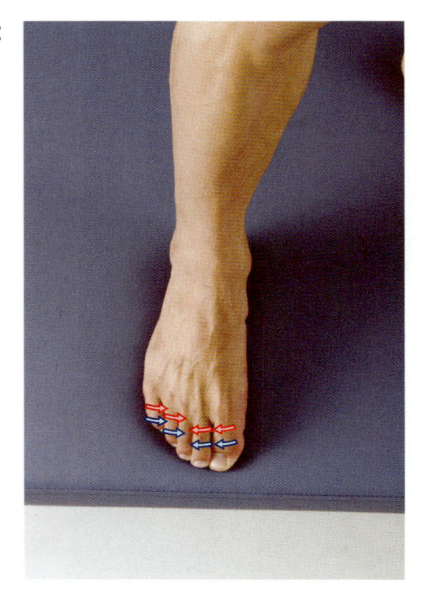

安静肢位：中足趾節関節10°伸展位．
しまりの肢位：完全伸展位．
関節包パターン：足の第1中足趾節関節：伸展が屈曲より制限．第2-5中足趾節関節：変動．最終的には趾節間関節屈曲位で，中足趾節関節伸展で固定される傾向がある．

▶ 触診方法

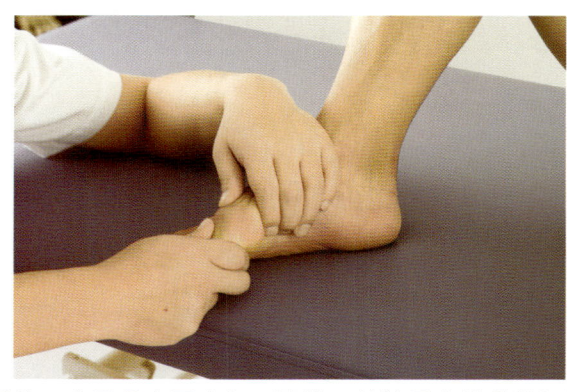

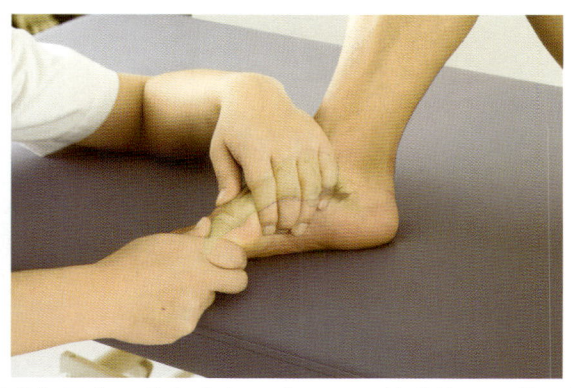

❶ 近位の中足骨を固定して遠位の基節骨を他動的に足背と足底に動かすか，あるいは他動的に屈曲・伸展することで，関節裂隙を確認する．写真は第1中足趾節関節の屈曲．

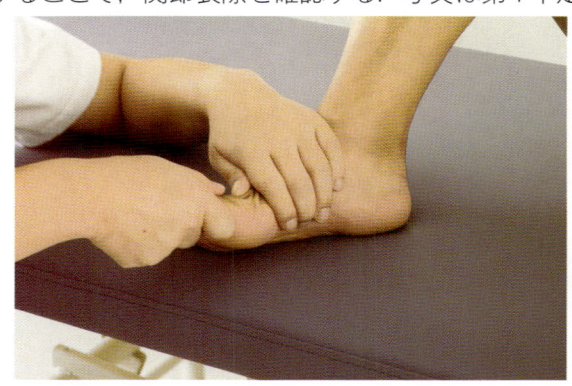

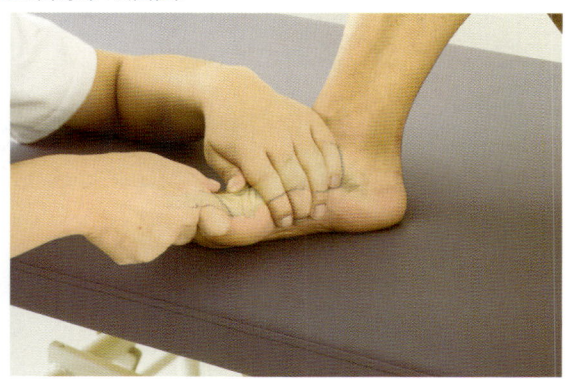

❷ 写真は第1中足趾節関節の伸展．

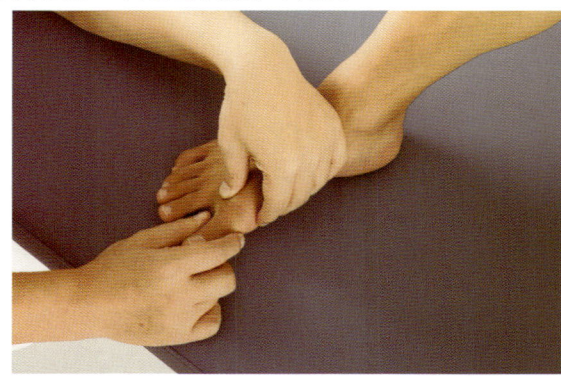

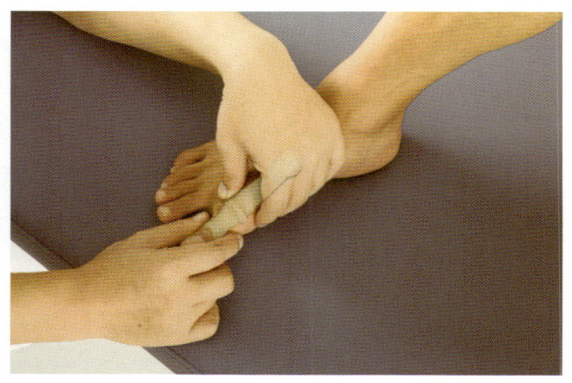

❸ 第1中足骨に対して，第1基節骨を他動的に外転する．

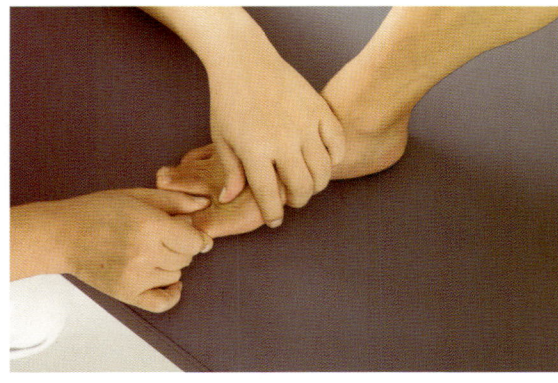

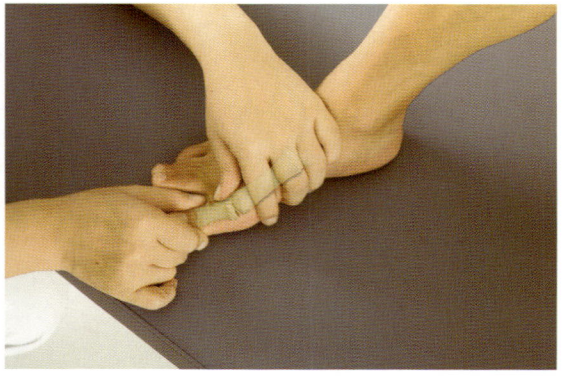

❹ 第1中足骨に対して，第1基節骨を他動的に内転する．中足骨に対する基節骨の左右の外転・内転の動きは，中間位よりも屈曲位の方が動きは少ない．これは側副靱帯の緊張による制限である．

▶ クリニカルビューポイント

外反母趾は，母趾の進行性の外側偏位で，その変形は中足趾節関節を中心に母趾列全体に及ぶ．母趾内転筋と短母趾屈筋外側頭は短縮し，母趾外転筋の機能不全を生じる．

趾節間関節 interphalangeal joints of foot

▶ 概要

関節分類：蝶番関節．
凹凸形状：近位趾節骨頭：凸，遠位趾節骨底：凹．
関節運動：
　屈曲：

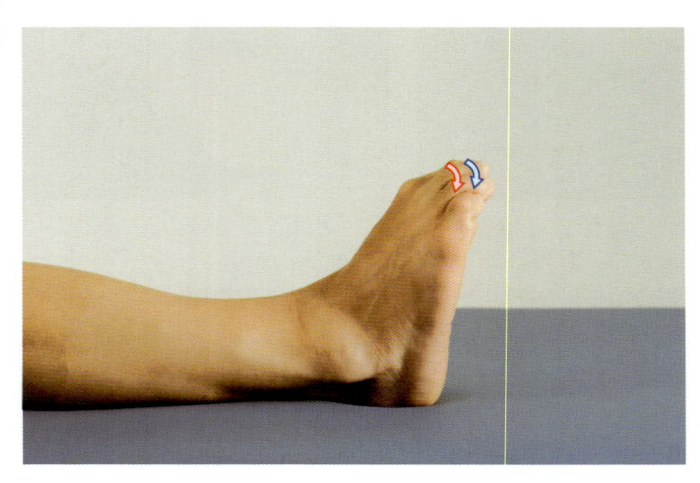

　伸展：

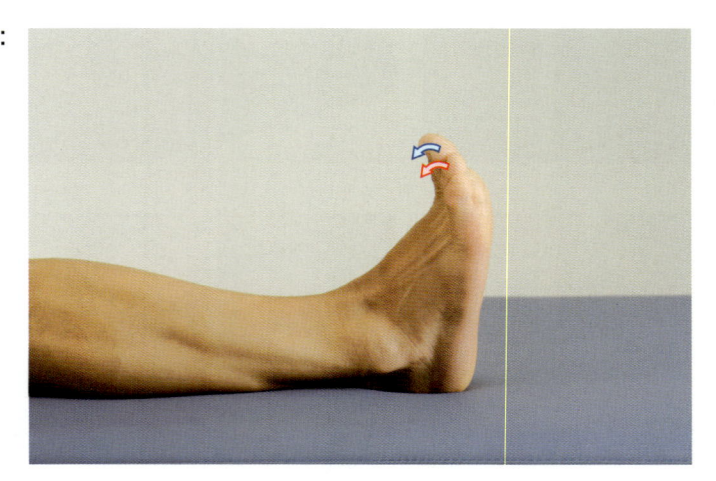

安静肢位：軽度屈曲位．
しまりの肢位：完全伸展位．
関節包パターン：屈曲が伸展より制限．

▶ 触診方法

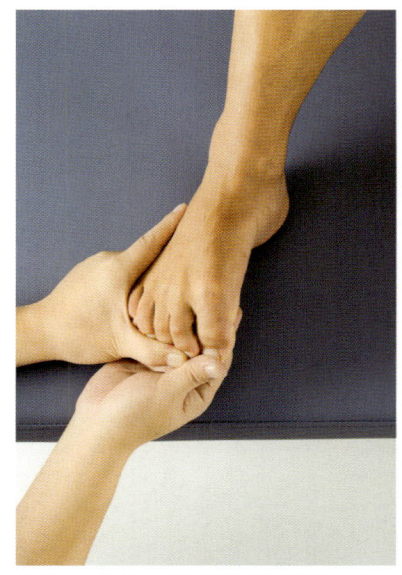

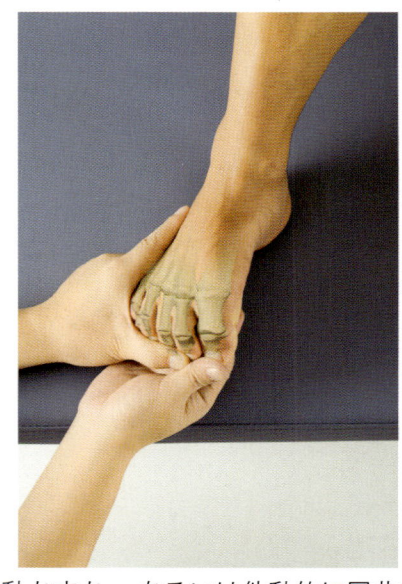

① 近位の趾骨を固定して遠位の趾骨を他動的に上下に動かすか，あるいは他動的に屈曲することで，関節の動きを確認する．

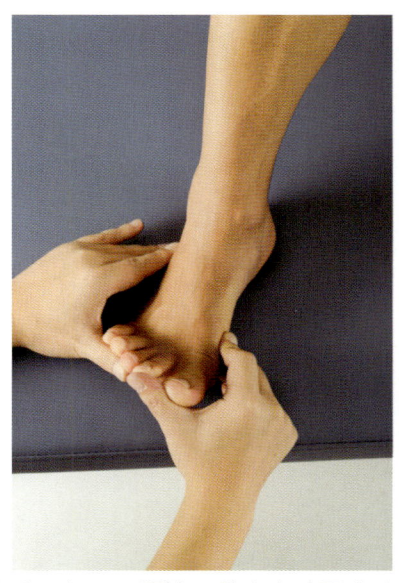

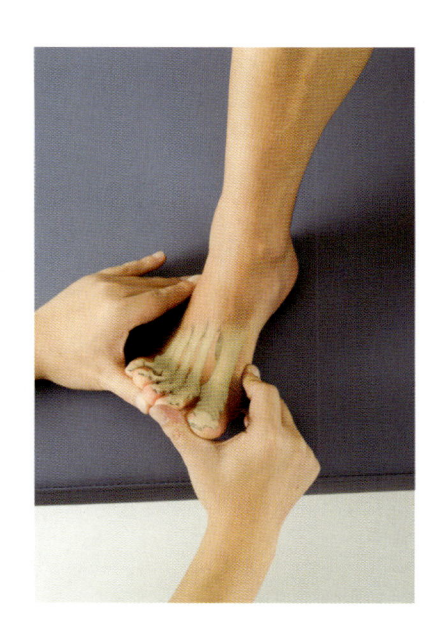

② 他動的に伸展することで，関節の動きを確認する．

▶ クリニカルビューポイント

1．趾骨は足の指の骨で，基節骨 proximal phalanx，中節骨 middle phalanx，末節骨 distal phalanx がある．それぞれ近位から，底 base，体 shaft（body），頭 head からなる．
2．第1趾の基節骨は中足骨および末節骨と関節を形成する．第2-4趾の基節骨は中足骨および中節骨と関節を形成し，中節骨は基節骨および末節骨と関節を形成し，末節骨は中節骨と関節を形成する．

第4章

靱帯の触診

[1] 基本事項

支持組織

　支持組織は，結合組織，軟骨組織，骨組織，血液とリンパからなる．そのうち，結合組織（表4-1）は，細胞と細胞外の線維とから構成され，両者は組織液を含む半流動状態の基質（間質）の中に存在する．基質に含まれる水分は，毛細管と細胞間の代謝産物やガス，電解質の拡散のために重要である．この水分含有は，結合組織全体の緊張に影響し，また伸張に対する感受性に影響を及ぼす．

　結合組織の細胞は，コラーゲンを合成する固有の線維芽細胞のほか，脂肪細胞，ヒスタミンを含む顆粒を持つ肥満細胞，貪食作用がある組織球（マクロファージ）などがある．線維には，コラーゲンからなる膠原線維と，弾力に富むエラスチンからなる弾性線維の2種類がある（表4-2）．結合組織は，疎性結合組織と密性結合組織に分けられ，さらに密性結合組織は，交織密性結合組織と平行密性結合組織に分けられる．

表4-1　結合組織

1．線維性結合組織：膠原線維を主成分とし，弾性線維が混在する
（1）疎（線維）性結合組織：皮下組織，粘膜下組織など 　（2）密（線維）性結合組織 　　①交織密（線維）性結合組織：真皮，筋膜など 　　②平行密（線維）性結合組織：腱，靱帯など
2．特殊な結合組織：一種の疎（線維）性結合組織
（1）間葉組織：胎生期の全身にみられる未分化な結合組織 　　　　　　　　分布；主に胚子と発生途上の胎児 　（2）膠様組織：臍帯にみられる未分化な結合組織 　　　　　　　　分布；臍帯 　（3）細網組織：細網線維のみが存在する結合組織 　　　　　　　　分布；リンパ小節，扁桃，脾臓，骨髄など 　（4）脂肪組織：脂肪組織が多数集合している結合組織 　　　　　　　　分布；大網，皮下組織など全身いたるところに存在

表4-2　膠原線維と弾性線維の特徴

膠原線維	弾性線維
・コラーゲンという蛋白質からなり，線維束は白い独特の輝きをもつ． ・大きな引っ張りの強さが要求される部分に豊富で，軟らかく屈伸自在である． ・最重要な機能は組織の構築の支持． ・弾性線維のように弾力性はないが，張力に対しては強い抵抗性を示す． ・通常は，膠原線維は介在する弾性線維の収縮力によって波状に縮められているが，組織が伸張されると弾性線維の弾力がこれに応じ，膠原線維の長さは波状の走行が直線上に変化することで伸ばされ，その際に線維自体の伸張はほとんどない．	・エラスチンという蛋白質からなり，束をなす場合は黄色に見える． ・弾性線維は，常に膠原線維と交錯してともに存在する． ・組織に柔軟性を与え，組織が伸張した後，正常な状態に復元する能力を持つ． ・弾性線維はゴムに似ており，元の2～2.5倍まで伸張し，力が去れば元に復元する． ・弾性線維の伸張は，ランダムコイル状のエラスチン分子の伸縮によって起こる． ・エラスチン分子間には多くの架橋がある．

1　疎性結合組織

　疎性結合組織は線維の走行が一定せず，かつその配列がまばらであり，高度に水分を含んだ基質に富み，肉眼的には水に浸した真綿のような感じである．疎性結合組織は，皮膚や粘膜の下（皮下組織，粘膜下組織），筋の間，神経や血管の周囲（外膜），腺の周囲（線維鞘），腺の葉や小葉の間（葉間，小葉間結合組織）など，動きやすい場所に見られる．

　組織の間質には膠原線維のほか，弾性線維も含み，細胞は線維芽細胞のほかに脂肪細胞や各種の細胞を含む．皮下組織（浅筋膜）は一般に多量の脂肪組織を含み，脂肪層とも呼ばれる（図4-1）．この皮下組織によって皮膚は深部組織（筋や骨など）に対して移動ができ，この移動性によって脈管・神経の損傷が避けられる．

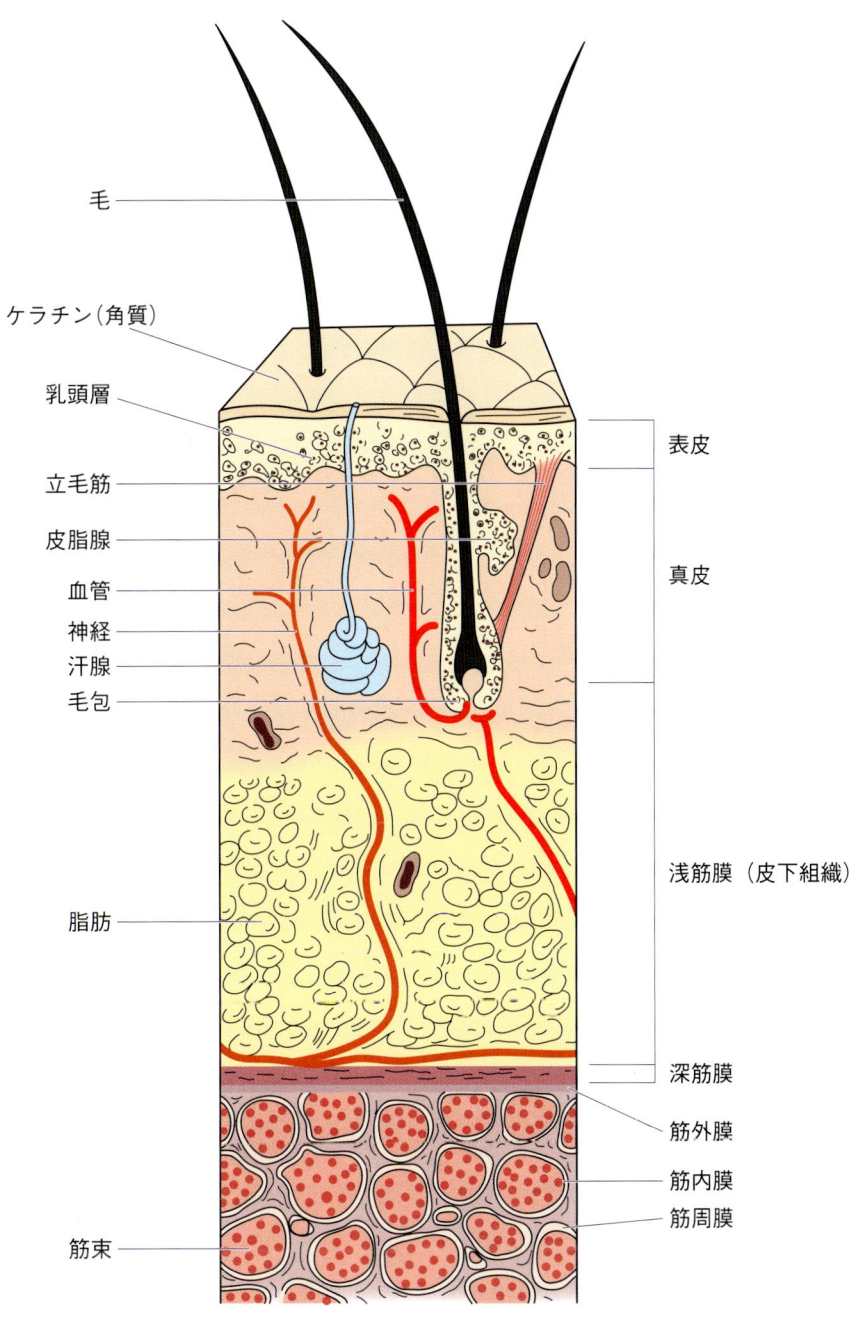

図4-1　皮膚と皮下組織の構造

2 密性結合組織

密性結合組織は線維の配列が密なもので，そのため大変強靱で，かつ組織そのものが一定の形態を保っている．可動性よりも強さが重要な場所に形成され，その膠原線維束は局所の機械的圧迫に最も効果的に抵抗できる走行をとる傾向がある．組織間隙はほとんどなく，脈管，神経も比較的少なく，線維芽細胞以外の細胞はほとんど含まれない．膠原線維が密集しているために，圧に対して強い抵抗を示す．

❶ 交織密性結合組織

多量の太い膠原線維束が，密にかつ縦横無尽に交織して緻密な織物様の網を作り，膠原線維の間には弾性線維網が広がっている（図4-2）．真皮や強膜，角膜，筋膜など，外圧が加わる部位に多く，基質の量と細胞成分が少ないのが特徴である．

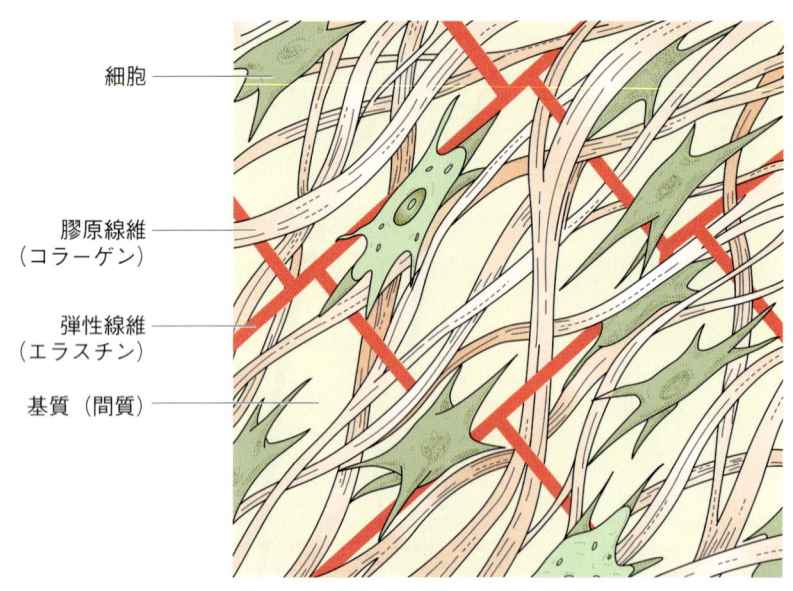

図4-2　交織密性結合組織の構造

❷ 平行密性結合組織

多量の膠原線維束を含むが，束は正確な規則的配列を示し，線維の方向が一定した織物または細糸の束のようにみえる．分布は牽引や伸展の加わる部位に多く，腱や靱帯，腱膜などがその代表である（図4-3）．細胞要素としては，線維の走行に平行に列をなして並ぶ線維芽細胞をみるだけである．

1．筋腱移行部

筋腱移行部（筋腱接合部）とは，筋と腱との境である．筋腱移行部には，筋線維および腱の膠原線維が互いに入り組んでいる．筋腱移行部では，筋線維（筋細胞）と腱組織が交互に入り組んだひだ状の凹凸構造が観察される．この構造は，筋細胞で生じる力を腱に伝達するにあたり互いの組織の接触面積を増加することで，結果的に単位あたりの機械的ストレスを分散するようになっている．

2．腱

腱は平行する膠原線維の束である．腱線維の間には線維芽細胞（腱細胞あるいは翼細胞）が介在する．腱は筋を骨につなぎとめる役割だけではなく，筋の側方や中

a. 靱帯	b. 腱

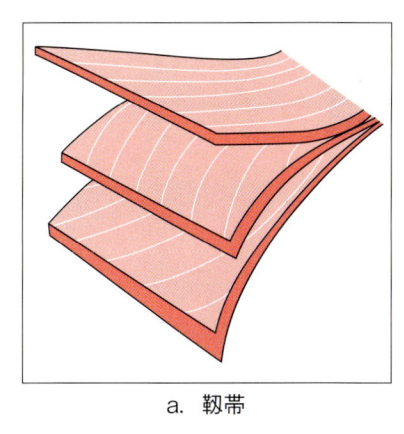

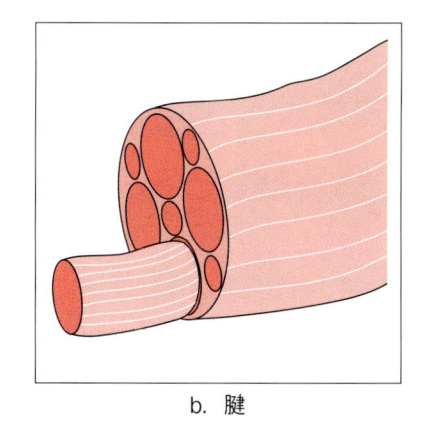

図4-3　骨へのストレス（Hamill J. 2003を一部改変）

央部を様々な長さで走行し，筋の外側縁に沿って筋線維を停止させる役割も持つ．腱は筋出力を骨に伝える役割があるため，腱組織の線維の走行方向は筋からかかる力と平行に配列している．それゆえ線維方向と同一方向に対する力には強い構造を有するが，線維の走行方向と垂直交差する方向に対する強く突発的な外力には弱い構造を有している．つまり，腱の線維は曲げやすいが，引っ張り力に対しては大きな抵抗を示す．例えば腱は500kg/cm^{2}の引っ張りに耐えうるが，その点における線維の伸張はわずか全長の数％にすぎない．

3. 腱膜

　腱膜は腱が膜状になったものであるから，線維の方向は規則的で平行である．ただし，第二の走行を示す平行線維が，これと交差していることも少なくないので腱膜を交織密性結合組織に分類することもある．

4. 靱帯

　靱帯は関節包を補強する膠原線維束で，一般に関節包に癒着する．腱と似た構造であるが，その構成成分は腱ほど整然とは並ばない．靱帯の一部（項靱帯や黄色靱帯）には大量の弾性線維を含むこともあるが，一般的には，靱帯は腱と同様に弾性線維に乏しい．形は束状，帯状，シート状と様々で，両端が骨に付着する．その深層は滑膜の一部を形成することもある．しかし，その表面は周囲の結合組織と混ざり合った弾性組織で覆われている．

　靱帯は関節を安定させると同時に，ある方向へは関節運動制限も与える役割があるので，結合組織は強固で平行な方向に走っている．靱帯は，完全に自由な運動ができるように柔軟で曲げやすいが，与えられた力には容易には屈しないぐらい強く丈夫で，伸びることはない．日常生活や通常のスポーツでは，靱帯の伸張は4％を超えることはほとんどないが，6％を超えると部分的に損傷し，8％を超えると断裂するという．腱と同様に，線維の走行方向に対して垂直交差する方向に大きな外力が突然加わった場合には弱い構造である．実際には，靱帯組織はいろいろな方向からの外力に対抗できねばならず，一部ではあるがあらゆる方向の線維組織が認められる．

　靱帯はその機能に従って補強靱帯（関節包のための），あるいは指示靱帯（運動誘導）または抑制靱帯（運動制限）などと呼ばれる．靱帯は一般に関節包の外面にあるが（関節外靱帯），時には膝十字靱帯のように関節腔内にある（関節内靱帯）．

[2] 触診の実際

上肢

1 肩周囲の靭帯（肢位：座位）

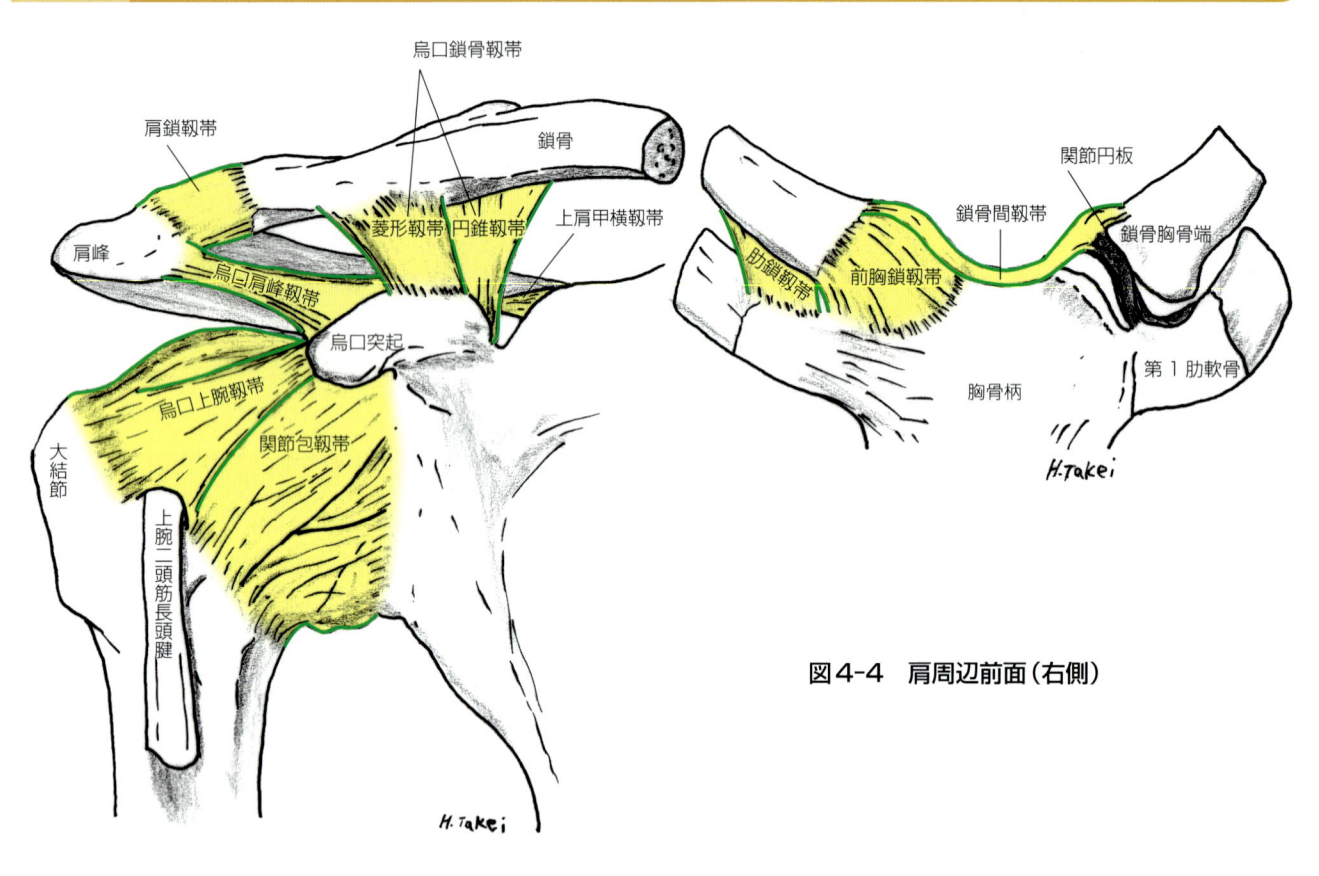

図4-4 肩周辺前面（右側）

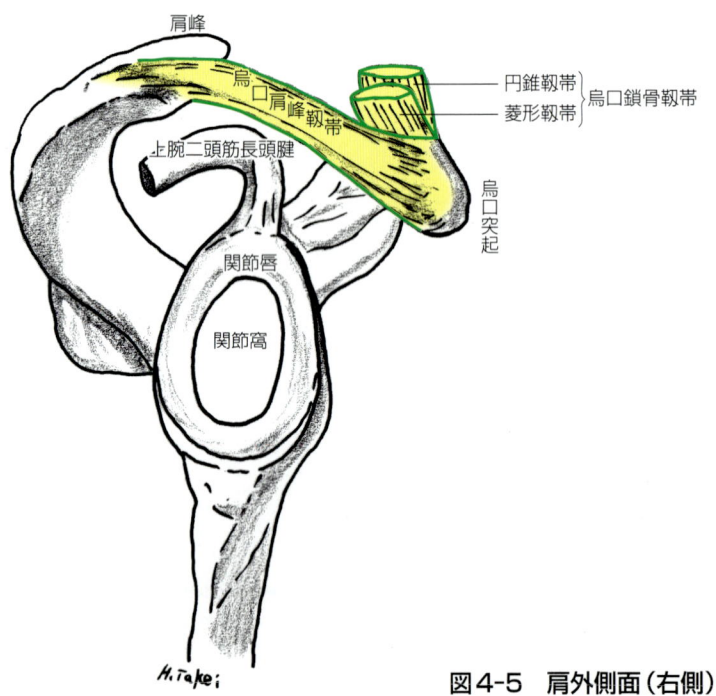

図4-5 肩外側面（右側）

鎖骨間靱帯 interclavicular ligament

走行：鎖骨間靱帯は，両鎖骨胸骨端を結び，両側の鎖骨を結合する．

▶ **触診方法**

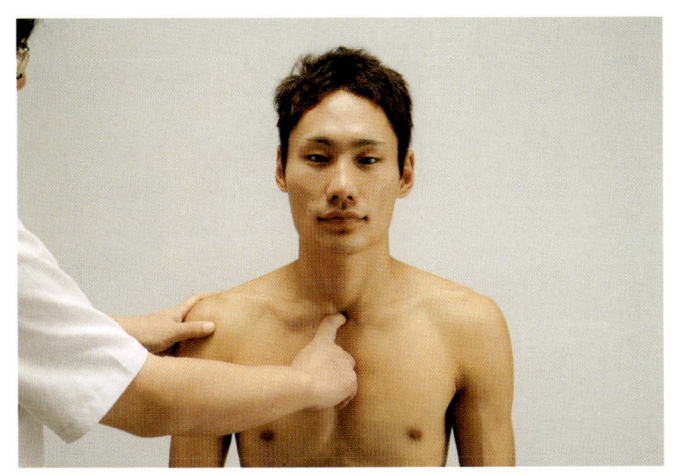

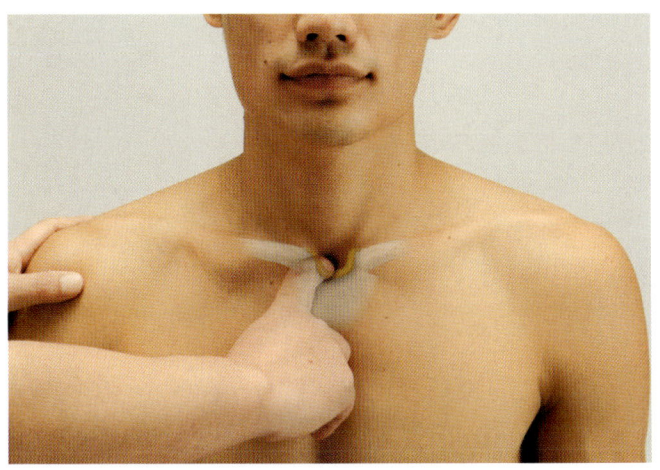

- 胸骨の頭側で，両鎖骨間の部分を示指にて背側尾側に押すと，硬い弾性を感じる．深く触れすぎないように注意する．

▶ **クリニカルビューポイント**

鎖骨間靱帯は，鎖骨の肩峰端が押し下げられたとき，胸骨端が挙上されるのを制限する．

前胸鎖靱帯 anterior sternoclavicular ligament

走行：鎖骨の胸骨端の上腹側部に付き，斜めに下内側に走り，胸骨柄の前部に付く．

▶ **触診方法**

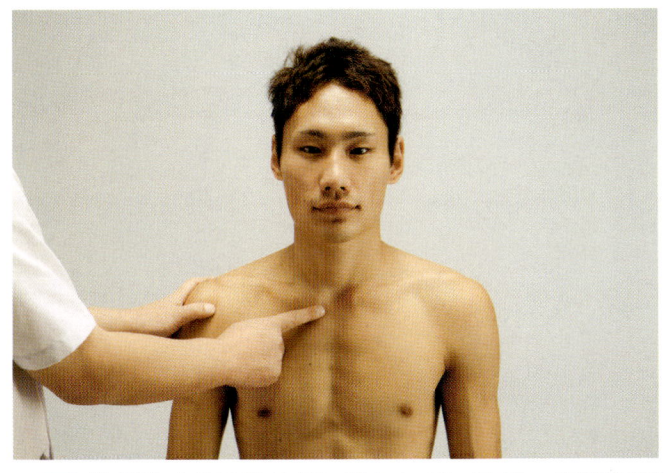

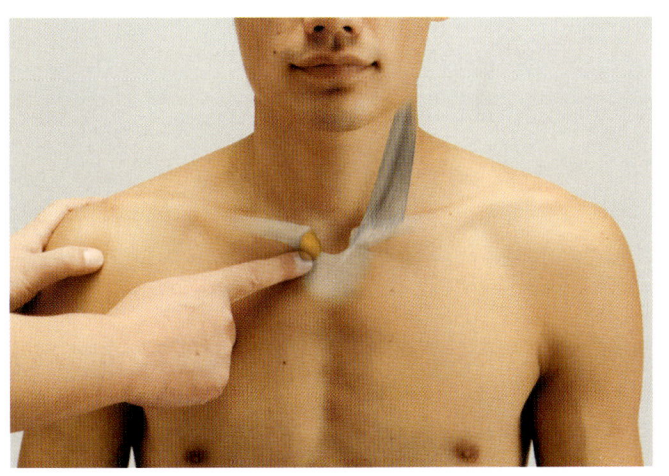

- 胸鎖乳突筋の胸骨部に覆われているが，胸鎖関節部にて腹側から指をあて，頭内側から尾外側方向へ靱帯を横切るように触れる．

▶ **クリニカルビューポイント**

1. 胸鎖関節の関節包はゆるく，しかも厚く，前および後胸鎖靱帯によって補強される．
2. 前胸鎖靱帯は，鎖骨の前方移動を制限する．

肋鎖靱帯 costoclavicular ligament

走行：第1肋骨と鎖骨との間に張る．

▶ 触診方法

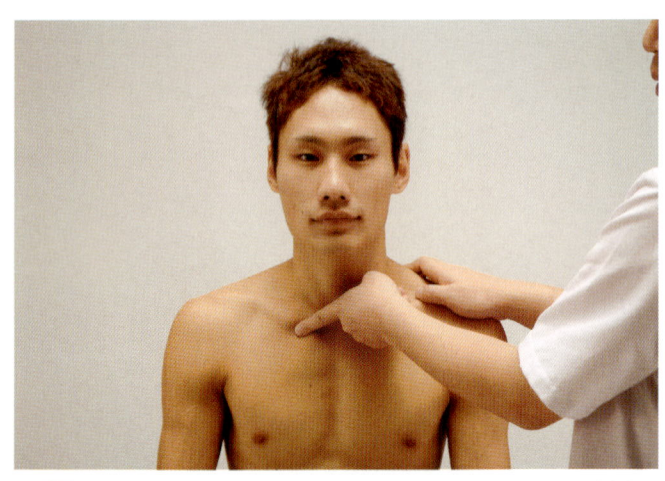

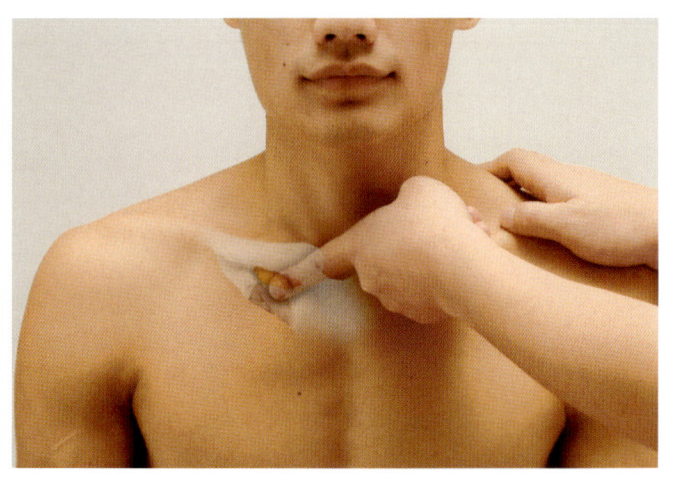

- 鎖骨の中央部下縁やや内側寄りにおいて，外側から内側に示指の橈側尖端をあてがうようにして，尾外側から頭内側方向へ靱帯を横切るように触れる．

▶ クリニカルビューポイント

肋鎖靱帯は，鎖骨の挙上と水平面上の前後の動きを制限する．

烏口鎖骨靱帯 coracoclavicular ligament

走行：この靱帯は前外側部と後内側部とに分けられる．外側部すなわち菱形靱帯 trapezoid ligament は烏口突起の上内側縁に始まり，鎖骨下面の菱形靱帯線へ走る．内側部すなわち円錐靱帯 conoid ligament は烏口突起の基部に始まり，扇形に広がって鎖骨後面の円錐靱帯結節に終わる．

▶ 触診方法

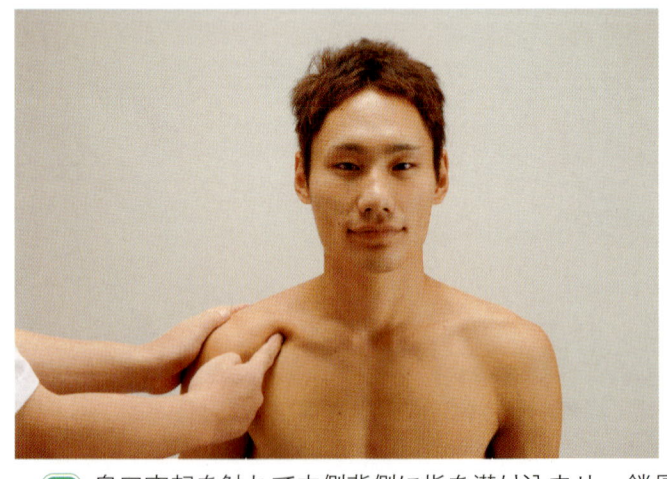

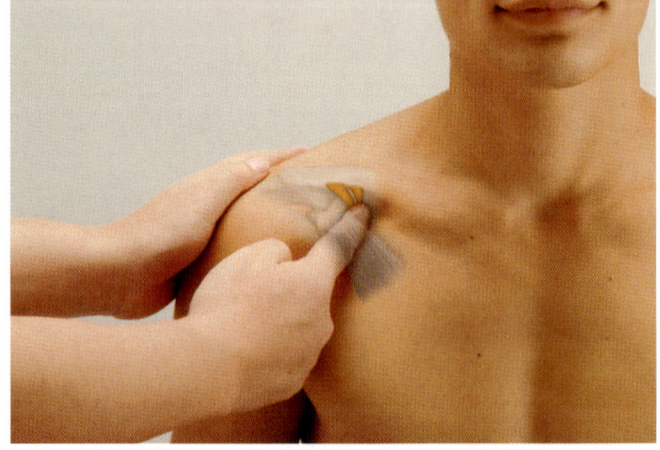

- 烏口突起を触れて内側背側に指を潜り込ませ，鎖骨に向かって触れる．上腕二頭筋短頭，烏口腕筋，小胸筋の奥にある．とくに小胸筋と間違えないように注意する．小胸筋との区別は，肩甲骨を軽く前傾させる．このとき収縮を感じ取れば小胸筋で，収縮しなければ烏口鎖骨靱帯である．烏口鎖骨靱帯を菱形靱帯と円錐靱帯に分けて触れるのは困難である．

▶ クリニカルビューポイント

1. 烏口鎖骨靱帯は，腹側では鎖骨下筋と三角筋，背側では僧帽筋に接する．菱形靱帯と円錐靱帯の間には鎖骨下筋の外側部が挟まれる．
2. 菱形靱帯は肩甲骨の内転時に鎖骨と肩甲骨のつくる角が閉じるのを制限し，円錐靱帯は肩甲骨の外転時に鎖骨と肩甲骨のつくる角が開くのを制限する．

烏口肩峰靱帯 coracoacromial ligament

走行：烏口突起と肩峰の間に張る，強い三角形の靱帯である．

▶ 触診方法

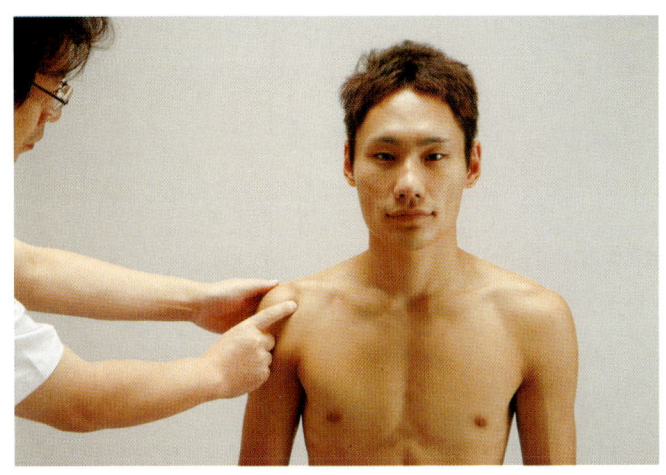

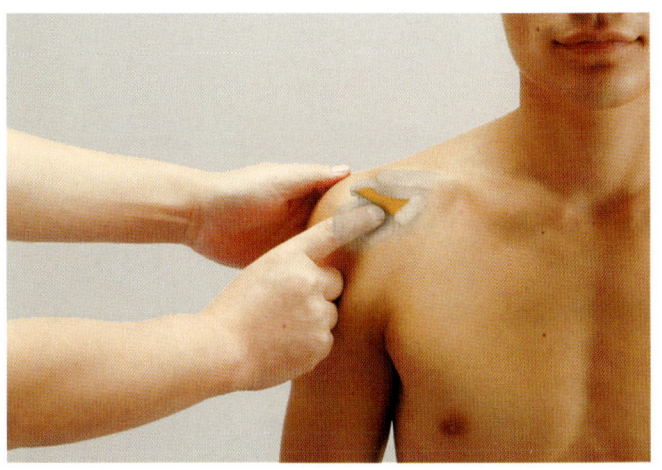

● 烏口突起と肩峰前縁の間のくぼみを，注意深く深部を探るように指を押し込むように触れる．

▶ クリニカルビューポイント

1．上方では鎖骨と三角筋の下面と，下方では関節包をはさんで棘上筋腱と接する．
2．上腕骨頭の上を覆うアーチを成し，第2肩関節とも呼ばれ，上腕骨頭の上方への移動を制限する．

肩鎖靱帯 acromioclavicular ligament

走行：鎖骨の肩峰端と肩峰の隣接部に張り，肩鎖関節の関節包上面を補強する．

▶ 触診方法

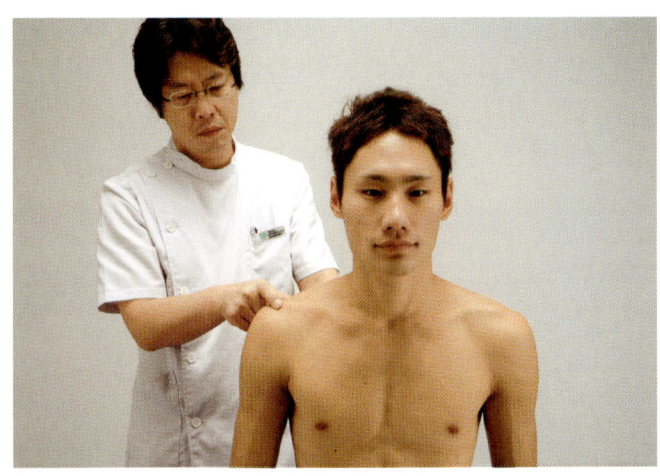

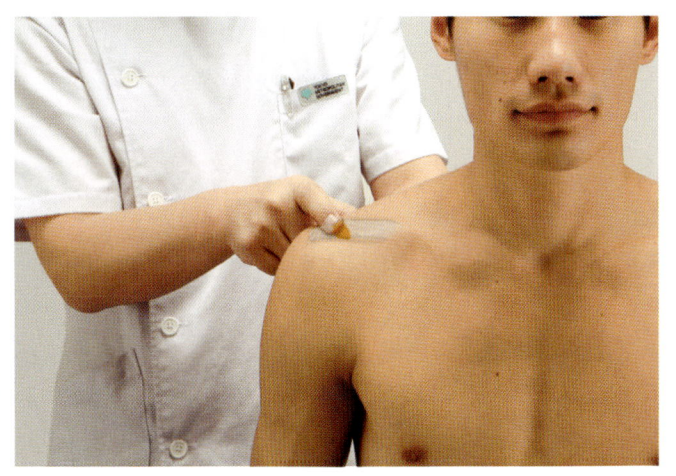

● 肩鎖靱帯は肩鎖関節を横断しているため，これを横断するように指で触れると前後の境がよくわかる．骨か靱帯かを区別しながら触れるが，敏感な部分なので優しく触れる．

▶ クリニカルビューポイント

肩鎖靱帯は，肩鎖関節の関節包を補強する．

2 肘周囲の靱帯（肢位：座位）

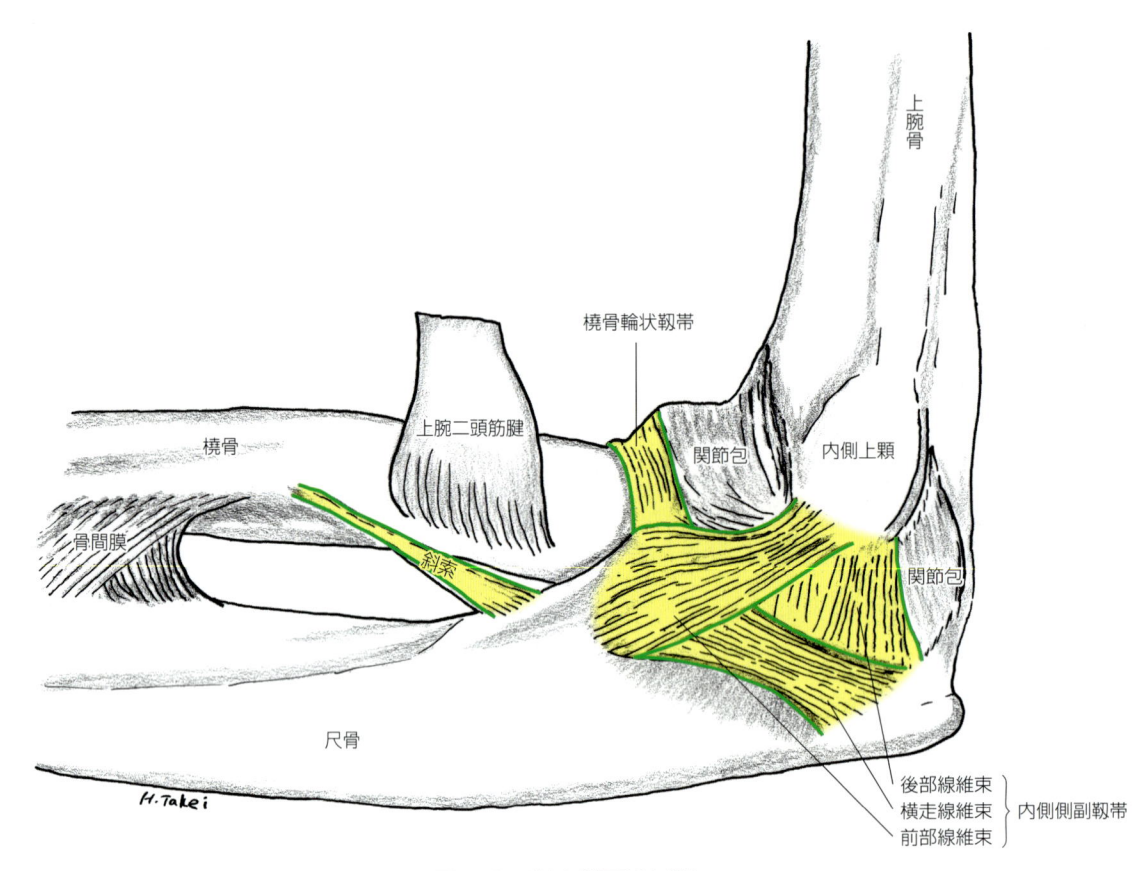

図4-6　肘内側面（右側）

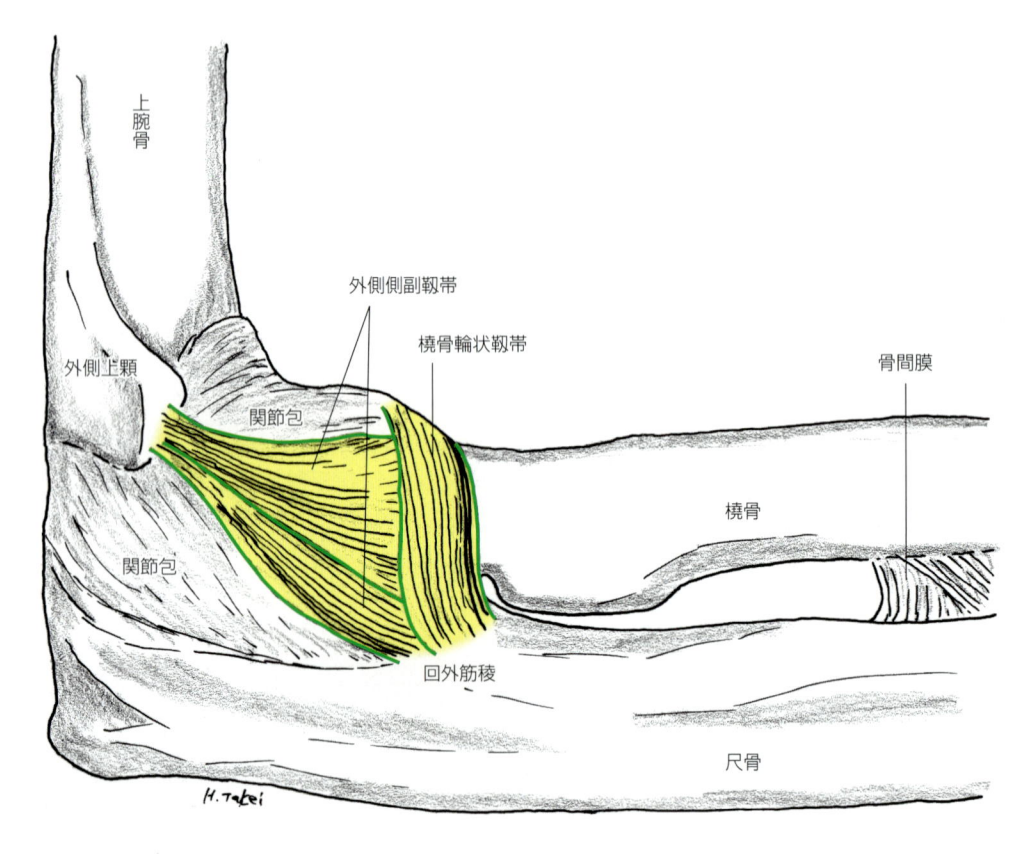

図4-7　肘外側面（右側）

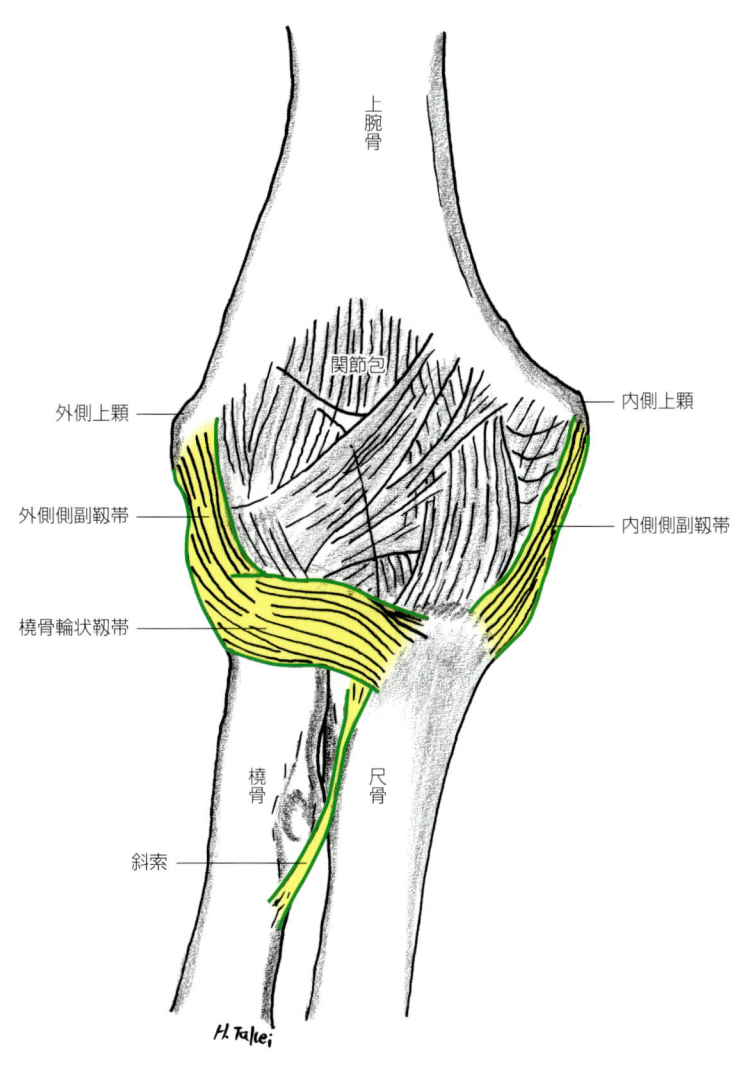

図4-8 肘前面（右側）

橈骨輪状靱帯 anular ligament of radius

走行：橈骨輪状靱帯は起始と停止がともに尺骨にあり，橈骨頭を取り巻く．

▶ **触診方法**

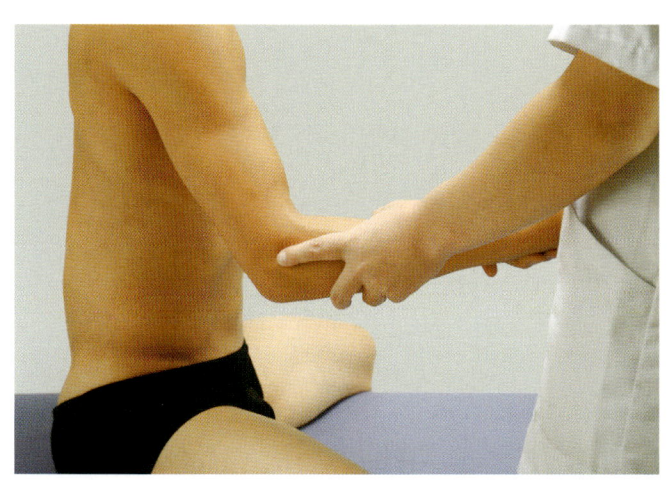

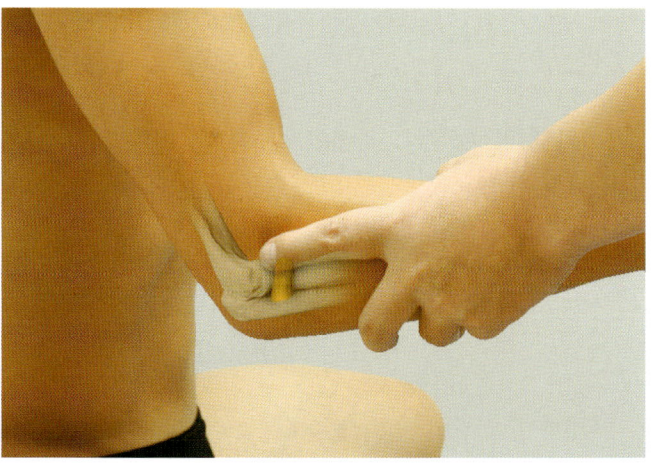

● 橈骨輪状靱帯は橈骨頭の周りを水平に走行しているため，前腕の長軸方向に触れる．

▶ **クリニカルビューポイント**

1. 橈骨輪状靱帯は，橈骨頭が脱臼（肘内障）しないように上部から下部へとすぼまるように付く．
2. 橈骨輪状靱帯の外側の浅層面は外側側副靱帯で補強されていて，回外筋の起始となる．
3. 橈骨輪状靱帯の下縁から橈骨頭に延びる厚い線維束は，方形靱帯と呼ばれる．

外側側副靱帯 radial collateral ligament

走行：前部は，上腕骨外側上顆から橈骨輪状靱帯の外側面へ付き，後部は上腕骨外側上顆から橈骨輪状靱帯を越えて尺骨外側縁に付き，全体として上腕骨外側上顆を頂点とした三角形をなす．

▶ **触診方法**

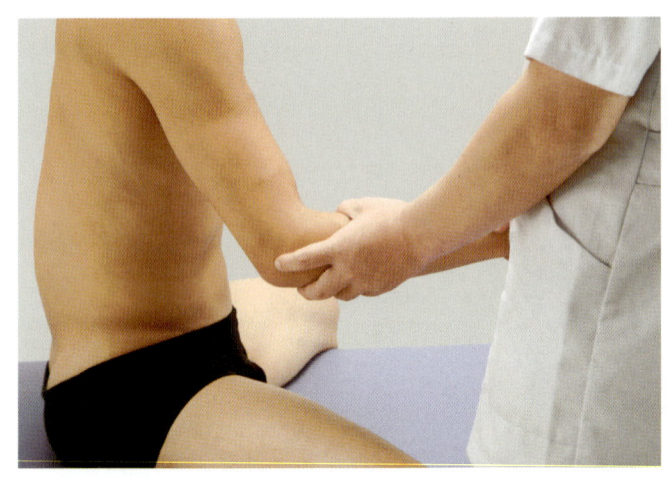

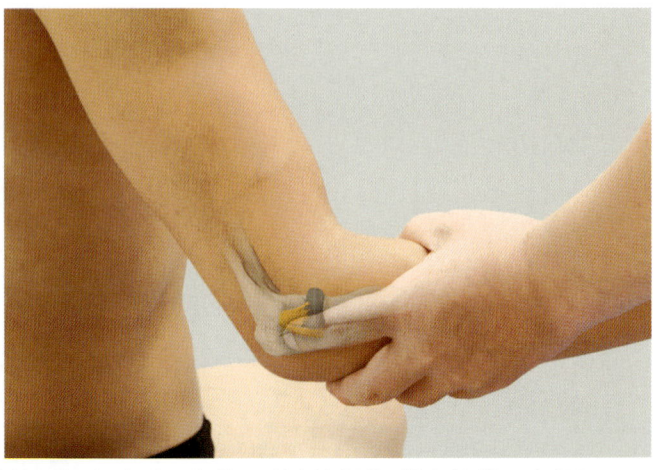

① 肘関節を90°屈曲位に保持し，上腕骨外側上顆と腕橈関節を確認した後，外側側副靱帯を線維の走行に直行して触れる．

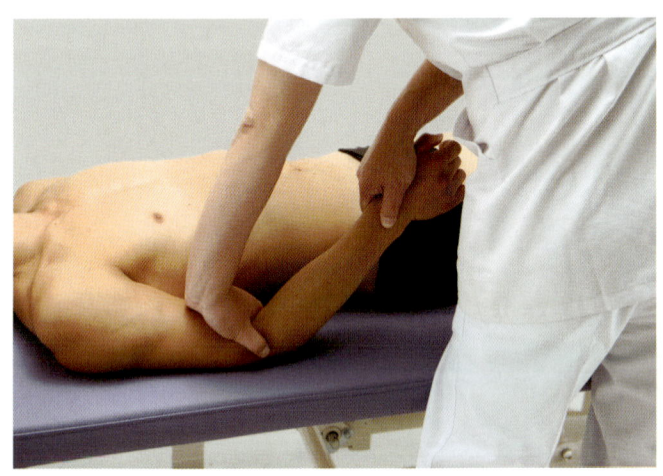

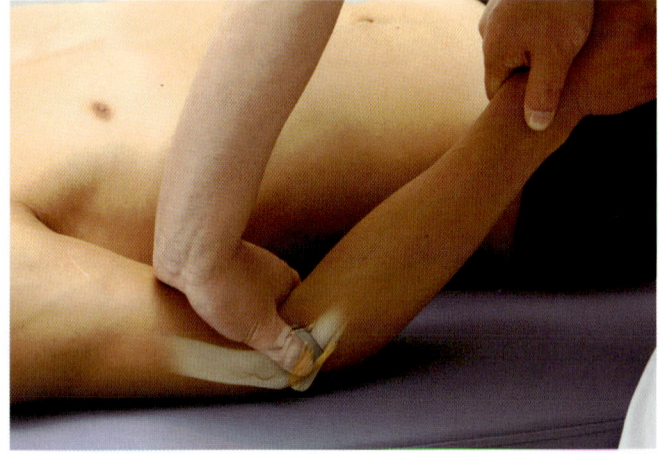

② あるいは，関節裂隙に指を当て，一方の手で腕橈関節を離開し，外側上顆と橈骨頭との間に比較的太く感じられる外側側副靱帯を線維の走行に直行して触れる．

▶ **クリニカルビューポイント**

1．外側側副靱帯は，回外筋起始腱とも密に混じる．
2．外側側副靱帯は，肘関節の内反を制限する．

内側側副靱帯 ulnar collateral ligament

走行：上腕骨内側上顆から尺骨鈎状突起へ向かう前部線維と，肘頭の内側縁へ向かう後部線維と，尺骨鈎状突起と肘頭の間を結ぶ横走線維束とでできる三角形の靱帯である．

▶ 触診方法

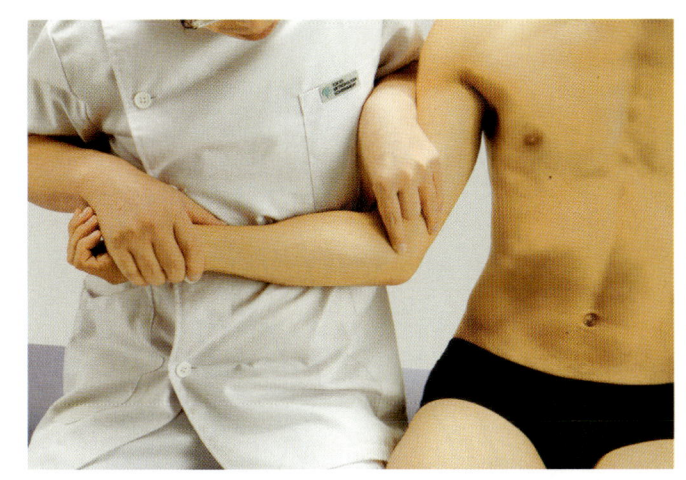

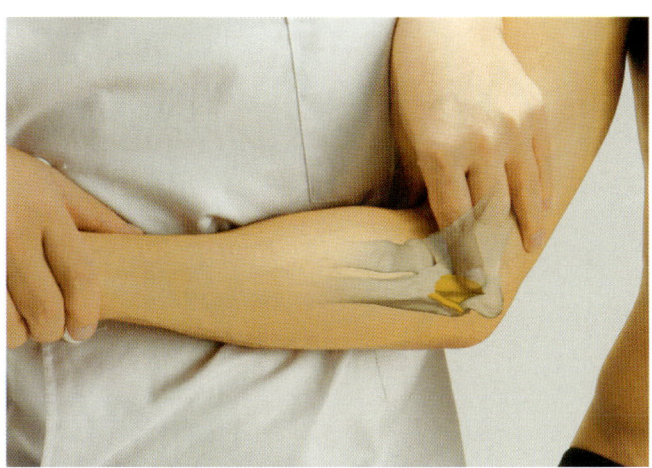

❶ 肘軽度屈曲位で外反ストレスをかけ，弾力性を持った前部線維を線維の走行に直交して触れる．

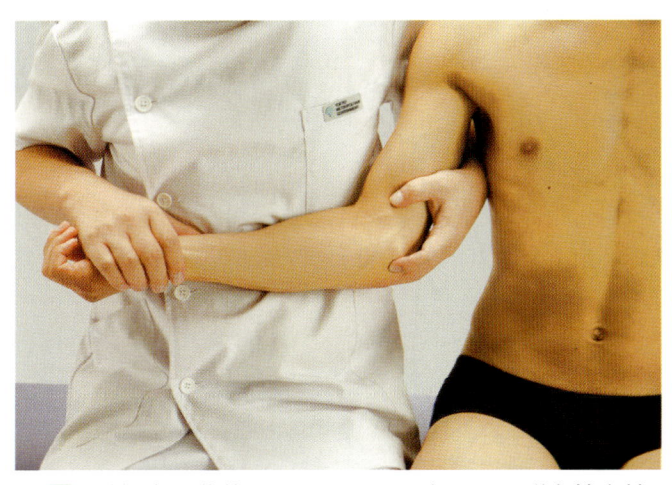

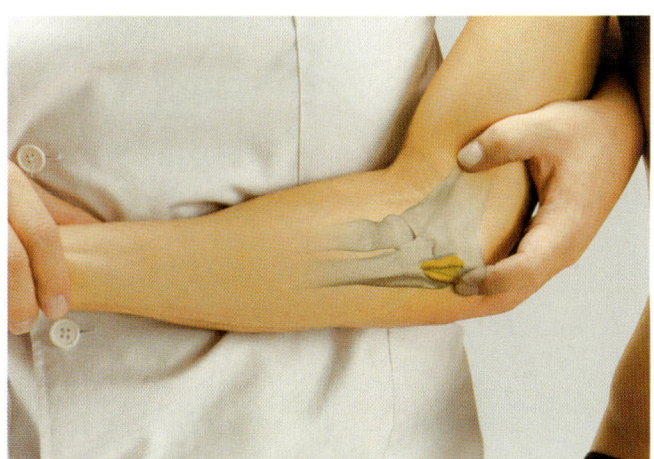

❷ 肘軽度屈曲位で外反ストレスをかけ，弾力性を持った後部線維を線維の走行に直交して触れる．

▶ クリニカルビューポイント

1. 内側側副靱帯は，上腕三頭筋と尺側手根屈筋に接していて，浅指屈筋の起始部をなす．
2. 内側側副靱帯の後部線維に覆われて，尺骨神経が走る．
3. 内側側副靱帯は，肘関節の外反を制限する．

3 手関節周囲の靭帯(肢位：座位)

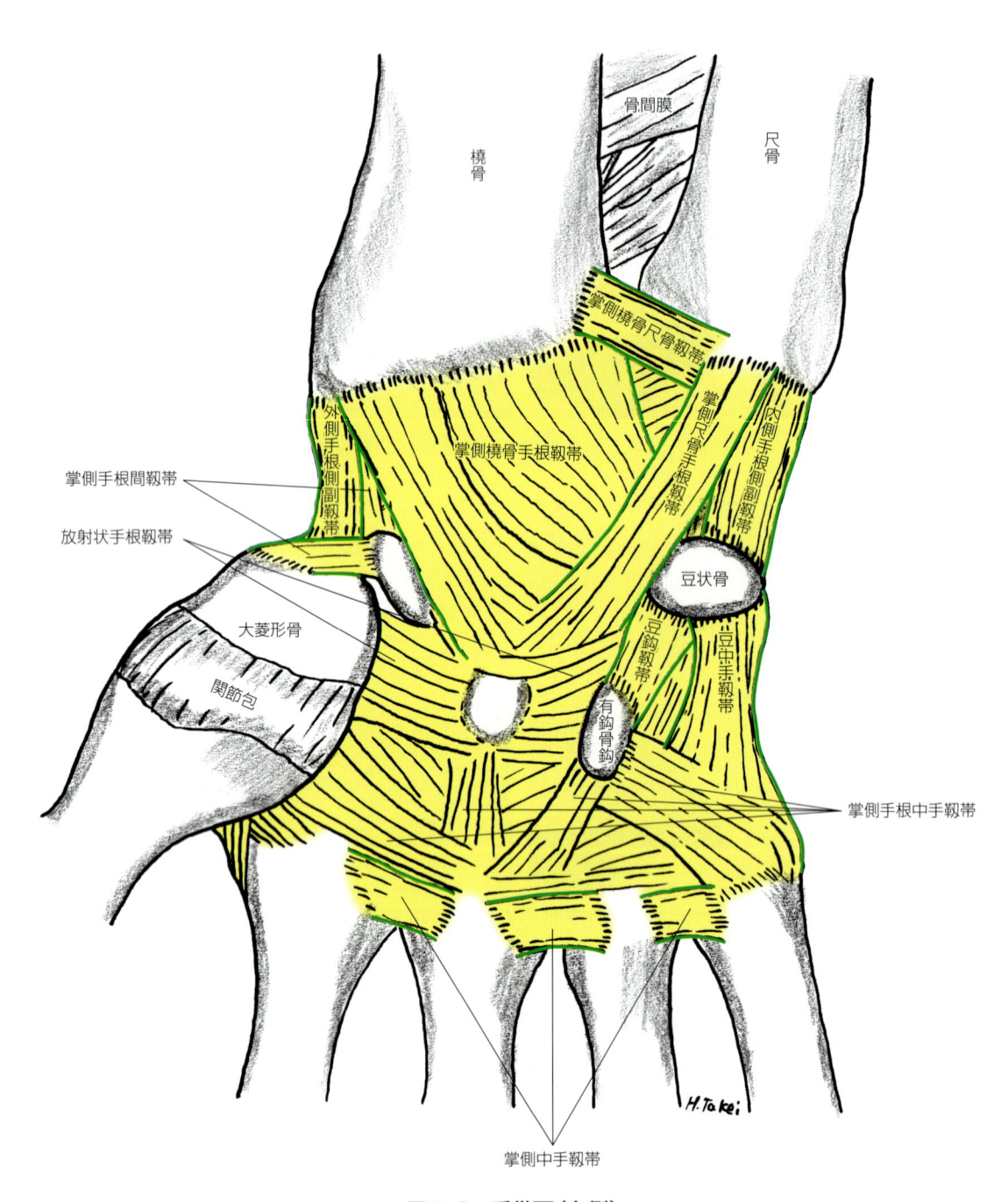

図4-9 手掌面(右側)

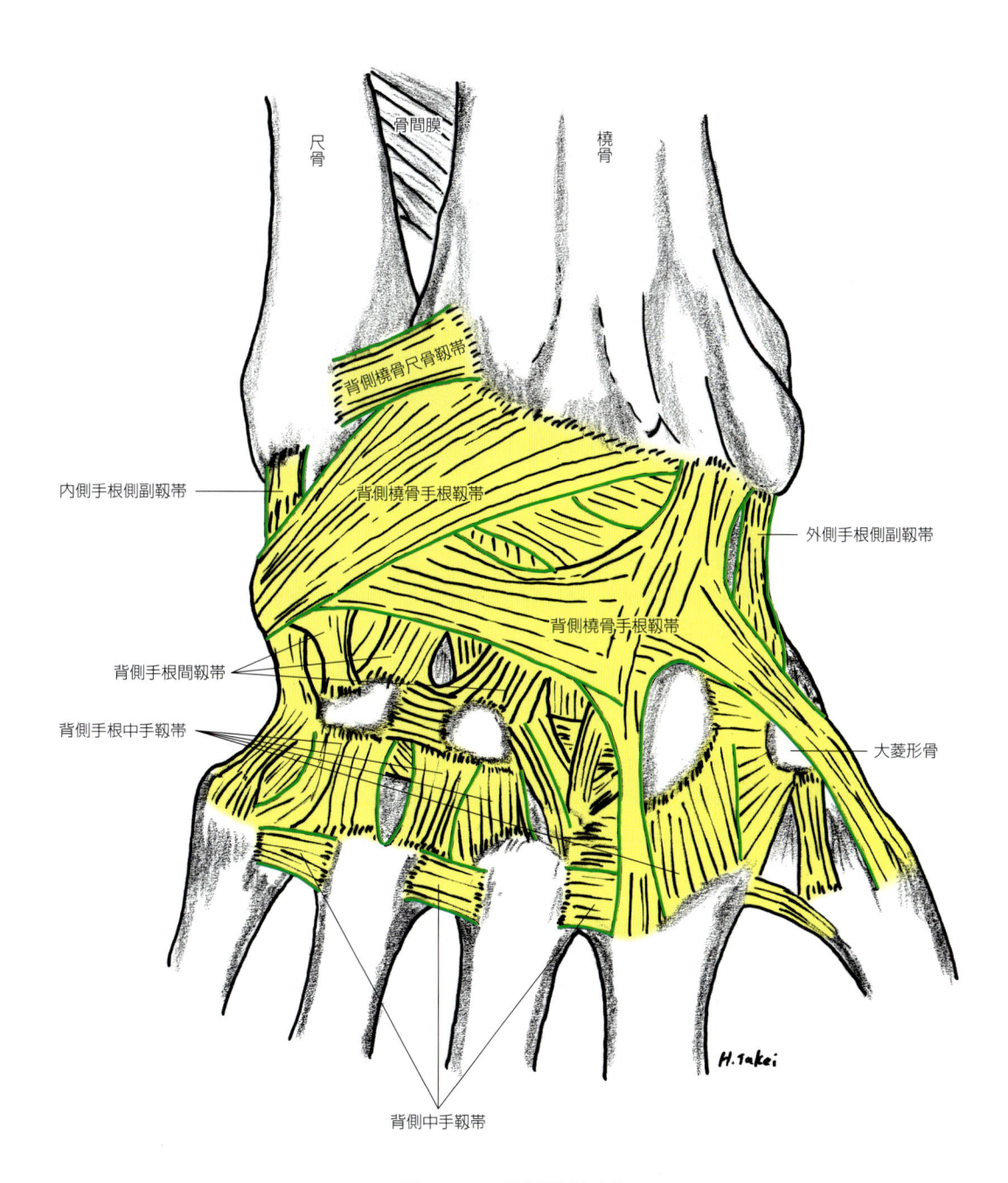

図4-10　手背面（右側）

背側橈骨手根靱帯 dorsal radiocarpal ligament

走行：橈骨遠位端後縁から下内側に走り，舟状骨，月状骨，三角骨の背側面に付着する．

▶ 触診方法

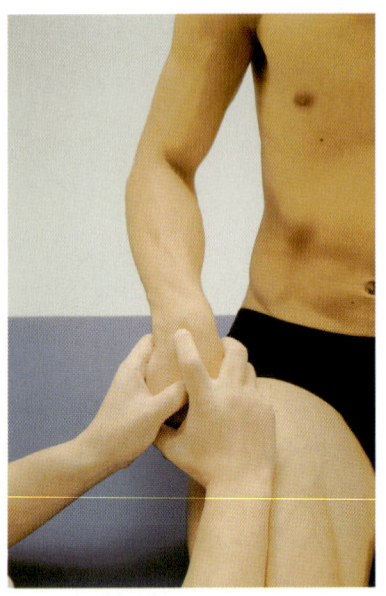

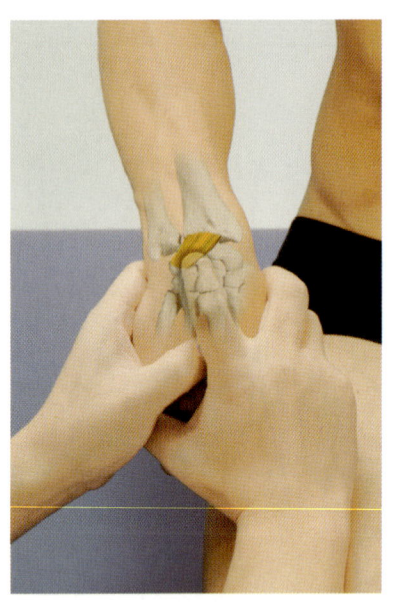

● 掌屈位にて，橈骨遠位端後縁と三角骨の間で，線維の走行に直行するように触れる．

▶ クリニカルビューポイント

1. 背側橈骨手根靱帯の背側面は指伸筋に接し，掌側面は関節円板と混ざり合う．
2. 背側橈骨手根靱帯は，掌屈を制限する．
3. 掌側橈骨手根靱帯 palmar radiocarpal ligament よりは薄く，弱い．なお，掌側橈骨手根靱帯の触診は困難である．

内側手根側副靱帯 ulnar collateral ligament of wrist joint

走行：尺骨茎状突起近位端から，2線維束に分かれて三角骨内側と豆状骨に付着する．

▶ 触診方法

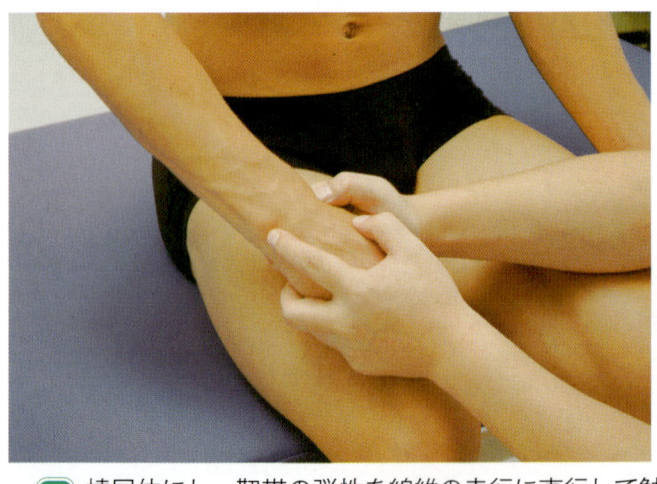

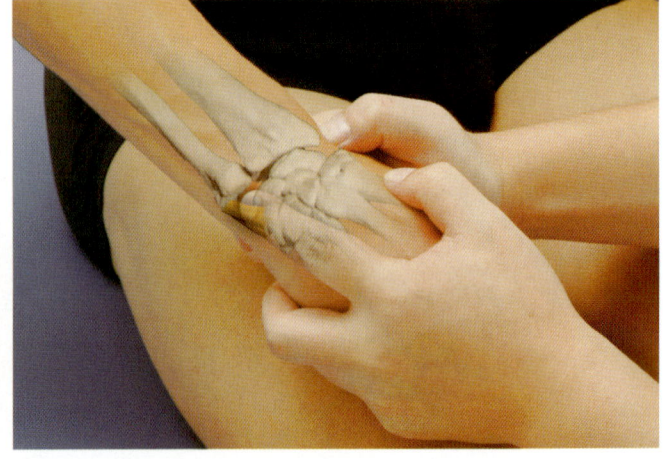

● 橈屈位にし，靱帯の弾性を線維の走行に直行して触れる．

▶ クリニカルビューポイント

内側手根側副靱帯は，橈屈を制限する．

外側手根側副靱帯 radial collateral ligament of wrist joint

走行：橈骨茎状突起尖端から舟状骨橈側に付着する．

▶ 触診方法

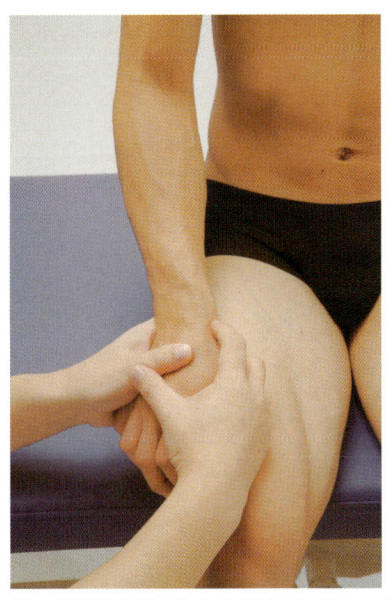

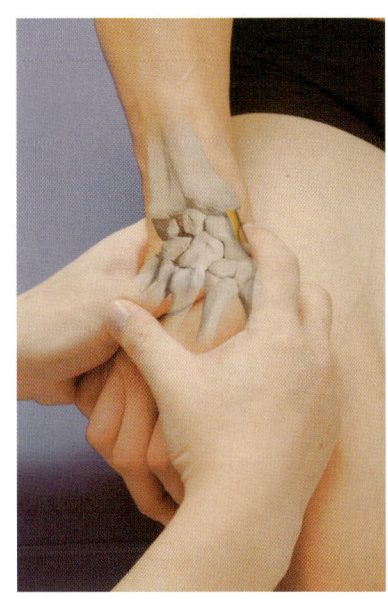

- 尺屈位にし，靱帯の弾性を線維の走行に直行して触れる．母指を他動的に伸展・外転して，短母指伸筋と長母指外転筋をゆるめると触れやすい．

▶ クリニカルビューポイント

1. 外側手根側副靱帯の線維の一部は，大菱形骨と屈筋支帯にまで延びる．
2. 橈骨動脈がこの靱帯に接していて，靱帯を長母指外転筋と短母指伸筋から隔てている．
3. 外側手根側副靱帯は，尺屈を制限する．

下肢

4 股関節周囲の靱帯（肢位：背臥位・腹臥位）

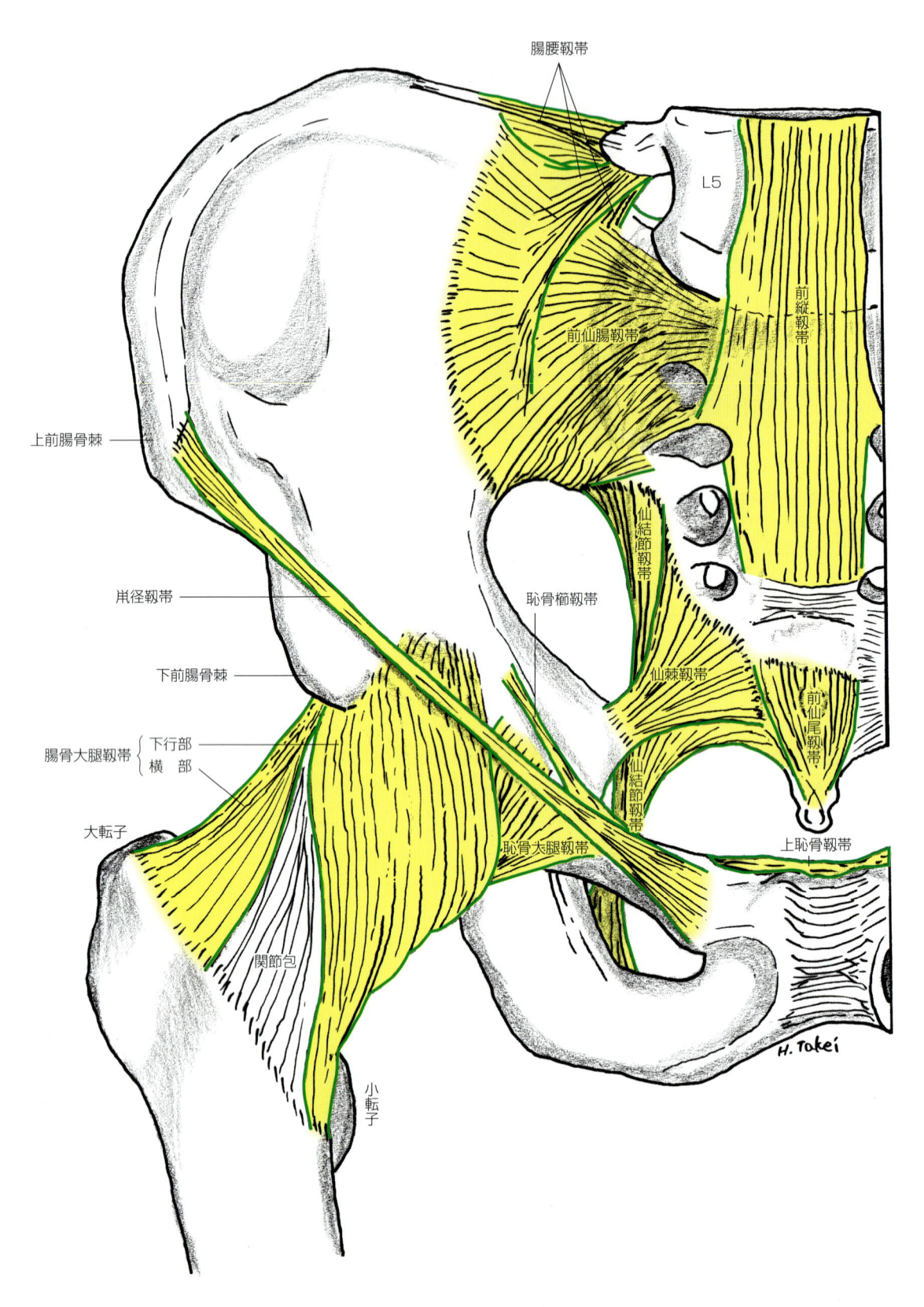

図4-11　骨盤前面（右側）

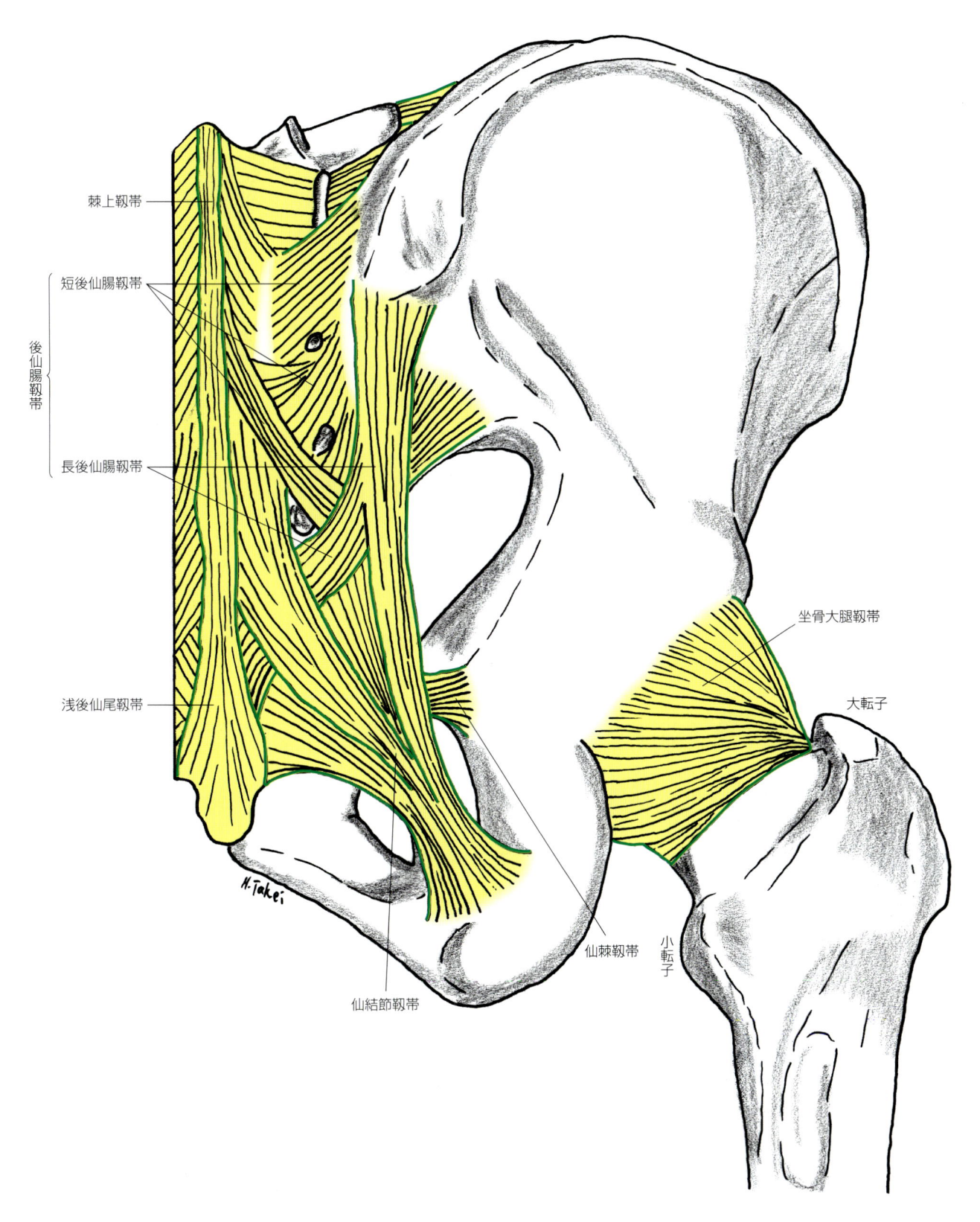

棘上靱帯
後仙腸靱帯
短後仙腸靱帯
長後仙腸靱帯
浅後仙尾靱帯
坐骨大腿靱帯
大転子
小転子
仙結節靱帯
仙棘靱帯

図4-12　骨盤後面（右側）

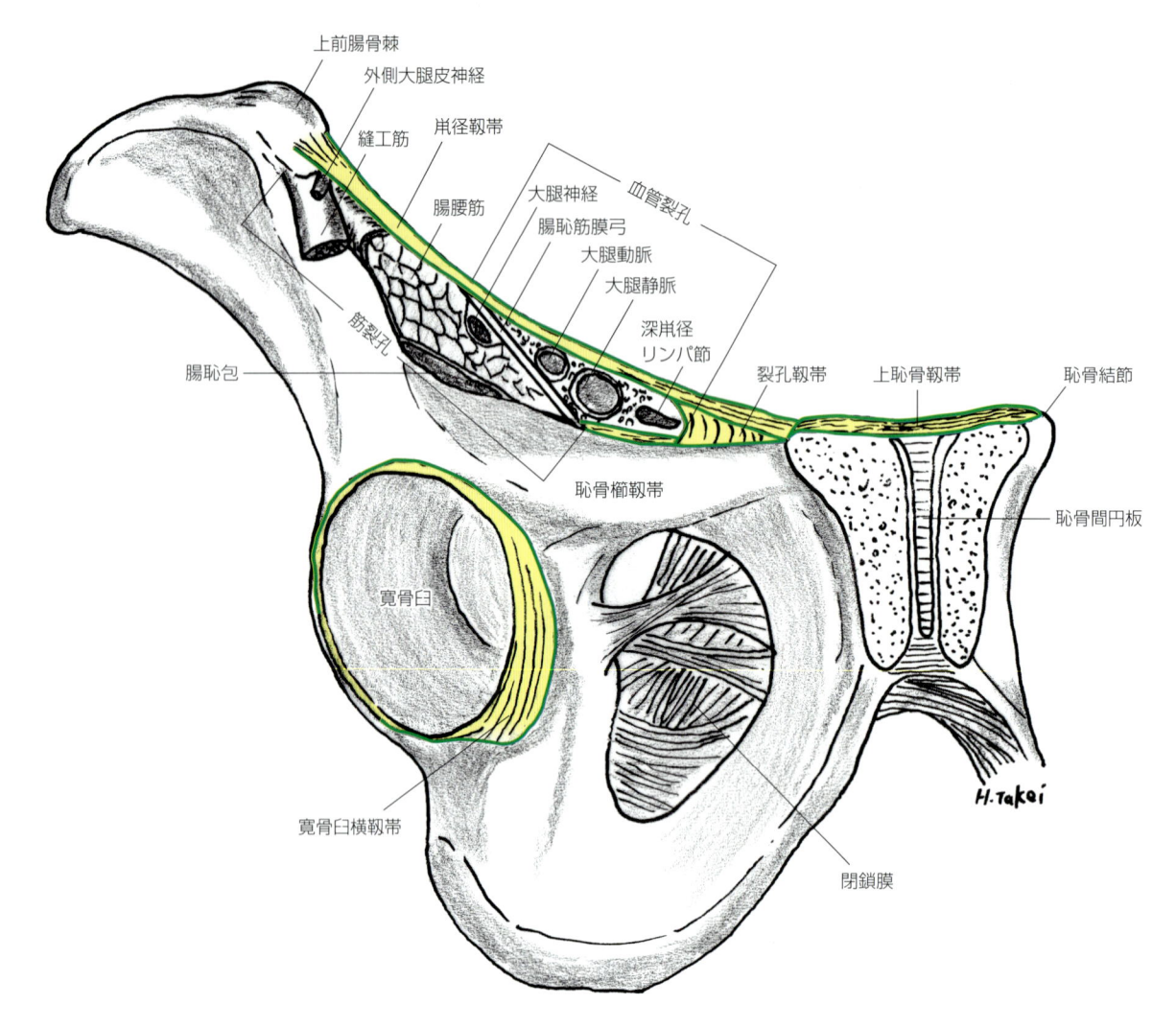

図4-13 恥骨結合周囲（右側）

鼡径靱帯 inguinal ligament

走行：上前腸骨棘と恥骨結節の間に張り，外腹斜筋の最も下の境界をつくる．

▶ 触診方法

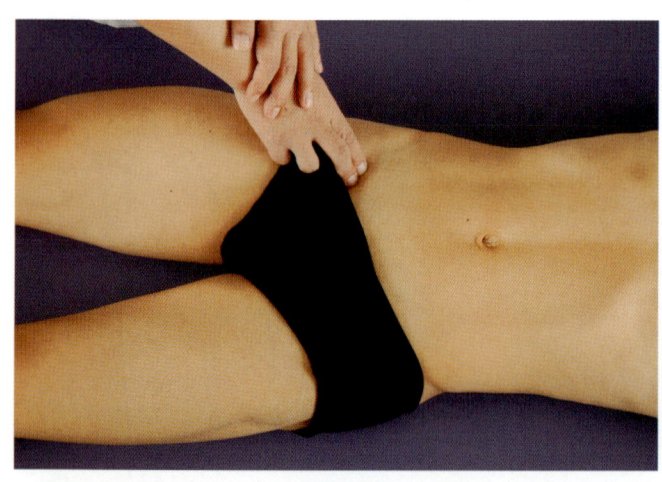

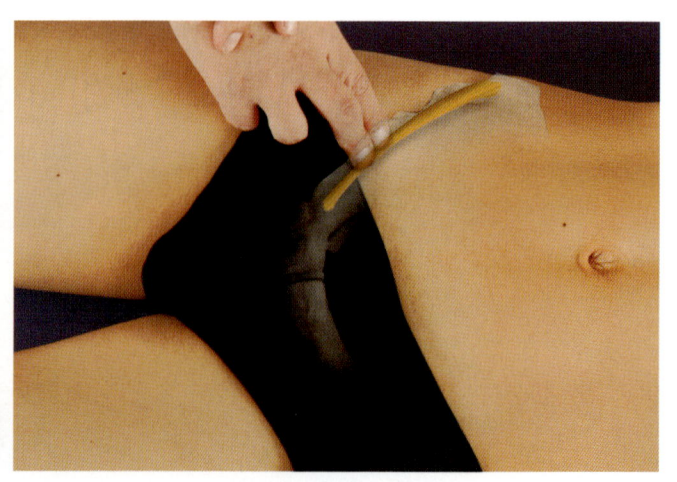

● 上前腸骨棘から恥骨結節までの間で，頭側から尾側に指を引くように行うとその走行がわかる．

▶ クリニカルビューポイント

鼡径靱帯と寛骨の前縁との間には筋裂孔（腸腰筋と大腿神経が通る）と血管裂孔（大腿動・静脈）があり，これらは腸恥筋膜弓によって互いに分けられる．

仙結節靱帯 sacrotuberous ligament

走行：下後腸骨棘，外側仙骨稜の第4・5仙椎部，仙骨と尾骨の外側縁の下部からの線維が一度厚い線維束をつくり，坐骨結節に付着するときに再び扇形に開く．

▶ 触診方法

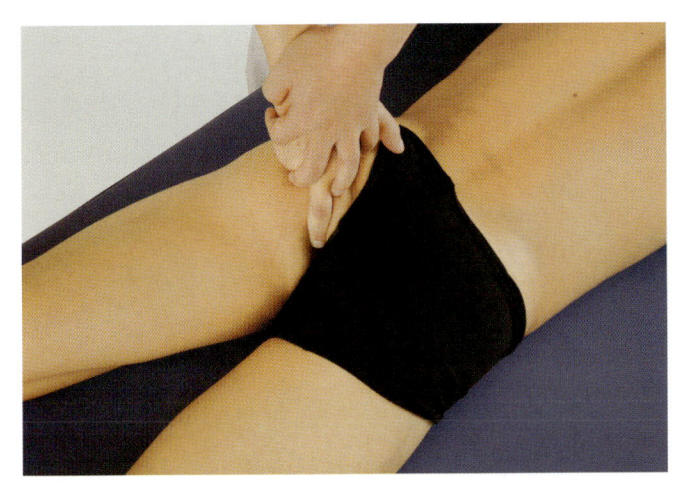

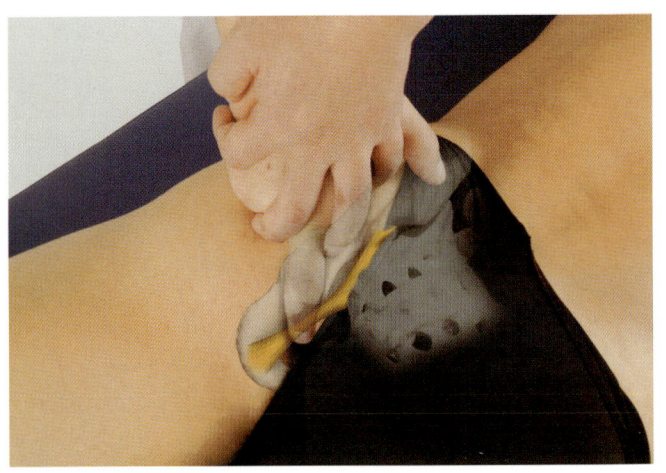

● 股関節やや外転，内旋位にて，坐骨結節から斜め頭内側の仙骨に向かう，あたかも骨のような硬い靱帯を，坐骨結節の内側で線維の走行に直交して触れる．

▶ クリニカルビューポイント

1. 仙棘靱帯よりも強大で長い．
2. 仙結節靱帯は，仙棘靱帯，骨間靱帯，前仙腸靱帯とともに仙骨の前屈（屈曲）あるいは寛骨の後傾を制限する．

仙棘靱帯 sacrospinous ligament

走行：仙骨と尾骨の外側縁に付き，仙結節靱帯の骨盤面の線維と混ざり合い，三角形の尖端は坐骨棘に付く．

▶ 触診方法

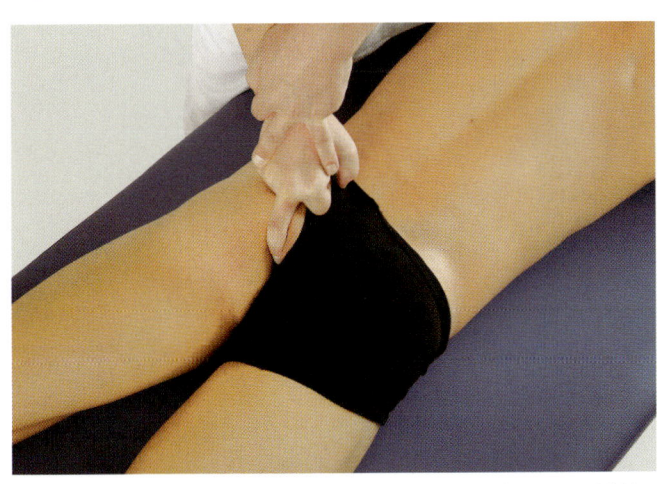

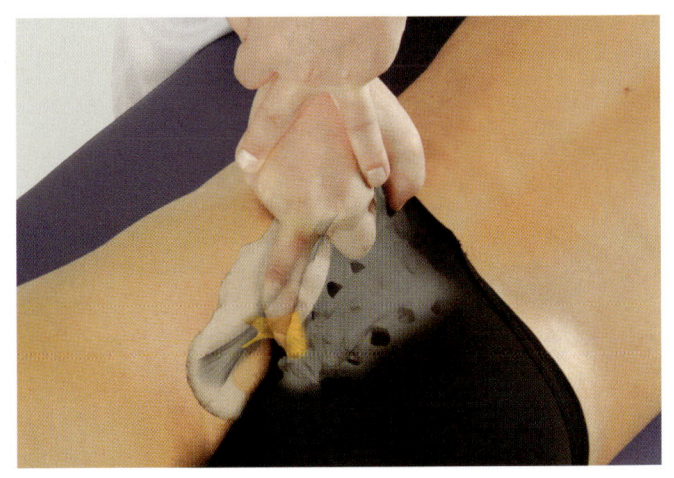

● 仙骨と坐骨棘の間で尾側から頭側に向けて，線維の走行に直行して触れる．

▶ クリニカルビューポイント

1. 仙結節靱帯との区別は難しい．
2. 仙骨の前屈を制限する．

後仙腸靱帯 posterior sacro-iliac ligament
①上部線維（短後仙腸靱帯）short posterior sacro-iliac ligament

走行：ほとんど水平に走り，仙骨後面の外側仙骨稜の第1・2仙椎部から腸骨粗面に付着する．

▶ 触診方法

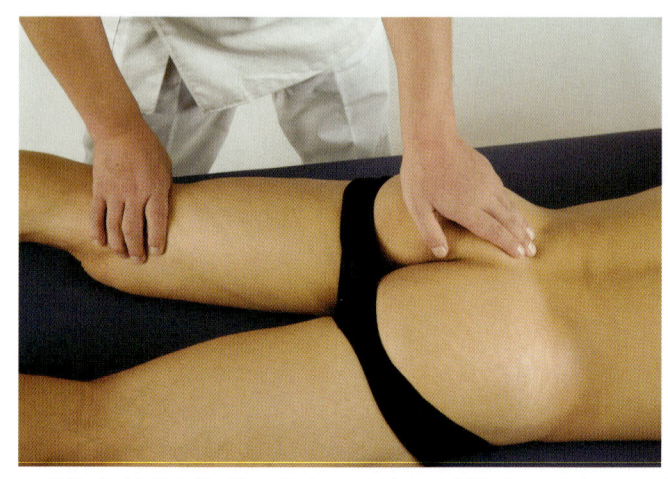

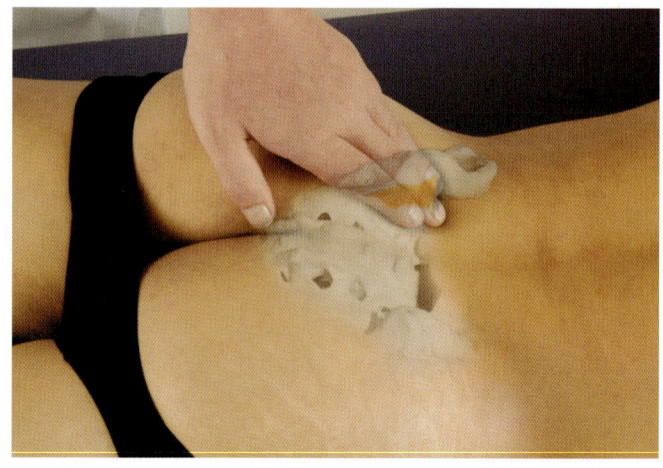

● 短後仙腸靱帯は後上腸骨棘の内側深部の走行に直交して指を置き，寛骨をインフレアー（背側の両寛骨間を開く）するように靱帯を緊張させると触れやすい．

②下部線維（長後仙腸靱帯）long posterior sacro-iliac ligament

走行：斜めに走り，一端は外側仙骨稜の第3仙椎部に付き，他端は上後腸骨棘に付いて，仙結節靱帯の上部と一緒になる．

▶ 触診方法

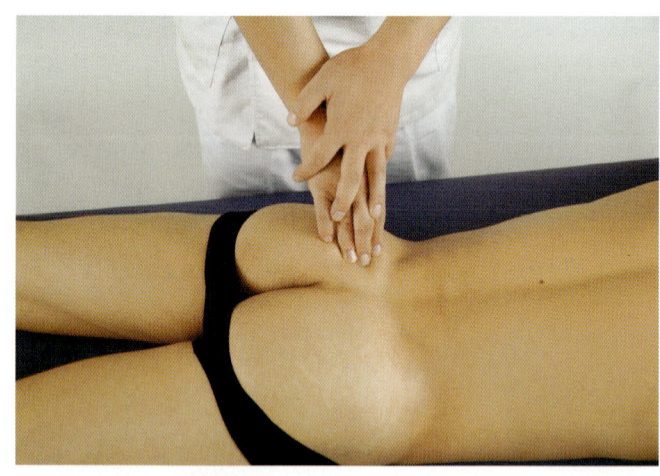

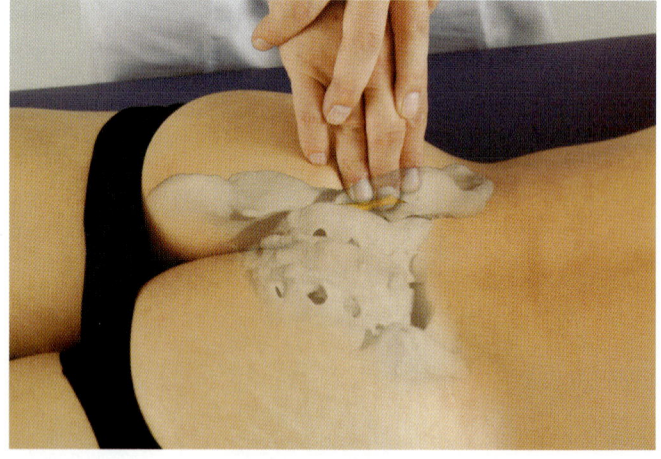

● 長後仙腸靱帯は，線維の走行に直交して仙骨側から腸骨側に向かって触れる．靱帯に触れた状態で，仙骨尖を腹側に押して仙骨を後屈（伸展）させると，靱帯が緊張するのを感じ取れる．

▶ クリニカルビューポイント

長後仙腸靱帯は，仙骨の後屈（伸展）を制限する．

腸腰靱帯 iliolumbar ligament

走行：第4・5腰椎の肋骨突起から腸骨腹側の腸骨粗面に付着する．

▶ **触診方法**

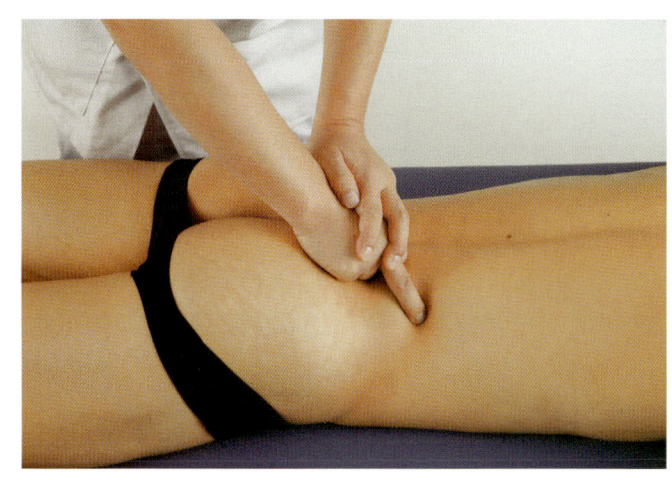

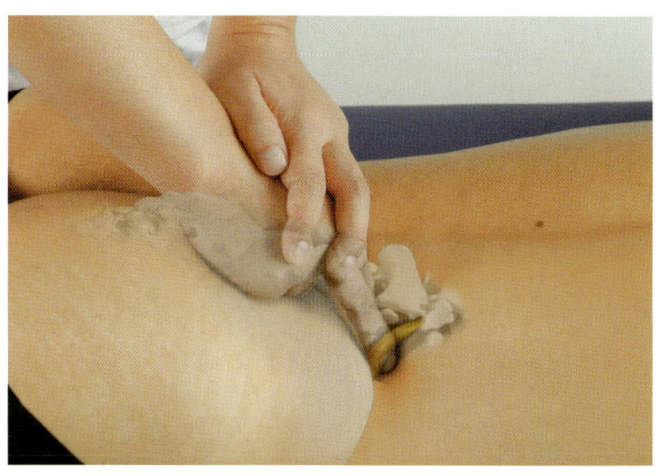

❶ 第4腰椎肋骨突起の寛骨側で頭外側から尾内側方向へ，線維に直交して触れる．

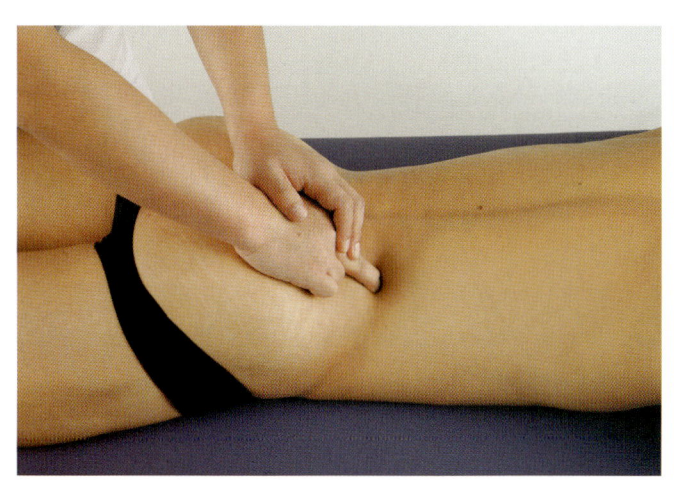

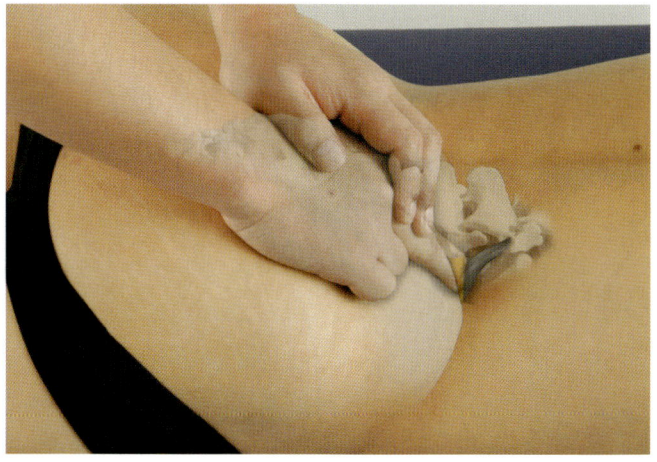

❷ 第5腰椎肋骨突起からの靱帯は，頭側から尾側方向へ線維に直交して触れるが，前者に比べると触れにくい．

▶ **クリニカルビューポイント**

腸腰靱帯は，腹側では大腰筋，背側では固有背筋深層，上方では腰方形筋に接している．

5 膝関節周囲の靱帯（肢位：背臥位）

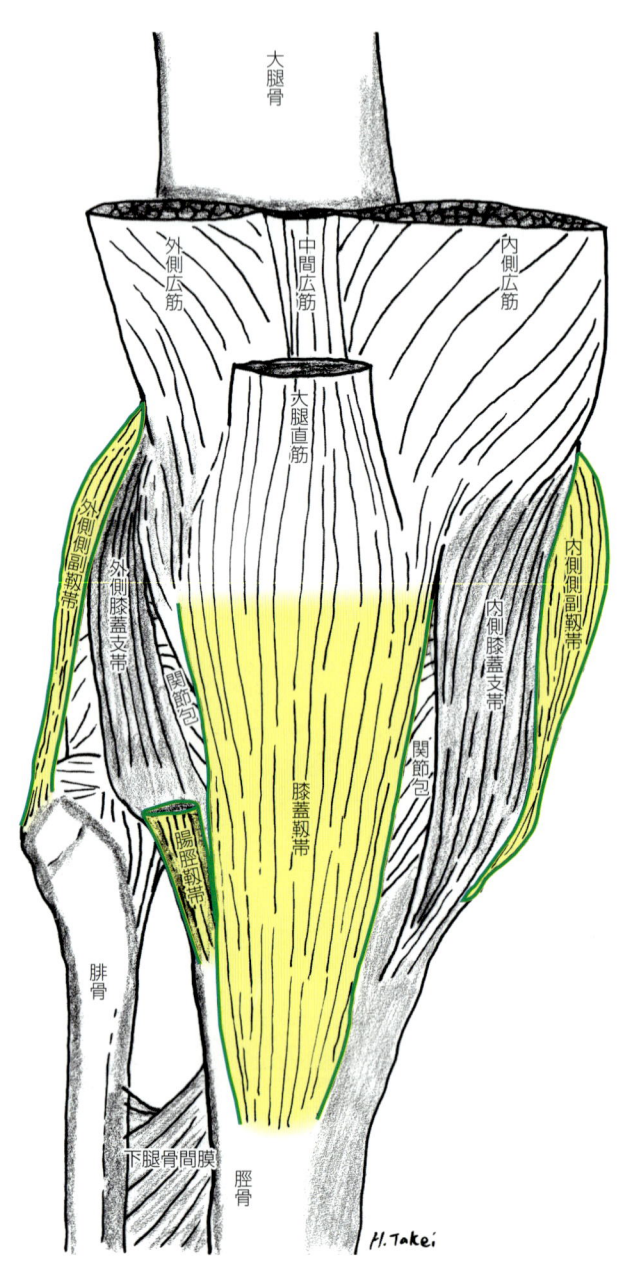

図4-14 膝前面（右側）

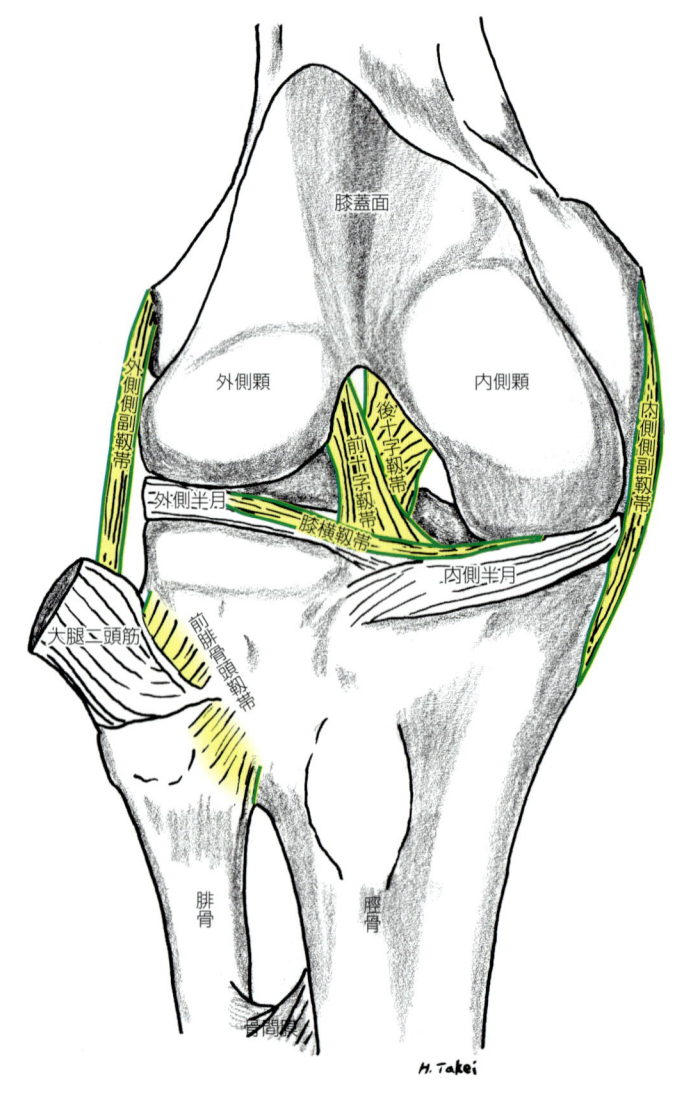

図4-15 膝前面深層（右側）

図4-16　膝後面（右側）

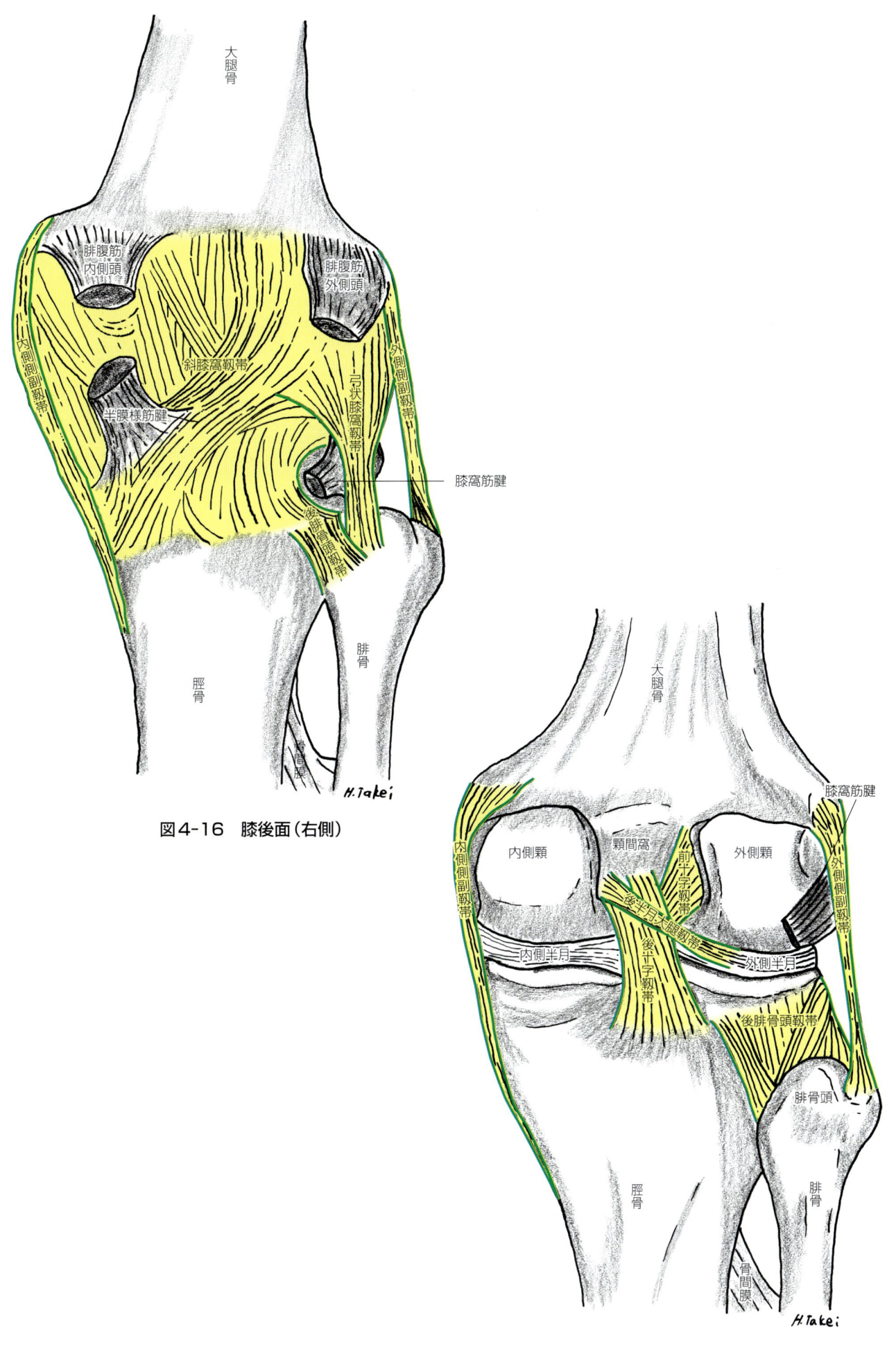

図4-17　膝後面深層（右側）

腸脛靱帯 iliotibial tract

走行：腸骨結節と，一部は大殿筋前上部および大腿筋膜張筋との停止腱として起こり，脛骨外側結節 lateral tubercle of tibia（ガーディ結節 Gerdy's tubercle）に付着する．一部は，膝蓋骨外側面に線維を送る．

▶ **触診方法**

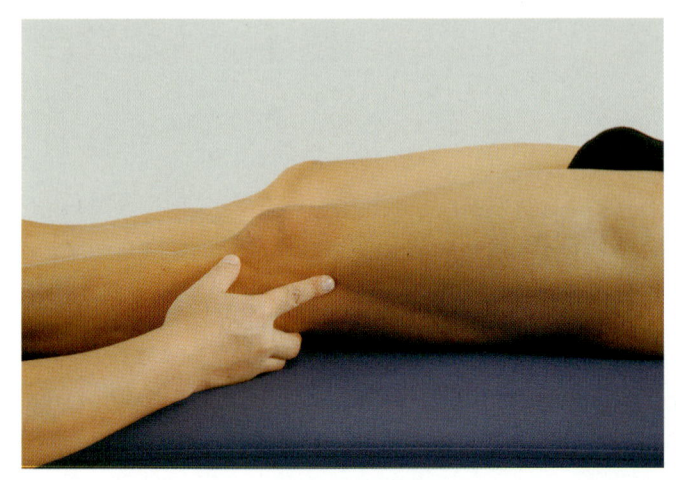

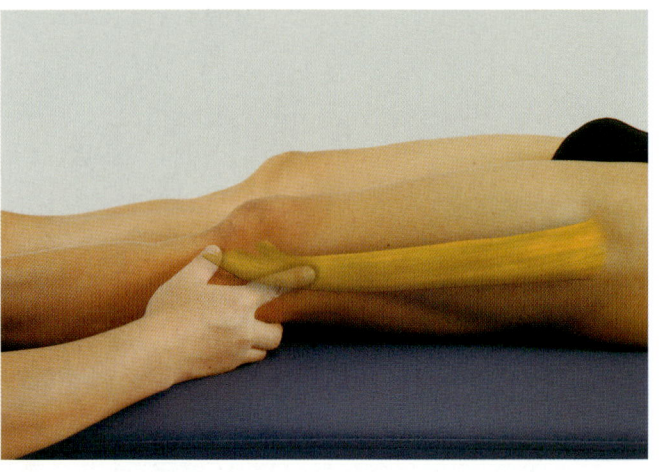

❶ 背臥位にて，大腿下部外側で幅広く触れることができる．

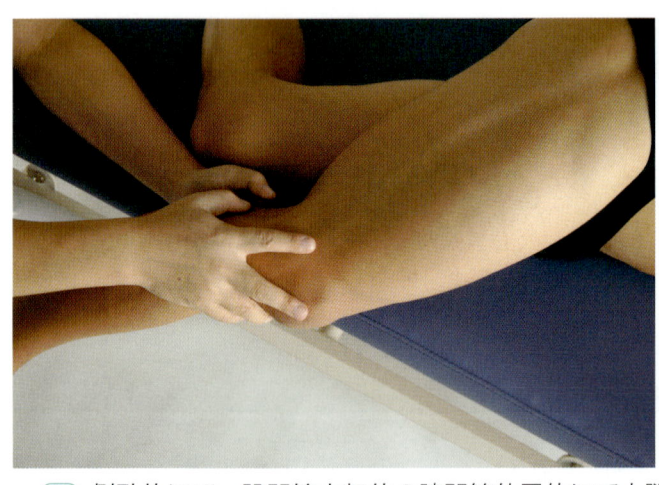

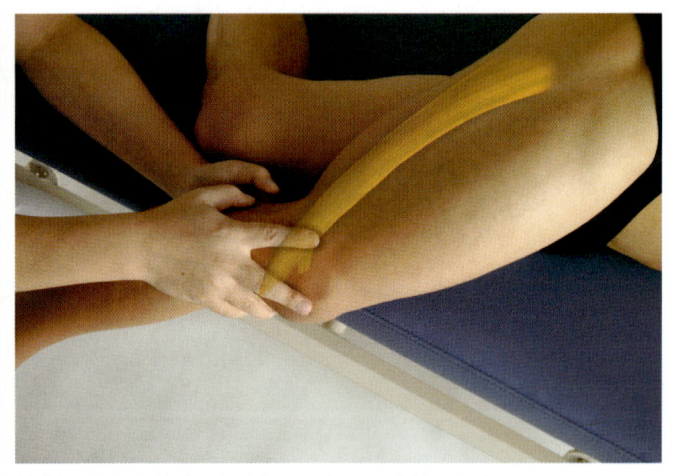

❷ 側臥位にて，股関節内転位の膝関節伸展位にて大腿外側面に硬く浮き上がってくるのがわかる．

▶ **クリニカルビューポイント**

1. 腸脛靱帯へは大殿筋と大腿筋膜張筋の停止部の腱性線維が入り込む．
2. 腸脛靱帯末梢は，前十字靱帯に相当する耐久力を持つほど，厚い構造になっている．脛骨の外側顆では外側膝蓋支帯と関係を持つ．また，外側広筋および大腿二頭筋からの線維性の延長部分と混ざり合う．
3. 腸脛靱帯は，屈曲時には膝関節運動軸の後方に，伸展時には膝関節運動軸の前方に移動する．よって，大腿筋膜張筋は，膝屈曲位では膝の屈曲と外旋に作用し，膝伸展位では膝の伸展に作用する．
4. 腸脛靱帯は膝蓋骨にも側方から付着しているので，膝蓋骨の外側偏位に関与する．
5. 膝屈曲位では，腸脛靱帯は大腿骨外側顆の後方を通るため，大腿骨が屈曲した脛骨に対して後方に亜脱臼しないためのスリングの働きをする．
6. 腸脛靱帯は前十字靱帯に似た走行をとることにより，脛骨の前方移動と大腿骨の後方移動を制動する役割を果たす．
7. 末梢部の腸脛靱帯は，膝外側側副靱帯と膝窩筋と協力することで，膝関節の内反を防ぎ，脛骨の過度な外旋を最小にするように働く．

内側側副靱帯 tibial collateral ligament

走行：三角形をした扁平な靱帯で，関節包の線維膜の中へ放散し内側半月にしっかり癒着する．靱帯は3つの線維に区別される．前長線維は大腿骨内側上顆から脛骨の内側縁に付く．後上短線維は内側半月に入り込むが，後下線維は内側半月から脛骨に達する．

触診方法

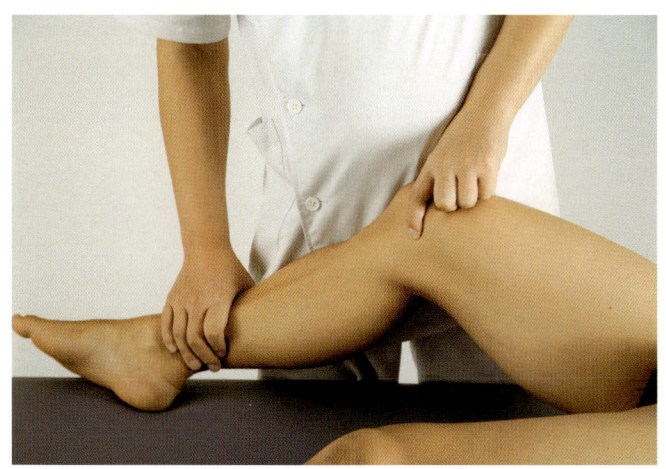

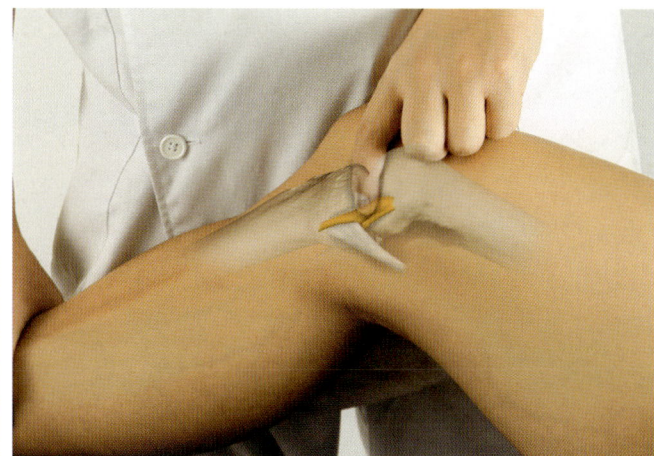

- 膝屈曲位にて大腿骨内側上顆から前斜下方に向けて走行し，脛骨内側顆の間に張る線維に直交するように触れる．外反ストレスをかけると緊張して触れやすくなる．

クリニカルビューポイント

1. 内側側副靱帯は遠位で浅鵞足（薄筋，半腱様筋，縫工筋）に覆われ，脛骨に終わる半膜様筋腱の一部の上を横切る．
2. 外反を制限する．また，外側側副靱帯と共同して脛骨の外旋を制動する．
3. 前十字靱帯と内側側副靱帯と内側半月との複合損傷をunhappy triadという．

外側側副靱帯 fibular collateral ligament

走行：円柱状の外側側副靱帯は，関節包と外側半月には癒着しない．大腿骨外側上顆から後斜下方に向けて走行し，腓骨頭に停止する．

触診方法

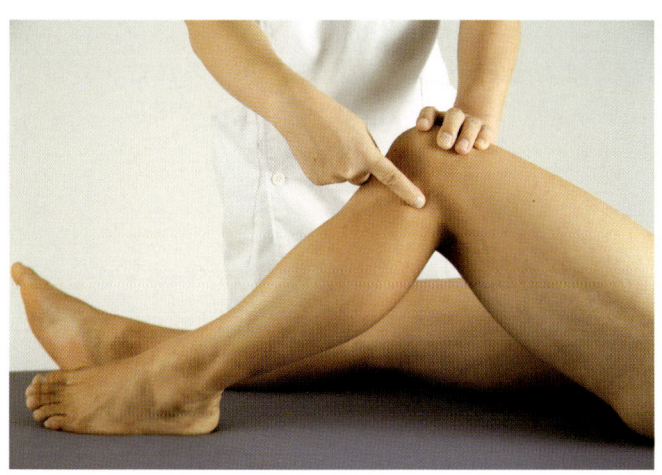

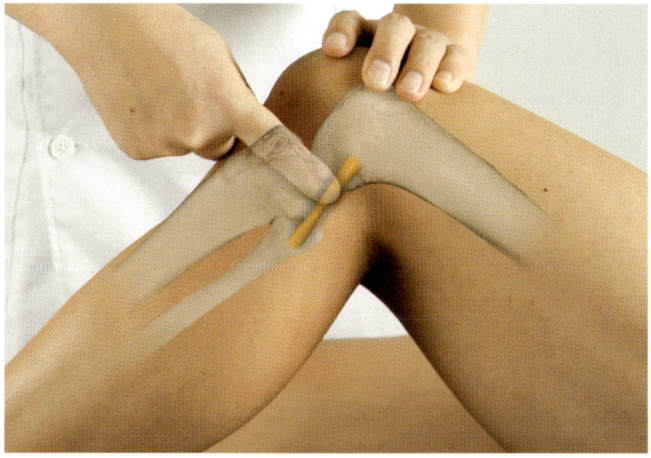

- 膝屈曲位にて靱帯に直交するように触れると，鉛筆のような太さの靱帯を確認できる．腓骨頭を確認しておき，あぐらをかかせても触れられる．

クリニカルビューポイント

1. 腓骨頭では大腿二頭筋腱の停止を二分している．
2. 外側側副靱帯は，内反を制限する．また，内側側副靱帯と共同して脛骨の外旋を制動する．

膝蓋靱帯 patellar ligament

走行：大腿四頭筋の共同腱の中心をなし，膝蓋骨尖と隣接縁および後面の粗な圧痕から，脛骨粗面に付着する．

▶ **触診方法**

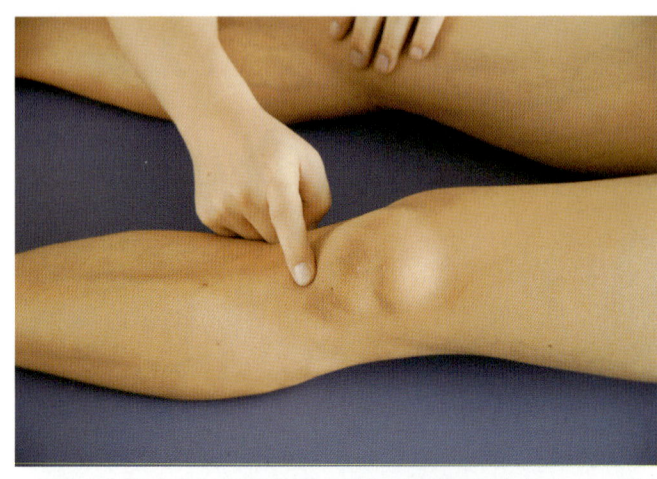

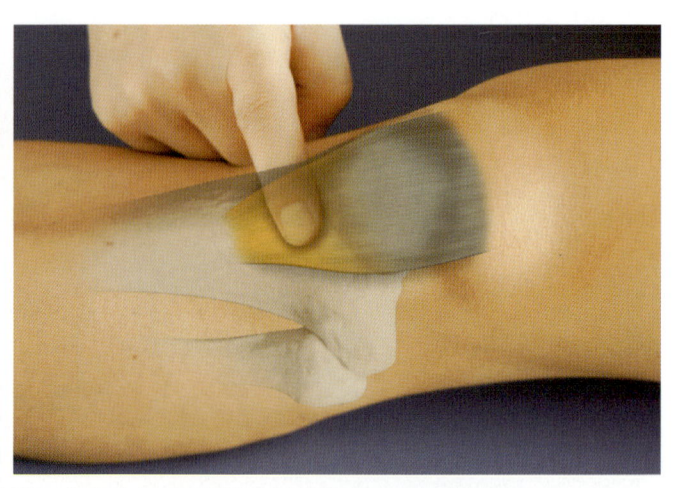

① 膝蓋骨尖と脛骨粗面の間に張る靱帯を触れる．膝伸展に力を入れさせると，硬くなるのを感じる．

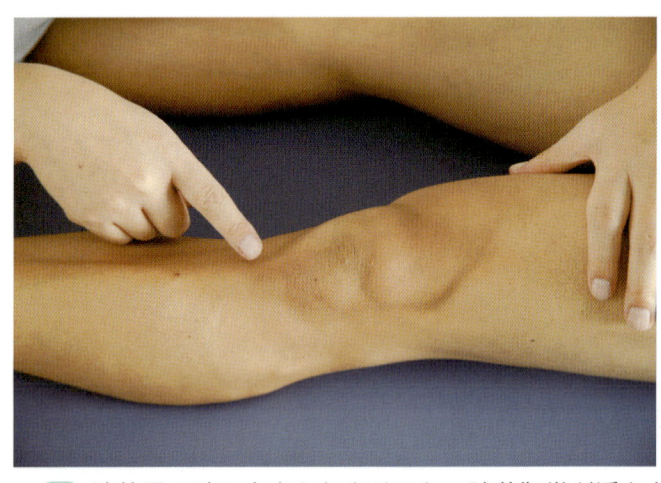

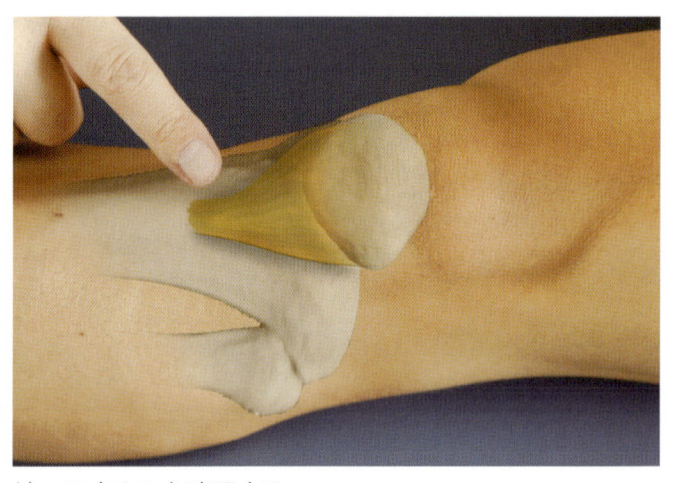

② 膝伸展で膝に力を入れさせると，膝蓋靱帯が浮き上がってくるのを確認する．

▶ **クリニカルビューポイント**

1. 膝蓋靱帯の後面は，膝蓋下脂肪体によって関節の滑膜から，また滑液包によって脛骨から隔てられている．
2. 弛緩時に膝蓋靱帯を両側からつかむと，その脇の部分に膝蓋下脂肪体がはみ出してくるのがわかる．

膝蓋支帯 patellar retinaculum

走行：内側膝蓋支帯 medial patellar retinaculum は，主に内側広筋と少数の大腿直筋由来の腱線維から起こり，膝蓋靱帯の内側を下行し内側側副靱帯の前で脛骨に終わる．外側膝蓋支帯 lateral patellar retinaculum は，外側広筋の線維と大腿直筋の少数の線維からつくられ，この支帯の中に腸脛靱帯の線維も入り込む．この支帯は脛骨粗面の外側で脛骨に付着する．

▶ 触診方法

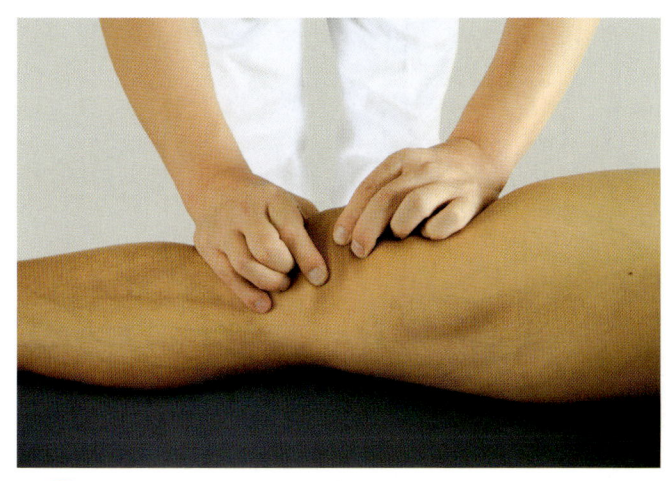

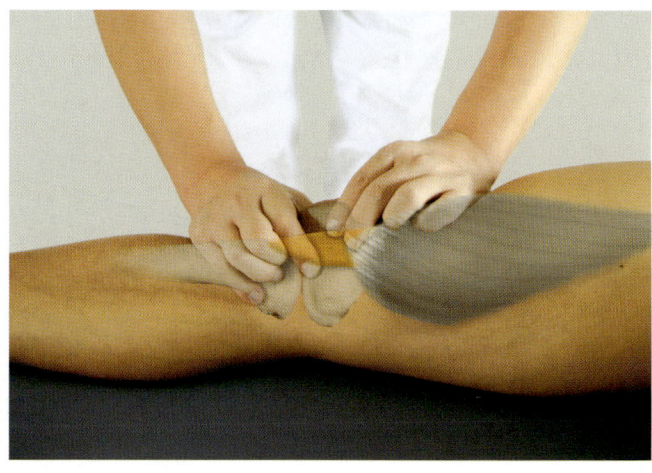

① 内側膝蓋支帯は，膝蓋骨を外側に動かして支帯を緊張させてから触れる．

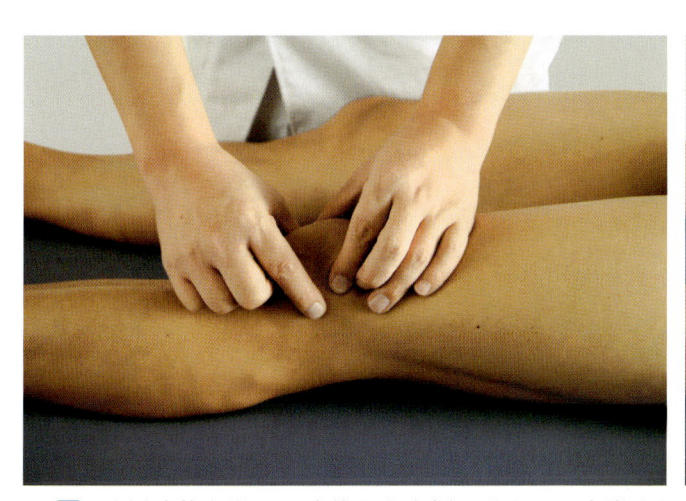

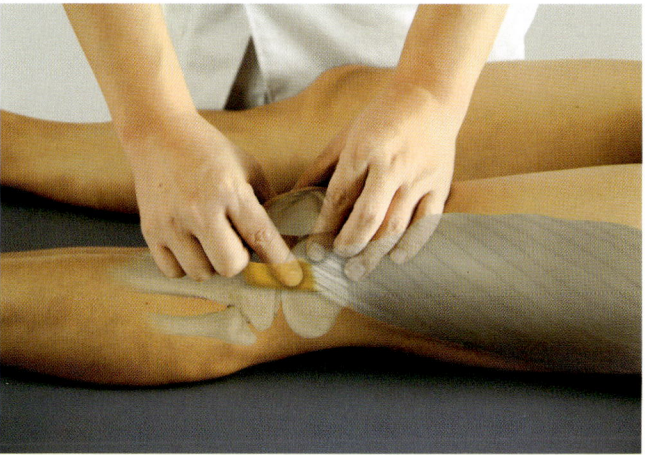

② 外側膝蓋支帯は，膝蓋骨を内側に動かして支帯を緊張させてから触れる．

▶ クリニカルビューポイント

膝蓋支帯は，屈曲伸展運動の指示靱帯として役立っている．

6 足関節周囲の靱帯（肢位：背臥位・座位）

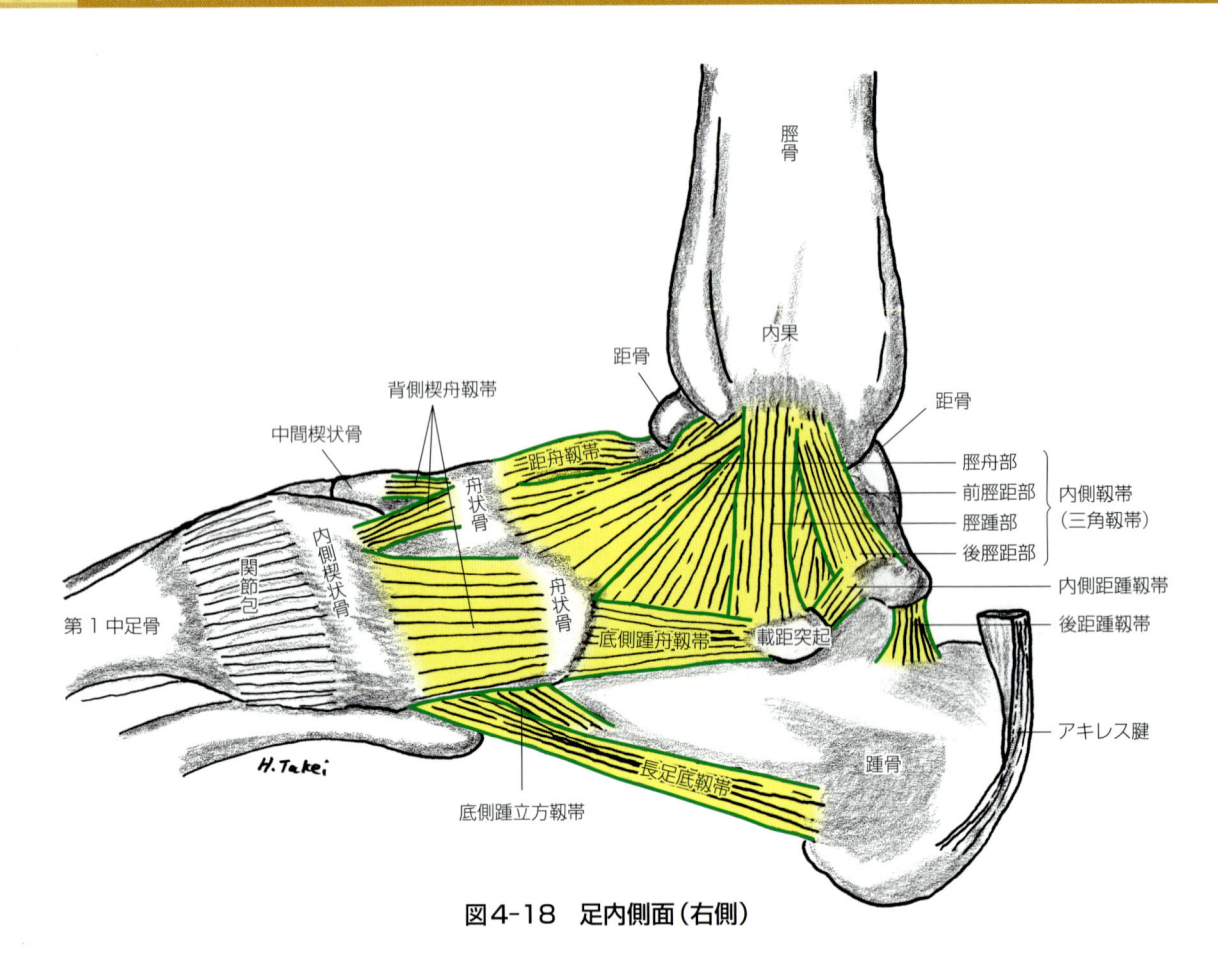

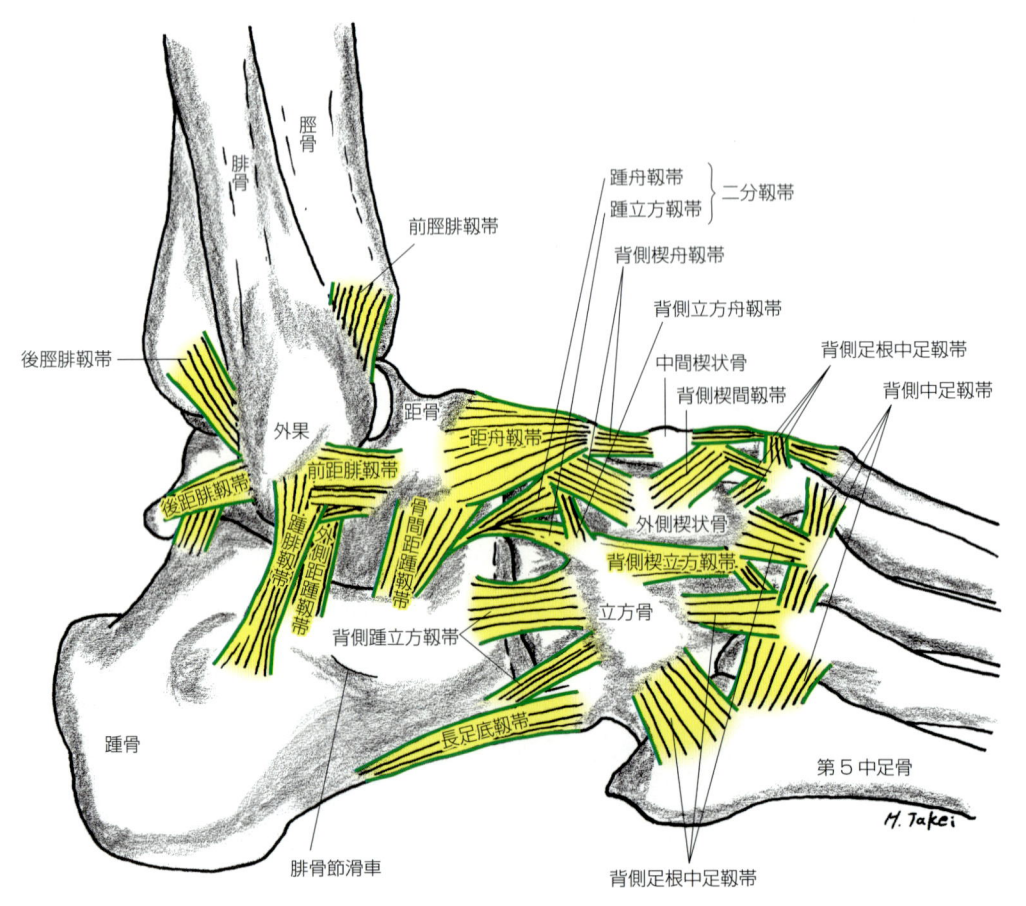

図4-18　足内側面（右側）

脛骨／内果／距骨／距骨／脛舟部／前脛距部／脛踵部／後脛距部／内側靱帯（三角靱帯）／内側距踵靱帯／後距踵靱帯／アキレス腱／踵骨／載距突起／底側踵舟靱帯／長足底靱帯／底側踵立方靱帯／舟状骨／距舟靱帯／背側楔舟靱帯／中間楔状骨／内側楔状骨／関節包／第1中足骨

図4-19　足外側面（右側）

脛骨／腓骨／前脛腓靱帯／後脛腓靱帯／外果／距骨／前距腓靱帯／後距腓靱帯／踵腓靱帯／外側距踵靱帯／骨間距踵靱帯／背側踵立方靱帯／踵骨／腓骨節滑車／踵舟靱帯／踵立方靱帯／二分靱帯／背側楔舟靱帯／背側立方舟靱帯／中間楔状骨／背側楔間靱帯／外側楔状骨／背側楔立方靱帯／立方骨／長足底靱帯／背側足根中足靱帯／背側中足靱帯／第5中足骨

図4-20　足後面（右側）

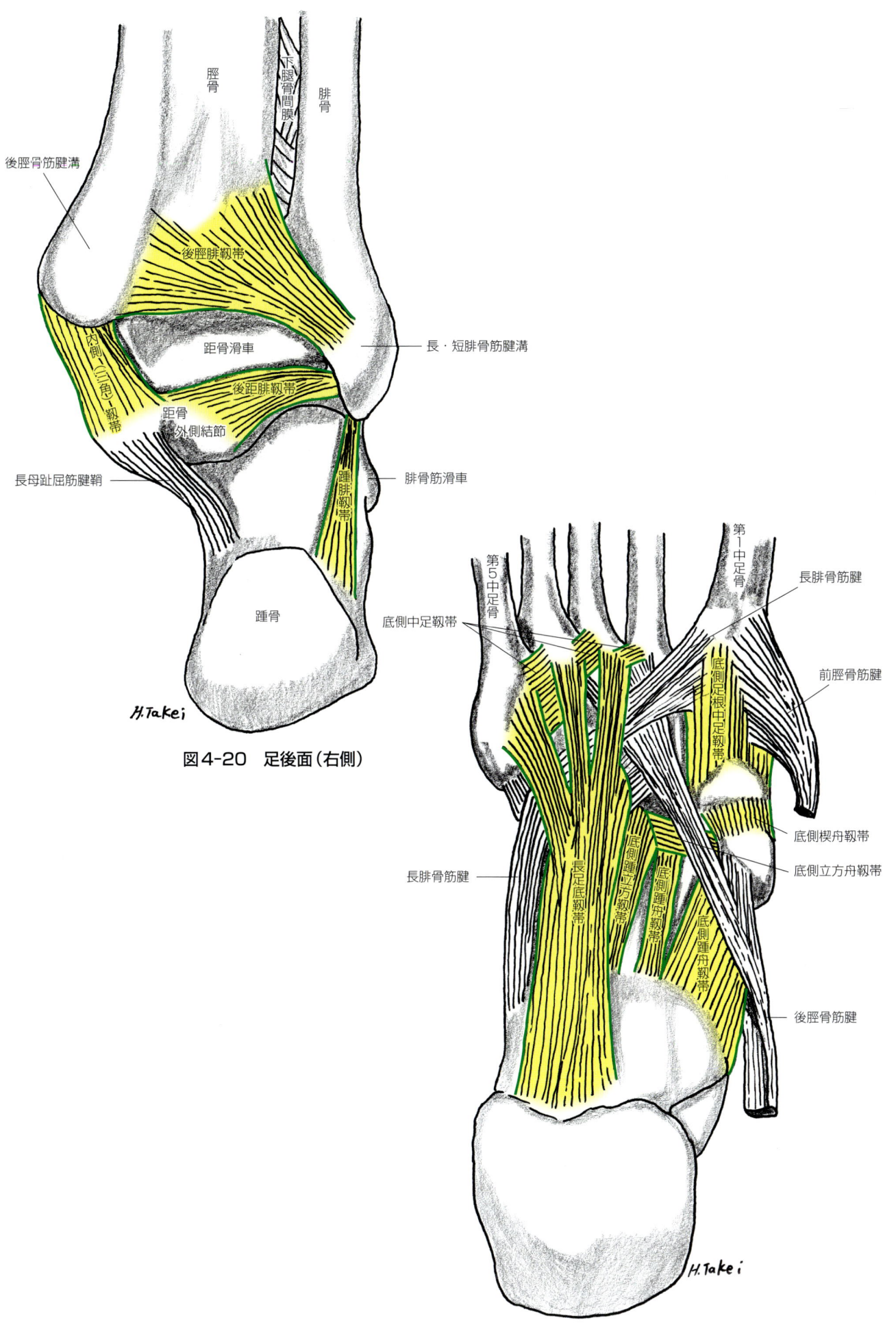

図4-21　足底面（右側）

外側側副靱帯 lateral collateral ligament
①前距腓靱帯 anterior talofibular ligament

走行：外側側副靱帯は一般に，前距腓靱帯，踵腓靱帯，後距腓靱帯の3つで構成される．前距腓靱帯は3靱帯中最も短く，外果前縁から距骨頸（距骨の外果面の前）に向かって前内側に走る．

▶ 触診方法

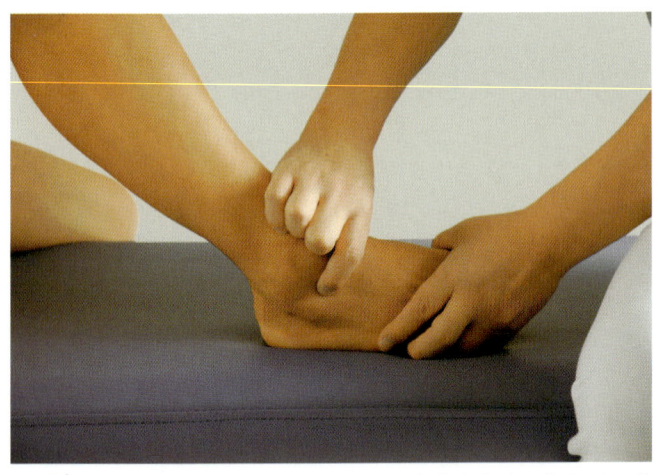

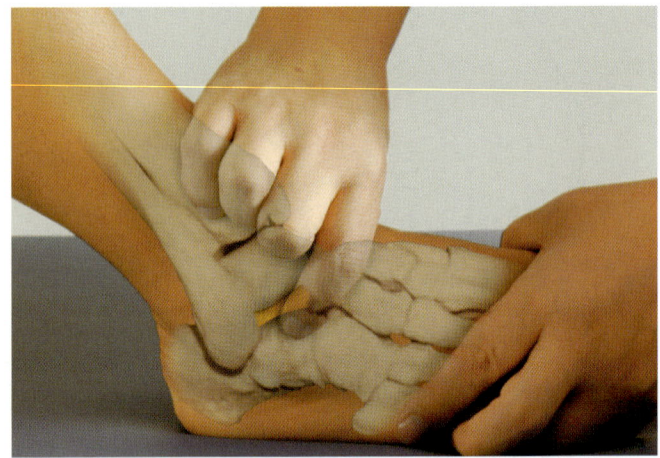

- 足関節底屈位で，足部を回外（踵骨を内反）させて靱帯を緊張させ，外果前縁と距骨頸（距骨の外果面の前）を結ぶ線維の走行に直行して触れる．

▶ クリニカルビューポイント

前距腓靱帯は，足関節の底屈，腓骨の後方移動，距骨の前方移動，踵骨内反（とくに足関節底屈位）を制限する．

②踵腓靱帯 calcaneofibular ligament

走行：踵腓靱帯は3靱帯中最も長く，外果尖端から踵骨外側面の結節に走る細い円形の索である．

▶ 触診方法

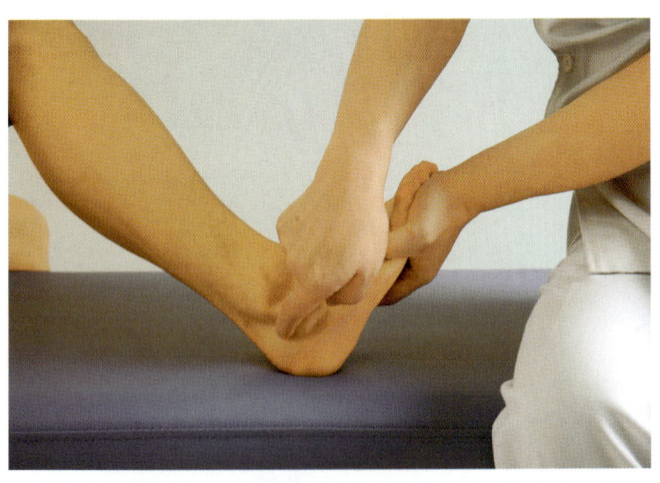

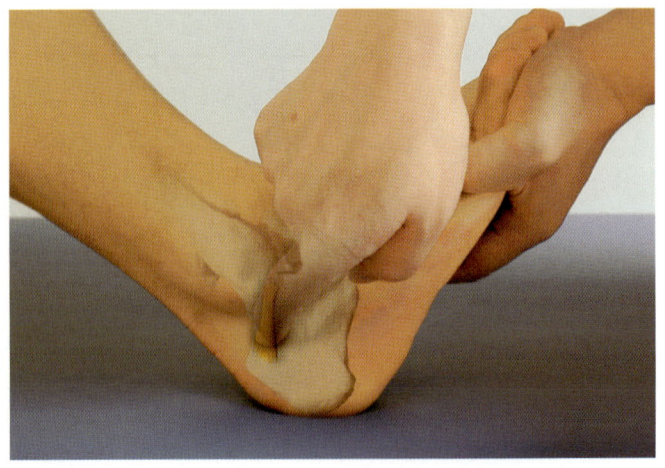

- 足関節0°で，足部を回外（踵骨を内反）させて靱帯を緊張させ，外果尖端から踵骨外側面の結節を結ぶ線維の走行に直行して触れる．

▶ クリニカルビューポイント

1. 踵腓靱帯は，長・短腓骨筋に覆われている．
2. 踵腓靱帯は，踵骨の尾側移動，踵骨内反（とくに足関節0°位）を制限する．

③後距腓靱帯 posterior talofibular ligament

走行：後距腓靱帯は最も強く，最も深部にあって，外果内側と後部の外果窩から距骨外側結節（距骨後面の長母趾屈筋腱溝のすぐ外側）へほぼ水平に走る．

▶ **触診方法**

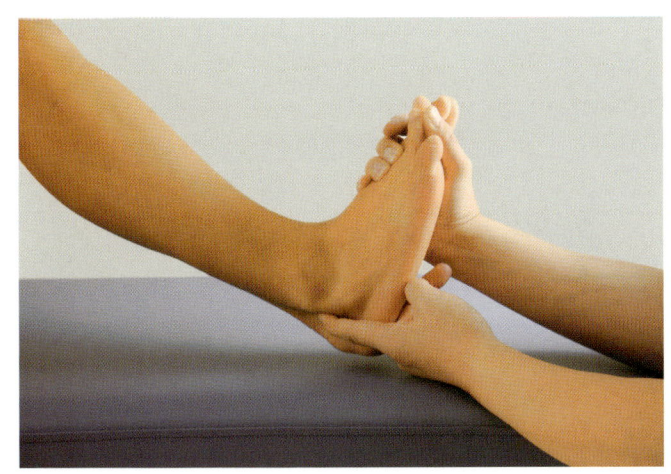

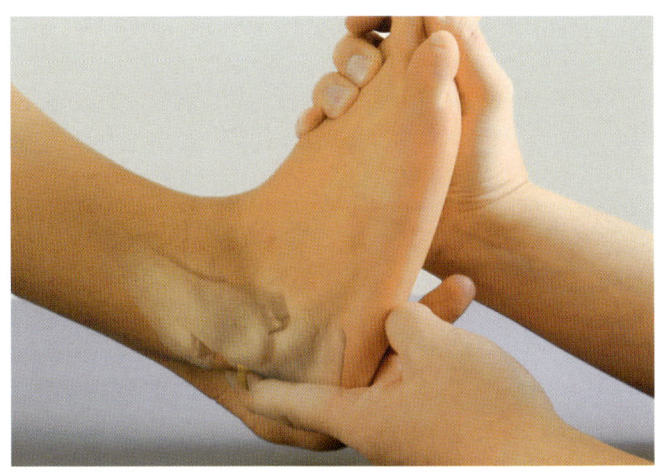

- 足関節を背屈させ，距骨を後方へ押し込むことで緊張する靱帯を，外果後方でアキレス腱外側部の深部にて触れるが，触れにくい靱帯である．

▶ **クリニカルビューポイント**

後距腓靱帯は，足関節の背屈，腓骨の前方移動，距骨の後方移動，踵骨内反（とくに足関節背屈位）を制限する．

内側靱帯 medial ligament（三角靱帯 deltoid ligament）
①脛舟部 tibionavicular part

走行：内側靱帯は，脛骨内果尖端を起始に，浅層（脛舟部，脛踵部，後脛距部），深層（前脛距部）の4つからなる．浅層最前部の脛舟部は脛骨内果尖端前方部から舟状骨粗面に付く．

▶ **触診方法**

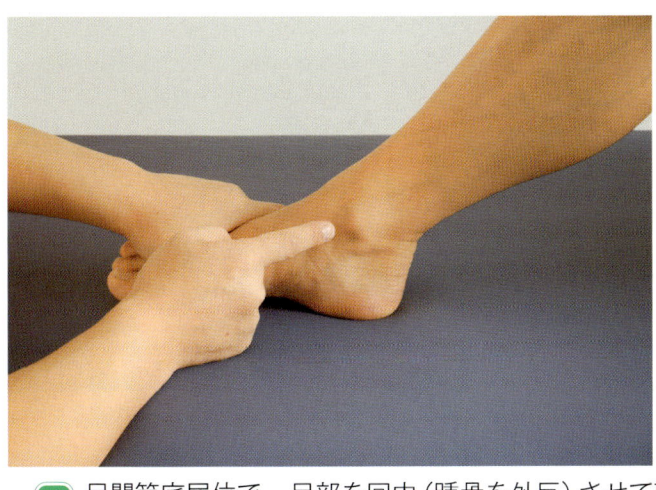

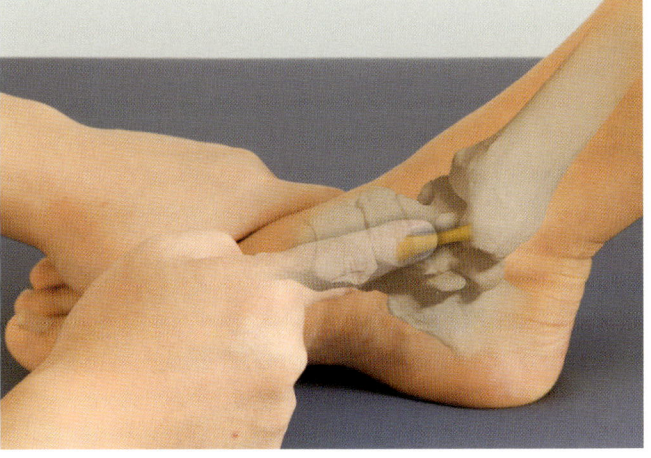

- 足関節底屈位で，足部を回内（踵骨を外反）させて靱帯を緊張させ，脛骨内果尖端前方部から舟状骨粗面を結ぶ線維の走行に直行して触れる．

▶ **クリニカルビューポイント**

1. 内側靱帯は，後脛骨筋と長趾屈筋腱に覆われている．
2. 脛舟部は，足関節の底屈，脛骨の後方移動，舟状骨の前方移動，踵骨外反（とくに足関節底屈位）を制限する．

②脛踵部 tibiocalcaneal part

走行：中央部の脛踵部は，脛骨内果尖端中央部からほとんど垂直に下行して，踵骨載距突起の全長にわたって付く．

▶ 触診方法

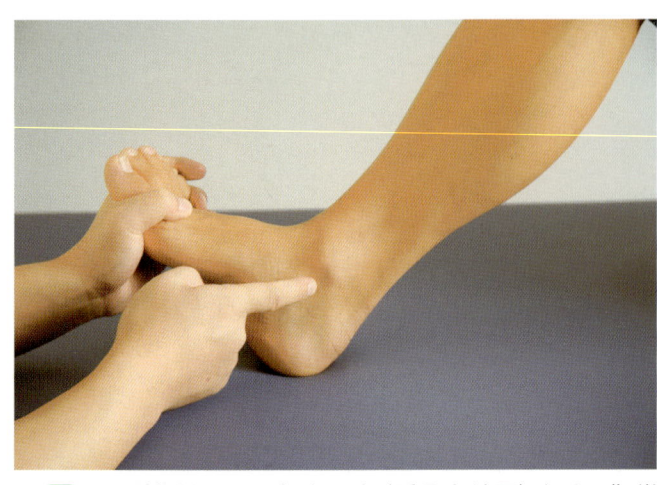

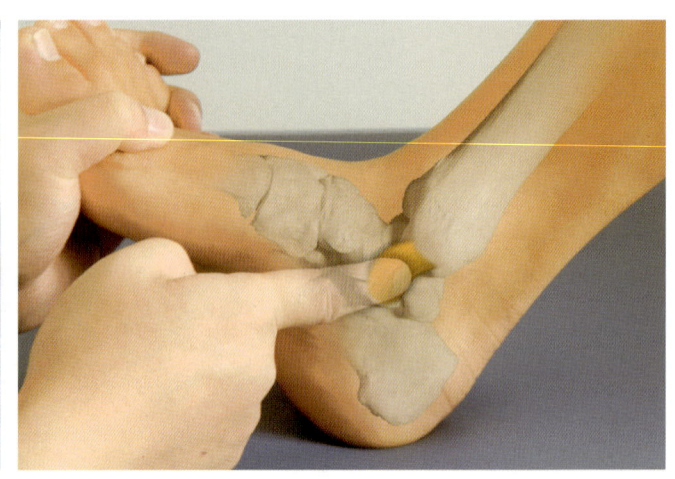

- 足関節0°で，足部を回内（踵骨を外反）させて靱帯を緊張させ，脛骨内果尖端中央部から踵骨載距突起を結ぶ線維の走行に直行して触れる．

▶ クリニカルビューポイント

脛踵部は，踵骨の尾側移動，踵骨外反（とくに足関節0°位）を制限する．

③後脛距部 posterior tibiotalar part

走行：後部の後脛距部は，脛骨内果尖端後方部から外側に走って，距骨内側と長母趾屈筋腱溝の内側にあたる距骨内側結節に付く．

▶ 触診方法

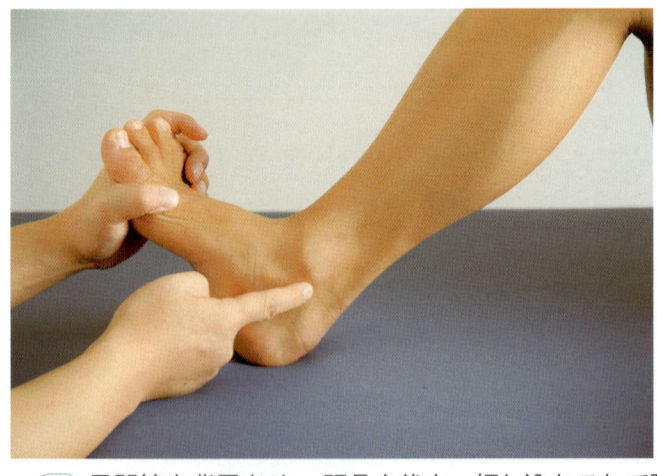

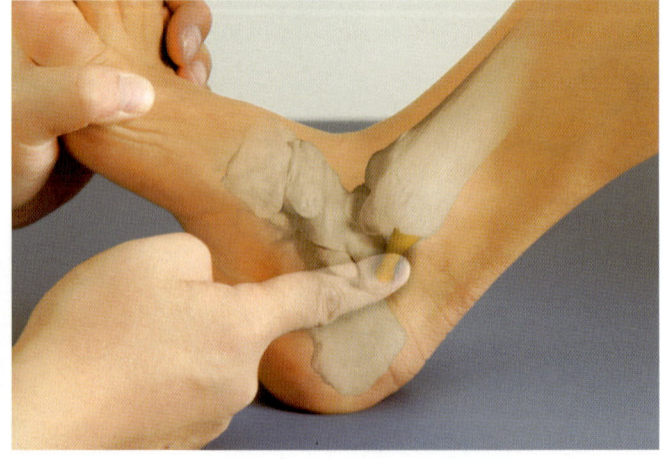

- 足関節を背屈させ，距骨を後方へ押し込むことで緊張する靱帯を，脛骨内果尖端後方部から距骨内側結節を結ぶ線維の走行に直行して触れる．

▶ クリニカルビューポイント

後脛距部は，足関節の背屈，脛骨の前方移動，距骨の後方移動，踵骨外反（とくに足関節背屈位）を制限する．

④前脛距部 anterior tibiotalar part

走行：深層にある前脛距部は内果の頂点と距骨の内側面に付く．

▶ 触診方法

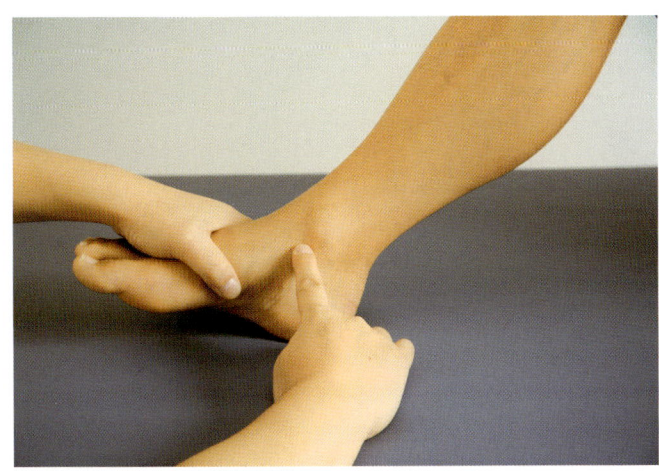

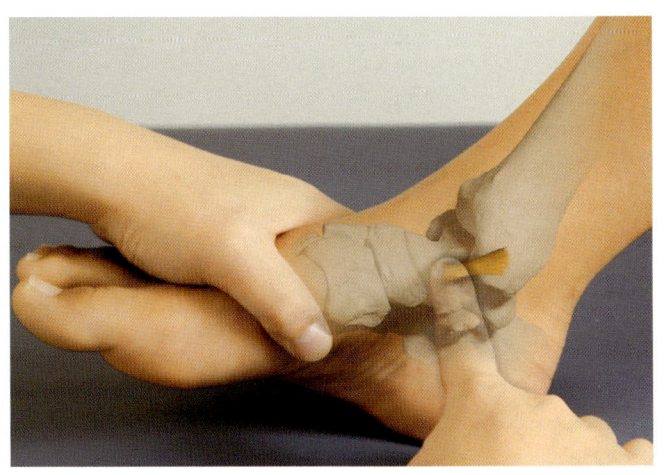

● 深層にあるため，触れるのは困難である．脛舟部の緊張と同様に感じられる．

▶ クリニカルビューポイント

前脛距部は，足関節の底屈，脛骨の後方移動，距骨の前方移動，踵骨外反（とくに足関節底屈位）を制限する．

二分靱帯 bifurcate ligament（踵舟靱帯 calcaneonavicular ligament, 踵立方靱帯 calcaneocuboid ligament）

走行：背側足根靱帯の一つである二分靱帯（Y靱帯）は，踵舟靱帯と踵立方靱帯からなり，横足根関節（ショパール関節）で重要である．踵舟靱帯は踵骨前方上面の深いくぼみから舟状骨の外側面に付き，踵立方靱帯は踵骨前方上面の深いくぼみから立方骨の背内側に付く．

▶ 触診方法

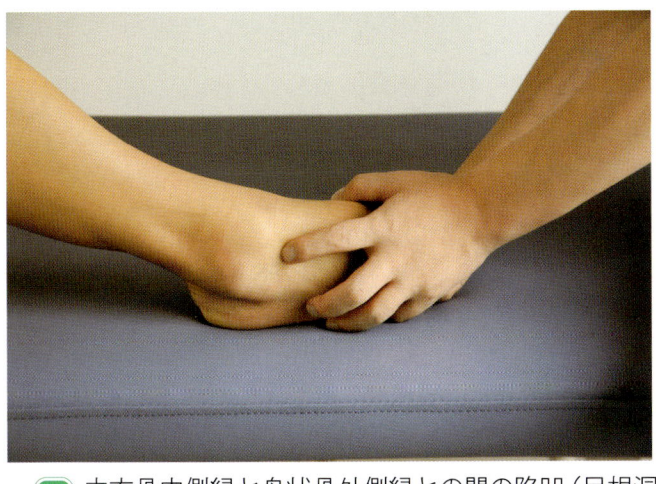

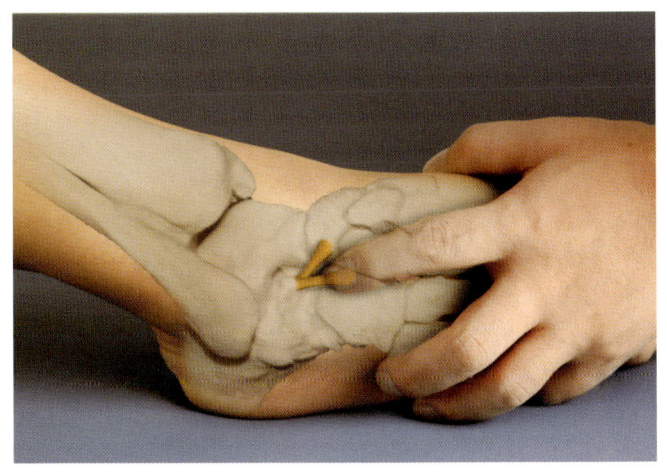

● 立方骨内側縁と舟状骨外側縁との間の陥凹（足根洞）を触れ，立方舟関節の関節裂隙を触れる．足関節の内がえしを加え，靱帯を緊張させて触れる．

▶ クリニカルビューポイント

二分靱帯は，足関節の回外，底屈を制限する．

触診機能解剖カラーアトラス
参考文献

1) 日本解剖学会　監修：解剖学用語改訂13版．医学書院，東京，2007．
2) 嶋井和世監修：グレイ解剖学〔Ⅰ〕．廣川書店，東京，1981．
3) 山下廣・岸清　他訳：グラント解剖学図譜第4版．医学書院，東京，2004．
4) 森於莵・小川鼎三・他著：分担解剖学1．金原出版，東京，1982．
5) 平沢興・岡本道雄：分担解剖学2．金原出版，東京，1982．
6) 長島聖司　訳：分冊解剖学アトラスⅠ（運動器）第5版．文光堂，東京，2002．
7) 長島聖司　訳：分冊解剖学アトラスⅢ（神経系と感覚器）第5版．文光堂，東京，2003．
8) 坂井建雄　訳：ムーア臨床解剖学．医学書院，東京，1997．
9) 三木明徳・井上貴央　訳：からだの構造と機能．西村書店，東京，1999．
10) 山内昭雄・桜木晃彦　訳：アトラスとテキスト人体の解剖第4版．南江堂，東京，2004．
11) 伊藤隆：解剖学講義第2版．南山堂，東京，2001．
12) 佐藤達夫　訳：人体解剖カラーアトラス第4版．南江堂，東京，1999．
13) 齋藤基一郎　他：目で見る人体解剖．廣川書店，東京，1990．
14) 坂井達夫・松村讓兒　監訳：プロメテウス解剖学アトラス．医学書院，東京，2007．
15) 年森清隆・伊藤千鶴訳：断層解剖カラーアトラス．南江堂，東京，2003．
16) 後藤昇・後藤潤：臨床解剖断面アトラス．三輪書店，東京，2004．
17) 野島元雄監訳：図解四肢と脊椎の診かた．医歯薬出版，東京，1988．
18) 塩田悦仁　訳：カパンディ関節の生理学Ⅰ上肢．医歯薬出版，東京，2006．
19) 萩島秀男監訳：カパンディ関節の生理学Ⅱ下肢．医歯薬出版，東京，1991．
20) 塩田悦仁　訳：カパンディ関節の生理学Ⅲ脊椎・体幹・頭部．医歯薬出版，東京，2008．
21) 奈良勲，黒沢和生，竹井仁　他：系統別治療手技の展開第2版．協同医書出版社，東京，2007．
22) 中村隆一・斎藤宏・他著：基礎運動学．医歯薬出版，東京，2003．
23) 丸山仁司編：運動学．中外医学社，東京，2004．
24) 竹井仁・鈴木勝監訳：運動機能障害症候群のマネジメント．医歯薬出版，東京，2005．
25) Frank H. Netter：Atlas of human anatonmy. Ciba, Summit, 1994.
26) Blandine Calais-Germain：Anatomy of movement. Eastland Press, Seattle, 1993.
27) Lawrence HB, Martin MB, Patricia C, et al.：Gray's anatomy Thirty-eighth edition. Churchill Livingstone, Edinburgh, 1999.
28) Cyriax J：Textbook of orthopaedic medicine. 8th ed. Bailliere Tindall, London, 2000.
29) Magee DJ：Orthopedic Physical Assessment, 4th ed. W B Saunders, Philadelphia, 2002.
30) Hertling D, Kessler RM：Management of Common Musculoskeletal Disorders, 2nd ed. J. B. Lippincott, Philadelphia, 1990.
31) Neumann DA：Kinesiology of the musculoskeletal system. Mosby, Missouri, 2002.
32) Oatis CA：Kinesiology. Lippincott Williams & Wilkins, Baltimore, 2004.
33) Kendall FP：Muscles Testing and Function. Lippincott Williams & Wilkins, Baltimore, 1993.
34) Simons DG, Travell JG, Simons LS：Myofascial Pain and Dysfunction, The Trigger Point Manual, Vol. 1, Upper Half of Body, 2nd ed. Williams & Wilkins, Baltimore, 1999.
35) Simons DG, Travell JG, Simons LS：Myofascial Pain and Dysfunction, The Trigger Point Manual, Vol. 2, The Lower Extremities. Williams & Wilkins, Baltimore, 1999.
36) David S. Butler：Mobilisation of the nervous system. Churchill Livingstone, Melbourne, 1994.
37) Hamill J, Knutzen KM：Biomechanical Basis of Human Movement, 2nd ed. Lippincott Williams & Wilkins, Baltimore, 2003.
38) Deane Juhan：Job's body -a handbook for bodywork-. Station Hill Press, New York, 1987.

触診機能解剖カラーアトラス

INDEX

● ページ番号が黒字は上巻，青字は下巻を示す．

欧　文

A

α-γ連関　574
abdominal part　380
abduction　9
abductor digiti minimi　455, 537
abductor hallucis　534
abductor pollicis brevis　450
abductor pollicis longus　425
accessory movement　33
ACh　313
acromial angle　149
acromial part　388
acromioclavicular joint　154
acromioclavicular ligament　275
acromion　149
adduction　9
adductor brevis　479
adductor hallucis　536
adductor longus　477
adductor magnus　480
adductor minimus　480
adductor pollicis　453
adductor tubercle　218
agonist　324
ala　25
anatomical standing position　8
anconeus　411
angle　25
angle of mandible　59
ankle joint　249
antagonist　324
anterior belly　342
anterior inferior iliac spine　114
anterior scalene　339
anterior sternoclavicular ligament　273
anterior superior iliac spine　114
anterior talofibular ligament　298
anterior tibial artery　565
anterior tibiotalar part　301
anular ligament of radius　277
apex of head　219
arch of cricoid cartilage　65

ART　4
arthrokinematics　31
articular disc　176
articular facet　172
articular process　74
articularis genus　468
ascending part　372
asymmetry　4
atlanto-axial joint　79
atlanto-occipital joint　76
ATP　313
auricular surface　110
axillary artery　556
axillary nerve　582

B

base　265
biceps brachii　403
biceps femoris　498
bicipital groove　159
bifurcate ligament　301
body　265
body of hyoid bone　64
body of sternum　125
body(shaft)of 3rd rib-10th rib　132
body(shaft)of first rib　130
body(shaft)of second rib　131
boggy end feel　36
bone-to-bone　36
bones　20
bony end feel　36
brachial artery　557
brachialis　406
brachioradialis　412

C

calcaneal tendon　511
calcaneocuboid joint　247, 254
calcaneocuboid ligament　301
calcaneofibular ligament　298
calcaneonavicular ligament　301
calcaneum　232
capitate　193
capitulum　25

capitulum of humerus　173
capsular end feel　36
capsular pattern　40
caput　25
carpal joints　197
carpometacarpal joint of the thumb　198
central nervous system　569
cervical rib　130
Chopart's joint　254
clavicle　150
clavicular head　380
clavicular part　388
clavipectoral triangle　556
clinical reasoning　2
close-packed position　31
CNS　569
co-contraction　324
coccyx　103
common fibular nerve/common peroneal nerve　591
component motion　32, 33
concave-convex rule　34
concentric contraction　322
condylar process　57
condyle　25
conoid ligament　274
coraco-acromial ligament　275
coracobrachialis　402
coracoclavicular ligament　274
coracoid process　151
coronoid fossa　171
coronoid process　58, 171, 174
costal arch　129
costal cartilage　127
costal margin　129
costal process(transverse process)of lumbar vertebrae　92
costochondral joints　133
costoclavicular ligament　274
costosternal joint　137
costotransverse joint　138
costovertebral joints　138

coupled movement 38, 39, 78, 81, 95, 97
CPP 31, 154
crest 25
crest of greater tubercle 158
crest of lesser tubercle 161
cricoid cartilage 65
cross-bridge 313
cuboid 247
cuboideonavicular joint 248
cuneocuboid joint 248
cuneonavicular joint 239

D

deep fibular nerve 592
deep head 408, 452, 462
deep part 330
deltoid 388
deltoid ligament 299
deltoid tuberosity 390
deltopectoral triangle 556
depressed chest 362
depression 12
descending part 372
digastric 342
dimple of venus 106
distal phalanx 265
distal radio-ulnar joint 184
dorsal flexion 10
dorsal interossei 459, 544
dorsal radiocarpal ligament 282
dorsal tubercle 178
dorsalis pedis artery/dorsal artery of foot 565
dynamic palpation 3

E

eccentric contraction 322
elevation 12
emergency muscle 412, 528
empty end feel 37
end feel 3, 36
epicondyle 25
erector spinae 349
extended 37
extension 9
extensor carpi radialis brevis 416
extensor carpi radialis longus 414
extensor carpi ulnaris 422
extensor digiti minimi 420
extensor digitorum 418
extensor digitorum brevis 530
extensor digitorum longus 507
extensor hallucis brevis 532
extensor hallucis longus 506
extensor indicis 430

extensor pollicis brevis 427
extensor pollicis longus 428
external oblique 365
external occipital crest 55
external occipital protuberance 54
external rotation 9

F

facies 25
false ribs 129
fast twitch fiber 319
fast-twitch glycolytic fiber 319
fast-twitch oxidative glycolytic fiber 319
femoral artery 564
femoral nerve 589
femoral triangle 476
femoro-tibial angle 225
FG線維 319
fibular collateral ligament 293
fibular trochlea 232
fibularis brevis 528
fibularis longus 526
fibularis tertius 509
fissure 25
fixator 324
flexion 9
flexor accessorius 542
flexor carpi radialis 434
flexor carpi ulnaris 438
flexor digiti minimi brevis 456, 538
flexor digitorum brevis 540
flexor digitorum longus 520
flexor digitorum profundus 444
flexor digitorum superficialis 440
flexor hallucis brevis 535
flexor hallucis longus 522
flexor pollicis brevis 452
flexor pollicis longus 446
floating ribs 129
FOG線維 319
foramen 25
foramen magnum 55
force-couples 325
fossa 25
frontal axis 10
frontal belly 328
frontal plane 12
FT 319
FTA 225
fundamental standing position 8

G

gastrocnemius 510
gemellus inferior 494
gemellus superior 493

Gerdy's tubercle 221, 292
glenohumeral joint 162
glenoid cavity 147
gluteus maximus 482
gluteus medius 484
gluteus minimus 486
gracilis 474
greater horn 64
greater sciatic foramen 108
greater sciatic notch 108
greater trochanter 208
greater tubercle 158
groove for ulnar nerve 171
Guyon管 194, 559, 584

H

hamate 194
hamstrings 498
head 234, 265
head of fibula 219
head of humerus 158
head of mandible 58
head of radius 172
head of ulna 177
highest nuchal line 54
hip joint 211
hook of hamate 194
horizontal abduction 14
horizontal adduction 14
horizontal extension 14
horizontal flexion 14
horizontal plane 14
humeral head 432, 438
humero-ulnar head 440
humero-ulnar joint 179
humeroradial joint 180
hyoid bone 64

I

iliac crest 106
iliacus 464
iliocostalis cervicis 351
iliocostalis lumborum 349
iliocostalis thoracis 350
iliolumbar ligament 289
iliotibial tract 292, 487
incisura 25
inferior angle 143
inferior articular facet 80
inferior belly 346
inferior gemellus 494
inferior lateral angle 102
inferior nuchal line 55
inferior part 372
inferior pubic ramus 117
inferior thoracic aperture 129

inferior tibiofibular joint   227
infraglenoid tubercle   147
infrahyoid muscles   345
infrapiriform foramen   108
infraspinatus   396
infrasternal angle   129, 136
inguinal ligament   286
inion   54
insertion   306
intercarpal joints   197
interclavicular ligament   273
intercondylar fossa   218
intercuneiform joint   242
intermediate cuneiform   241
intermediate sacral crest   100
internal derangement end feel   36
internal oblique   368
internal rotation   9
interphalangeal joints of foot   264
interphalangeal joints of hand   204
interscalene space   556
interspinales   356
intertransversarii   356
intertrochanteric crest   210
intertrochanteric line   210
intertubercular sulcus   159
ischial spine   109
ischial tuberosity   108
isokinetic contraction   323
isolytic contraction   322
isometric contraction   322
isotonic contraction   322

J

Jacoby line   88
joint of head of rib   138
joint play   31, 32
jugular notch   124

K

kinematics   31
knee joint   223

L

lamina   25, 75
laryngeal prominence   65
lateral angle   147
lateral atlanto-axial joint   79
lateral bending   12
lateral border   147
lateral collateral ligament   298
lateral condyle   218, 221
lateral cuneiform   244
lateral epicondyle   168, 219
lateral head   408, 510, 535
lateral lip   158

lateral malleolus   230
lateral meniscus   222
lateral patellar retinaculum   295, 470
lateral process   233
lateral pterygoid   332
lateral sacral crest   100
lateral supracondylar ridge   168
lateral supraepicondylar ridge   168
lateral tubercle   235
lateral tubercle of tibia   221, 292
latissimus dorsi   375
less elastic   36
lesser horn   64
lesser sciatic foramen   109
lesser sciatic notch   109
lesser trochanter   210
lesser tubercle   160
levator scapulae   336
line   25
linea alba   363
Lisfranc's joint   258
Lister's tubercle   178
long head   403, 408, 498
long posterior sacro-iliac ligament   288
longissimus capitis   353
longissimus cervicis   353
longissimus thoracis   352
loose-packed position   31
lower head   332
LPP   31
lumbosacral angle   100
lumbosacral joint   97
lumbricals   458, 543
lunate   190

M

malleolar groove   231
malleolus   25
manubriosternal joint   131
manubrium of sternum   124
margo   25
masseter   330
mastoid process   56
meatus   25
medial border   144
medial condyle   217, 220
medial cuneiform   239
medial epicondyle   169, 217
medial head   408, 510, 535
medial ligament   299
medial lip   161
medial malleolus   231
medial meniscus   222

medial patellar retinaculum   295, 472
medial process   233
medial pterygoid   331
medial supracondylar ridge   169
medial supraepicondylar ridge   169
medial tubercle   235
median atlanto-axial joint   79
median nerve   582
median sacral crest   100
mental protuberance   59
mental tubercle   59
metacarpophalangeal joints   202
metatarsals   237
metatarsophalangeal joints   262
midcarpal joint   197
middle cuneiform   241
middle part   372
middle phalanx   265
middle scalene   340
more elastic   36
motor point   317
motor unit   317
MU   317
multifidus   356
muscle fascia   305
muscle-spasm end feel   36
muscular end feel   36
muscular pump   549
mylohyoid   344

N

navicular   236
NAVL   564
neck of radius   172
neck of rib   138
neck of scapula   147
neck of talus   234
neuromuscular unit   317
neutral position   8
neutralizer   325
NMU   317
non-capsular pattern   40
noncoupled movement   38
NVA   564

O

objective palpation   2
oblique head   453, 536
obliquus capitis inferior   361
obliquus capitis superior   360
obturator externus   496
obturator internus   492
olecranon   170
olecranon fossa   170
omohyoid   346

INDEX

opponens digiti minimi 457, 539
opponens pollicis 451
origin 306
osteokinematics 31

P

palmar flexion 10
palmar interossei 460
palmar radiocarpal ligament 282
palmaris brevis 454
palmaris longus 436
palpation 2
patella 216
patellar ligament 294, 468
patellar retinaculum 295
patellar surface 218
patellofemoral joint 216
pecten 25
pectineus 476
pectoralis major 380
pectoralis minor 382
pedicle 75
pennation angle 315
peripheral nervous system 569
peroneal trochlea 232
peroneus brevis 528
peroneus longus 526
peroneus tertius 509
pes anserinus 466
phasic contraction 323
piriformis 489
pisiform 191
pisiform joint 197
plantar aponeurosis 540
plantar interossei 545
plantarflexion 10
plantaris 514
platysma 333
PNS 569
popliteal artery 564
popliteus 516
posterior belly 342
posterior inferior iliac spine 107
posterior process 235
posterior sacral foramina 100
posterior sacro-iliac ligament 288
posterior scalene 341
posterior superior iliac spine 106
posterior talofibular ligament 299
posterior tibial artery 566
posterior tibiotalar part 300
posterior tubercle of atlas 68
premature 36
process 25
pronation 14
pronator quadratus 448

pronator teres 432
protuberance 25
proximal phalanx 265
proximal radio-ulnar joint 182
psoas major 462
psoas minor 462
pubic symphysis 116
pubic tubercle 115
pyramidalis 364

Q

quadrangular space 582
quadratus femoris 495
quadratus lumborum 370
quadratus plantae 542
quadriceps femoris 468

R

radial artery 558
radial collateral ligament 278
radial collateral ligament of wrist joint 283
radial deviation 12
radial fossa 173
radial head 440
radial nerve 585
radial notch 172, 174
radial styloid process 175
radial tuberosity 172
ramus 25
range of motion 4
recruitment 318
rectus abdominis 362
rectus capitis posterior major 359
rectus capitis posterior minor 358
rectus femoris 468
rectus sheath 362
reflected head 468
reflex 572
relaxation 326
resting position 31
retinaculum 305
reverse of customary function 326
reversed action 306, 326
rhomboid major 376
rhomboid minor 378
11th rib 134
12th rib 135
ROMT 31
rotation 14
rotator cuff 158, 161, 388, 392
rotatores 356

S

sacral canal 101
sacral cornu/sacral horn 101

sacral hiatus 101
sacro-iliac joint 110
sacrospinous ligament 287
sacrotuberous ligament 287
sagittal axis 12
sagittal plane 10
saphenous nerve 589
sartorius 466
scalene tubercle 130
scalenus anterior 339
scalenus medius 340
scalenus posterior 341
scaphoid 189
Scarpa triangle 476
sciatic nerve 589
screw-home movement 225
semimembranosus 502
semispinalis capitis 356
semispinalis cervicis 356
semispinalis thoracis 356
semitendinosus 500
serratus anterior 384
sesamoid bone 238, 305
shaft 265
short head 403, 498
short posterior sacro-iliac ligament 288
shoulder joint 162
skeleton 20
slow twitch fiber 319
slow-twitch oxidative fiber 319
SLR 36, 467
soft tissue approximation 36
soleus 512
somatic dysfunction 2
SO線維 319
spinal part 388
spinalis capitis 355
spinalis cervicis 355
spinalis thoracis 354
spine 25
spine of scapula 148
spinous process of axis 68
spinous process of lumbar vertebrae 88
spinous process of third-sixth cervical vertebrae 71
spinous process of thoracic vertebrae 86
spinous process of vertebra prominens 69
splenion 348
splenius capitis 348
splenius cervicis 348
split line of knee joint 225
springy block 36

ST 319
stabilizer 324
static contraction 322
static palpation 3
sternal angle 125
sternoclavicular joint 152
sternocleidomastoid 334
sternocostal head 380
sternocostal joints 137
sternohyoid 345
straight head 468
styloid process 56
subclavian artery 556
subclavius 386
subcostal angle 136
subjective palpation 2
suboccipital muscles 358
subscapularis 392
subtalar joint 250
sulcus 25
superficial fibular nerve 592
superficial head 452, 462
superficial part 330
superior angle 145
superior articular facet 80
superior belly 346
superior border 146
superior gemellus 493
superior nuchal line 55
superior part 372
superior thoracic aperture 129
supination 14
supinator 424
supraglenoid tubercle 159
suprahyoid muscles 342
suprapiriform foramen 108
supraspinatus 394
suprasternal notch 124
supratrochlear foramen 170
sural nerve 593
sustentaculum tali 232
synergist 324
synovial bursa 305

T

talar shelf 232
talocalcaneal joint 250
talocalcaneonavicular joint 236, 254
talus 234
tarsal tunnel 566, 590
tarsometatarsal joints 239, 258
temporal process 57

temporalis 329
temporomandibular joint 60
tendinous intersections 363
tendon 305
tendon sheath 305
tenodesis action 326, 422
tensor fasciae latae 487
teres major 400
teres minor 398
thoracic inlet 129
thoracic outlet 129
thoracolumbar fascia 350
thyroid cartilage 65
tibial collateral ligament 293
tibial nerve 590
tibial tuberosity 220
tibialis anterior 504
tibialis posterior 518
tibiocalcaneal part 300
tibiofibular joint/superior tibiofibular joint 226
tibiofibular syndesmosis 227
tibionavicular part 299
tissue texture abnormality 4
tonic contraction 323
transverse abdominal 369
transverse head 453, 536
transverse part 372
transverse plane 14
transverse process of atlas 71
transverse process of axis 72
transverse process of third-sixth cervical vertebrae 74
transverse process of thoracic vertebrae 89
transverse process of vertebra prominens 73
transverse tarsal joint 254
transversospinales 356
transversus abdominis 369
trapezium 192
trapezius 372
trapezius superior part 335
trapezoid 193
trapezoid ligament 274
triangular space 582
triceps brachii 408
triceps coxae 494
triceps surae 510
triquetrum 190
trochanter 25
trochanteric fossa 209
trochlea 305

trochlea of humerus 171
trochlea of talus 234
true ribs 129
tubercle 25
tubercle of rib 91
tubercle of scaphoid 189
tubercle of trapezium 192
tuberculum of iliac crest 115
tuberositas 25
tuberosity 236
tuberosity of ulna 174
type Ⅰ線維 319
type Ⅱa線維 319
type Ⅱb線維 319

U

ulnar artery 559
ulnar collateral ligament 279
ulnar collateral ligament of wrist joint 282
ulnar deviation 12
ulnar head 432, 438
ulnar nerve 584
ulnar styloid process 176
unhappy triad 293
upper head 332

V

vastus intermedius 468
vastus lateralis 470
vastus medialis 472
vertical axis 14

W

winged scapula 384
wrist joint 195

X

xiphisternal joint 126
xiphoid process 126

Z

zygapophysial joints 75
zygapophysial joints of cervical vertebrae 80
zygapophysial joints of lumbar vertebra 96
zygapophysial joints of thoracic vertebrae 94
zygomatic arch 57
zygomatic process 57

和文

あ
アイソリティック収縮　322
アキレス腱　511
アクチンフィラメント　309
アセチルコリン　313
アデノシン三リン酸　313
安静肢位　31
安定筋　324

い
Ⅰa抑制　574
Ⅰb抑制　574
イニオン　54

う
烏口肩峰靱帯　275
烏口鎖骨靱帯　274
烏口突起　151
烏口腕筋　402
羽状角　315
運動学　31
運動単位　317
運動点　317

え
腋窩神経　582
腋窩動脈　556
えくぼ　106
縁　25
遠位橈尺関節　184
円回内筋　432
遠心性収縮　322
円錐靱帯　274
延長　37

お
横行部　372
横足根関節　254
横断面　14
横頭　453, 536
横突間筋　356
横突棘筋　356
凹凸の法則　34
オトガイ結節　59
オトガイ隆起　59

か
顆　25
果　25
窩　25
ガーディ結節　221, 292
外果　230

回外　14
回外筋　424
外後頭隆起　54
外後頭稜　55
回旋　14
外旋　9
回旋筋　356
回旋筋腱板　158, 161, 388, 392
外側腋窩隙　582
外側角　147
外側環軸関節　79
外側楔状骨　244
外側結節　235
外側広筋　470
外側膝蓋支帯　295, 470
外側手根側副靱帯　283
外側仙骨稜　100
外側側副靱帯　278, 293, 298
外側頭　408, 510, 535
外側半月　222
外側翼突筋　332
外転　9
回内　14
外腹斜筋　365
外閉鎖筋　496
解剖学的立位肢位　8
下外側角　102
下顎角　59
下顎頭　58
顆間窩　218
下関節面　80
架橋　313
角　25
顎関節　60
顎舌骨筋　344
顎二腹筋　342
下項線　55
下後腸骨棘　107
下行部　372
下制　12
下前腸骨棘　114
下双子筋　494
鵞足　466
下腿三頭筋　510
滑液包　305
滑車上孔　170
下頭　332
下頭斜筋　361
下橈尺関節　184
下部　372
下腹　346
下部線維　288
仮肋　129

寛骨三頭筋　494
環軸関節　79
関節運動学　31
関節円板　176
関節窩　147, 172
関節下結節　147
関節可動域測定　31
関節上結節　159
関節突起　57, 74
関節軟骨　22
関節の遊び　31, 32
関節包の伸張　36
関節包パターン　40
環椎（C1）横突起　71
環椎（C1）後結節　68
環椎後頭関節　76

き
起始　306
起始部が停止部に近づく運動　306
基節骨　265
拮抗筋　324
基本的立位肢位　8
逆作用　326
求心性収縮　322
胸郭下口　129
胸郭上口　129
胸棘筋　354
胸骨下角　129, 136
胸骨角　125
頬骨弓　57
胸骨頸切痕　124
胸骨剣結合　126
胸骨舌骨筋　345
胸骨体　125
頬骨突起　57
胸骨柄　124
胸骨柄結合　131
胸最長筋　352
胸鎖関節　152
胸鎖乳突筋　334
胸腸肋筋　350
胸椎横突起　89
胸椎棘突起　86
胸椎椎間関節　94
共同筋　324
胸半棘筋　356
胸部陥没　362
胸腰筋膜　350
胸肋関節　137
胸肋部　380
棘　25
棘下筋　396

棘間筋　356
棘上筋　394
距骨　234
距骨下関節　250
距骨滑車　234
距骨頸　234
距骨後突起　235
距骨頭　234
挙上　12
距踵舟関節　236, 254
距腿関節　249
ギヨン管　194, 559, 584
近位脛腓関節　226
近位橈尺関節　182
筋滑車　305
緊急時作用筋　412, 528
筋原線維　308
筋細胞　308
筋スパズム　36
筋線維　308
筋束　308
緊張性収縮　323
筋突起　58
筋肉ポンプ　549
筋の伸張感　36
筋紡錘　573
筋膜　305

空虚感　37
偶力　325
屈曲　9
クリニカルリーズニング　2

頸棘筋　355
脛骨外側顆　221
脛骨外側結節　221, 292
脛骨神経　564, 590
脛骨粗面　220
脛骨内側顆　220
頸最長筋　353
脛舟部　299
茎状突起　56
脛踵部　300
頸腸肋筋　351
頸椎椎間関節　80
頸半棘筋　356
頸板状筋　348
脛腓靱帯結合　227
頸肋骨　130
楔間関節　242
楔舟関節　239
月状骨　190
結節　25
結節間溝　159

楔立方関節　248
腱　305
腱画　363
肩関節　162
肩甲下筋　392
肩甲挙筋　336
肩甲棘　148
肩甲棘部　388
肩甲頸　147
肩甲骨外側縁　147
肩甲骨下角　143
肩甲骨上縁　146
肩甲骨上角　145
肩甲骨内側縁　144
肩甲舌骨筋　346
肩鎖関節　154
肩鎖靱帯　275
腱作用　326, 422
腱鞘　305
剣状突起　126
肩峰　149
肩峰角　149
腱紡錘　573
肩峰部　388

孔　25
溝　25
後距腓靱帯　299
咬筋　330
後脛距部　300
広頸筋　333
後脛骨筋　518
後脛骨動脈　566
後斜角筋　341
鉤状突起　171
甲状軟骨　65
甲状軟骨の喉頭隆起　65
交織密性結合組織　270
構成運動　32, 33
後仙骨孔　100
後仙腸靱帯　288
後頭下筋群　358
鉤突窩　171
広背筋　375
後腹　342
興奮収縮連関　313
股関節　211
骨　20
骨運動学　31
骨格　20
骨質　22
骨髄　22
骨性　36
骨の指標点　42
骨膜　22

固定筋　324

載距突起　232
最終域感　3, 36
最上項線　54
細胞外マトリックス　310
鎖胸三角　556
鎖骨　150
鎖骨下筋　386
鎖骨下動脈　556
鎖骨間靱帯　273
坐骨棘　109
坐骨結節　108
坐骨神経　589
鎖骨部　380, 388
三角筋　388
三角筋胸筋三角　556
三角筋粗面　390
三角隙　582
三角骨　190
三角靱帯　299

枝　25
四角隙　582
自覚的触診　2
弛緩　326
軸椎(C2)横突起　72
軸椎(C2)棘突起　68
自己抑制　574
示指伸筋　430
矢状軸　12
矢状面　10
耳状面　110
指節間関節　204
趾節間関節　264
支帯　305
膝蓋骨　216
膝蓋支帯　295
膝蓋靱帯　294, 468
膝蓋大腿関節　216
膝蓋面　218
膝窩筋　516
膝窩静脈　564
膝窩動脈　564
膝関節　223
膝関節筋　468
膝関節裂隙　225
膝伸展位下肢挙上　467
しまりの肢位　31, 154
斜角筋隙　556
尺側手根屈筋　438
尺側手根伸筋　422
尺屈　12
尺骨茎状突起　176

尺骨鉤状突起　174
尺骨神経　584
尺骨神経溝　171
尺骨粗面　174
尺骨頭　177, 432, 438
尺骨動脈　559
斜頭　453, 536
習慣的機能の逆転　326
舟状骨　189, 236
舟状骨結節　189
舟状骨粗面　236
終末強制回旋運動　225
手根間関節　197
手根関節　197
手根中央関節　197
種子骨　238, 305
小円筋　398
上顆　25
上関節面　80
小胸筋　382
掌屈　10
小結節　160
小結節稜　161
上項線　55
上後腸骨棘　106
小後頭直筋　358
上行部　372
踵骨　232
踵骨腱　511
踵骨隆起外側突起　233
踵骨隆起内側突起　233
小坐骨孔　109
小坐骨切痕　109
小指外転筋　455
小趾外転筋　537
小指伸筋　420
小指対立筋　457
小趾対立筋　539
踵舟靱帯　301
上前腸骨棘　114
上双子筋　493
掌側骨間筋　460
掌側橈骨手根靱帯　282
小殿筋　486
小転子　210
小頭　25
上頭　332
上頭斜筋　360
上橈尺関節　182
小内転筋　480
踵腓靱帯　298
上部　372
上腹　346
上部線維　288
小腰筋　462
踵立方関節　247, 254

踵立方靱帯　301
小菱形筋　378
小菱形骨　193
上腕筋　406
上腕骨外側顆上稜　168
上腕骨外側上顆　168
上腕骨滑車　171
上腕骨小頭　173
上腕骨頭　158
上腕骨内側顆上稜　169
上腕骨内側上顆　169
上腕三頭筋　408
上腕尺骨頭　440
上腕頭　432, 438
上腕動脈　557
上腕二頭筋　403
触診　2
ショパール関節　254
神経筋単位　317
深指屈筋　444
伸張反射　574
伸展　9
深頭　408, 452, 462
深腓骨神経　592
深部　330
真肋　129

す

錘体筋　364
垂直軸　14
水平外転　14
水平屈曲　14
水平伸展　14
水平内転　14
水平面　14

せ

静止性収縮　322
正中環軸関節　79
正中神経　582
正中仙骨稜　100
静的触診　3
脊柱起立筋　349
櫛　25
舌骨　64
舌骨下筋群　345
舌骨小角　64
舌骨上筋群　342
舌骨体　64
舌骨大角　64
切痕　25
線　25
前額軸　10
前額面　12
前胸鎖靱帯　273
前鋸筋　384

仙棘靱帯　287
前距腓靱帯　298
前脛距部　301
前脛骨筋　504
前脛骨動脈　565
仙結節靱帯　287
仙骨角　101
仙骨管　101
仙骨裂孔　101
浅指屈筋　440
前斜角筋　339
前斜角筋結節　130
仙腸関節　110
浅頭　452, 462
前頭筋　328
浅腓骨神経　592
浅部　330
前腹　342

そ

（総）指伸筋　418
相動性収縮　323
総腓骨神経　564, 591
僧帽筋　372
僧帽筋上部線維　335
速筋線維　319
側屈　12
足根管　564, 590
足根中足関節　239, 258
足底筋　514
足底腱膜　540
足底方形筋　542
側頭筋　329
側頭突起　57
足背動脈　565
鼡径靱帯　286
疎性結合組織　269
粗面　25

た

体　265
帯　348
第1手根中手関節　198
第1肋骨体　130
第2肋骨体　131
第3-10肋骨体　132
第3頸椎(C3)-第6頸椎(C6)横突起　74
第3頸椎(C3)-第6頸椎(C6)棘突起　71
第11肋骨　134
第12肋骨　135
大円筋　400
大胸筋　380
大結節　158
大結節稜　158

大後頭孔　55
大後頭直筋　359
大坐骨孔　108
大坐骨切痕　108
第三腓骨筋　509
体循環　549
体性機能異常　2
体性神経系　569
大腿筋膜張筋　487
大腿骨外側顆　218
大腿骨外側上顆　219
大腿骨と脛骨のなす角度　225
大腿骨内側顆　217
大腿骨内側上顆　217
大腿三角　476
大腿四頭筋　468
大腿静脈　564
大腿神経　564, 589
大腿直筋　468
大腿動脈　564
大腿二頭筋長頭　498
大腿方形筋　495
大殿筋　482
大転子　208
大内転筋　480
大腰筋　462
大菱形筋　376
大菱形骨　192
大菱形骨結節　192
他覚触診　2
多裂筋　356
短後仙腸靱帯　288
短趾屈筋　540
短趾伸筋　530
短掌筋　454
短小指屈筋　456
短小趾屈筋　538
弾性の減少　36
弾性の増大　36
短頭　403, 498
短橈側手根伸筋　416
短内転筋　479
短腓骨筋　528
短母指外転筋　450
短母指屈筋　452
短母趾屈筋　535
短母指伸筋　427
短母趾伸筋　532
弾力性遮断　36

ち

遅筋線維　319
恥骨下枝　117
恥骨筋　476
恥骨結合　116
恥骨結節　115

中間位　8
中間楔状骨　241
中間広筋　468
中間仙骨稜　100
肘筋　411
中斜角筋　340
中手指節関節　202
中枢神経系　569
中節骨　265
中足骨　237
中足趾節関節　262
中殿筋　484
肘頭　170
肘頭窩　170
中部　372
虫様筋　458, 543
中和筋　325
腸脛靱帯　292, 487
長後仙腸靱帯　288
腸骨筋　464
腸骨結節　115
腸骨稜　106
長趾屈筋　520
長趾伸筋　507
長掌筋　436
長頭　403, 408, 498
長橈側手根伸筋　414
長内転筋　477
長腓骨筋　526
長母指外転筋　425
長母指屈筋　446
長母趾屈筋　522
長母指伸筋　428
長母趾伸筋　506
腸腰靱帯　289
直頭　468

つ

椎間関節　75
椎弓根　75
椎弓板　75

て

底　265
底屈　10
停止　306
底側骨間筋　545
転子　25
転子窩　209
転子間線　210
転子間稜　210

と

頭　25, 265
道　25
動員　318

頭棘筋　355
動筋　324
橈屈　12
橈骨窩　173
橈骨頸　172
橈骨茎状突起　175
橈骨手根関節　195
橈骨神経　585
橈骨切痕　172, 174
橈骨粗面　172
橈骨頭　172, 440
橈骨動脈　558
橈骨輪状靱帯　277
頭最長筋　353
同時収縮　324
等尺性収縮　322
豆状骨　191
豆状骨関節　197
橈側手根屈筋　434
等速性収縮　323
等張性収縮　322
動的触診　3
頭半棘筋　356
頭板状筋　348
突起　25

な

内果　231
内果溝　231
内旋　9
内側腋窩隙　582
内側楔状骨　239
内側結節　235
内側広筋　472
内側膝蓋支帯　295, 472
内側手根側副靱帯　282
内側靱帯　299
内側側副靱帯　279, 293
内側頭　408, 510, 535
内側半月　222
内側翼突筋　331
内転　9
内転筋結節　218
内腹斜筋　368
内閉鎖筋　492
軟部組織の接近　36

に

二分靱帯　301
乳様突起　56

ぬ

沼地様　36

は

背屈　10

肺循環　550
背側結節　178
背側骨間筋　459, 544
背側橈骨手根靱帯　282
薄筋　474
白線　363
ハムストリングス　498
ハムストリングスの他動的な弾性の
　ある緊張　36
板　25
半腱様筋　500
反射　572
反転頭　468
半膜様筋　502

ひ
非関節包パターン　40
引き下げ　12
尾骨　103
腓骨筋滑車　232
腓骨頭　219
腓骨頭尖　219
腓腹筋　510
腓腹神経　593
ヒラメ筋　512
非連結運動　38

ふ
副運動　33
腹横筋　369
複合損傷　293
伏在神経　589
腹直筋　362
腹直筋鞘　362
腹部　380
浮遊肋　129

へ
平行密性結合組織　270

ほ
方形回内筋　448

縫工筋　466
母趾外転筋　534
母指対立筋　451
母指内転筋　453
母趾内転筋　536

ま
末梢神経系　569
末節骨　265

み
ミオシンフィラメント　309
未成熟　36
密性結合組織　270

む
無抵抗感・空虚感　37

め
面　25

や
ヤコビー線　88

ゆ
有鉤骨　194
有鉤骨鈎　194
有頭骨　193
ゆるみの肢位　31

よ
腰仙角　100
腰仙関節　97
腰腸肋筋　349
腰椎棘突起　88
腰椎椎間関節　96
腰椎肋骨突起　92
腰方形筋　370
翼　25
翼状肩甲骨　384

ら
ランドマーク　42

り
梨状筋　489
梨状筋下孔　108
梨状筋上孔　108
リスター結節　178
リスフラン関節　258
立方骨　247
立方舟関節　248
隆起　25
隆椎(C7)横突起　73
隆椎(C7)棘突起　69
稜　25
菱形靱帯　274
輪状軟骨　65
輪状軟骨弓　65
リンパ管　564

れ
裂　25
連結運動　38, 39, 78, 81, 95, 97

ろ
肋横突関節　138
肋胸軟骨結合　137
肋鎖靱帯　274
肋椎関節　138
肋軟骨　127
肋骨弓　129
肋骨頸　138
肋骨結節　91
肋骨頭関節　138
肋骨肋軟骨連結　133

わ
腕尺関節　179
腕橈関節　180
腕橈骨筋　412

検印省略

触診機能解剖カラーアトラス　上

定価（本体 7,000円＋税）

2008年 5月12日　第1版　第1刷発行
2019年 1月23日　　同　　第10刷発行

著　者　竹井　仁
　　　　（たけい　ひとし）
発行者　浅井　麻紀
発行所　株式会社 文光堂
　　　　〒113-0033　東京都文京区本郷7-2-7
　　　　TEL（03）3813-5478（営業）
　　　　　　（03）3813-5411（編集）

©竹井 仁, 2008　　　　　印刷：公和図書，製本：ブロケード

乱丁，落丁の際はお取り替えいたします．

ISBN978-4-8306-4344-6　　　　　　　　　Printed in Japan

・本書の複製権，翻訳権・翻案権，上映権，譲渡権，公衆送信権（送信可能化権を含む），二次的著作物の利用に関する原著作者の権利は，株式会社文光堂が保有します．
・本書を無断で複製する行為（コピー，スキャン，デジタルデータ化など）は，私的使用のための複製など著作権法上の限られた例外を除き禁じられています．大学，病院，企業などにおいて，業務上使用する目的で上記の行為を行うことは，使用範囲が内部に限られるものであっても私的使用には該当せず，違法です．また私的使用に該当する場合であっても，代行業者等の第三者に依頼して上記の行為を行うことは違法となります．
・JCOPY〈出版者著作権管理機構 委託出版物〉
本書を複製される場合は，そのつど事前に出版者著作権管理機構（電話 03-5244-5088，FAX 03-5244-5089，e-mail：info@jcopy.or.jp）の許諾を得てください．